근대 의학교육의 탄생

의사 만들기

BECOMING A PHYSICIAN: MEDICAL EDUCATION IN GREAT BRITAIN, FRANCE, GERMANY AND THE UNITED STATES 1750-1945

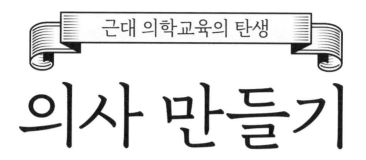

근대 의학교육의 탄생

의사 만들기

토마스 네빌 보너 지음 | 권복규·최은경·윤현배·정한나 옮김

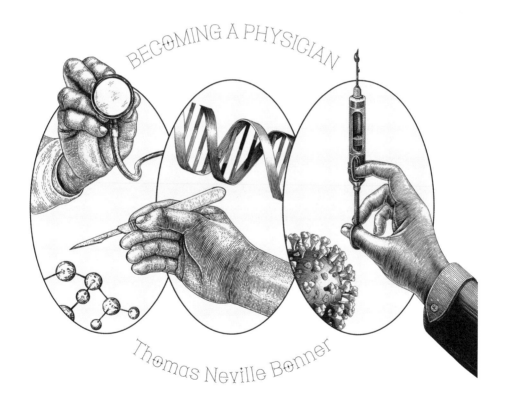

BECOMING A PHYSICIAN

Thomas Neville Bonner

청년의사

정말로 많은 빚을 지고 있는,
루실 메이틀랜드, 제인 루츠,
베티 스폴딩, 팻 타파 그리고 아네트 릴리에게

· 차례 ·

역사를 공부하는 이유는 오늘날 우리가 처한 현실의 연원을 이해하고, 우리가 안고 있는 문제를 해결하기 위한 어떤 지혜를 얻으려는 데 있다. 역사가 그러한 역할을 하지 못한다면 이는 단지 호사가의 취미 생활에 불과할 것이다.

오늘날 한국 의료가 중증질환을 앓고 있다는 데 이의를 제기할 사람은 없다. 이른바 필수의료의 붕괴, 의료전달체계의 왜곡, 의료에 대한 불신 심화 등 문제는 한두 가지가 아니다. 그런데 이러한 증상에 대한 처방은 대개 단편적이고 말초적이며, 공교롭게도 상당 부분이 의학교육을 향한다. 즉, 많은 이들이 의대 정원을 늘리고 지방에 의과 대학을 지으면 우리가 안고 있는 여러 문제가 해결될 것이라고 생각한다. 그들은 현대 의학과 의학교육이 어떤 경로를 통해 발전해왔으며, 이와 같은 현실에서 단지 의대생의 숫자만 늘리는 것이 어떤 후과를 초래할지에 대해서는 아무런 관심이 없다. 문제의 해결이 그리 쉽다면 왜 우리가 알고 있는 선진국들은 그런 쉬운 처방을 채택하지 않는 것일까? 의사의 대도시 편중과 지역사회의 의사 부족, 지역 의료의 질 저하 등은 단지 우리만 안고 있는 문제가 아닌데도 말이다.

이 책은 18세기부터 20세기 초반에 이르는 서양, 즉 유럽과 북미의 의학교육 역사를 다루고 있다. 이 기간은 그야말로 근대 서양의학 modern western medicine이 본격적으로 자리를 잡아가는 중요한 시기였다. 우리가 알고 있는 근대 서양의학은 사실 이 시대, 즉 근대의 산물이며 그 이전에는 서양의학이라 한들 우리 전통의학과 크게 다를 것도 없었다. 근대 과학의 발전과 산업화, 도시를 중심으로 하는 사회의 변화와 전통적인 공동체의 와해, 신분질서의 철폐와 교육받은 중산층의 등장 등이 이 시기의 특징이고 이는 고스란히 근대 의학의 성격에 반영된다.

근대 의학이 태어났기 때문에 이를 가르치는 일, 즉 근대 의학교육 역시 새롭게 태어날 수밖에 없었으며 그 과정에서 이는 온갖 진통을 수반하기 마련이었다. 저자는 수많은 선행 연구들을 바탕으로 하여 이러한 근대 의학과 근대 의학교육의 탄생의 모습을 영국, 프랑스, 독일, 미국을 배경으로 하여 추적해 들어간다. 그 결과 우리는 대서양을 사이에 둔 두 대륙에서 근대 의학교육이라는 거대한 그림이 떠오르는 것을 목격할 수 있다. 세부적으로 들어가면 각각의 모습은 개별 나라의 문화, 사회, 경제와 산업 수준 등에 따라 매우 다르지만 이것이 총체적으로 연결되면서 서로 영향을 주고받으며 결국 근대 의학교육이라는 산물을 만들어냈다.

우리는 이러한 역사로부터 어떠한 의학교육도 당대의 사회와 문화로부터 자유로울 수 없음을 깨닫게 된다. 의학교육에 무슨 절대적인 정답이 있는 것이 아니고, 시대와 사회가 요구하는 도전에 가장 잘 반응할 수 있는 방법이 무엇인가에 대한 통찰이 더욱 중요함을 풍부한 증거를 통해 보여주는 것이 이 책의 가장 큰 미덕이다.

　　지금 우리 사회가 안고 있는 문제의 해결책으로 의대 정원의 확충이나 의대 설립, 또는 의대 6년제 전환, 의사과학자 제도의 도입 등 수많은 제안이 우리에게 제시되고 있다. 일부는 그것이 당장 시급한 문제의 해결책으로 보이기 때문에 일부는 어떤 선진국이 그러한 제도를 채택하고 있다고 해서 무슨 만병통치약이나 되는 듯 주장하고 있다. 하지만 현명한 의사라면 그러한 만병통치약이란 존재하지 않으며, 좋은 약도 환자의 상태에 따라서는 독이 될 수도 있음을 잘 알고 있을 것이다. 우리에게 필요한 것은 그 환자에 대한 정확한 병력medical history인데, 왜 이를 잘 아는 의사들이 '의학교육' 혹은 '의료제도'에 대한 병력 청취 없이 어떤 만능 처방이 가능하다고 믿는지는 여전히 수수께끼다. 그러한 측면에서 이 책은 우리가 반드시 알아야 할 근대 서양의학교육의 훌륭한 병력을 제공한다. 그에 대한 지식과 통찰이 없다면 어떤 처방이든 백약이 무효임은 불문가지일 것이다.

　　이 책은 2022년 9월부터 1년여에 걸쳐 진행해 온 전문 세미나의 산물이다. 여러 의과대학에서 의학사와 의학교육을 전공한 교수들이 모여서 이 세미나를 진행하였으며 이 책의 1~3장은 권복규, 4~7장은 최은경, 8~10장은 윤현배, 11~14장은 정한나 교수가 각각 번역과 발제를 맡았다. 또한 이화의대 의학교육센터의 정소미 교수가 이 세미나에 함께 참여하였다. 각자 본연의 업무로 바쁜 상황에서도 역자들이 이 작업에 참여한 것은 이 책의 번역이 한국 사회의 의학교육에 관한 담론의 수준을 한 단계 높이고 궁극적으로 한국 의료 발전에 조금이나마 도움이 되기를 바라는 마음에서였다.

　아무쪼록 이 책이 널리 읽혀 역자들의 기대가 헛되지 않기를 바라며, 어려운 출판 사정에서도 이 책의 출간을 기꺼이 도와준 청년의사 박재영 주간 그리고 편집 실무를 담당해 준 지은정 출판 팀장에게 사의를 표한다. 또한 이 책의 번역 과정에서 혹시 있을 수도 있는 오류 등은 역자들의 책임이며, 이에 대해서는 독자 제현의 아낌없는 질책과 성원을 부탁드린다.

2024년 1월
역자를 대표하여, 이화의대 권복규

이 책에서 나는 의학교육의 역사를 보는 새로운 방법을 주장한다. 너무 오랫동안 의학 수련^medical training의 성장은 거의 전적으로 개별 국가의 관점에서 다루어졌다. 의학교육의 변화는 그저 한 나라의 강력한 센터—비엔나, 에든버러, 파리, 기센, 라이프치히 또는 아마도 볼티모어—나 창의적인 개인이 새로운 아이디어와 기술을 발견하고 그들을 덜 발전된 도시와 마을 변두리의 수련 센터로 전파했을 때에만 나타난 것처럼 보인다. 강력한 인물들이 의학지식을 전수하는 새로운 방법에 그들의 이름을 새겼다. 역사 발전의 시대화는 큰 역사적 사건을 중심으로 한 중요한 불연속성으로 특징지어진다.

이해할 만하지만 그 역사적 초점은 극적인 변화, 배움을 전달하는 새로운 스키마, 의학의 진보 또는 혁신 센터를 향하는 외국 의사들의 여정에 의존한다. 학생들은 이 비인격적인 과정에서 수동적이고 목소리가 없는 참여자로만 등장한다. 역사는 의학에 대한 중요성에서 성쇠를 거듭하는 연속적인 국가적 센터들에 관한 이야기가 된다. 이러한 센터들이 갑자기 역사적 명성을 차지하거나 훗날에 쇠퇴하는 이유는 명확하지 않다. 그리고 거의 항상 의학교육에 관한 최고의 논문에서도, 19세기 이전의 패턴이 어떻게 20세기의 실재를 형성하는 데 도움이 되었는지를 밝히려는 목적론적 실마리가 등장한다. 요컨대 의학교육은 의학 자체와 마찬가지로 지속적이고 때로는 영웅적인 진보의 이야기로 그려지는 경우가 많다. 이 책에서 나는 계몽주의와 제2차 세계대전 사이에 일어난 유럽과 북미의 사회, 산업, 정치, 교육적 변혁에서 의학교육이 변화한 이유에 대한 추가적인 해답을 모색할 것이다. 특히 중요한 것은 18세기 계몽주의, 산업혁명의 급속한 인구 급증과 도시의 폭발, 의료종사자를 위한 시장의 확장인데 이는 교육과 도시의 성장, 교육에서 기업가 정신의 대두, 19세기의 중등과 고등교육의 광범위한 변환, 관찰 및 실험 과학의 설명력의 발전 그리고 건강과 교육 분야에서 민족국가가 수행한 역할뿐 아니라 학생들 자신이 수행한 역할에 기인한다.

범위를 제한해야 할 필요성 때문에 나는 영국, 프랑스, 독일, 미국 등 지난 2세기 동안 인구가 많고 이웃 나라에 가장 큰 영향을 미친 나라들을 연구 목적으로 선택했다. 독일의 경우, 특히 1871년 이전에 중앙유럽의 발전을 추적하면서 오스트리아와 스위스의 부분을 반드시 포함시켰고, 북미에서는 때로 국경 남쪽(미국)과는 달랐지만 미국의 경향과 거의 평행하게 이루어진 캐나다의 발전에 주목했다. 책의 분량상 '실습 학년'이나 인턴십을 포함하여 의사의 기본 학문/실무적 교육에 집중하였으며, 제2차 세계대전 이후 20세기에 졸업 후 교육과 전문의 수련의 광범위한 성장에는 그다지 주목하지 않았다.

의학교육이 세계 의학에 중요한 영향을 미치면서 주요 국가에서 서로 다른 경로를 따랐다는 것은 오래전부터 알려져 있었지만, 이 책의 시도는 이러한 차이를 설명할 뿐만 아니라 가능한 경우 국가 간 분화의 이유를 설명하기 위한 것이다. 의학교육에 관한 기존의 연구는 대개 동일 시간대나 장소에 뿌리를 두고 있으며 더 광범위한 국가 간 또는 문화 간 비교를 허용하지 않는다. 독일의 학문적 쇠퇴의 연대기를 쓴 프리츠 링거Fritz Ringer는 국가 교육 시스템 일반에 대해 이렇게 썼다. "우리는 적어도 '변화를 기술할 뿐만 아니라' 잠정적인 설명을 찾기 위해서는 '이 국가 시스템에 고유한 특성을 분리'할 수 있어야 한다."[1]

링거, 조셉 벤 데이비드Joseph Ben-David, 찰스 매클렐런드Charles McClelland, 콘라트 야라우쉬Konrad Jarausch, 케네스 러드미러Kenneth Ludmerer와 같은 현대 학자들은 의사의 양성을 일반적인 고등교육 역사의 일부로 간주하고 있다. 미국의사학회 회장 취임 연설에서 거트 브리거Gert Brieger는 의학교육을 "의학사만이 아니라 교육사의 일부"로 봐야 한다고 설득력 있게 주장했다.[2] 이러한 권고에도 역사적 설명의 변화는 더디게 진행되고 있으며, 많은 연구에서 국가 간 차이의 지속성은 거의 주목받지 못하고 있다. 여러 국가의 의학교육 시스템의 주요 특징과 상호작용을 제시한다면 단일국가에서의 발전을 더 잘 이해할 수 있을 것이라고 믿는다. 이 책을 쓰면서 종종 한 나라의 친숙한 사건들이 더 넓은 캔버스를 배경으로 보면 얼마나 '다르게 보이는지'에 놀랐다.

역사학자들은 의학교육의 일반적인 주제에 놀라울 정도로 거의 관심을 기울이지 않았다. 유용한 일국의 의학교육사는 일부 국가에만 존재하며, 둘 이상 나라의 발전을 비교하는 현대 저작은 거의 없다. 빈의 역사가 테오도르 푸쉬만Theodor Puschmann의 유일한 포괄적인 의학교육 역사는 한 세기 이상 전에 쓰였다. 1966년에 재발간되었을 때, 당대의 저명한 역사가인 어윈 아커크네히트Erwin Ackerknecht는 서문에서 그것이 "가장 놀랍고 불안했다"라고 했다.[3] 그 이후로 1968년 오말리C.D. O'Malley, 1982년 테이조 오가와Teizo Ogawa가 이끈 느슨하게 조직된

(그러나 여전히 유용한) 심포지엄만이 있었다. 이들은 단일국가의 의학 교육에 대한 설명을 넘어서려는 시도를 했지만 체계적으로 이 주제를 다루지 않았다.[4] 놀랍게도 4분의 3세기 전에 쓰인 에이브러햄 플렉스너*의 비교 연구는 비교 의학교육에 대한 연구에 가장 유용한 자료 중 하나로 남아 있다.[5]

　　미국의 경우, 특히 윌리엄 로드스타인^{William Rothstein}과 케네스 러드미러의 책을 포함한 많은 최근의 책들이 단일국가의 의학 연구의 성장을 포괄적이고 분석적으로 다루고 있다. 로드스타인의 연구는 미국 의과대학 발전의 연속성을 강조하고 현대 의학교육학을 정의하는 요소로서 실험실 및 과학 연구를 크게 중시하는 것에 의문을 제기하며 미국 의학 연구의 전 영역을 포괄한다. 1870년 이후의 변화에 초점을 맞춘 러드미러는 미국 개혁의 성분을 제공하는 데 학문적 엘리트들의 역할뿐만 아니라 대학, 중등학교, 재단이라는 새로운 제도적 틀을 강조한다.[6]

　　최근 몇 년 동안 영국, 프랑스 또는 독일의 의사 교육 경험에서는 그러한 포괄적인 연구가 거의 이루어지지 않았다. 여전히 영국에서 그 주제에 대한 유일한 일반적인 탐구는 찰스 뉴먼^{Charels Newman}에 의한 것으로 거의 40년이 되었다.[7] 프랑스의 경우, 비록 최근 몇몇 학자들이 한정된 의학 수련 기간에 새로운 통찰력을 보여주긴 했어도, 샤를 쿠리^{Charles Coury}의 선구적인 조사가 유일하게 광범위한 탐구로 남아 있다.[8] 광범위한 시각으로 의학교육을 보는 연구는 대부분 오래전의

---

*　　Abraham Flexner(1866~1959). 미국의 의학교육자로 현대 의학교육의 개념을 창시하였다. 유명한 《플렉스너 보고서(1910)》의 저자이며, 그의 이름은 이 책에서 계속 되풀이된다.

것이다. 가장 잘 알려진 것은 1876년에 쓰인 테오도르 빌로스*의 이제는 고전이 된 역사이며, 이 책은 50년 후 영어로 번역되었지만 현대 독자들에게는 한정적으로만 유용하다.[9]

거의 10년가량 이 주제를 집중적으로 연구하고 또 평생을 숙고한 후이지만 내가 배운 것은 '현대 의학교육의 형성에 새롭거나 유용한가?' '의료교육에서 새로운 관점을 찾는 데 비교 역사의 가치는 무엇인가?'이다.

이 책의 주요 주제는 다음과 같다.

1. 비교 관점에서 볼 때, 18세기 후반은 지금까지 인식된 것보다 의학교육의 발전에 있어 더 중요한 분수령으로 보인다. 의학 연구의 오래된 중세적 위계와 구조는 교육과 과학에서 새로운 아이디어에 의해 오랫동안 약화되었으며, 1750년 이후 붕괴되었다. 앞선 세기의 과학혁명을 통해 등장한 새로운 주제들은 모든 나라에서 교육 과정에 들어왔다. 또 실무 수련을 향한 움직임은 모든 곳에서 모멘텀을 가지게 되었다. 의학교육에 핵심적인 병원 개혁은 영국과 대륙의 주요 도시로 확산되었다. 수백 년 동안 전통적으로 갈라졌던 내과와 외과는 여러 곳에서 가까워지고 있었다. 의사와 약사 사이의 오래된 분리는 몇몇 나라에서 무너지고 있었다. 그리고 몇몇 절대군주 국가들은 의학 학습과 실무practice의 새로운 기준을 세우기 시작했다.

미래에 중요한 의사 양성에 있어 국가적 차이는 이 기간 동안 점

---

* Theodor Billroth(1829~1894). 오스트리아의 외과 의사. 현대적 복부외과의 창시자로 일컬어지며 음악과 의학사에도 조예가 깊었다.

점 더 분명해지고 있었다. 더 광범위한 관점에서 볼 때, 서양의 의학 수련 역사에서 가장 격동적이거나 창조적인 시기는 18세기의 마지막 수십 년이었다.

2. 1780년 이후 발전한 치료 프로그램의 다양함은 엄청났으며, 독일을 제외하고는 모든 곳에서 의학교육의 중심지로서 전통적인 대학의 중요성이 감소하였다. 늘어나는 인구가 필요로 하는 실무 의료종사자practical healer** 양성을 위한 특수학교들이 각국에 생겨났다. 실제로 19세기 후반까지 영어권 국가의 의학 수련은 대부분 대학 밖에서 이루어졌으며, 대륙의 상당수 의료종사자들도 그러한 학교에서 교육을 받았다.

그러한 비대학 기관들 중에서 오직 미국의 '영리' 의학교만이 역사학자들의 많은 관심을 받았다. 영국과 프랑스, 독일의 '중등' 및 '내과-외과' 아카데미의 의학교육의 질은 미국과 비슷했으며, 때로는 당대 기준에서 볼 때 현저하게 우수했다. 예를 들어, 1820년까지 대륙의 실무학교practical school 커리큘럼은 대학에서 가르치는 많은 과정을 포함했다. 한 반의 규모는 종종 작았고 개인 교습이 가능했다. 교수진은 때때로 대학만큼 충실했다. 그리고 학생과 교사들은 놀랄 만큼 용이하게 이 전문학교와 대학을 오갔다.

게다가 후대의 저자들이 묘사한 것 같은 전문학교와 대학 의학

** 이 책에서는 의학교육에서 학문(academism)과 실무를 계속 비교하고 있으며, 실제로 '학문적'인 내과 의사(physician)대 실무적인 외과 의사(surgeon)의 구분은 근대 초기까지 계속되었고 이외에 다양한 종류의 치료 종사자들이 있었다. 이들 모두를 '의사'라는 단일한 개념으로 묶기는 곤란하기 때문에 '의료종사자'라는 표현을 사용한 것이다.

수련 사이의 첨예한 분열은 동시대 사람들의 마음속에서는 결코 그렇게 날카롭지 않았다. 대학과 연계가 없는 독립학교 중에서, 특히 군의학교는 거의 1세기 동안 유럽에서 이용 가능한 최고의 의학교육을 제공했다. 그리고 의사-기업가들이 특히 영국의 병원에서 돈을 벌기 위해 의학 강좌를 조직했을 때, 그들 역시 의학에 관심이 있는 가장 유능한 학생들을 끌어들이기 시작했다. 1800년 훨씬 이전에도 19세기 교육자들에게 친숙한 의학교육의 혼합 패턴은 모든 서구 국가에서 분명히 볼 수 있었고, 사실상 향후 수십 년 동안 개혁자들을 괴롭힐 모든 문제들이 이미 제기되었다.

3. 매우 다양한 학교와 학습의 기회에도 불구하고 모든 나라의 학생들은 그들 스스로 자신의 교육을 조직했고, 이것은 19세기 대부분 동안 사실로 남아 있었다.

학생들의 일반적인 삶과 경험 그리고 그들이 의학교육에 미치는 영향은 너무 적게 연구되었다. 내가 알아낸 바로는 18세기 말과 19세기 전반의 많은 의대생은 대단히 젊었다. 십 대의 나이에도 그들은 매일 도제로 10~12시간씩 일했다. 어떤 이들은 15~16세에 대학에 진학했다. 그리고 다른 이들도 비슷한 나이에 병동을 순회하든지 보조 군의관으로 참전했다. 많은 이들이 스무 살이나 스물한 살이 되기 전에 교육을 마쳤다. 사실 의학에서 스물한 살에 졸업하거나 면허를 따야 한다는 요구는 종종 교육을 마친 이들이 생계에 종사하는 것을 막는 과격한 개혁처럼 보였다.

이 책에서 나는 학생들의 일상생활, 그들의 다양하고 변화하는 사회적 배경, 그들에게 부과된 종교적·성별·계급 및 인종적 제한, 그들이 받은 준비 교육에 대한 깊은 우려, 그들의 종종 소란스러운 행동의 이유 그리고 더 실무적인 기회에 대한 보편적인 요구와 그들이 자신의 의학교육을 형성하기 위해 한 역할을 설명할 것이다.

4. 의학을 가르치는 가장 좋은 방법으로서 병상에서의 직접 실무수련^{hands on training}의 중요성은 1800년 훨씬 이전에 거의 보편적으로 인식되었다. 그 후 수십 년 동안 논의된 것은 필요하거나 바람직한 것이 아니라, 이러한 종류의 수련은 어떻게 하는 것이 최선인가였다. '경험이 풍부한 임상가와 일대일로 도제 생활을 하는 것이 가장 좋은가?' '대형 병원의 병상 옆에서 하는 즉석 강의가 좋은가?' 아니면 '교수의 통제를 받는 작은 의무실이나 진료소에서 하는 것이 가장 좋은가?'

서양의학에서 임상교육의 도입을 나타내는 이 광범위한 변종과 논란은 거의 주목받지 못했다. 잘 알려진 바와 같이 프랑스는 다수의 학생에게 병원을 개방하고 병상에서 교육하는 국가 계획을 수립한 첫 번째 나라였다. 그러나 많은 동시대인에 따르면, 학생에게 환자를 관리하는 실제 경험을 제공한 것은 교수진이 운영하는 독일의 작은 폴리클리닉^{poliklinik}* 또는 학술 병원이었다. 크리스토프 후펠란

---

* '병원이 아닌 도시의 치료소'란 의미의 독일어 'poliklinik'에서 왔다. 'poli'는 그리스어로 도시를 뜻하는 'polis'에서, 'klinik'는 프랑스어 'clinique(환자가 놓인 침대, 침상)'에서 온 것이다. 간혹 'polyklinik'로 쓰이기도 하면서 '(병원이 아닌 곳에서) 다수의 병을 진료하는 클리닉'을 뜻하나 이것은 'poli'를 'poly(다수의 병을 함축)'로 오기한 것으로 보인다. 독일어 'klinik'는 프랑스어 'clinique'를 어원으로 가지나 '환자가 놓인 침상 옆에서 이루어지는 의료교육(침상 의료교육)'의 의미를 더 갖게 되었다. 독일어 'poliklinik'는 역사적으로 학생 교육을 일차 목표로 수행하는 클리닉을 뜻하였다.

트*가 쓴 바에 따르면, 1800년에 대학 클리닉에서 학생들은 과밀하고 의료진은 부족한 파리 병원의 '단순한 구경꾼' 이상의 역할을 했다.

1821년 더블린의 로버트 그레이브스**가 의학을 배우는 가장 좋은 방법이라고 묘사했던, 독일식으로 환자 관리에 학생의 책임을 할당하는 것은 훗날 영국과 미국에서 채택된 임상 클럭십*** 시스템의 핵심적인 특징이 되었다. 대조적으로 프랑스에서는 19세기 전반의 과학적 발견과 신기술의 위대한 발전이 의학의 직접 실습교육을 위한 잘 의도된 계획에 내재된 심각한 긴장을 무색하게 하거나 종종 숨겼다.

5. 의학교육에서 국가적 성과를 형성하는 데 서로 다른 정치적·문화적 구조의 역할이 크다는 사실 또한 관심을 받지 못했다. 의학교육에 대한 국가의 권위는 혁명 이후 프랑스에서는 압도적이었고, 독일에서는 약간 덜 강했으며 영국과 미국에서는 거의 없었다. 영어권 국가들의 사교육에 대한 기업가 정신은 대륙의 국공립학교와 중요한 면에서 많이 다른 실무적인 학교의 창설을 자극했다. 이러한 국가 통제의 차이는 졸업과 면허에 대한 기준을 설정하고, 교육 목적으로 병

---

*   Christoph Wilhelm Friedrich Hufeland(1762~1836): 독일의 내과의, 프레드리히 빌헬름 3세의 지명으로 프로이센 내과·외과 칼리지와 샤리테 병원 책임자로 일했다. 1810년 베를린 훔볼트 대학이 설립되었을 때 병리학 및 치료학 강좌를 맡았다. 당대 독일에서는 괴테만큼 유명한 실무형 의학 분야에서 영향력 있는 의사였고 자연요법(Naturopathy)을 지지했다.

**   Robert James Graves(1796~1853). 아일랜드의 외과 의사. '그레이브스병(Graves' Disease)'은 그의 이름을 따온 것이다. 있다. 아일랜드 왕립외과의사회 회장을 지냈으며, 영어로 강의하는 진정한 병상 교육을 주도한 것으로 유명하였다. 〈더블린 의과학잡지(Dublin Journal of Medical Science)〉를 창간하였다.

*** 임상 클럭(clinical clerk)은 의학 수련 과정의 가장 하위에 있으면서 스태프 의사 또는 교수의 일을 돕는 조수를 의미한다. 이들은 실제 진료 업무의 일부를 수행한다.

원을 통제하며, 교육 혁신을 촉진하고, 여성에게 의대를 개방하는 데 막대한 영향을 미쳤다.

예를 들어, 여성의 경우 20세기 초까지는 프랑스와 스위스의 국가 지원 의과대학이, 그리고 나중에는 독일의 의과대학이 영어권 국가들보다 더 많은 여성 의대생을 교육하고 있었다. 영국과 미국에서는 비록 사적 통제라는 자유방임주의 전통이 여성 의학교육에 대한 초기의 실험을 허용했지만, 이는 20세기까지 의학에서 남녀공학에 대한 완전한 수용을 지연시켰다.

6. 미국 의학계 학자들은 19세기 미국에서 의과대학의 약점을 과장했다. 미국뿐만 아니라 영국과 대륙에서도 많은 사설학교****와 사설 교육 과정에는 상업적 동기가 강했다. '영리榮利' 의학교도, 사적 이익을 위한 교육도 결코 북미에만 국한된 것은 아니었다. 19세기 대부분에 걸쳐 신중하게 등급이 매겨진 커리큘럼은 미국뿐 아니라 영국에서도 흔하지 않았고, 두 나라 학생들은 과정을 반복해서 이수하는 일도 드물지 않았다. 독일에서는 학생들이 자랑하는 학문의 자유Lernfreiheit가 그 나라에서는 어떤 확립된 교육 과정도 없음을 확실히 했다.

더욱이 임상 강의와 달리, 임상 실습을 위한 기회는 미국과 마찬가지로 종종 부족했다. 도제교육은 이 세기 중반까지 영국과 미국의 의학 수련의 중심적인 특징으로 남아 있었다.

아마도 가장 심각한 것은 19세기에 대부분의 미국 의사를 교육했

**** '사립학교'와 구별하기 위해 '사설학교'라는 표현을 사용한다. 영리 목적으로 교육을 하는 의학교육 기관들을 의미한다. 사립학교는 설립 주체가 민간이라도 공적 기능을 수행한다.

던 많은 악명 높은 독립 또는 '영리' 의학교와 영국과 유럽의 많은 '실무(전문)' 또는 비학위 수여 학교—이들은 시골에서 개업할 수 있게끔 의사들을 교육시켰다—간 비교의 부재다. 1840년 미국의 시골에 있는 영리 의학교를 파리 의과대학이나 에든버러나 비엔나의 의과대학과 비교하면서, 현대의 개혁가들은 작은 사과와 큰 오렌지를 혼동했다.

예를 들어 신시내티의 오하이오 의과대학과 바이에른의 밤베르크 의학전문학교 또는 글래스고의 앤더슨 의학교와의 비교는 훨씬 대비가 분명하지 않을 것이다. 간단히 말해서, 의학교육에 대한 미국의 경험은 대서양을 가로질러 더 큰 관점에서 보면 단순히 다르게 보인다.

7. 혁명기 프랑스든, 19세기 중반 독일이든, 1870년 이후 미국에서든 의학교육의 급진적 변화라는 개념과 관련해서도 더 많은 숙고가 필요하다. 의사를 교육하는 현대의 임상 방법은 1789~1815년 프랑스에서 새롭게^{de novo} 등장하지도 않았고, 의학교육의 다른 주요한 변화들도 마찬가지다. 즉 독일 의학교육에서 실험실 교육의 도입, 19세기 말 미국에서 임상 연구와 실험실 연구의 융합 그리고 1900년경 몇몇 국가에서 의학교육의 중심지로서 대학의 재등장도 마찬가지다. 이 모두는 일반적으로 기술되는 것보다 훨씬 큰 저항에 직면하였고 덜 자발적으로 개발되었다.

예를 들어, 실험실을 통해 의학을 실험과학으로 만들고자 하는 충동은 대서양 양쪽의 세계에서 느껴졌다. 그러나 그것은 서로 다른 나라에서 다른 경로를 따라온 이유를 설명하는 국가적 요인들로 인해 교육에 도입되는 것에 대한 저항이었다. 심지어 대학이 일찍이 의학의 실용적인 연구와 불편한 동맹을 맺었던 독일 주에서도 실험실 교육으로의 전환은 강력한 장애물을 극복한 후에야 점진적으로 이루어졌고, 그것은 궁극적으로 실용적이거나 임상적인 용도로만 정당화되었다. 의학에서 실험실 교육은 마침내 각 나라에 고유한 역사적, 교육적, 정치적 상황에 의해 형성되었다. 나는 이 책을 통해 과거사는 거의 항상 변화의 방향을 둘러싸고 이어지는 싸움에서 승리자들에 의해 쓰여 왔다는 것을 기억하려고 노력해왔다.

8. 일부 연구자들과는 달리, 19세기의 과학 지식과 의학적 효능의 변화가 의학교육 변혁에 매우 중요하다고 생각한다. 의학에 대한 인식을 바꾸는 데에 19세기 후반 실험실 과학의 실질적인 성과를 고려하지 않는 설명은, 내가 믿기에는 불완전하다. 적어도 1890년까지 많은 곳에서 지속되었던 실험실 연구의 효용성에 대한 학생, 교수 그리고 대중의 깊은 회의감은 마침내 세균학과 세균 이론의 광범위한 업적을 통해 극복되었다. 과학적 의학에 대한 이 세기말의 낙관주의 정신이 나중의 사건들에 비추어 보아 오도되었는지 여부를 지금 질문하는 것은 실제로 일어난 일의 전모를 왜곡하는 일종의 역 휘기즘[Reverse Whiggism]*에 매몰되는 것이다. 1910년에 이르러, 어떤 경우에도 의학교육의 필수적인 부분으로서 진지한 과학 연구와 실험실 경험의 필요성에 의문을 제기하는 교육자나 임상가는 거의 없었다.

---

* 휘기즘, 혹은 휘그주의는 영국 휘그당에서 유래한 정치철학으로, 일종의 자유주의 혹은 온건한 비판주의를 의미한다. 이 맥락에서는 오늘날의 과학 중심적 의학에 대한 비판적 관점에서 과거를 재단하는 것의 문제점을 지적하는 뜻으로 쓰였다.

9. 의학교육에서 사회적, 과학적 운동의 결과를 형성하는 데 국가적 차이의 지속은 이 책에서 끊임없이 반복되는 주제다. 비록 모든 서양 국가들은 교육의 변화에 동일하고 광범위한 충동을 경험했지만 각각은 꽤 다른 방식으로 그것들을 다루었다. 사회 구조, 산업주의 속도, 국가 개입 수준, 국가 번영, 시장 경제, 더 나은 교육 시스템 그리고 다른 스타일의 리더십과 성격의 영향은 변화의 확산과 제도적 삶의 형태 모두에 중요하고 때로는 결정적인 영향을 미쳤다. 19세기 말 과학의 국제주의와 통신의 혁명에도 불구하고, 이러한 차이는 어떤 면에서 1800년보다 더 뚜렷했다. 그리고 우리 시대에는 표준과 교육 과정의 획일성이 증가하고 있음에도 불구하고, 의학교육에 있어서 현저한 차이는 여전히 서구 국가들 사이에서 지속되고 있다.

요약하자면, 내가 여기서 시도한 것은 전반적으로 비교적이고, 광범위하며, 불연속적인 조직보다 더 지속적이고, 학생들에게 상당히 집중하며, 큰 의료센터만큼 주변부에도 관심을 기울이는 의학교육에 관한 연구다. 이는 정치적, 경제적 요인뿐만 아니라 과학적 요인도 고려한다. 이는 변화를 이해하는 데, 그리고 의대생을 가르치는 접근법의 현재 차이를 설명하는 데 도움이 될 수 있는 연구다.

나는 의학교육에서 해묵은 해석 문제에 대한 해답이 부분적일 수 있고 이전 연구에 상당 부분 의존해야 한다는 것을 안다. 이 책에서 새로운 것은 의학교육을 더 큰 전체로 보고 토론에 새로운 정보를 주입하려는 노력에서 비롯된다. 나는 제임스 H. 빌링턴*이 의회 사서로 임명되었을 때 "우리가 더 필요로 하는 종류의 스칼러십은 부차적인 질문에 대한 결정적인 대답보다는 중요한 질문에 대한 잠정적인 답을 제공하는 것이다……. 우리는 그것들을 단지 쪼개 놓을 필요가 없다"[10] 라는 말을 염두에 두고 있다.

　　이는 몇 가지를 합치기 위한 겸손한 노력이다.

---

*　　James H. Billington(1929~2018): 옥스퍼드에서 학위를 받은 역사학자로 하버드와 프린스턴 교수를 역임했으며, 1987~2015년 동안 미국 의회도서관에서 봉직했다.

서문 원주

1   Fritz K. Ringer, Education and Society in Modern Europe (Bloomington: Indiana University Press, 1979), 1.

2   Gert H. Brieger, "'Fit to Study Medicine': Notes for a History of Pre-medical Education in America," Bulletin of the History of Medicine 57 (1983): 6.

3   Theodor Puschmann, A History of Medical Education (New York: Hafner, 1966), 1.

4   D. O'Malley, ed., The History of Medical Education (Berkeley and Los Angeles: University of California Press, 1970); and Teizo Ogawa, ed., History of Medical Education (Tokyo: Saikon, 1983).

5   다음을 보라. Abraham Flexner's Medical Education: A Comparative Study (New York: Macmillan, 1925); Medical Education in Europe (New York: Carnegie Foundation for the Advancement of Teaching, 1912); and Medical Education in the United States and Canada (New York: Carnegie Foundation for the Advancement of Education, 1910). 또 다음을 보라. Flexner's "Medical Education, 1905-1924," Educational Record, April 1924, pp. 3-17; and Universities: American, English, German (New York: Oxford University Press, 1930).

6   다음을 보라. William G. Rothstein, American Medical Schools and the Practice of Medicine: A History (New York: Oxford University Press, 1987); and Kenneth M. Ludmerer, Learning to Heal: The Development of American Medical Education (New York: Basic Books, 1985).

7   Charles Newman, The Evolution of Medical Education in the Nineteenth Century (Oxford: Oxford University Press, 1957).

8   다음을 보라. Charles Coury, Enseignement de la médecine en France des origines à nos jours (Paris: Expansion scientifique française, 1968). 조지 와이즈 Georges Weisz의 저작 중 다음 논문 "Reform and Conflict in French Medical

Education, 1870-1914," in The Organization of Science and Technology in France, 1808-1914, ed. Robert Fox and George Weisz (Cambridge: Cambridge University Press, 1980)은 특히 시사적이고 탁월하다. Toby Gelfand, Mathew Ramsay, Dora Weiner, Jacques Léonard, Jean-Pierre Goubert의 연구도 마찬가지다.

9   다음을 보라. Theodor Billroth, Ibe Medical Sciences in the German Universities (New York: Macmillan, 1924). 이 책은 윌리엄 헨리 웰치William Henry Welch의 서문을 포함하고 있다. 보다 최근에 토마스 브로만Thomas Broman, 알린 터크만Arleen Tuchman, 로버트 프랭크 주니어Robert Frank Jr., 윌리엄 콜먼William Coleman, 프레데릭 홈즈Frederic L. Holmes, 그리고 일단의 독일 학자들은 18세기와 19세기 독일 의학교육에 관해 매우 상세한 분석을 하였지만 그들은 일개 국가의 프레임에서 멀리 나가지 못했다. 다음 문헌을 보라. Thomas H. Broman, "The Transformation of Academic Medicine in Germany, 1780-1820" (Ph. D. diss., Princeton University, 1987); Arleen M. Tuchman, Science, Medicine, and the State in Germany: Tie Case of Baden, 1815-1871 (New York: Oxford University Press, 1993); William Coleman and Frederic L. Holmes, eds., The Investigative Enterprise: Experimental Physiology in Nineteenth-Century Medicine (Berkeley and Los Angeles: University of California Press, 1988). 이 책은 콜맨, 홈즈, 터크맨, 프랭크의 논문뿐 아니라 존 레쉬John E. Lesch, 티모시 르느와Timothy Lenoir, 캐스린 올레스코Kathryn M. Olesko등의 논문도 싣고 있다. 독일 역사가 중에서는 요한나 블레커의 다음 저작이 뛰어나다. Johanna Bleker, Die Naturhistorische Schule, 1825-1845: Ein Beitrag zur Geschichte der klinischen Medizin in Deutschland (Stuttgart: Gustav Fischer, 1981).

10   Washington Post, April 18, 1987.

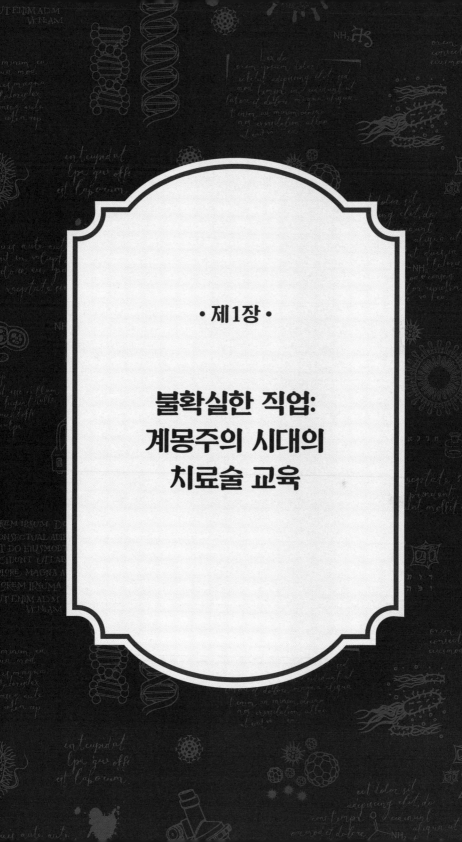

• 제1장 •

불확실한 직업: 계몽주의 시대의 치료술 교육

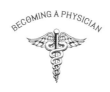

의학 연구 역사에서 18세기 후반만큼 격동적이면서도 창조적인 시대는 없었다. 이 혼란스러운 시대에는, 의학에 있어서 친숙한 랜드마크가 급속히 사라지고 있었다. 즉 의학 수련에 관한 새로운 아이디어가 인기를 얻고, 의학교육의 장소가 급속히 확대되며, 의료종사자의 다양성이 각국에서 증가하고 있었다. 학생 집단 또한 중요한 변화를 겪고 있었다. 정부는 특히 대륙 국가에서 의학에서의 역할을 변화시키고 있었으며, 의사 교육에 있어서 국가 간 차이는 더욱 뚜렷해졌다. 이러한 변화들이 이 책의 첫 장에서 다루는 주제다.

의학교육의 이러한 변화는 유럽의 사회, 교육, 정치의 일반적인 변화를 반영했다. 세기가 끝날 무렵, 대서양 양안 세계 전체가 심각한 사회 및 정치 운동에 휘말렸다. 대학과 의대는 여느 기관과 마찬가지로 교사와 학생들에게 새로운 기대가 생겨나면서 '대대적인 기관 재구축의 시기'를 맞이했다.[1] 당대인들은 낡은 질서가 무너지고 새로운 제도가 탄생하려 고투하는 종말론적 의식을 언급했고, 필연적으로 의료 실무practice of healing*도 영향을 받았다.

세기 중반부터 유럽 나라들과 그 신대륙의 후손은 그들의 경제 활동, 교육 사상 그리고 정치적 전망에서 빠른 변화를 겪었다. 1800년까지 섬나라 영국에서 농업과 산업 변화의 전례 없는 진보는 영국을 제조업, 농업 생산성, 무역 그리고 해운에서 세계의 지도자로 만들었다. 인구 증가율은 대륙의 어느 나라보다도 높았고, 게다가 유럽의 모든 새로운 도시 성장의 거의 4분의 3이 영국에서 일어나고 있었다.[2] 고등교육에 대한 그 효과는 보다 실용적인 과목과 현대 언어에 대한 수요를 창출하고 번성하는 중산층의 요구에 주목하는 것이었다. 영국의 유일한 대학인 옥스퍼드와 케임브리지 대학은 대부분 이 변화의 흐름에 영향을 받지 않았지만, 이와 대조적으로 스코틀랜드 대학들은 현대 과목들을 가르치기 시작했고 의학교육 과정에 실제 경험을 도입했으며 광범위한 학생들에게 문호를 개방했다. 조셉 벤 데이비드는 "옥스퍼드와 케임브리지라는 고대의 대학을 통해 이 교양 있는 전문직에 이르는 단일한 배움이나 특권적인 경로는 더 이상 없다"라고 썼다.[3]

---

* 'practice'는 번역이 정말 어려운 개념으로 의료 실무, 수행, 진료행위 등으로 번역하였으나 우리 말에서는 그 함의를 충분히 살릴 수 없다. 우리 전통문화는 고전 텍스트를 읽고 외우고 해석하는 '學(학)'과, 손으로 하는 다양한 업무를 지칭하는 '術(술)'이 있을 뿐 실천적 지혜(phronesis)가 필요한 복합적인 활동인 'practice'에 대한 인식이 없었기 때문이다. 서양에서도 중세에는 우리와 별로 다르지 않아 고전 텍스트의 암기와 해석을 위주로 하는 '학문적인 내과 의사'와 손기술을 중시하는 '실무적인 외과 의사'로 구분하였지만 근대 이후로는 이러한 구분이 무너지게 되며, 의사 또한 실제 환자를 진료하는 것은 'practice'의 범위에 들어간다. 학문적/이론적 바탕 없이 경험과 전수를 통해 배운 기술로 진료하는 의사는 이급 의사 또는 '실무' 의사로 간주되었다.

해협 건너편에 있는 프랑스는 우랄산맥 서쪽에서 가장 인구가 많고 오랜 기간 과학 및 의학적 발견의 강국이자 계몽주의 사상의 선두주자로서 구질서에 대항하는 폭력적인 혁명이 폭발하였고 오스트리아, 영국, 프러시아 및 러시아라는 적에 맞서 시민군을 파견하였다. 혁명 초기에 구 대학과 그 학부는 특권의 상징이라며 폐지되었고 공학, 의학, 군사 과학 전문학교가 그 자리를 대신하기 위해 설립되었다. 그 권력의 절정기에 나폴레옹 군대는 프랑스의 개념, 프랑스 문화 그리고 교육과 의학에 대한 프랑스의 사상을 중부와 남부 유럽 대부분에 전파했다. 유럽 대륙의 많은 유명한 의학과 대학의 중심지는 독일, 이탈리아 및 저지대 국가들을 포함하여 프랑스의 수중에 있었다.

유럽의 중심부에서는 장차 현대 독일이 될 여전히 혼란스러운 공국들, 소왕국들, 느슨한 라인 국가 연합들 그리고 나폴레옹의 육군에 의해 의기소침해진 프로이센으로 이루어진 이 모두가 대륙을 휩쓸고 있는 폭풍의 영향을 깊이 받은 광대한 경기장이었다. 프랑스의 영향력에 저항하던 독일 개혁가들은 인문학의 핵심을 유지하면서 과학과 전문 교육에 대한 새로운 사상을 수용하기 위해 대학을 개편했다.

이들 국가와 새로 독립한 미국에서의 낡은 제도 및 관습의 폭력적인 변화는 내과 의사, 외과 의사 및 기타 의료종사자의 수련에 큰 영향을 미쳤다. 의학 실습과 같은 의학도들의 교육은 과거에도 그랬고, 지금도 그 사회적 환경에 깊이 뿌리박혀 있기 때문이다. 때로는 외부와의 관계에서 고립과 사생활이 필요한 실험과학과는 달리, 의학 교육은 분명 사회적 기업이었다. 학생이 무엇을 배우는지, 어떻게 배우는지, 어디서 공부하는지, 누가 배우도록 허락받는지 등은 나라마다 상이하고 특정한 역사적·문화적 상황에 뿌리를 두고 있다.

중세 질서의 붕괴

18세기 후반을 사는 의학도*에게 의료행위는 분명 혼란스러웠다. 과거 500년 동안 의사의 교육은 어느 정도 안정적이었고, 이는 나라마다 비슷했다. 어디에서나 의학 학습은 그 가족의 사회적, 계층적 수준이 대학교육을 가능하게 했던 소수에게만 국한되었다. 대부분의 경우, 그들의 환자들은 그들과 사회적 지위의 척도를 공유하는 토지 또는 재산을 가진 계층 출신이었다.

기존 지배층이 볼 때 의학은 주로 대학에서 공부하는 세계 공용어인 라틴어에 뿌리를 두고 있는 고전에 기반한 교양 있는 전문직으로서 외과의, 약제사** 및 다른 치료사들의 실제 업무와 구별되었다. 의학 커리큘럼, 고전 교과서, 라틴어는 파두아나 파리의 독일인 방문 학생이나 에든버러나 할레의 프랑스 학생에게도 똑같이 친숙했다. 마찬가지로 공식 의학교육을 받은 소수의 미국인들은 에든버러 대학을 모델로 한 의학교에서 그렇게 했고, 이는 유럽 대륙의 의과대학과 매우 흡사했다.

하지만 이제 모든 나라에서 오래 묵은 통합이 깨지고 있었다. 화학, 식물학, 생리학 등 이전 세기의 과학혁명에서 생겨난 새로운 과목

---

*   의대생은 '대학'에 적을 두고 공부하는 학생, 의학생은 대학뿐 아니라 각종 실무학교 또는 전문학교에 재학 중인 학생, '의학도'는 도제 또는 독학을 포함하여 그저 의학을 공부하는 모든 생도를 의미한다.

** 약제사(apothecary)는 중세와 근대에 의사의 지시에 따라 약을 조제하고 판매하던 오늘날의 약사(pharmacist)의 선조인 직종을 의미한다. 한편 약종상(druggist)은 약재를 생산하고 판매하던 업에 종사하는 사람을 의미한다. 근대 이후 동식물 약재에서 화학약품 위주로 약의 성상이 변화하면서 'chemist'라는 단어도 약사를 의미하게 되었다. 그러나 이들의 경계는 분명하지 않고 서로 겹치며, 특히 영국에서는 외과의-약제사(surgeon-apothecary)라는 명칭으로 간단한 시술도 하고 약도 처방하는 독립 일반의에 가까운 직종이 등장하기도 했다.

들이 빠르게 대학의 커리큘럼에서 자리를 잡았다. 자연과학에 대한 관심도 해부학, 약전, 법의학과 같은 전통적인 과목들이 교수되는 방식으로 가속화되었다. 히포크라테스와 갈레노스의 저작은 여전히 열심히 연구되었지만 더 이상 의학 커리큘럼의 핵심 정신은 아니었다. 의학교육에서는 거의 모든 나라에서 실습을 향한 움직임이 탄력을 받고 있었다. 각국의 언어가 라틴어와 함께 교육 수단으로 사용되기 시작했다. 병원 개혁은 영국과 유럽 주요 도시로 확산되었다. 그리고 질병분류학^{nosology}, 즉 질병을 특징이나 증상에 따라 분류하려는 노력은 변화의 또 다른 징후였다.

게다가 의료행위 자체가 변화하고 있었다. 여러 곳에서 내과와 외과가 근접하고 있었다. 마찬가지로 (내과) 의사, 외과 의사, 약제사 사이의 구분도 많은 곳에서 무너지고 있었다. 국민 건강에 대한 계몽주의자들의 관심에 자극을 받은 절대주의 국가들은 의학교육과 실천에 대한 확고한 기준을 세우고 있었다. 그리고 많은 곳에서 전문 의료에 대한 수요는 여전히 제한적이지만 새로운 인구와 새로운 지역으로 확대될 조짐을 보이고 있었다.

중세의 통합이 마침내 해체되면서 국가 간 차이는 의학교육의 방향에 영향을 미쳤다. 이러한 변화는 오래된 사회구조와 지배 전통의 구속이 혁명의 폭력을 통해 날아가버린 프랑스에서 가장 급진적이었다. 중앙 유럽에서는 프랑스의 팽창이라는 지속적인 위협으로 인해 부분적으로 자극을 받은 강력한 국가주의와 민족주의가 의학교육 과정에 새로운 방향을 제시했다. 리버럴^{liberal} 제헌주의와 사회보수주의 덕분으로 유럽의 민족주의와 혁명적 변화의 흐름에 의해 가장 동요되지 않은 영국에서는, 특히 대학에서 의학의 낡은 관행과 제도가 훨씬 더 오래 남아 있었다. 1889년에도 비판적인 비엔나의 역사학자 테오도르 푸쉬만은 오래된 대학들에 대해 이렇게 썼다. "의학교육의 중세적 관습은 영국에서 가장 오래 보존되어 왔다."[4]

북아메리카의 영국 식민지의 경우 고립감, 독립감, 새로운 조건과 필요성으로 인해 미국의 의학교육은 영국의 전통적인 관행으로부터 벗어났다. 민족주의 시대에는 1750년 이후 의사의 교육이 나아간 방향을 설명하는 데 국가적인 요소들이 점점 더 중요해졌다. 나중에 의학교육에서 일어난 많은 일들은 18세기 후반의 무질서한 세계에 뿌리를 두고 있다. 예를 들어, 독일 주에서는 앞으로 여러 해 동안 지적, 과학적 변화로부터 이익을 얻을 수 있는 유리한 위치에 대학을 올려놓은 중요한 변화를 겪고 있었다. 학생과 교사 모두의 자유에 대한 새로운 강조는 증가하는 인문학적·과학적 지향과 독일어의 사용 증가와 더불어, 독일어를 사용하는 유럽 지역의 대학교육에 중요한 변화를 가져왔다.[5] 대학 교수라는 인격체 아래에서 교육과 연구를 통합하는 원칙은 이미 많은 곳에서 확립되었고, 최초의 교수자가 이미 만들어졌다.[6] 그러나 의학교육은 다른 곳에서는 대학 밖에서 새로운 뿌리를 내리면서도 활성화된 독일 대학에서는 안에 남아 있었다.

수세기 동안 전통의학의 교육은 모든 곳에서 대학의 활동이었지만, 이제 변화된 조건은 병원, 군의학교, 학원 및 개인 강좌를 통해 의사를 교육하는 새로운 실험을 장려했다. 예를 들어 어바인 라우든 Irvine Loudon의 말에 따르면, 영국에서는 1800년에 이르러 의학 수련의 혼란이 가중되면서 대학교육을 받은 의사들과 점점 늘어나는 도제교육 및 병원에서 교육받은 의사들 사이에 '엄청난 정도의 씁쓸함과 적대감'이 생겼다.[7] 후자의 집단은 이제 인정 및 의학에 대한 특권과 제한의 종식을 요구하고 있었다. 19세기 말에 이르러서는, 영국에서 의료행위를 위한 준비 과정이 점점 더 혼란스러워졌다. 즉 오래된 전통, 새로운 주도권, 특권적 집단의 혼합은 기성 대학, 병원 의학 수련, 개인 교육 과정, 견습 그리고 의사, 외과 의사, 약사들을 위한 별도의 허가 기관이라는 끈끈한 국물에 녹아 있었다. 1800년 이전에도 영국의 의학교육은 전통주의 외에도 대륙의 학교들과 구별되는 과정을 시작했다.

이와 유사하게도 프랑스에서는 대학교육의 혜택을 누린 고도로 훈련된 의사와 일류 외과 의사로 구성된 엘리트들이 많은 인구의 건강 문제를 다루는, 실무적으로 훈련된 의사의 훨씬 더 큰 무리에 의해 점점 더 많은 도전을 받고 있었다.[8] 영국에서처럼 실무 외과 의사, 약제사, 조산사들은 자신들의 진료 영역을 확장하고 의료종사자의 계층에서 더 큰 자리를 차지하려고 아우성치고 있었다. 동시에 파리의 실무 해부학교Ecole pratique de dissection의 창설(1750년)과 일류 의사를 위한 왕립의학협회의 설립과 같은 변화에 따라, 학문적 (내과) 의사와 외과 의사의 교육이 변화하고 있었다.[9] 프랑스 혁명이 일어나기 훨씬 전에 새로운 교수법보다 실용적인 교수법에 대한 요구와 의학 수련의 차별화에 대한 요구가 프랑스 전역에 널리 보고되었다.

치료사의 다양성varieties of healers

18세기가 저물어가는 동안, 어떤 종류의 치료사들이 치열한 지위 싸움과 지배력 싸움에서 우세할지는 전혀 분명하지 않았다. 후대 역사가들은 우리 시대의 과학적으로 훈련된 의사와 외과 의사의 선구자로 공히 여겨지는 대학교육을 받은 엘리트들의 역할을 당연히 강조해왔다. 그러나 계몽주의 시대의 뜨거운 정치적 분위기 속에서는 다른 선택들이 가능해 보였다. 정규 의사가 환자에게 불분명한 약물과 빈번한 사혈 이상을 제공하지 못한 것과 인간 질병의 단일한 기원을 확실히 인식하지 못한 것은 심지어 최고의 의료서비스를 받을 수 있는 사람들조차도 전통의학의 권위와 능력에 회의적인 태도를 갖게 했다. 프랑스 혁명 정부의 초기 행동 중 하나는 의학교육의 대학과 단체(길드)적 구조를 파괴하고 의술을 실행할 수 있는 보편적인 자유를 선언한 것이었다. 의료행위가 다른 곳보다 더 엄격하게 규제된 독일 주에서도 많은 대체 요법사들이 대다수 인구를 위한 의료를 제공했다. 영국에서 '다종다양한 의료 현장pleuralist medical scene'은 조산사, 접골사, 약제사 및 다른 형태의 치료사를 포함하는 의료 실무뿐만 아니라 광범위한 내과적/외과적 선택권을 수용했다.[10] 마찬가지로 북미의 널리 퍼진 정착지에서는 대학교육을 받은 의사와 그보다 못한 교육을 받은 의사들 사이의 경계가 뚜렷하지 않았다. 적어도 남북 전쟁이 미국에서 전문적으로 훈련받은 의사들과 대중적 치료사들 사이에 분명히 경계선을 긋기 전까지는 아니었다.[11]

영국의 의료 실무

영국과 미국에서는 사적 활동에 대한 제한적인 규제로 인해 대륙보다 훨씬 더 다양한 종류의 치료사가 존재했다. 18세기 후반 영국에서 대학교육을 받은 의사의 개혁에 대한 요구는 독일이나 혁명 이전의 프랑스보다 더 거셌다. 이 무렵, 런던과 지방 병원에서 교육을 받은 많은 외과 의사와 약제사들은 왕립의사회*와 그들의 대학에서 교육받은 회원들에 의해 시행된 오래된 진료 통제에 분개하여 새로운 일반개업의general practitioner** 계층을 형성하고 있었다. 외과의-약제사***들도 의료 시장에서 더 큰 점유율을 차지하려는 투쟁에서 점점 더 많은 경쟁자들과 직면했다. 여기에는 다수의 숙련되고 경험이 풍부한 여성 조산사들, 빠르게 증가하는 도제 수련 약사들, 떠돌이 치료사들과 약장수들, 심지어 성공회 및 반대파 성직자들도 포함되었다. 스코틀랜드에서는 의사, 외과 의사, 약제사, 약종상 등 다양한 시술가들을 포용하기 위해 '메디시너medEiciner'라는 용어가 만들어졌다.[12]

19세기 초에 랭커셔 시골의 의료종사자들을 대상으로 한 대표적인 설문조사에 따르면 대졸 의사는 전체 치료사의 2%, 외과 의사와 약제사는 9%, 약종상은 16%, 비정규 시술가와 조산사는 73%로 나타났다. 이 저자는 우울하게 결론짓는다. "현재 학위가 없는 의사와 약제사들 그리고 도제 수련을 받은 적이 없는 약제사와 약종상들이 영국의 거의 모든 마을에 침투했다."[13]

18세기 브리스톨에 대한 연구에서 메리 피셀은 여성들이 병자를 돌보는 데 놀라울 정도로 큰 역할을 했다는 사실을 밝혀냈다. 이 여성

---

*   Royal College of Physicians: 1518년에 창립된 영국의 특권적인 의사 단체로 초기에는 교육 및 자격 인증 사업을 통해 의학 수준을 높이는 것을 목적으로 삼았다. 이들은 대학교육을 받은 상류층 출신이었다.

**   'general practitioner'는 이 책에서 '일반개업의'로 옮겼다. 전통적인 내과/외과의 분리 없이 내과와 외과 진료를 모두 하며 독립적으로 일차 진료에 종사하는, 대개 대학이 아닌 이급 의학교 혹은 도제로 일하며 교육을 받은 의사를 의미한다. 이들에게는 '학문적' 교육이 아닌 '실무 혹은 실천적(practical)'인 교육이 더욱 중요했다.

***   대학을 다니지 않고 주로 도제 수련을 통해 교육을 받고 일반진료에 종사했던 외과 의사와 약제사를 겸한 직종을 의미한다. 18세기 이후 영국에서 등장하였다.

들은 대부분 조산사와 가족 치료사로 일했을 뿐만 아니라, 일부는 이발사나 약사로 일했다. 시골에서는 의사의 아내였던 과부가 남편을 대신하여 환자를 치료하는 일이 드물지 않았다. 조산사들 역시 종종 분만 조력 이상의 일을 했다.[14] 미국 조산사들 중에서도 메인 주 오거스타의 고향에서 약물을 투여하고, 작은 수술을 하고, 이웃을 간호하고, 두창을 예방하고, 의사를 조력한 마사 발라드와 같은 예의 관행을 볼 수 있었다.[15] 게다가 미국과 영국에서 성직자의 아내들은 출산과 가족의 질병에서 종종 중요한 조력자였다.[16]

비록 영국과 미국 정부는 조산사와 다른 대중적인 치료술을 통제하지 않았지만 때때로 전문직 단체, 그중에서도 특히 영국의 대도시에서 그들에게 교육을 제공하고 그들의 실무를 허가하기 위해 노력했다. 예를 들어, 글래스고에서는 의사와 외과 의사의 면허에 대한 지역 독점권을 누렸던 의학 및 외과의학부가 1740년에 조산사를 위한 시험을 시행했다. "조산사의 무지로 인해 생기는 많은 암울한 영향을 고려하여, 우리는 교수진으로부터 면허를 받지 않고 개업하는 조산사에게는 40파운드의 벌금을 부과하도록 규정한다. 그러나 시험에 합격하면 벌금은 취소될 것이다."[17] 교수진의 기록에 따르면 시험을 치른 거의 모든 이들이 결과적으로 합격했다고 한다. 17세기 후반, 영국 조산사들은 남성 개업의들이 자신의 영역에 침입하는 것에 격렬하게 항의했다. 선구적인 산부인과 의사인 윌리엄 스멜리*는 한 조산사에 의해

---

* William Smellie(1697~1763): 스코틀랜드 출신의 산부인과 의사로 영국 최초의 산부인과 의사로 일컬어진다. 약제사로 출발하였으나 조산술에 대한 강의로 명성을 떨친 후에 글래스고 의대에서 학위를 받았다.

"남자 산파의 대마 대모great horse God mother of a he midwife"라고 묘사되었다.[18]

조산사의 경우보다 더 엄격하게 수련과 면허를 통제하려는 노력이 있었다. 특히 런던, 에든버러, 글래스고에서는 지역 외과의들이 수련을 열망하는 사람들을 밀착 주시했지만 그 효과가 시골로까지 확대되지는 않았다. 모든 왕립 기구들은 도시 안팎에서 무면허·무시험 시술가들의 꾸준한 침범에 맞서 끊임없이 싸우고 있었다. 예를 들어, 글래스고의 왕립내과/외과의사회는 도시 주변 지역과 왕립요양원Royal Infirmary 모두에서 무면허 외과 의사의 진료를 금지하려는 반복적인 시도를 했고, 치안판사들이 "주제넘은 무지에 가장 취약한 가난한 계층"을 보호할 것을 촉구했다. 1812년 이러한 요청에 치안판사들은 매우 동정적인 반응을 보였지만 "왕립의사회 회원이 되기 위해 필요한 회비를 낼 수 없는 젊은 남성들이 이 도시에서 진료할 수 있도록" 이 학회의 독점적인 특권을 완화시킬 것을 촉구했다. 그들은 이러한 무자격 의사를 모두 기소하는 것은 "이 나라의 사법 역사상 전례 없는 조치가 될 것"이라고 주장했다.[19]

영국의 수많은 약국은 그들의 엄청난 숫자 또한 약품 조제와 투약으로 그들의 역할을 제한하려는 저명한 내과·외과 의사 및 단체에 의해 간헐적인 감독을 받았다. 의사가 환자를 방문하여 처방할 권리는 1703년부터 명확히 인정되었지만, 전문적 서비스나 조언에 대해 수수료를 받는 것은 법적으로 제한되어 있었다. 어느 저자는 1789년에 다음과 같이 조언했다. "수수료를 받으려면 '왕진visit'보다는 겸손한 단어인 '방문journey' 또는 '조력attendance'이란 단어를 쓰는 것이 적절하다."[20]

외과 의사의 예를 따라 약제사들도 18세기의 중반쯤에는 이러한 역사적인 제한을 무시하고, 의료에서 일반의의 더 큰 역할로 확장하였다. 1770년대에 이르러 그들의 교육 수준은 대학교육을 받은 의사와 비슷해졌다. 널리 사용된 안내서에 따르면, 약제사는 라틴어를 "그럭저럭 알고 있어야" 하며 모국어를 잘 이해해야 한다. 식물학, 화학, 약학에 정통하고 "완전한 생명현상과 건강을 알기 위해" 해부학과 생리학을 연구해야 한다(비록 상세한 해부학은 필요하지 않지만). 그는 병원에서 일하거나 수술에 참관하기 위해 런던으로 달려가는, 점증하는 경향을 피해야 한다. "왜냐하면 약사로서 그는 교육 기간에 20개의 내과 증례와 1개의 외과 증례를 경험해야 하기 때문이다." 이 저자에 따르면 수련은 경험이 풍부한 스승 아래서 최소 3년이 걸린다.[21]

실제로 영국의 도시와 마을에서는 외과 의사와 약제사 사이의 경계가 점차 사라졌다. 1773년에 수립된 한 의료 레지스터에 따르면 잉글랜드 지역에서 개업한 의료종사자의 80% 이상이 자신을 '외과의-약제사'라고 부르고 있었다. 그리고 나머지가 의사, 외과 의사, 약제사로 구분되었다.[22]

북미의 시술가

영국의 북아메리카 식민지에서는 의료종사자의 범위가 모국과 흡사했지만, 사회 피라미드의 정점에 있는 대학교육을 받은 의사는 극히 부족했다. 캐나다와 미국 정착지 모두에서 조산사, 약종상, 민간 시술가들이 다른 이들에게 자신을 '닥터'라 부르게 하면서 주민들의 건강 요구를 충족시켰다. 대서양을 가로질러 새로운 인생을 시작하려는 유럽 대학을 졸업한 의사는 거의 없었고, 에든버러나 런던에서 공부한 소수의 숙련된 의사들은 도시 중심지에서 개업하였다.

1760년대 필라델피아와 뉴욕에 최초의 미국 의학교가 설립된 이후에도 스스로를 '닥터'라 칭하는 대다수의 무리는 경험 많은 시술가 아래서 도제교육을 받았다. 1765년 체계적인 의학교육을 선호하고 도제교육을 격하한 존 모건*의 주장을 지지하는 이는 거의 없었다. 실제로 9세기 초 수십 년 동안, 저명한 의사들 중 31%만이 의학 학위를 가지고 있었다.[23] 모든 종류의 의학 학위 소지자의 개업을 잠정적으로 허용한 미국 식민지의 결정은 캐나다나 영국의 관행과 상당히 달랐으며, 이는 훗날 미국에서 의학 수련 통제에 큰 영향을 미쳤다.[24]

대륙의 치료사들

유럽 대륙에서도 다양한 치료사들이 눈에 띄었다. 어느 나라에서나 병자를 치료하는 일은 주로 수련을 받은 자와 그렇지 않은 자들의 일이었다. 대학에 다닌 적이 없는 훈련된 실무자들, 예를 들어 산업화 이전 시골의 게르만 왕국과 공국에서는 다양한 실무 외과 의사, 약사, 민간 치료사 그리고 독립적으로 훈련받은 조산사들이 거의 제한 없이 자신의 기술을 발휘했다. 독일 의사의 사회적 사다리 꼭대기에는 프랑스와 영국의 엘리트 의사와 비슷하게 상대적으로 동질적인 학문적 의사 집단이 있었는데, 그들은 교육, 어투, 복장으로 대다수의 치료사와 구별되었다. 18세기에는 독일 대학에서 입지를 굳힌 외과의들이 '중요성' 측면에서 그다음으로 꼽혔고, 영국의 외과 의사-약제사들처

---

*   John Morgan(1735~1789): 미국 의사. 미국 의학교육의 개척자로 불린다. 미국 최초의 의학교인 필라델피아 의학교를 설립하였다.

럼 시골 환자의 대다수를 치료한 실무 외상 의사^{분다르쯔뜨}*들이 그 뒤
를 이었다. 그 뒤를 약사, 목욕탕 관리인, 조산사 그리고 다른 치료사
들이 따르는데, 그들 모두는 덜 공식적인 교육 자격을 가지고 있었다.
바이에른 왕국에서 의료종사자들의 독특한 위계질서는 정부에 의해
일찍부터 인정되었다. 즉 의사, 일급 외과 의사, 분다르쯔뜨, 란다르쯔
뜨**, 조산사였다.[25]

  한 추정에 따르면, 18세기 후반 독일 의과대학 졸업자 한 사람 당
12명의 실무 외과의와 수를 알 수 없는 다른 치료사들이 개업을 하고
있었다.[26] 시골에서는 많은 수의 실제 치료사^{Heilpraktikanten}들이 수천 명
의 환자를 위해 약초, 차, 연고를 조제했다.[27] 18세기 후반까지 함부르
크에서는 무면허 개업자들이 너무 많아서 한 지역 저널에 "매년 작은
스캔들 하나 일으키지 않으면서 수천 명의 주민을 희생시키는 돌팔이
와 가짜 의사의 전쟁터"라고 묘사되었다.[28]

  영미권 국가와는 달리 독일에서는 하위 치료사 계급을 양성하는
특수학교가 흔했다. 18세기 말에는 거의 모든 주에서 분다르쯔뜨, 란
트프라크티칸텐^{landpratikanten}, 조산사, 바데르^{Bader, 광물 목욕을 하고 사혈과 같은}
^{사소한 시술을 하는 목욕 관리인}의 실습교육을 위한 전문 기관을 찾을 수 있었
다. 1786년까지 적어도 17개의 그러한 학교들이 독일 전역에 존재했
다.[29] 오스트리아는 1748년과 1758년에 비엔나와 그라츠에 조산사 학

---

*   wundarzt: 학술적 훈련을 받은 외과 의사(academische chirurg)와 구별되는, 실무적으로 외상
    (wund)치료를 주로 하는 독일의 이급 외과 의사로서 독일 지역에 13세기 말 무렵부터 발달하여
    19세기 말까지 존재하였다. '외과 의사'와 구별하기 위해 '외상 의사'라는 표현을 썼다.

**   19세기 무렵 독일 바이에른 지방에서 등장한 직군으로 시골 지역(land)에서만 근무하는 이급 의
    사를 의미한다.

교를 세웠고, 1782년에는 그라츠에 실무 외과를 위한 학교^{lyceum}를 세
웠다. 바이에른은 뮌헨과 밤베르크에 있는 군의외과학교에서 목욕 관
리자와 이발사를 양성했다.[30] 독일어를 사용하는 취리히 칸톤***에서
는 의사 지망생뿐만 아니라 수십 명의 분다르쯔뜨 또는 란다르쯔뜨를
위한 수련을 제공하는 외과학교가 칸톤 대부분의 교육 수요를 충족
시켰다.[31]

　　1800년 이전에 독일 조산사들은 베를린, 만하임, 드레스덴, 하노
버, 브레슬라우를 포함한 20개 이상의 도시의 특별 강좌에서 수련을
받았다.[32] 예를 들어, 바이에른 조산사 학교는 뷔르츠부르크에 1739년
에 설립되었다.[33] 16세기부터 뷔르템베르크 주에서 조산사는 교육을
받고 시험을 치러야 했다.[34] 1826년 이전에 한 역사가는 조산사, 외과
의사, 목욕 관리인을 대학 밖에서 양성하는 200개의 교육 기관 목록
을 작성했다.[35]

지역 주민을 위한 서비스

　　독일 각 주****에서 대학교육을 받지 않은 실무자들을 훈련시키려는
모든 노력에도 불구하고, 그들 중 많은 이들이 제대로 된 자격을 갖추
지 못해 불만이 팽배했다. '잘 훈련된 의사와 외과 의사에 대한 접근성
이 부족한 지역 주민들의 요구에 어떻게 가장 잘 부응할 수 있는가'는

***　스위스의 지방자치 단위.

****　1871년 프로이센이 통일 독일 제국을 선포하기 이전, 독일은 39개의 크고 작은 왕국과 공국으로
　　　나뉘어져 있었고 이들을 공국 또는 주(state)라는 명칭으로 표현하였다. 각기 독립국가였음에 유
　　　의해야 한다.

이 시대의 프랑스, 영국, 북미에서와 마찬가지로 독일에서도 반복되는 질문이었다. 나중에 설명하겠지만, 18세기와 19세기 초 대부분 기간에 독일어권 유럽에서 실무 외과학교들은 프랑스의 도시와 시골에서처럼 시골에 훈련된 일반의사 대부분을 공급하였다. 이러한 실무학교는 영국과 북아메리카의 독립 혹은 '영리' 의학교와 비슷했다.

18세기나 19세기 초에 기껏해야 겨우 근소한 생활비를 벌고 교육수준이 낮은 시골 실무자에게 어떤 종류의 훈련이 가능했거나 적합했을까? 바이에른의 란다르쯔뜨, 프랑스의 오피시에 드 상테*, 오스트리아의 란다르쯔뜨, 영국의 외과의-약사, 미국의 '시골 의사country doctor'는 모두 이 보편적인 문제에 다양한 시기를 통해 대응했다. 개혁가 요한 페터 프랑크**는 의학교육을 개선하기 위해 인생의 대부분을 보냈지만 그 문제를 해결하는 데 절망했고, 지역의 건강 요구를 충족시키기 위해 시골 목사들을 훈련시킬 것을 제안했다.[36] 1791년 독일 에르푸르트에서는 "어떻게 하면 시골 사람들을 돌볼 실무 외과의들을 적은 비용으로 더 좋은 교육을 해서 양성할 수 있을까?"라는 제목으로 논문 공모를 실시하였다. 우승자는 현재의 조건으로는 시골에 좋은 의사를 공급하는 것이 불가능하다고 썼다. 그가 묘사한 것처럼 란다르쯔뜨는 읽고 쓸 줄도 모르는 하급 학교에서 무시당한 무지한 젊은

---

*   Officié de Santé: 프랑스 혁명 후 혁명 정부가 구체제의 의료 기득권을 타파하고 시민에게 평등한 의료를 제공하기 위해 만들어낸 일반의사 직종이다. 1803년 3월에 수립되었고 의학사 학위 없이 의료 실무를 수행하는 의료 요원을 의미하며, 오피시에 드 상테 직책은 1892년에 폐지되었다.

**   Johann Peter Frank(1745~1821): 독일 내과의이자 위생학자. 1785년 이탈리아 파비아 대학에서 임상의학을 강의하였다. 비엔나 종합병원의 감독관으로 근무하였으며, 의료경찰 개념의 창시자로 알려져 있다.

46

이들이다. 그들은 각기 다른 도제 생활 후에 두 명의 교사와 한 명의 의사가 40~50명의 무기력하고 무지한 학생들에게 해부학, 생리학, 병리학, 치료술, 수술을 가르치면서 쩔쩔 매는 외과학교에 들어가게 되었다. 이 상황을 타개하기 위해 저자는 실무 외과 의사가 책을 읽을 수 있을 정도로 충분히 라틴어를 이해하고 해부학과 외과의 요소를 습득한 이후 간단한 수술, 조산학, 내과 강의를 수강할 것을 권했다.[37]

프로이센의 저명한 개혁가 할레의 요한 크리스티안 라일***은 가난한 시골 지역사회를 더 잘 돌볼 수 있도록 일상적인 의료종사자들을 훈련시키는 더 야심찬 계획을 제안했다. 그는 부유한 사람들을 위한 의사를 교육하는 대학을 설립하기보다 서민을 위한 학교를 설립해야 할 의무가 국가에 있다며, 훌륭한 계몽주의 방식으로 주장했다. 그는 이러한 실무자 교육은 프랑스의 오피시에 드 상테와 마찬가지로 실무적이고 유용한 것으로 제한되어야 한다고 주장했다. 학습 기간은 3년에서 5년이어야 한다. 모국어로 된 특별한 교과서가 필요했다. 내과와 외과 모두 교육 과정에 도입되어야 했다. 그리고 병원은 교육 프로그램의 일부가 되어야 했다. 라일은 그러한 과정의 졸업생들이 대졸 의사의 보조적인 역할을 해야 한다고 설명했다. 시간이 지나면 그들은 프로이센 국민의 건강 요구를 충족시키지 못한 실무 외과 의사, 이발사, 약사를 대체할 것이다.[38]

특히 시골과 같이 의사가 선호하지 않는 인구 집단의 의료를 개선하기 위한 유사한 계획은 혁명 이전의 프랑스에서도 흔했다. 그곳

*** Johann Christian Reil(1759~1813): 독일의 외과 의사, 생리학자이자 해부학자로 '정신의학(psychi-atrie)'이라는 용어를 처음 만들었다.

에서도 빈민 대상 의료와 특권층의 보살핌 간의 큰 격차로 점점 더 많은 좌절감이 발생했다. 독일과 영국에서처럼 실무자의 범위는 방대했으며 줄어들 기미가 거의 보이지 않았다. 프랑스 역사학자 장 피에르 구베르Jean Pierre Goubert는 "프랑스인들은 돌팔이나 접골사나 마트롱matron에게 상담하고, 떠돌이 약장수의 말을 듣고, 마을의 구마사가 정한 치료법을 따랐다"라고 썼다.[39] 이처럼 유럽이나 북미의 다른 곳과 마찬가지로 프랑스에서도 교육받은 의사와 대중 치료사를 분리하는 명확한 경계선이 없었다.

독일에서와 마찬가지로 프랑스에서도 대중 의사들에게 최소한의 훈련 기준을 제공하기 위해 외과와 조산사 학교를 설립하려는 노력이 이루어졌다. 그러나 결과는 비슷하게 고르지 않았다. 14세기 초, 프랑스 외과 의사들은 미래의 외과 의사 훈련에 큰 영향을 미치는 길드로 조직되었다. 1731년 이후, 그들은 교수와 연구의 중심지이자 전문 조직으로 활동한 파리의 명문 외과 아카데미를 운영했다. 많은 수의 학생들이 그 두 강좌에 몰려들었다.[40]

독일과는 달리 파리의 외과 의사들은 일반적으로 교육을 잘 받았고, 인문학 석사 학위를 가지고 있었으며, 라틴어를 알고 있었고, 대학에서 훈련받은 (내과) 의사와 비슷하거나 때로는 이를 능가하는 지위를 누렸다. 그러나 지방에서는 외과의 기준이 훨씬 낮았으며, 특히 작은 마을과 정착지에서 덜 엄격하게 시행되었다. 그리고 외과의 주변부에는 표면 상처를 치료하고, 접골을 하고, 결석을 제거하고, 백내장을 치료하고, 이를 뽑고, 피를 흘리는 환자들을 치료하는 대규모의 의사 집단이 있었다.[41] 이 집단은 여러 면에서 독일의 분다르쯔뜨와 영국과 북미의 도제 수련을 받은 의사들과 비슷했다.

프랑스에서 남자 조산사는 일반적으로 외과의 하위 전문 분야였다. 영국이나 독일, 특히 도시에서 그랬듯이 외과의 집단은 여성 시술자들에게 시험을 치르게 하고 승인을 하였다. 1720년대 스트라스부르에서 조산사들이 훈련을 받았고, 1773년 이후 낭시에 그들을 위한 교육 강좌가 만들어졌다는 사실은 잘 알려져 있다. 낭시에서는 1776년에 유명한 조산사 마담 뒤 쿠드레이가 이 과정을 운영하였다.[42] 산부인과 교육을 위해 마네킹을 고안한 또 다른 유명한 조산사 마르그리트 르 부시에르는 1763년 루이 15세에게 전국적으로 조산사 교육 과정을 조직하라는 임무를 받았다. 한 설명에 따르면, 그녀는 오랜 경력 동안 4,000명 이상의 학생들을 가르쳤다.[43] 리옹에서 1786년 콜레주 드 메데생에 3년 교육 과정의 무료 조산사학교가 설립되었다.[44] 그러나 조산사 교육을 개선하기 위한 이러한 노력과 다른 노력에도 불구하고, 그들의 교육에 대한 충분한 기회가 지속적으로 부족하다는 점이 1789년 삼부회에 제출된 보고서에서 주요 불만사항으로 제기되었다.[45]

18세기 후반의 혼란스러운 상황에서 의료종사자의 미래가 모든 나라에서 불투명하고 불확실해 보였던 것은 놀라운 일이 아니다. 특히 의과대학 졸업생들은 교육 수준이 낮은 의사들이 급증하는 대열에 포위당했다고 느꼈다. 일부 국가에서는 의사들과 진료 범위를 넓혀가는 '비정규직, 무면허' 또는 '무허가' 치료사들 사이에 비공개적인 전쟁이 벌어지기도 했다. 실무가의 범위와 분포, 정부의 보호와 통제 정도에서 이미 국가와 지역 간의 차이가 뚜렷했다.

실무가 교육에 대한 근본적인 질문들은 여전히 답이 없다. 미래에는 누가, 어떤 인구 집단에서 의술을 행할 것인가? 일반의에게 해부학, 생리학 및 다른 과학 과목에 대한 지식이 얼마나 요구되어야 하는

가? 의사, 외과 의사, 그 외의 치료사에게 어떤 종류의 실무적인 교의가 필요했는가? 다양한 실무자들을 훈련시키기 위해 전문학교가 필요했는가? 의학은 대학, 전문학교, 병원, 도제 실습 중 어디에서 공부해야 하는가? 자신의 의학교육을 계획하고 조직하는 학생들의 책임은 무엇이었는가? 의료종사자의 교육과 면허를 제공하는 데 국가의 역할은 무엇이었는가?

국가의 역할

18세기 말, 이러한 질문의 답은 유럽과 북미 전역에서 각기 달랐다. 각국은 증가하는 위기감에 각 나라의 특수한 상황에 따른 방식으로 대응했다. 의학 학습의 오랜 중세적 종합이 해체되면서 의료종사자의 훈련에 질서를 부여하기 위한 노력으로 다양한 새로운 접근법이 시도되었다.

대서양 양편의 세계에 널리, 그러나 불균등하게 퍼졌던 계몽주의 정신은 낡은 구조에 대한 의문, 인간의 문제를 해결하는 이성의 능력에 대한 주장 그리고 사회 조직의 오랜 문제에 대한 공리주의적 해답을 찾는 데 교육적, 정치적 사상뿐만 아니라 의학에도 영향을 미쳤다. 내과 의사와 외과 의사들은 동포의 상태를 연구하고, 붐비는 병원에서 아픈 사람을 치료하고, 광인을 방치하는 것에 증가하는 의문을 품고, 전쟁 사상자를 돌보는 등 전례 없는 방식으로 관여하게 되었다.[46] 교육을 받은 관심 있는 시민들은 가난과 무지와 함께 질병을 치료하고 예방할 수 있는 보편적인 조치를 받을 수 있다면 삶이 더 희망적이고 행복해질 수 있다고 확신했다. 결과적으로 의사의 역할은 대학교육을 받은 동료의 역할보다 더 중요하게 보였다. 구약학자 요한 미카

엘리스는 1776년 괴팅겐에서 동료들에게 이렇게 말했다. "법학박사는 그리 나쁘지 않다. 그것은 대중을 거의 해치지 않는다. 신학박사는 해가 덜하다. (……) 그러나 의학박사는 직접적으로 삶과 죽음의 문제를 다룬다."[47]

국가적 차이가 커지면서 계몽주의는 개별 국가의 문화적, 정치적 환경에서 의학에 미치는 영향이 매우 다른 형태로 나타났다.[48] 사회적 행동을 위한 새로운 아이디어와 의제가 미치는 영향은 비효율적인 전제 왕정 프랑스, 자유주의적이고 산업화된 영국, 계몽주의적이지만 봉건주의적인 독일, 자유지상주의적인 북미에서는 다르게 가중될 수밖에 없었다. 특히 국가 권력은 프랑스와 독일에 있었다는 점에서, 미국이나 영국에서 개혁가들의 노력의 중심이 아니었다.[49] 독일어권에서는 특히 '의료행위와 공중보건을 규제하고 통제하기 위해 국가의 경찰력을 적극적으로 사용하는 것'이라는 '의료경찰medical police'의 개념에 입각하여 영미권과 비할 수 없이 강력한 온정주의적이고 권위주의적인 어조가 특징이었다.[50] 통치자는 국민과 그들의 건강과 안전을 책임진다고 여겨졌다. 건강한 인구는 튼튼하고 늘어나는 인구를 의미했고, 이는 질병을 일으키는 조건을 엄격하게 통제하고 의료종사자들의 훈련과 면허를 효과적으로 규제함으로써 가장 잘 확립될 수 있다고 믿었다.

반면 프랑스에서는 혁명적인 격동기의 몇 년 동안 국가 의학교육 시스템 확립이 중단되었는데, 이는 구체제의 내과 의사 및 외과 의사와 관련된 계급과 특권의 지속적인 이미지가 걸림돌이었기 때문이다. 하지만 그것이 도래했다. 게다가 프랑스 군주제의 강력한 가부장적 경향으로 프랑스의 의학과 공중보건은 혁명 기간 동안 강력한 정부의 역할을 더 쉽게 받아들였다. 많은 현대 사회복지 정책 연구자들이 강조했듯이 1800년 훨씬 이전부터 유럽 대륙의 두 강대국들은 거의 2세기 동안 영국과 미국의 관행과 뚜렷하게 구별되는 사회정책 및 의학 수련의 국가 표준을 확립하기 위해 이미 중요한 단계를 거쳤다.[51]

18세기에 프로이센만큼 의료종사자의 교육과 면허를 철저히 통제한 국가는 없었다. 18세기 초 프로이센 통치자들은 의사를 다른 치료사와 구별하기 시작했고, 모든 의사의 면허를 국가의 직접적인 통제하에 두었다. 국가는 국민의 건강을 위한다는 명목으로 1725년 대학에서 진료 면허를 발급할 수 있는 권한을 빼앗아 베를린으로 옮기기 시작했다.[52] 내과 의사, 외과 의사, 약제사, 조산사, 이발사의 자격은 이제 중앙 당국에 의해 정밀하고 매우 상세하게 정해졌다. 의과대학 강의는 사전에 승인되어야 했고, 불합격한 학생들은 베를린에 보고해야 했으며, 학생들은 진단과 치료에 관한 실질적인 경험을 입증해야 하는 등 국가시험 체계와 의료행위를 위한 요구사항들이 뒤따랐다.[53] 실무 외과 의사는 7년간 도제 생활을 해야 했고, 베를린에 설립된 해부학 특별 학교의 해부학과 외과 과정에 등록해야 했다. 약제사도 7년 동안 면허를 소지한 마스터 밑에서 공부한 뒤 약학과 화학의 실무 과정을 이수해야 했다. 조산사도 공식적인 훈련을 받고 그들의 지식과 기술을 시험받아야 하는 의무에서 예외가 아니었다.[54]

모든 등급의 의료종사자 사이에서 임상 또는 실무 훈련에 대한 수요는 18세기 내내 꾸준히 증가했다. 1800년까지 프로이센 국가는 사실상 모든 의학과 공중보건의 측면으로 그 권한을 확장했다.[55] 크리스토프 빌헬름 후펠란트는 "국가의 어떤 다른 기능도 수백만 명의 동료 인간에 대해 '생사의 판단*jus vitae et mortis*'을 내리는 이들에 대한 통제보다 더 긴급하지 않다"라고 썼다.[56] 다른 독일 통치자들도 마찬가지로 의료와 공중보건 문제를 자비로운 국가의 지원 아래 두려고 노력했다. 합스부르크 군주국을 포함한 거의 모든 독일 국가들은 의료 행위를 정부의 엄격한 조사와 통제의 대상으로 삼았다. 합스부르크 왕국에서 마리아 테레지아와 그녀의 후계자들의 권력의 지지를 받은 제라르 반 스비텐*의 개혁은 기존의 확립된 의사 특권을 파괴하고, 국가시험 제도를 시작하고, 의학교육의 필수적인 부분으로 임상 경험을 주장하면서 1749년부터 '위로부터의 혁명'을 시작했다.[57] 프로이센에서와 마찬가지로 대학의 자율성은 끝났고, 베를린은 새로운 과정, 새로운 교수법, 더 많은 교수 임용을 지시하였다. 시골에서 더 나은 서비스를 제공하기 위해 외과 의사, 조산사, 약사에게 더 높은 교육 기준과 면허 통제가 부과되었는데, 이는 여러 면에서 1725년 프로이센 법과 유사했다.[58] 이웃한 바이에른 왕국 역시 뮌헨, 밤베르크, 인스부르크에 '란다르쯔뜨'를 위한 일련의 학교를 설립하여 의료서비스를 받지 못하는 시골에 의약품을 공급하고 '인민 개업의'들의 교육을 개선하려고 움직였다.[59] 뷔르템베르크 주에서도 개업의를 위한 요구 조건의 법적 요구를 재정의하고 그들의 수련을 향상시키기 위한 비슷한 노력이 진행 중이었다.[60] 절대 군주의 엄격한 통제 아래 있던 세계에서 요한 페터 프랑크는 그 어떤 계몽주의자보다 의학교육에 더 큰 영향력을 행사하였다. 라인강을 따라 국경지대에서 태어나고 자란 프랑크와 그의 아들 요제프는 중부 유럽에서 가장 강력한 통치자를 섬기

---

* Gerard van Swieten(1700~1772). 네덜란드의 의사로 마리아 테레지아 황후의 주치의를 지냈으며 오스트리아의 의료서비스와 의학교육 개혁에 지대한 영향을 미쳤다.

면서 독일과 프랑스 개혁가 모두의 영향을 반영했다.[61] 1779년 프랑크는 강력한 '의료경찰' 제도를 옹호하면서 대규모의 건강과 의학 연구를 시작했는데, 이는 합스부르크 가문의 영역뿐 아니라 독일 국가들, 러시아 및 그 너머에 걸쳐 광범위한 영향을 미쳤다.[62]

이후 40년 동안 강력한 통치자들의 지원 아래 프랑크는 새로운 의학 커리큘럼을 조직하고, 병상과 클리닉에서 더 많은 임상 연구를 추진했으며, 외과 학습을 내과에 근접하게 만들고, 공중보건 과정을 대학에 도입하고, 다수의 기사와 대중 연설에서 합리적인 생활방식에 관한 자신의 교리를 설파했다. 총 6권으로 구성된 그의 저서 첫 문장에서 그는 삶을 이끌어온 명제를 남겼다. "국가의 내부 안전은 일반적인 경찰 과학의 주제다."[63]

그러나 18세기 후반, 의료 및 보건 문제에서 국가의 강력한 역할이라는 개념은 라인강 서쪽에서는 불확실한 메아리만을 남겼다. 독일의 영향력이 상당했던 프랑스의 라인강 하류 지역에서만 독일의 계몽주의의 표지인 보건 조치의 종류와 의약에 대한 정부의 통제에 대한 초기의 상당한 관심이 있었다.[64] 요한 프랑크 자신은 국가적 차이로 인해 한 나라에서 다른 나라로 사상의 단순한 이전이 불가함을 인식했다. 파리와 런던을 여행한 후, 그는 의학의 가르침은 독특한 지역 전통, 즉 '국민성'과 '시대정신'에 달려 있다고 썼다.[65]

구체제 아래에서 프랑스의 의학 수련과 면허에 대한 통제는 불균등하고 광범위하게 분산되었다. 개혁가들은 독일 동시대 사람들이 그랬던 것처럼 사람들의 건강을 개선하고 치료술 실천에 더 큰 질서를 부여한다는 광범위한 목표를 추구했지만, 그들은 프랑스 정부로부터 흔들리는 지지만을 얻었다. 루이 16세가 외과학회를 설립하거나 그의 후임자가 진보적인 왕립의학협회를 출범시켰을 때처럼 왕실은 더 효과적인 국립 의료 기관을 설립하라는 압력에 반응할 수 있었지만, 정부는 점점 증가하는 문제에 대해 무기력하거나 무반응하는 것처럼 보였다. 혁명이 일어나자 오래된 기관들은 대부분 사라졌고, 권력은 파리 정부에 고도로 집중되었다. 그러나 일부 오래된 제도와 인물은 새로운 형태로 살아남았고, 혁명 국가의 힘으로 재무장했다.[66] 마틴 스툼의 말에 따르면 왕립의학회 일부 회원인 푸크르와, 빅다지르, 카바니스* 등은 의료 혁명에서 "깨달음과 미덕의 충격 부대"가 되었다.[67] 18세기가 끝날 무렵, 프랑스와 라인강 전역에서 보건 및 의료 문제에서 강력한 정부의 역할이 확고하게 확립되었다.

최근 연구에 따르면, 구체제의 방어벽을 쓸어버리고 건강과 의료 정책의 변화를 일으키려는 노력은 1750년 이후 프랑스에서 증가했던 '개입의 멘탈리티'에 기인한 것이다. 이 사고 전환의 핵심 인물은 '철학자'들의 친구이자 몽펠리에 학파의 활동적 일원이었던 프랑스-스위스계 의학자 S.A.D. 티소**로, 그는 생애 전반을 건강과 의료 문제에서 공공의 역할을 옹호하는 캠페인을 벌였다. 그는 빈민의 과도한 노동과 영양 부족을 비판하였고, 여성과 어린이의 특별한 건강 위험을

---

* 푸크르와(Antoine François Fourcroy, 1755~1809)는 프랑스의 약제사이며 의사로, 프랑스 의학교육 개혁에 지대한 영향을 남겼다. 빅다지르(Félix Vicq d'Azyr, 1748~1794)는 프랑스 내과 의사 겸 해부학자로, 비교해부학 주창자이자 생물학의 상동성 이론을 발견하였다. 카바니스(Pierre Jean Georges Cabanis, 1757~1808)는 프랑스 생리학자이자 철학자로, 의학적 인간학을 주창하였다. 이들은 모두 프랑스 혁명기에 적극적으로 활동하면서 의학 및 의학교육 개혁에 힘썼다.

** Samuel Auguste Tissot(1728~1797): 스위스의 의사로 《인민위생론(Avis au Peuple sur sa Santé)》의 저자다. 이 책은 당대 베스트셀러였으며, 티소는 당대의 과학적 사고에 입각하여 의학론을 전개한 것으로 유명하다.

날카롭게 지적했으며, 공장 노동자들을 위한 보호법을 청원했고, 병원은 죽으러 가는 장소가 아닌 치유의 장소라는 새로운 개념을 주창했다. 그는 의학 학습의 개혁에서도 중요한 목소리를 냈는데, 특히 실제 수련을 강조했다.[68]

동시대 다른 사람들과 마찬가지로 티소는 독일 의료경찰의 강력한 권위주의와 영국 맨체스터 학파의 자유방임주의 사이에서 중간 지점을 모색했다. 그는 미발표 원고인 '의료경찰'에서 건강 악화의 원인을 조사하고 이를 극복하기 위한 공공 조치를 권고하는 데 의사의 역할이 더 커져야 한다고 주장했다.[69] 티소의 글에서 명확하지 않은 것은 그가 선호하는 자유주의 국가가 어떻게 그가 그렇게 많은 일상생활에서 주창했던 세부적인 통제, 즉 시민 자유의 통제를 수행할 수 있었냐는 것이다. 비판적으로 볼 때, 티소의 견해의 논리적 결과는 영국 개혁가들이 지지하는 자유지상주의적 교리보다는 요한 페터 프랑크의 절대주의 상태에 훨씬 더 가까웠다.

건강과 의학을 감독하는 '강력한 의료경찰의 개념'은 영국과 북미에서는 거의 아무런 반향을 일으키지 않았다. 거의 100년 동안 의료종사자의 훈련은 영미 정치 세계의 자유방임적인 환경을 반영했고, 독일이나 프랑스의 국가주의 예에 의한 경쟁적인 보건 및 교육학적 아이디어에 놀랄 정도로 거의 영향을 받지 않았다. 19세기 후반까지 영국이나 북미에서 국가는 의학교육에 있어서 중요한 요소가 아니었다. 피터 알터Peter Alter는 영국이 항상 과학과 전문직 수련의 "내키지 않아 하는 후원자"였다고 썼다.[70] 1897년 말, 미국의 의학교육 개혁가 네

이선 스미스 데이비스*는 한 세기에 걸친 미국의 의학 수련의 다양성과 혼란은 "어떤 감독도, 그리고 어떠한 통일된 법체계에도 따르지 않고" 발전했기 때문이라고 언급했다.[71]

영국과 미국의 맥락에서 '의료경찰'이라는 용어는 위생을 개선하고, 더 나은 주거를 제공하며, 질병으로부터 지역사회를 보호하고, 식사와 건강 문제에 대해 대중에게 교육하기 위한 자발적 또는 지역적인 노력을 의미하게 되었다. 개업의의 교육이나 면허에 대한 국가의 통제를 정당화하기 위해 사용되는 경우는 거의 없었다. 이 용어가 영국에서 처음 등장한 계몽주의 스코틀랜드에서는 앤드류 던컨이 1790년대 에든버러 대학에서 의료경찰을 주제로 강의했고 그의 동료 존 로버튼은 1809년 의료경찰에 관한 책을 출간했지만, 공중보건 개선에 국가의 적극적인 역할을 주창하거나 혼란스러운 영국의 면허 제도와 교육 상황에 대한 통제를 제안하지도 않았다.[72] 윌리엄 뷰캔은 1769년 〈국내 의학Demestic Medicine〉에서 다음과 같이 썼다. "적절한 의료경찰의 중요성은 거의 이해받지도, 존중되지도 않았다."[73] 1780년까지 의학 교육이 급성장했던 런던에서 교육의 조직과 통제는 거의 전적으로 대학과 정부 당국으로부터 독립된 수련의 병원 시스템을 개발하고 있던 '의료 사업가'들 손에 달려 있었다.[74]

마찬가지로 미국과 캐나다에서도 교육과 보건 문제에 대한 정부의 권력은 '공화국의 미덕'을 찬양하고 중앙집권적인 권력을 의심하는 정치 이데올로기에 의해 심각하게 제한되었다.[75] 대서양 양편 세계

---

*   Nathan Smith Davis(1817~1904): 미국의 의사. AMA 설립의 주역이었으며, 〈Journal of the American Medical Association〉의 첫 편집장이었다.

어디에도 국민 건강을 위해 의료종사자를 제한하는 데 권력을 사용하려는 노력이 북미보다 적은 곳은 없었다.

계몽주의 시대 정부가 수행하는 역할과 입증되지 않은 치료사들에 대한 후원과 관용에서 있어서는 각국의 문화가 극명하게 달랐지만, 의학 수련의 실용적인 측면을 장려하는 데에는 거의 일치했다. 이 의학적 계몽의 시대보다 의료인들이 국민의 건강을 위해 봉사할 수 있도록 더욱 실질적으로 교육하려는 인도적이고 공리주의적인 충동이라는 더 보편적인 반응을 만난 시대는 없었다. 18세기 중반까지 의학이라는 전통적인 학문을 병상에서 직접 경험하는 것과 결합하려는 운동이 모든 나라에서 진행 중이었다. 그러나 의사들의 학문적 교육 역시 유동적이었고, 의학교육의 형태를 둘러싼 투쟁의 결과는 결코 결정적인 것이 아니었다. 금세기 말에 특히 눈에 띄는 것은 의학교육을 제공하는 장소의 다양성과 기관의 유형이었다. 이러한 장소와 그들이 제공한 교육의 종류를 자세히 보기 위해 다음 장으로 넘어가겠다.

제1장 원주

1 Björn Wittrock, "The Modern University: The Three Transformations," in The European and American University Since 1800: Historical and Sociological Essays, ed. Sheldon Rothblatt and Björn Wittrock (Cambridge: Cambridge University Press, 1993), 312.

2 E. A. Wrigley, Continuity, Chance and Change: The Character of the Industrial Revolution in England (Cambridge: Cambridge University Press, 1988), 12-13.

3 Joseph Ben-David, Centers of Learning: Britain, France, Germany, United States (New York: McGraw-Hill, 1977), 18.

4 Theodor Puschmann, A History of Medical Education (New York Hafner, , 1966), 498. This work was originally published in 1889.

5 Friedrich Paulsen, Geschichte des gelehrten Unterrichts (Berlin: Walter de Gruyter, 1921), 147-48.

6 Hans-Heinz Eulner, Die Entwicklung der medizinischen Spezialfächer an den Universitäten des deutschen Sprachgebietes (Stuttgart: Ferdinand Enke, 1970), 22.

7 Irvine Loudon, Medical Care and the General Practitioner, 1750-1850 (Oxford: Clarendon Press, 1986), 129.

8 상세한 논의는 다음을 보라. Matthew Ramsey, Professional and Popular Medicine in France, 1770-1830 (Cambridge: Cambridge University Press, 1988), 17-38.

9 Ecole pratique에 대해서는 다음 참조. Marie-José Imbault-Huart, "L'Ecole pratique de dissection de Paris de 1750 à 1822 ou l'influence du concept de médecine d'observation dans l'enseignement medico—chirurgical au XVIII&me siécle et du debut du XIXéme siécle" (Ph.D. diss,

University of Paris, 1973); Royal Society에 대해서는 다음 참조. Caroline Hannaway, "Medicine, Public Welfare and the State in Eighteenth-Century France: The Societé Royale de Médecine de Paris (1776-1793)" (Ph.D. diss., Johns Hopkins University, 1974).

10   Dorothy Porter and Roy Porter, Patient's Progress: Doctors and Doctoring in Eighteenth-Century England (Stanford, CA: Stanford University Press, 1989), 18-27.

11   Lamar R. Murphy, Enter the Physician: The Transformation of Domestic Medicine, 1760-1860 (Tuscaloosa: University of Alabama Press, 1991), xviii.

12   Anderson's College Minutes, undated, 1796, University of Strathclyde Archive. In John Anderson's will, one category of trustees provided for nine "mediciners," which he defined as including the categories listed.

13   Edward Harrison, Remarks on the Ineffective State of the Practice of Physic in Great Britain, with Proposals for Its Future Regulation and Improvement (London: R. Bickerstaff, 1806), 1-2,38-39.

14   Mary E. Fissell, Patients, Power, and the Poor in Eighteenth-Century Bristol (Cambridge: Cambridge University Press, 1991), 59.

15   Laurel T. Ulrich, A Midwifi's Tale: The Life of Martha Ballard, Based on Her Diary, 1785-1812 (NewYork: Knopf, 1990).

16   Patricia A. Watson, "The 'Hidden Ones': Women and Healing in Colonial New England," in Medicine and Healing: The Dublin Seminar for New England Folklife, Annual Proceedings, 7990, ed. Peter Benes (Boston: Boston University Press, 1992), 26-27.

17   Alexander Duncan, Memorials of the Faculty of Physicians and Surgeons of Glasgow (Glasgow: Maclehose, 1896), 101; Royal College of Physicians and Surgeons of Glasgow, Faculty Minutes. 18. Herbert R. Spencer, The History of British Midwifery from 1650 to 1800 (London: John Bale, 1927),

148.

19 Royal College of Physicians and Surgeons of Glasgow, Faculty Minutes, November 7, 1807, and January 1, 1812.

20 [William Taplin,] A Dose for the Doctors, or the Aesculapian Labrynth Explored, 3rd. ed. (London: G. Kearsley, 1789), 59.

21 James Makittrick, Commentaries on the Principles and Practise of Physic, being an At tempt, on a New Plan, to connect the several Branches of Medicine, and to plan the Practise of it on a national and solid Foundation (London: T. Becket, 1772), xvii–xxxv.

22 Cited in Joan Lane, "The Medical Practitioners of Provincial England in 1783," Medical History 28 (1984): 355.

23 Robert F. Hudson, "Patterns of Medical Education in Nineteenth Century America" (master's thesis, Johns Hopkins University, 1966), 51. "가장 추레한 치료사라도 자신을 의사라고 여긴다"라고 Eric Christianson은 쓴다. Christianson, "The Emergence of Medical Communities in Massachusetts, 1790-1794: The Demographic Factors," Bulletin of the History of Medicine 54 (1980): 65.

24 Joseph F. Kett, "American and Canadian Medical Institutions, 1800-1870," Journal of the History of Medicine and Allied Sciences 22 (1967): 345-46.

25 Christiane Scherg-Zeisner, "Die arztliche Ausbilding an der Koniglich-bayerischen Julius-Maximilians Universitat in Würzburg, 1814-1872" (Ph.D. diss., University of Wurzburg, 1973), 22.

26 Alfons Fischer, Geschichte des deutschen Gesundheitswesen, 2 vols. (Berlin: Hildesheim, 1965), 2:64.

27 Claudia Huerkamp, Der Aufstieg der Arzte im 19. Jahrhundert: Vom

gelehrten Stand zum professionellen Experten: Das Beispiel Preussens (Gottingen: Vandenhoeck & Ruprecht, 1985), 36.

28   Hansjorg Reupke, "Zur Geschichte der Ausiiburg der Heilkunde durch nichtapprobierte Personen in Hamburg, von den Anfangen bis zum Erlass des 'Heilpraktikergesetzes' im Jahre 1939" (med. diss., University of Aachen, 1987), 69.

29   List compiled by Axel Karenberg, Cologne, and sent to me on March 27, 1993. 또한 다음 참조. Hans Killian, Meister der Chirurgie und die Chirugienschulen im gesamtan deutschen Sprachraum, 2nd ed. (Stuttgart: Georg Thieme, 1980).

30   Tilman J. Elliger, Die Medizinerausbildung in Osterreich (Munich: Profil, 1986), 22-24; Anna D. von Riiden, "Medecina Graecensis: Das medizinisch-chirurgische Studium in Graz (1782-1862)" (med. diss., Technical University of Munich, 1978), 4; Erhard Grunwald, "Das niedere Medizinalpersonal im Bayern des 19Jahrhunderts" (med. diss., University of Munich, 1950), 11, 33.

31   Moritz Lcisibach, Dus medizinisch—chirmᵒlische Institut in Zurich, 1782-1833 (Zurich: Hans Rohr, 1982), 52-53. See also Ernst Bezel, ed., Johann Jakob Steger: Beispel eines Mcdizinstudenten im friihen 19Jahrhundert nach den Briefen seine Eltern (Zurich: Juris Druck & Verlag, 1981), 11-14.

32   Axel Karenberg, "Lernen am Bett der Schwangeren: Zur Typologie des Entbindungshauses in Deutschland (1728-1840)," Zentralblatt fiir Gyniikologie 113 (1991): 904, table 1.

33   Franz J. Schmitt, Anfänge und Entwicklung der Hebammen-Kunst, des geburtshilflichen Lehrstuhles und der Universitäts-Frauenklinik in Würzburg (Würzburg: Memminger, 1934), 5-6.

34 Manfred Becht, "Das Dekanatsbuch der Tubingen medizinischen Fakultat, 1808-1858 (Teil 6: 1829-1833)" (med. diss., University of Tubingen, 1982), 45.

35 E. Th. Nauck, "Uber die anatomischen, chirurgischen und geburtshilfli-chen Lehranstalten vornehmlich ausserhalb der Universitaten im 16.—19 Jahrhundert," Anatomischen Anzeiger 113 (1963): 193-213, and 116 (1965): 202-16.

36 Johann Peter Frank, "Akademischc Rede über die Priesterarzte," Wiener Universitäts Taschenbuch, 1804, i-lx.

37 Georg Adam Keyser, Beantwortung der Frage: Wie kann man auf eine leichte, nicht allzukostspielige Art den Wundärzten, denen das Landvolk anvertrauet ist, und auf der leidenden Menschheit oft sehr schadlich, als nüitzlich sind, einen bessern und zweckmässigern Unterricht beybringen (Erfurt, 1791), 7-8, 44-45.

38 Johann Christian Reil, Pepinieren zum Unterricht Urztlicher Routiniers als Bedurfnis des Staats (Halle: Curtsche Buchhandlung, 1804). 또한 다음 참조. Robert Heller, "Johann Christian Rcil's Training Scheme for Medical Auxiliaries," Medical History 19 (1975): 321-32.

39 Jean-Pierre Goubert, "The Art of Healing: Learned Medicine and Popular Medicine in the France of 1790," in Medicine and Society in France: Se-lections from the Ann ales, Economies, Societis, Civilisations, vol. 6, ed. Robert Forster and Orest Ranum (Baltimore: Johns Hopkins University Press, 1980), 1.

40 Charles Coury, "Medical Education in France from the Beginning of the 17th Century to Our Day," unpublished manuscript, 1968, 13-14, Institute of the History of Medicine, Vienna, doc. 36. 547. This account differs somewhat from the published version of his work.

41 Ramsey, Professional and Popular Medicine, 22-24.

42 Agnes Wang, "L'enseignement de la medecine a Nancy de 1789 a 1822" (med. diss., University of Nancy, 1971), 64. 프랑스의 산파에 대한 최근의 연구는 다음을 보라. Jacques Gelis, La sage-femme ou le medecin (Paris: Fayard, 1988), esp. 109-94; and Sigrid Hader, "Geburtshilfe in Frankreich im Spiegel ihrer Einrichtungen (1500-1800)" (med. diss., University of Cologne, 1988), esp. 16-18.

43 Wolfgang Gubalke, Die Hebamme im Wandel der Zeiten (Hannover: Elwin Staude, 1964),88.

44 Henri Hermann, "Histoire de la faculte de medecine," Revue lyonnaise de medecine, special issue, 1958, 223.

45 Jean-Charles Sournia, La medecine revolutionnaire 1789-1799 (Paris: Payot, 1989), 20.

46 Antonie M. Luyendijk-Elshout, "The Medical World of the Nineteenth Century : Its Impact upon Medical Education/ unpublished manuscript, 1990, 2. I am indebted to Prof. Luyendijk-Elshout for sending me a copy of his chapter for a forthcoming book.

47 Johann D. Michaelis, Räsonnement über die protestantischen Universitaten in Deutschland, 4 vols. (Frankfurt: Andrea, 1768-76), 4:116-17.

48 Roy Porter and Mikulas Teich, eds., The Enlightenment in National Context (Cambridge: Cambridge University Press, 1981), vii-viii.

49 Ibid., 16.

50 George Rosen, "The Fate of the Concept of Medical Police, 1780-1890," Centaurus 5 (1957): 99.

51 예컨대 다음을 참조. Arnold J. Heidenheimer, "Professional Knowledge and State Policy in Comparative Historical Perspective: Law and Medicine in Britain, Germany, and the United States," International Social

Science Journal 41 (1989): 529-53; Daniel Levine, Poverty and Society: The Growth of the American Welfare Stale in International Comparison (New Brunswick, NJ: Rutgers University Press, 1988), esp. 261-85; and Allan Mitchell, The Divided Path: The German Influence on Social Reform in France After 1870 (Chapel Hill: University of North Carolina Press, 1991), esp. xi-xii.

52 Johannes Steudel, "Medizinische Ausbilding in Deutschland 1600-1850," in Et Multum et Multa: Festgabe für Kurt Lindner, ed. Sigrid Schwenk, Gunnar Tilander, and Carl Anderson Willemsen (Berlin: Gruyter, 1971), 416.

53 Hans-Heinz Eulner, "Historische Aspekte zu aktuellcn Fragen des Mediz-instudiums," Medizinhistorisches Journal 3 (1968): 186-87.

54 Rolf Winau, Medizin in Berlin (Berlin: Gruyter, 1987), 68-71.

55 프러시아의 여러 종류의 치료사들에 대한 규정에 관해서는 다음을 보라. "Neues Prüfungsreglement für samtliche Medizinal-personnen des preussischen Staates," GSPK, Merseburg, 76, VIII, A535, Bd. I. 또한 숙련된 의사는 베를린의 정부 의료 기관에 출석하거나 임상 경험을 입증할 것을 요구하는 1791년의 왕령을 참조하라. 51, la, Nr. 1, edict of February' 4, 1791.

56 C. W. Hufeland, "Zweck und Einrichtung des medicinisches Cursus zu Berlin und Nachricht von den im Jahre 1802 daselbst offentich geprüften Arzten und Wunderarzten," Journal derpractischen Arzneykunde und Wunderarzneykunde 14 (1802): 6.

57 Paul P. Bernard, "The Limits of Absolutism: Joseph II and the Allge-meines Krankenhaus," Eighteenth-Century Studies 9 (1975): 204. 또 다음을 참조. Erna Lesky and Adam Wandruszka, eds., Gerard van Swieten und seine Zeit (Vienna: Hermann Bohlaus, 1973).

58 Herbert H. Egglmaier, "Das medizinisch-chirurgische Studium in Graz" (med. diss., University of Graz, 1980), 21-37.

59 Johannes M. Hautmann, "Die arztliche Ausbildung im Konigreich und im Freistaat Bayern, 1808-1980" (med. diss., Technical University of Munich, 1982), 4.

60 Mary Wessling, "Medicine and Government in Early Modern Württemburg" (Ph.D. diss., University of Michigan, 1988), 105-39.

61 Joseph Frank와 그의 영향에 관해서는 다음 참조. Ramunas A. Kondratas, "Joseph Frank (1771-1842) and the Development of Clinical Medicine" (Ph.D. diss., Harvard University, 1977), esp. 235-42.

62 Johann Peter Frank, A System of Complete Medical Police, ed. Erna Lesky (Baltimore: Johns Hopkins University Press, 1970).

63 Ibid., 12.

64 Matthew Ramsey, "Medical Power and Popular Medicine: Illegal Healers in Nineteenth-Century France," Journal of Social History 10 (1976-77): 560.

65 Joseph Frank, Reise nach Paris, London, und einem grossen Theile des übrigen Englands und Schottlands, 2 vols. (Vienna: Camesinaische Buchhandlung, 1804), I:iii-iv.

66 George Weisz, "Constructing the Medical Elite in France: The Creation of the Royal Academy of Medicine 1814-20," Medical History 30 (1986): 419-23.

67 Martin S. Staum, Cabanis: Enlightenment and Medical Philosophy in the French Revolution (Princeton, NJ: Princeton University Press, 1980), 109.

68 Antoinette S. Emsch-Deriaz, Tissot: Physician of the Enlightenment (New York: Peter Lang, 1992). See also Emsch-Deriaz, "Towards a Social Concep-

tion of Health in the Second Half of the Eighteenth Century: Tissot (1728-1797) and the New Preoccupation with Health and Well-being" (Ph.D. diss., University of Rochester, 1984).

69 Emsch-Deriaz, "Towards a Social Conception of Health," 308-60.

70 Peter Alter, The Reluctant Patron: Science and the State in Britain, 1859-1920 (Oxford: Berg, 1987).

71 Nathan S. Davis, UA Brief History of the Origin of the American Medical Association Janus 2 (1897): 31.

72 Rosen, "Fate of Concept of Medical Police," 107-9; John Roberton, Medical Police: or, the Causes of Disease, with the Means of Prevention; and Rules for Diet, Rqgimen, etc. adopted particularly to the Cities of London and Edinburgh, and generally to all law Towns (Edinburgh, 1809). See also the article by Brenda M. White suggesting that Roberton was somewhat closer to the European position than Duncan was: "Medical Police, Politics and Police: The Fate of John Roberton," Medical History 27 (1983): 407-22.

73 Quoted in David Hamiltion, The Healers: A History of Medicine in Scotland (Edinburgh: Canongate, 1981), 133.

74 Susan C. Lawrence, "Science and Medicine at the London Hospitals: The Development of Teaching and Research, 1750-1815" (Ph.D. diss., University of Toronto, 1985), i.

75 J. R. Pole, "Enlightenment and the Politics of American Nature," in The Enlightenment in National Context, ed. Roy Porter and Mikulas Teich (Cambridge: Cambridge University Press, 1981), 192-214.

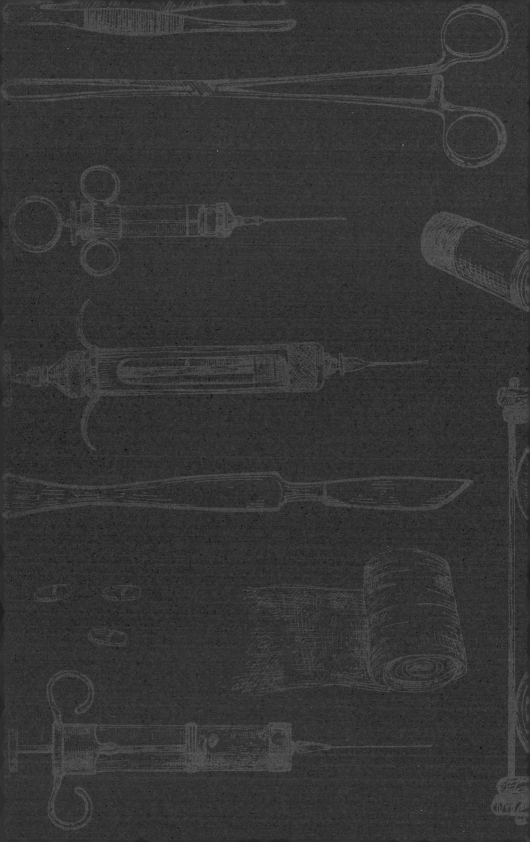

1800년 이전 의학 학습의 패턴 변화

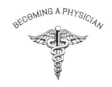

1800년 이전의 의학 학습

18세기 전통적인 의사들에게 의학은 무엇보다도 인문적인 학문이었고, 주로 책과 고대 의학에 대한 주의 깊은 연구를 통해 숙달되었는데, 이제는 질병과 건강에서 인체의 느낌을 곧바로 아는 것에 대한 관심의 증가가 가미되었다. 이 시기에 프랑스, 독일, 영국의 의사가 되는 것은 다른 대학 졸업생들과 마찬가지로 고대 그리스와 라틴 문헌의 풍부한 보물에서 진리를 발견한 문화 엘리트의 일원이 되는 것이었다.

의학 학위는 단순히 전문적인 자격이 아니라 고등 학문 습득의 증거였고, 라틴어는 그 학문의 가시적인 상징이었다. 의학은 환자를 치료하는 효과라기보다는 우주와 인류에 관한 지식에 의해 평가되었다. 의학 학위를 가진 케네, 디드로, 볼테르, 루소와 같은 명사들은 폭넓고 인문주의적인 문화의 필수적인 부분으로서 의학을 공부했다.[1] 1794년 영국의 한 의사는 의사의 품성에 대해 이렇게 썼다. "(의사는) 신사의 품성을 가져야 하는데, 이는 유지하기 어려운 일이다. (……) 그러나 (의사는) 교양 있는 사람이 되어야 한다. 세상 물정에 밝고, 모든 종류의 사람들과 어울릴 줄 알아야 한다."[2]

학생들은 고전 연구가 삶의 핵심이라는 생각에 쉽게 빠져들었다. 예를 들어, 에든버러의 한 젊은이는 1797년에 '가장 쉬운 구절도 라틴어로 번역할 수 없다'는 이유로 의대 교수들과 학생들의 무지를 조롱한 바 있다.[3] 비슷한 시기에 뮌헨의 한 교수는 의대생에게 자유 교양을 가르쳐야 한다고 제안했는데, 이는 라틴어, 철학, 논리학, 다른 일반 교양 분야의 지식 부족이 교수진에게 '수치심'을 안겨주었기 때문이다.[4] 이러한 불평은 1800년까지 빈번하였으며, 학생과 교수의 고전문헌 훈련에서 이상과 현실 간의 긴장이 고조되고 있음을 보여주었다.

대학 학문으로서의 의학

그렇다면 18세기 후반의 의사에게는 어떤 교육이 적합했을까? 고전문학과 (고전)의학문헌의 통달은 여전히 신사의 지위에 필수적이었지만 더 이상 의사로서 성공하기 위한 유일한 자격으로 여겨지지는 않았다. 의사 지망생에게는 임상 실무와 새로운 학과목의 지식이 점점 더 많이 요구되었다.

물론 중세 후기부터 환자를 보기 전에 어느 정도까지는 의료 실무 경험이 있어야 함이 의사들에게 요구되었다. 12세기 초, 프리드리히 2세 황제는 의학을 전공하는 학생들이 개업 이전에 도제 자격을 얻어야 한다고 판결했다. 마찬가지로, 16세기에 학생들을 병동으로 데려온 파도바 대학 교수들은 유럽 전역에서 수백 명의 학생을 유치하였다.[5] 비엔나와 프라하에서 학생들은 오랫동안 임상 실무를 주제로 논문을 썼고, 개업을 하기 전에 1~2년 동안 실습에 종사하는 경우가 많았다.[6] 라이든 대학에서 헤르만 부르하버*는 1714년에 학생들을 위한 유명한 클리닉을 열었고, 그의 제자 존 러더퍼드**와 제라르 반 스비텐은 에든버러와 비엔나에서 임상교육 과정을 제공했다. 1780년대에 이르러 임상 또는 병원 수련은 모든 의학교육의 중요한 부분으로 간주되었는데, 이에 대해서는 제4장에서 더 상세히 기술하였다.

독일 대학의 특수성

1790년대 독일 대학에서 보여준 임상 학습에 대한 헌신은 놀라웠다. 프랑스의 혁명기 개혁가들이 대학 외부에서 실용적인 수련 제도를 창시하는 쪽으로 움직였고, 런던 병원 의사들은 대학에서 멀리 떨어진 곳에 실무 의학교를 세우고 있었던 반면, 독일의 학계 지도자들은 진료실을 대학으로 도입하려 애썼다. 독일에서는 병원 유지비를 감당할 수 있는 대학 도시가 거의 없었고 베를린, 함부르크, 뮌헨과 같은 대도시에는 대학이 없었기 때문에, 지역 빈민을 위한 12개 정도의 병상을 가진 소규모 대학 클리닉이 해결책이 되었다.

독일에서 학문적인 의사에게 보다 실무적인 교육을 제공하려는

---

*   Herman Boerhaave(1668~1738): 네덜란드의 식물학자, 화학자, 의사이자 인문주의자. 생리학 발전에 기여했으며 '네덜란드의 히포크라테스'로 알려져 있다. 의학교육에도 깊은 영향을 주어 많은 제자를 양성했다.

**   John Rutherford(1695~1779): 스코틀랜드의 의사이자 에든버러 의대 교수. 병동에서 학생들에게 임상교육을 시도한 것으로 유명하다.

움직임—당대의 공리주의 정신이 요구했던 바였다—은 영국이나 프랑스에서처럼 대학에서 그러한 직업훈련이 이루어질 수 없다고 믿는 이들로부터 강한 저항에 부딪쳤다. 그러나 요한 크리스티안 라일과 후에 빌헬름 폰 훔볼트*와 같은 인물이 이끈 개혁가들은 대학에서 배우는 의학의 실제 학습은 외부의 실무학교와는 완전히 구별되는, 학문적이고 과학적인 성격을 가질 것이라고 주장했다.[7] 그들의 관점에서 의학은 새로운 진리를 확립하고 실무 의사practitioner, 진료 의사를 교육하기 위해 경험적 수단을 사용해야 하는 고급 학문이었다.

1800년대 초 전문적인 클리닉과 학문적인 의학교육이 독일 대학에서 합쳐졌고, 그 결과 19세기의 의학교육 및 과학에 매우 중요한 결과를 가져왔다. 독일 대학 교수들은 다른 나라보다 일찍이 동일한 기관에서 학문적인 과목과 실무적인 과목으로 의사를 교육하는 것을 가능하게 하는 '이론과 실천의 통일'을 선언했다.

독일 대학 교수들은 다른 나라의 교수들보다 일찍 동일한 기관에서 학문적인 과목과 실무적인 과목으로 의사를 교육하는 것을 가능하게 하는 '이론theory과 실무의 통일'을 선언했다.[8]

1800년 즈음 의학의 학문적 연구 자체는 실용적인 지식의 발견만큼이나 중요한 변화를 겪고 있었다. 거의 모든 나라에서 의학교육 과정은 발효하고 있었다. 교육 과정의 목록이 확장되고, 새로운 과학 과목이 추가되었으며, 전통적인 과목들은 새로운 방식으로 교수되었다. 졸업을 위해서는 더 많은 학기를 보내야 했다. 18세기 말 독일의 모든

---

*　Wilhelm von Humboldt(1767~1835): 독일의 언어학자이자 철학자. 자유주의적 교육관으로 유명하며 베를린 대학을 설립하였다.

대학에서 의학 공부를 마치는 데는 3년, 때로는 4년이 걸렸으며 해부학, 화학, 식물학, 내과 실습, 산부인과, 위생학, 외과, 안과, 때로는 정신과까지 교육 과정에 포함되었다. 대부분의 학생들은 의학 학습을 시작하기 전에 교양 과목을 이수해야 했다. 모두가 완벽한 준비실이 있는 해부 극장[**]을 갖추었는데, 그중 상당수는 17세기로 거슬러 올라간다.

1774년 프라이부르크 대학에서 생리학 교수좌가 생겨났지만, 이는 아직 실험과학은 아니었고 해부학의 일부로서 기술記述적으로 교수되었다. 때로는 해부학 내에서 별도의 과정으로 생리학을 가르쳤으며, 교수법의 일부로 '시연demonstration'을 보여주는 것은 드문 일이 아니었다.[9] 1805년 프리드리히 베첼[***]은 "생리학이 없다면 해부학은 여전히 이해할 수 없는 죽은 상태로 남아 있었을 것이다"라고 선언했다.[10] 생리학 교육은 1694년 할레와 1733년 괴팅겐에 설립된 신설 대학에서 특히 혁신적이었는데, 그곳의 의대 교수진은 "화학, 식물학, 생리학이라는 새 학문의 교육을 거의 독점했다."[11] 1736년 괴팅겐 대학 교수 취임 강연에서 부르하버의 학생이었던 알브레히트 폰 할러[****]는 단 한 명의 고전 저자도 언급하지 않았으며, 미래의 생리학 및 의학 연구의 토대로서 직접 관찰과 동물실험에 바탕을 둔 생리학 프로그램을 구축하였다.[12] 합스부르크 가의 통제하에 있으면서 독일 서부 의학 학습의 가장 유명한 중심지였던 프라이부르크 대학에서 1765년의 교육 과정은 생리학

[**]   anatomical theather: 학생들이 죽 에워싸고 해부 광경을 관찰할 수 있는 원형극장 형태의 강의실을 의미한다.

[***] Karl Friedrich Gottlob Wetzel(1779~1819): 독일의 의사이자 작가.

[****] Albrecht von Haller(1708~1777): 스위스의 생리학자. 부르하버의 제자로 '근대 생리학의 시조'로 일컬어진다.

뿐만 아니라 식물학과 화학에 대한 '실증적인' 강의도 포함시켰다.[13]

마찬가지로 당시 잉골슈타트에 위치한 뮌헨 대학은 1799년에 '화학의 생리적 부분', 광물학, 동물학, 인류학을 포함하는 일련의 새로운 교육 과정을 발표했다.[14] 하이델베르크 대학은 인체생리학, 일반병리학, 치료학, 동물학, 비교해부학, 식물학 등 16개의 다른 과목을 의학부 강좌에 포함시켰다.[15] 비록 이것은 교육 과정의 다양성이 커지는 경향을 반영하는 것이지만, 그 과정들은 여전히 선조 격인 오래된 기술적 학문과 연결되어 있었다.

1800년 무렵에 발효 중인 교육 과정에서는 다른 과정의 조합도 제공되었다. 튀빙겐 대학에서 병리학 교수는 병리학뿐 아니라 기호학도 가르쳤고, 해부학 교수는 생리학과 골학을 강의했다. 그리고 식물학과 화학 교수는 약학과 약전도 가르쳤다.[16] 독일 각 주에 있는 20여개 의학부의 교육 과정 차이는 이미 엄청났고, 다음 반세기 동안에도 그렇게 남아 있었다.[17]

요한 페터 프랑크의 영향을 받은 대학에서 의학교육의 변화가 더욱 두드러졌다. 1784년 괴팅겐, 1786년 파비아Pavia, 1798년 비엔나, 1804년 빌뉴스에서 프랑크의 개혁은 학문과 실무교육 간의 격차를 줄이는 데 직접적인 목표를 두었다. 해부학 교수는 실용 해부학을 신체 일부의 목적과 기능에 대한 강의와 결합해야 한다고 주장했다. 생리학자는 정상 신체 기능에 관한 논의를 병든 장기에 대한 교훈과 결부시켜야 한다. 그리고 병리학자는 특정 질병에 대한 강의뿐만 아니라 가능할 때마다 그것들을 병상에서 보여주어야 한다.

프랑크는 의학을 시작하기 전에, 모든 학생은 적어도 1년간 자연과학의 기초를 배워야 한다고 충고했다. 왜냐하면 의학은 이제 '자연과학의 딸'이기 때문이다. 비교해부학 역시 인간과 동물의 기능을 이해하는 새롭고 유용한 도구였다. 의학을 이해하는 데 중요한 식물학과 화학의 과학은 내과 교수가 아닌 해당 분야 전문가가 가르쳐야 했다. 프랑크가 기획하고 부분적으로 구현한 4~5년의 의학교육 과정에서는 1학년 때 일반해부학으로 공부를 시작하여 2학년 때 생리학과 병리해부학으로 진행하다가 3~4학년 때 내과 및 외과 클리닉에서 특수병리와 치료로 눈을 돌렸다. 그는 대학 클리닉은 내과와 외과를 똑같이 강조해야 한다고 선언했다.[18]

1789년 이전의 프랑스 대학의 다양성

1780년대까지 독일을 비롯한 유럽의 다른 지역에서도 의학의 교육 과정은 매우 다양한 변화를 보이고 있었다. 과학적 발견의 자극, 실험 의학의 가능성에 대한 관심 증가, 효과에 대한 새로운 강조는 모두 다른 방식으로 대학 학습에 영향을 미쳤다. 이 나라들 내에서도 의학교들 간의 차이는 다른 나라의 학교와 그들의 차이만큼이나 클 수 있다. 예를 들어, 프랑스의 구체제 아래에서 낭트와 같은 소규모 대학의 의학교육과 스트라스부르나 파리에서 이루어지는 교육은 스트라스부르와 하이델베르크 간의 차이점보다 더 뚜렷하게 대비를 이루었다. 1707년 프랑스 대학의 교육 과정과 시험을 표준화하려는 칙령에도 불구하고 의학교육의 통일은 전혀 이루어지지 못했다. 혁명 의회 당시 16개 의과대학에서 강의하는 과목의 범위, 실제 강의량, 시험의 길이와 난이도에서 비슷한 것은 하나도 없었다.[19]

한 현대의 학자는 프랑스 혁명 이전 교수진의 주요 특징은 '독립성'이라고 말했다. 그들 중 절반만이 의학 학위 프로그램에 등록한 학생들을 가르쳤고, 나머지 절반은 대입 자격[baccalaureate] 이하 또는 중간 수준의 의학 면허를 취득하려는 학생들을 훈련시켰다.[20] 대부분의 교육 프로그램은 3년 과정이었지만, 파리 의과대학은 병원에서 2년의 실무 경험을 추가로 요구했다. 다른 의과대학은 3~6개월 정도의 실무 학습을 요구했다.

파리 의과대학 학생들은 입학하기 전에 자유 교양 프로그램을 수료해야 했지만, 지방 학교들은 1~2년 이상의 준비 기간을 요구하지 않았다.[21] 해부학은 파리와 몽펠리에—그리고 아마도 스트라스부르 의대—에서 잘 가르쳤다. 하지만 대부분의 지방 도시에서는 해부학 극장과 해부용 사체가 부족했으며, 대개 전통적인 형식적 교육법을 따랐다. 소규모 대학에서는 식물학 역시 대강대강 가르쳤으며, 구체제 아래에서 프랑스 의과대학 중 7곳에서만 화학을 가르쳤다.[22]

임상 경험은 대개 의과대학 밖에서 얻었는데, 이는 독일 대학에서 임상교육의 중요성이 커지고 있는 것과는 대조적이었다. 1728년 산부인과 클리닉을 갖추고 1754년 임상의학 교수좌가 생긴 스트라스부르 의대와, 한 설명에 따르면 "교수들의 진정한 팔"이 된 지역 병원을 가진 앙제르에 있는 진보적인 의학교는 예외였다.[23] 프랑스에서 가장 오래된 몽펠리에 의대 역시 임상 수련을 제공했고 외과 교육을 내과 교육에 통합할 것을 추구했다. 그곳에서는 1732년 외과학 학위가 도입되었고, 학생들은 1762년 더 많은 병상 교육을 제공할 것을 공식적으로 요구하였다.[24] 1789년 툴루즈와 캉의 교수진은 비록 학생들의 환자 진료 참여 정도는 불분명했지만, 실무 의학[practical medicine] 과정을 목록에 넣기 시작했다.[25]

혁명 전야에 파리 의과대학 교수진은 5개의 내과 석좌(해부학, 식물학, 병리학 및 생리학, 약학, 약전)와 2개의 외과 석좌(하나는 라틴어로, 하나는 보다 실용적인 외과의 양성을 위해 프랑스어로 교육하였다)로 구성되었다. 프랑스의 다른 곳과 마찬가지로 중세식 강의(렉티오)를 완전히 철폐하고, 내과 및 외과 교육을 동등하게 하며, 교육 프로그램에 실질적인 요소를 더 많이 도입해야 한다는 압력이 형성되고 있었다. 프랑스혁명이 없었더라도 프랑스 의학교육의 미래는 18세기 말과는 상당히 달라질 것이 분명했다.[26]

영국의 학술의학

18세기 후반 영국에서 학술의학*의 장래는 분명하지 않은 것처럼 보였다. 유럽 대륙의 경우와 마찬가지로, 대학에서 의학을 전공하는 사람들의 수는 의사가 되려는 사람 중 극소수에 불과했다. 1751년과 1800년 사이에 영국 대학은 단지 246명의 졸업생, 즉 1년에 평균 약 5명의 졸업생을 배출하였다.[27] 1780년대에 런던의 병원들은 파리, 비엔나, 에든버러에 필적하는 의학교육의 중심지가 되어가고 있었다. 영국에서 유일하게 학위를 수여하는 학교인 옥스퍼드와 케임브리지의 의학 과정은 길고 형식적이며 융통성이 없었다. 교양학 석사 과정부터 시작하여 유럽 대륙처럼 면허 취득 단계를 거쳐 의학박사 과정을 마치는 데 무려 14년이 걸릴 수 있었다.[28]

그러나 유럽 대륙의 대학, 특히 독일 대학과 달리 영국 대학은 '특정 훈련을 필요로 하는 직업으로부터 초연'했고, 기숙사형 대학의 고

---

* 학술 의학(academic medicine)은 교육 및 연구를 중시하는 의학으로, 환자 진료가 중심인 실무 의학과 구별된다.

전학 범위 내에서 일련의 학문적 주제로서 의학을 가르쳤다.[29] 1748년 케임브리지 대학의 전형적인 박사 학위의 예를 들자면, 퀸즈 칼리지의 한 교수가 소속 대학의 모 펠로우에게 '의학 박사 학위의 혜택'을 주자고 청원하여 '존경할 만한 위원회'가 투표로 결정하였다.[30]

때때로 케임브리지 대학 졸업생은 "어떤 의학 강의나 병원 실습에 참석하지 않고 의학에 대한 시험을 치르지도 않고도 의학박사 학위를 받을 수 있다"라고 전해졌다.[31] 그곳에서 의학 강의에 대한 수요는 거의 없었기 때문에 레기우스 의학 교수*는 100년 이상 정규 과정을 가르치지 않았다.[32] 옥스퍼드와 케임브리지 모두 학위 수여를 위해 학위 논문이 필요했고 프랑스와 독일에서도 그랬다. 이 논문은 '디스푸타티온disputation'으로 알려진 공식적이고 제도화된 라틴어로 하는 의견 교환의 주제가 되었다. 이러한 상황에서, 18세기 후반에 의학 학습을 진지하게 추구하고자 했던 많은 사람들이 수련을 받기 위해 스코틀랜드나 대륙으로 갔음은 놀라운 일이 아니다.

그러나 영국 대학에서 전체 과정을 마친 소수의 영국 의사들은 영국의 의학교육 과정에 다채로운 영향을 미쳤다. 의심할 여지없이 의학과 문학의 고전을 폭넓게 접하고 '친밀한 지식 공동체 내에서 수년간의 여가와 독서'의 혜택을 받은 많은 이들은 자연과학과 임상의학을 더 깊이 연구할 동기를 부여받았다.[33] 비록 1767년까지 옥스퍼드에서는 해부학 강의를 들을 필요가 없었고 단 한 구의 해부에만 참

---

*   Regius Professor of Medicine: '레기우스 의학 교수'는 영국의 독특한 제도로 옥스퍼드나 케임브리지 대학에서 왕이 임명한 교수좌를 의미하며 우리말로 '흠정 교수'라고 한다. 대개 해당 분야의 최고 권위자로 간주된다.

여하면 되었지만, 많은 학생들은 과학 지식과 의료 실무의 향상을 위해 훨씬 더 많은 일을 했다. 18세기 후반까지 해부학, 화학, 식물학 등의 개별 과정을 두 대학에서 자유롭게 청강할 수 있었으며, 이를 청강한 학생들 중에는 의대생이 두드러졌다. 임상 경험은 지역 또는 대학의 의사 아래에서 도제 생활을 하거나 런던에서 일정 기간을 보내면서 얻었다. 그렇게 받은 교육은 종종 그것을 만든 시스템보다 훨씬 더 낫다고 여겨졌다.[34]

그때까지만 해도 영국에서 대학을 졸업한 의사들 중 가장 많은 수가 에든버러와 글래스고 의대 출신이었다. 1750년 이후 반세기 동안 2,600명의 학생들이 스코틀랜드의 대학에서 학위를 받았다.[35] 이미 스코틀랜드 의대 졸업생은 런던에서 개업한 모든 대졸 의사의 절반 이상을 차지했다. 미국독립혁명이 일어났을 무렵, 에든버러에서만 매년 400명 이상의 학생들이 의학부에 등록하였다.[36]

스코틀랜드에서 의학 학위를 받으려면 에든버러나 글래스고에서 3년 동안 공부해야 했는데, 해부학, 외과, 화학, 식물학, 약전, 약학, 내과 이론과 실습에 대한 라틴어 시험—교수 중 한 명의 집에서 치렀다—이 필요했다. 이 강좌는 유럽 대륙의 강좌, 특히 독일 대학의 강좌와 유사하며 지역 요양원에서의 임상 강의를 포함했다.[37] 두창, 영양, 호흡, '악성 협심증', 류머티즘, 폐렴과 같은 광범위한 주제에 관한 논문들이 작성되었다.[38]

에든버러의 학생 중에는 의학을 공부한 경험이 있는 사람들이 다수 포함되어 있었다. 그 대학의 가장 큰 매력은 다양한 준비 단계에 있는 학생들을 가르치려는 의지에 있었다. 1792년에 출판된 한 가이드에 따르면 등록 학생 중에는 도제로 복무하거나 의학을 실습한 학생, 다른 대학에서 의학 학위를 받은 학생, 이제 막 시작한 학생, 여전히 런던이나 파리에서 교육을 마치고자 하는 학생 등이 있다고 지적했다.[39] 글래스고에서 대학평의회의 기록은 의학 학위를 지망하는 학생들이 이전에 파리, 라이든 또는 더블린에서 1~2년 동안 공부했다는 것을 밝혔다.[40]

에든버러와 글래스고의 독특한 점은 외과와 조산사를 포함한 모든 범위의 의학교육 과정을 제공하고 대학 학위를 주면서 이를 임상 실무와 통합하려고 시도했다는 것이다. 영국에서 그들은 또한 화학과 식물학의 새로운 과학을 약학과 의학의 실무와 연관시키고자 노력했다. 윌리엄 컬렌*은 1747년 당국을 설득하여 글래스고에서 화학 실험실을 설치하도록 했고 의학 학습에 있어 그 유용성을 강조했다.[41] 1년 후에 그는 최초의 식물학 교육 과정을 도입했다. 1753년 그의 제자 중 한 명인 조셉 블랙은 그의 아버지에게 "저는 매일 화학이 모든 기예, 특히 의학에서 가장 광범위하고 견고한 자연철학naturphilosophie의 일부임을 알게 됩니다"라고 썼다.[42] 훗날 그가 컬렌의 뒤를 이어 에든버러에 부임했을 때, 그는 에든버러의 교수들 중 4명이 그의 강의에 정규적으로 참석했다고 보고했다.[43]

크리스토퍼 로렌스Christopher Lawrence의 주장에 따르면, 스코틀랜드 학교의 교육은 영국 의학의 경직된 사회적 구조를 붕괴시키는 데 일익을 담당했다. 애버딘은 물론 에든버러, 글래스고의 학교는 모두 영국의 전통적인 대학에서 배제된 학생들 무리에 호소했다. 예컨대,

---

*   William Cullen(1710~1790): 스코틀랜드의 의사이자 화학자. 탁월한 의학교육자로 유명했다.

1726년 설립된 에든버러 의과대학에서 알렉산더 먼로[**]는 외과 도제들을 수업에 들어오게 했을 뿐만 아니라 영어로 강의하는 대담한 조치를 취했다. 실용적인 수련과 외과에 대한 새로운 공리주의적 강조는 보다 많은 사람들의 '문화적 개선'이라는 스코틀랜드 계몽주의 이념을 반영했다.[44] 미래의 내과 의사와 외과 의사들은 모두 유연한 교육 과정에서 도움을 받았다.

외과 전문학교를 따로 설립한 대륙의 관행과는 달리, 스코틀랜드의 외과 의사들은 대학의 학문적 과정을 자신의 용도에 맞게 조정하려고 노력했다. 많은 이들이 전통적인 자유 교양 과목 교육을 거의 받지 않고 에든버러나 글래스고 의학 수업에 들어갔고, 몇몇은 아직 10대 소년에 불과했다. 1824년이 되어서야 에든버러 의과대학에 입학하려면 라틴어, 그리스어, 수학을 2년간 학습할 것을 권고했다.[45] 런던의 기성 의사들은 성공회 신도가 아닌 데다 외과와 조산술에 정통하지만 '라틴어는 불안하고 …… 그리스어는 전혀 모르는' 이 의사들을 불안한 눈으로 바라보았다.[46] 게다가 많은 가난한 스코틀랜드 학생들이 무료로 의학 강의를 들어 의료계에서 사회 계층의 경직된 구분을 더욱 무너뜨렸다.

미국에서 의사되기

느슨하고 비공식적인 에든버러의 제도는 실용적이고 학문적인 교육에 대한 열망을 영국이나 유럽 대륙에서 거의 충족시킬 수 없었

[**]   Alexander Monro(1697~1767): 스코틀랜드의 외과 의사이자 해부학자. 에든버러 의과대학 교수를 지냈다.

던 북미의 학생들에게 호소력이 있었다. 유럽식 대학은 부족하고, 의과대학은 존재하지 않으며, 라틴어와 그리스어는 스코틀랜드의 젊은 이들처럼 '자신 없는' 언어였던 경우가 많았기에 미국 학생들은 자신의 소명을 추구할 수 있는 최고의 장소인 에든버러 의과대학으로 상당수 유학을 갔다. 1800년 이전에 100명 이상의 미국인이 에든버러에서 의학 학위를 받았고, 더 많은 이들이 단기 강좌에 등록했다.[47]

미국과 캐나다에 최초의 의학교가 생겼을 때, 이를 계획하고 그곳에서 가르친 사람들은 에든버러 졸업생이었다. 존 모건은 필라델피아 의학교 개교 연설에서 "에든버러의 명성은 유럽의 다른 모든 의학교보다 높지는 않더라도 경쟁할 만큼은 높아졌다"라고 선언했다.[48] 1765년 모건의 계획에 따라 설립된 이 학교는 스코틀랜드 대학의 다른 학문적 수요를 가진 학생들에 대한 개방성, 교육 과정의 패턴, 임상교육, 교과서 및 시험 등을 반영했다. 이 학교는 또한 교수 수입을 학생 등록금에 의존하는 에든버러의 예를 따랐다. 에든버러가 공식적인 학습 프로그램에 수백 명의 의학 도제를 받아들인 것처럼 필라델피아 의학교도 광범위한 미국 도제 제도에 적응했다.[49]

1767년 뉴욕의 킹스 칼리지King's College에서 의학교육을 시작하기 위해 비슷한 노력을 기울였을 때, 새로운 교육 기관의 모델은 다시 에든버러였다. 프레드릭 웨이트Frederck Waite의 신중한 계산에 따르면 312명이 미국에서 의학 학위를 받는데, 그중 거의 3분의 2가 필라델피아 의학교 출신이고 나머지는 뉴욕이나 에든버러의 영향을 받은 새로운 학교인 하버드와 다트머스 의학교 출신이었다.[50] 1800년에 이르러 의학 학위자 배출에서 미국은 영국(스코틀랜드가 아닌)보다 훨씬 앞서게 되었다.

의학 학습의 다른 장소

대학교육은 의사의 명성과 권위에 중요했지만, 18세기에는 조직적인 의학교육의 일부만을 대변했다. 1800년의 대부분의 의학 학습 장소는 대학 밖에 있었고, 독일을 제외한 모든 나라에서 대학 밖의 학습자 비율이 빠르게 증가하고 있었다. 실제로 19세기의 상당 기간 의학교육의 주된 장소는 학계의 바깥에 있었다. 영국과 프랑스에서는 18세기 말 병원 의학이 발달하면서 어느 때보다 의학 수련의 큰 몫을 차지했고, 대학과 무관한 미국의 독립 의학교 졸업자의 비율은 대학교 출신보다 훨씬 높았다. 실제로 19세기 초에 많은 의학생들은 의학의 학문적 연구의 필요성이나 유용성에 대해 의문을 갖게 되었다.

18세기 후반까지 내과 및 외과 학습은 학문적인 환경보다는 사설 교육 과정, 개업의와의 도제 계약, 군의 양성소, 사립 의학교 및 병원에서 더 활발했다. 대부분의 학생들은 자신의 교육 프로그램을 스스로 구성했으며, 마스터를 섬기거나, 병원의 병동을 배회하거나, 개인의 집이나 병원에서 수업을 듣거나, 육군이나 해군에서 복무하거나, 외과학교나 군의학교에 다니거나, 때로는 대학 강의를 듣기도 했다. 1765년에서 1825년 사이에 에든버러 의대에서 강의를 들은 학생 다섯 명 중 한 명만이 졸업했고, 필라델피아에서는 다섯 명 중 두 명이 이 학교에서 의학 수업을 마쳤다.[51] 그들 모두는 거의 예외 없이 의료 실무의 더 중요하고 생생한 경험을 보충하기 위한 수단으로만 의학 강의를 들었다. 유럽과 마찬가지로 미국에서도 학생들이 의예과 과정, 과학 수업, 임상 수련을 동시에 이수하는 것은 드문 일이 아니었다.

도제의 역할

18세기 영국과 미국의 대부분의 치료사—대륙의 치료사는 좀 덜했지만—에게 결정적인 경험은 공식적인 의학 도제교육이었다. 유럽 대륙에서 볼 수 있는 외과의와 지역 일반의 양성을 위한 전문학교가 없었던 영어권 국가에서 그러한 수련을 받으려는 사람들은 종종 개인 교수 외에는 의지할 곳이 없었다. 필라델피아나 글래스고, 심지어 옥스퍼드 의대에서 학업을 마친 이들조차도 개업 장소나 병원에서 프리셉터 또는 '마스터'로부터 추가적인 실제 임상 경험과 지도를 받았다.

영국의 도제 수련을 지배하는 법은 14세 소년들을 대상으로 했기 때문에 매우 엄격했고, 어린 도제들을 지도하는 데 거의 부모의 역할loco parentis을 마스터에게 부과했다. 장문의 계약서에는 음식과 의복과 훈육을 제공하고, 책을 제공하며, 도제에게 그 직업의 기술적인 측면을 가르치는 스승의 의무가 매우 상세하게 설명되어 있었다. 예를 들어 리즈의 개업의 윌리엄 도슨William Dawson은 1750년 주인을 "충실히 잘 섬기겠다"라는 헤이William Hay의 서약에 대응해서, 그에게 '약사와 외과 의사의 기예 또는 신비'를 가르치고 고기, 음료, 숙박 및 '매주 셔츠 두 벌'을 제공하기로 계약했으며 도제는 '간통이나 간음, 술집에 드나드는 것을 삼가야' 했다.[52]

의학교육에 관한 어느 당대의 논문에 따르면, 훌륭한 도제는 3년 차 말이면 "환자의 병상에서 마스터를 보조할 수 있다"고 한다.[53] 마스터와 도제를 위한 다른 가이드북에서는 "7시를 알리는 종이 울릴 때 침대에서 나와 옷을 입지 않으면" 도제에게 6펜스의 벌금을 부과하고 "약을 얼마나 자주 먹어야 하는지 가르치지 않으면" 마스터에게 2실링의 벌금을 부과하는 등의 복잡한 벌금 체계를 제안했다.[54]

계약서 자체는 이수한 교육을 증명하는 구속력 있는 공적 문서였다. 이러한 지도의 비용은 50파운드에서 200파운드 또는 그 이상으로 비쌌고, 특히 병원에 임용된 마스터의 명성에 따라 비용이 증가했다. 도제의 복무 기간은 매우 다양했지만, 18세기 초 잉글랜드에서는 67% 이상이 7년 또는 그 이상의 기간을 복무했다.[55]

진로나 마스터의 선택에 불만을 품은 어린 학생들이 겪는 시련과 좌절은 이들이 남긴 일기나 다른 기록에서 여실히 드러난다. 스코틀랜드인 청년 알렉산더 해밀턴은, 그가 몹시 싫어했던 의사의 도제가 되어 그의 속박에서 벗어나기 위해 필사적인 시도를 했다. 그는 일기에 다음과 같이 썼다. "내 만용이 나를 망쳤다. 오, 운명이여. 나의 모든 투쟁은 결국 배신으로 여겨졌다. (……) 나의 경우는 절망적이다. 나는 바닥까지 추락했다."[56] 런던에서 유명한 퍼시벌 포트*의 한 도제는 '외과에서 포트 씨가 소개해 준 쓸모없는 고대 저자들'을 연구하는 데 끊임없는 피로와 좌절감을 호소했다. 그러나 그는 '2주간의 구애로 미스 포트(포트의 딸)의 순결을 끝냈을 때' 그 계약에서 풀려났다.[57]

미국에서 까다로운 찰스 콜드웰은 노스캐롤라이나 주 의사의 도제로서 자신의 경험을 남겼는데, 특히 자신의 마스터에게 "도서관도, 기구도, 실용 해부학 개선을 위한 어떤 전망도, 어떤 효율적인 의학교육을 위한 수단도 없었음을 알게 되었을 때 슬픔과 수치스러움을 느꼈다"라고 했다.[58] 루이스빌의 한 의사의 도제였던 다른 학생은 다음과 같이 아버지에게 편지를 썼다. "저는 거의 독학을 하고 있습니다.

---

* Percival Pott(1714~1788): 영국의 외과 의사. 정형외과를 발전시켰으며 결핵성 척추염(포트씨병)을 최초로 기술하였다.

퍼거슨 박사는 내가 무엇을 읽었는지 시험을 치르지도 않는데, 지난 봄에 제가 온 이후로 내내 그러했습니다."[59] 세기가 바뀔 무렵 이러한 불만은 영국과 미국 학생들 사이에서 흔했지만, 그럼에도 많은 다른 이들은 자신이 받은 실무교육과 실제 의료에 참여할 수 있는 기회를 소중히 여겼다.

영국과 스코틀랜드의 장기 계약 기간과 대조적으로, 특히 18세기 후반에 미국의 계약 관행은 약 3년으로 줄어들었다.[60] 영국의 관행과 달리 도제는 내과나 외과 진료를 할 수 있는 법적 권리와 밀접하게 연관되어 있지 않았고, 많은 미국인 개업의들은 도제교육이나 교실 교육을 결여하고 있었다. 예를 들어, 한 연구에 따르면 1770년대 매사추세츠에서 개업한 200명 이상의 '의사' 중 절반 미만만이 어떤 종류의 도제로 복무한 경험이 있었다.[61]

여하튼 이 무렵 도제 제도는 점점 더 많은 수련을 받은 의사들이 참여했고, 이 제도가 자신의 수입을 늘리고 하찮은 일을 시킬 수 있는 수단임을 인식하면서 빠르게 성장하고 있었다. 미국 학생이 지불하는 정상 금액은 연간 100달러였는데, 이는 식민지 가정에는 상당한 액수였다. 필라델피아의 존 레드맨*과 벤자민 러시**를 비롯한 몇몇 성공한 의사들은 많은 수의 도제를 모아 골격모형, 차트 및 다른 교육 교보재들을 사용하여 집단 세션에서 그들을 가르치려고 노력했다.[62]

---

*   John Redman(1722~1808): 미국 의사로 필라델피아 의사회 회장을 지냈으며 벤자민 러시의 스승이다.

**   Benjamin Rush(1746~1813): 미국 의사이자 정치인. 독립선언서에 서명한 인물로 미국 '건국의 아버지들' 중 한 명이며 미국 계몽주의의 지도자이기도 했다. 사혈을 강조하는 '영웅적 의학(heroic medicine)'의 주창자이기도 한 그는 '펜실베이니아의 히포크라테스'라 불렸다.

개인 교습

1780년대까지 그러한 집단 수업의 이점은 대부분의 의학 교수와 학생들에게 명백했다. 이 세기 내내 거의 모든 나라에서 도제와 의대생 모두를 위한 사설 강좌를 조직하려는 노력이 증가했다. 교육 사업은 때때로 지역 병원이나 약국에 집중되었고, 때로는 별도 건물이나 교수의 집에서 진행되었다.

의학 수련이 국가에 의해 밀접하게 통제된 국가들, 특히 독일과 오스트리아에서 그러한 사적인 노력은 느슨한 정치 풍토를 가진 영미권에서보다 그 수가 적었다. 특히 영국에서는 상당한 규모의 교육 사업이 등장했는데, 이는 이 세기 후반에 야심이 풍부한 내과 의사와 외과 의사들에 의해 창조되었다. 특히 런던은 의학을 가르치는 학문적 기관이 없음에도 불구하고 많은 사람들이 붐비는 병원, 유명한 교수들, 사립 해부학 학교 덕분에 의학 학습의 세계적인 중심지가 되었다.

이 세기를 통틀어 민간사업으로서 의학을 가르치는 것은 영국뿐만 아니라 프랑스에서도 흔했다. 초기 파리의 외과 의사들은 외과와 조산술 사설 강좌에 다수 학생들을 끌어들였다. 예를 들어, 1727년 스위스 외과 의사 요하네스 게스너는 라이든 대학의 동급생인 알브레히트 폰 할러와 함께 파리에서 해부 및 외과의 실제 경험을 추구했다. 그의 일기에서 게스너는 파리에 있는 '수백 명'의 외과의에 대해 썼고, 외과 의사의 지도하에 시체를 대상으로 수술을 시연하거나 교수의 지도하에 임부를 진찰하고 분만을 보조한 경험을 묘사했다. 그러한 실습은 개인 수업에서만 행해졌으며, 그는 옛 스승 부르하버에게 '돈만 많이 내면' 참여할 수 있다는 편지를 썼다.[63]

18세기 중반까지 대개 새롭거나 변화하고 있는 주제에 관한 수십 개의 사설 강좌가 파리와 다른 도시에서 제공되었다. 의학회와 교수진의 반대로 인해 집, 임대 주택, 심지어 헛간에서 조용히 수행되었다.[64] 프랑스 의학계의 가장 저명한 이들—푸크르와, 포탈, 빅다지르, 펠르탕, 드쏘, 쇼멜, 라플랑슈—이 과정에 참여했다. 예컨대 푸크르와는 개인 실험실에서, 나중에는 셋집에서, 마침내 자르댕 뒤 르와*에서 수많은 대중을 상대로 화학과 자연사에 대한 수많은 강의를 했다.[65] 스트라스부르에서 사설 강좌가 매우 광범위하게 번성하여 한 왕실 관리는 1736년 초에 "의심할 여지없이 교수들은 개인 교습을 통해 돈을 잘 벌고 이 방법이 더 수익성이 있다고 생각하기 때문에 그들의 임무인 공개강좌를 수행하지 않고 있다"라고 불평했다.[66] 1791년 혁명정부가 마침내 이는 "교수의 자유"라고 선언했지만, 이는 프랑스 의학 교수들 사이에서 개인 교습이 증가하는 현실을 인식했을 뿐이다.

토비 겔판트[Toby Gelfand]가 쓴 것처럼, 병원 교육과 사교육은 모두 18세기에 '공통된 유료 교육서비스의 망' 안에서 일어났다.[67] 정부와 대학 관계자들이 학교 외 개인 교습을 철저히 통제했던 독일 주에서도 교수 본인과 도첸텐**은 대학의 틀 안에서 유료 강좌를 자유롭게 제공할 수 있었다. 예를 들어, 베를린의 한 새로운 대학은 19세기 초에 교수진이 개인적으로 제공하는 최소 4개의 의학 과정에 각각 100명 이상의 학생들이 참석하고 있다고 보고했다.[68]

독일 의과대학에서 학문적 또는 법적 테두리 밖에서 개인 교습

---

* Jardin du Roi: 약초원으로 사용했던 프랑스의 왕립식물원으로 루이 13세가 세웠다.

** dozenten: 독일 대학에서 강의할 자격이 있는 사강사를 의미한다.

이 제공하는 유료 과정과 프랑스 병원에서 동일한 기반 위에 제공되는 과정을 구분 짓는 것은 종종 어려웠다. 실제로 그것들은 구별이 불가능했다. 19세기 초에는 파리뿐만 아니라 런던, 필라델피아 및 다른 도시에서도 개인 학생이나 도제가 병원을 방문하면 매일 교수와 함께 회진을 했다. 그가 수업료를 지불한 교수와의 사적인 교습이 그의 학생 신분을 규정하였다.

새로운 병원 교육

런던의 초기 병원에 대한 기록은 2세기 이상 동안 의학교육이 느리지만 꾸준히 진화해왔음을 보여준다. 예를 들어, 성 토머스 병원St. Thomas' Hospital에서는 1561년 초에 외과 의사의 도제가 언급되었다. 그러나 학생들이 병원 규제의 대상이 될 만큼 늘어나기까지는 한 세기가 더 필요했다.[69] 1713년 병원 의사들 중 한 명이 병원 규칙에 따라 허용된 세 명이 넘는 도제들을 데리고 병원을 방문했다는 고발이 있었다. 청문회에서 그 추가 학생은 '동거 도제가 아닌 제자 성격으로만 출석했다'는 사실이 드러났다.[70] 도제 제도에 얽매이지 않는 이런 사학생私學生은 1720년대에 이르러 보편화되었고, 이들이 낸 수강료는 고스란히 교수에게 돌아갔다. 나중에 그 돈은 학생들을 가르치고 그들에게 환자를 볼 수 있도록 허락하는 모든 이들과 나누었다. 1724년 성 토머스 병원 근처에 설립된 가이 병원***과의 계약을 통해 성 토머스 병

*** Guy's Hospital: 1721년 자선가이자 성 토머스 병원의 운영위원이었던 Thomas Guy에 의해 본래는 성 토머스 병원의 완치 불가능한 환자들을 치료할 목적으로 설립되었다. 1173년에 설립된 성 토머스 병원, 1840년에 설립된 킹스 칼리지 병원(King's college hospital)과 함께 외과술, 간호직 발달 등 의학 혁신의 장소가 되었다.

원의 학생들은 그 병원의 내과와 화학 강좌에 출석할 수 있었다. 1730년에는 성 토머스 병원에 학생용 해부실습실이 추가되었다.[71]

런던의 다른 병원에서도 비슷한 발전이 진행되고 있었다. 성 바르톨로뮤 병원*에서는 1740년대 유명한 의학 교수 퍼시벌 포트가 1741년 이 병원의 외과의로 재직하면서 민가를 빌려 학생들에게 강의를 했다.[72] 몇 년 후 포트와 다른 이들은 병원을 교육 목적으로 사용할 수 있는 허가를 받았다. 마찬가지로, 1740년 이 도시의 동쪽 끝에 문을 연 새로운 런던 병원의 의료진들은 거의 처음부터 사학생들을 가르치고 있었다. 이 병원에서는 교수가 없는 틈을 타 병원 구내를 '어슬렁대는', 때로는 친구를 병동이나 수술실로 데려와 '관람'을 시켜주는 어린 학생에 대한 책임 문제에 대해 논란이 벌어졌다. 1758년 병원 이사진의 결의안에 따라 "모든 학생은 모든 외과 의사의 지시를 받아야 한다"라는 명령이 내려졌고, 이후 교습비는 그들 사이에서 균등하게 분배되었다.[73]

윌리엄 블리자드**가 1783년 '병동 회진' 경험을 수반하는 모든 범위의 의학 강의를 제안한 것은 이 병원에서였다. 그는 병원에서 실습하는 것은 의사 지망생들에게 필수적이지만 진정한 교육을 보장하기 위해서는 '유럽과 미국에서처럼' 화학, 약전, 해부학, 외과와 같은 과목의 정규 수업에 참여해야 한다고 썼다.[74] 그는 이 병원을 설득하여

---

* St. Bartholomew's Hospital: 1123년 설립된 런던의 교육 병원. 런던의 가장 오래된 병원이며 'Barts'라고도 불린다. 17세기 윌리엄 하비가 순환계를 연구하였으며 19세기 중반 근대병리학의 선구자 제임스 파젯이 외과의로 근무하였다. 19세기 후반 베드포드 펜위크(Bedford Fenwick)가 주도하여 간호직의 발전을 이루었다.

** William Blizard(1743~1835): 영국의 외과 의사. 왕립외과의사회 회장을 역임하였다.

강의실 건립 계획을 지지하도록 하는 데 성공했다. 몇몇 작가들은 그의 모험을 "영국 최초의 의학교"라고 묘사했다. 그 후 반세기 동안, 런던 병원의 의학교는 다른 벤처 사업들처럼 외과 및 내과 의사들에 의해 병원과 독립적으로 운영되었고, 학생들의 등록금은 그들에게 직접 지불되었다.[75]

의학교육에서 수익성이 높은 거래는 런던과 파리 같은 병원 중심지에만 국한되지 않았다. 유럽과 미국의 지방 도시에서 유사한 사업의 수십 가지 사례를 찾을 수 있다. 예를 들어 리옹은 매튜 베일리가 묘사한 것처럼 '훌륭한' 오뗄 디유[***]를 가지고 있었고 사학생들은 외과, 붕대 감기, 조산술 교육을 받았다.[76] 에든버러 및 글래스고에서 이러한 과외 수업은 때때로 대학에서 공식적으로 제공한 과정보다 더 많은 학생들을 끌어모았다.[77] 맨체스터, 브리스톨, 리버풀, 리즈, 배스, 엑세터 등의 지방 센터에서 도제와 의학생들은 의학을 배우기 위해 지역 병원의 상근 의료진에게 의존했다.

18세기 말 '지역 병원들의 증가하는 네트워크'는 전국의 교수와 학생들에게 새로운 기회를 제공하고 있었다.[78] 예를 들어, 브리스톨의 요양병원은 외과 도제들의 범위, 사학생들의 병동 회진, 풍부한 강의 코스로 볼 때 '런던의 축소판'이었다.[79] 1780년대에 맨체스터에서 학생들은 수업료를 내는 대가로 왕립요양병원에 출입할 수 있었고, 맨체스터 문학·철학협회의 해부학과 화학 강의를 들을 수 있었다.[80]

마찬가지로 1800년 이전의 신생 미국에서는 마을과 도시, 병원

[***] Hôtel Dieu: 프랑스 도시의 성당들 인근에 자리한 중세까지 올라가는 구빈 시설로 근대에는 병원의 기능을 수행하였다.

이 부족했음에도 해부학, 조산술, 외과, 내과의 개인 강의를 필라델피아, 뉴욕, 보스턴, 볼티모어 및 다른 도시에서 들을 수 있었다.[81] 일찍이 1730년 혹은 1731년에 런던에서 윌리엄 치셀든* 아래서 공부한 토마스 캐드왈라더Thomas Cadwalader는 필라델피아에서 학생들을 위해 해부학 시연을 하였다.[82] 이 세기 내내 초창기 병원뿐 아니라 개인 주택, 구호소, 약국, 시약소 및 군 병원에서도 다양한 강좌와 병상 교육이 제공되었다. 유럽에서와 마찬가지로 이러한 강의 대부분은 상업적인 의사들이 담당했으며, 그들은 그 강의에서 추가로 상당한 수입을 올렸다. 찰스 로젠버그는 미국의 병원이 "성공적이고 야심찬 의료인들의 경력과 불가피하게 연결된 바로 그 기원에서 등장하였다"라고 썼다.[83] 유럽과 북미 전역에 병원이 확산되면서 의학교육의 중심지에 강력한 영향을 미쳤다. 병원의 목적 자체가 중요한 변화를 겪고 있었다. 계몽주의와 빈민에 대한 새로운 태도로 인해 병원은 자선적이고 인도주의적인 노력의 중요한 배출구가 되었고, 계몽군주들의 인기 있는 개혁 대상이 되었다. 공중보건과 국력에 대한 새로운 생각이 예전에 인도주의적이고 종교적인 목적으로 설립된 전통적인 병원을 바꾸고 있었다. 프랑스, 독일, 영미권 국가에서는 병원을 '죽는 장소mourier'에서 '치료 기계machine a guerir'로 바꾸려는 노력이 진행 중이었다.[84] 트농**과 티소와 같은 개혁가들에게 '새로운' 병원은 단순한 감금 장소나 죽음의 현관이 아니라 치유와 교육의 장소였다. 병원은 모든 환자를

---

*   William Cheselden(1688~1752): 영국의 외과 의사이자 해부학 교수.

**   Jaques-René Tenon(1724~1816): 프랑스의 외과 의사이자 병원 개혁가.

위한 병상과 각기 다른 질병에 따른 병실을 별도로 마련하고, 학생과 교수가 병동에 상주하며 환자 치료에 전념해야 한다.[85]

프랑스에서만 수천 명의 아픈 사람들을 돌보는 거대한 오뗄 디유부터 특별한 필요를 충족시키는 작은 호스피스까지, 거의 2,000개의 병원이 혁명 전에 도시와 마을에 만들어졌다.[86] 중부 유럽 국가에서도 함부르크와 슈투트가르트의 번영한 도시들이 시립 병원을 짓는 동안 진보적인 군주들은 비엔나, 베를린, 마인츠, 뮌헨과 같은 도시에 병원을 세웠다.[87] 황제 요제프 2세는 비엔나에 거대한 종합 병원을 짓기로 결정하면서 '빈민 구제와 의료 간의 영원한 혼란을 종식시키기 위해' 이 새로운 사업에서 치유와 교육이 핵심이라고 주장했다.[88]

영국의 병원, 특히 런던에 설립된 기관에서도 주요한 변화가 일어나고 있었다. 그곳에서는 교육과 과학 및 연구에 대한 관심이 '자연의 학교'라는 새로운 역할을 창조하고 있었다.[89] 18세기 동안 거의 모든 영국 병원은 그 기능의 일부로 교육에 대한 관심을 분명히 했다. 예를 들어 1741년 엑세터에 작은 병원을 지을 때 지역 성당 사제의 지원을 받았는데, 그 이유는 무엇보다도 '병원 없이 10년을 보내는 것보다 한 해라도 경험이 풍부한 내과 의사와 외과 의사를 채용하여 가난한 이들뿐 아니라 부자들에게도 서비스를 하기 위해서'였기 때문이다.[90] 이후 설명과는 달리, 의학교육에 있어서 병원이나 클리닉의 중요성에 대해서는 1800년 훨씬 이전에도 상당한 범위의 합의가 존재했다.

사설 의학교

대학과 병원 밖에 놓여 있는 의학교육의 또 다른 장소는 사설 의학교였다. 이 18세기 학교들 중 가장 유명한 것은 1767년 윌리엄 헌터가 런던의 그레이트 윈드밀 가에 세운 학교들이다. 헌터는 이곳에 큰 강당, 도서관, 해부실습실 몇 개와 박물관을 지었는데, 이 모든 것은 대부분의 병원과 대학의 시설을 훨씬 뛰어넘는 수준의 교육 시설이었다. 그와 다른 이들이 해부학, 생리학, 외과, 조산술 강의를 했고 종종 시연과 함께 모든 학생에게 인체를 해부할 수 있는 기회를 제공했다.[91] 놀랍게도 짧은 시간 안에 헌터의 학교는 이 도시의 해부학 교수와 연구의 중심지가 되었다. 병원과 분리된 사기업의 경영인으로서 헌터는 '간섭하는 이사들이나 시비를 걸고 탐욕스러운 외과 동료들로부터의 자유'를 누렸고, 이는 그에게 새로운 교수법을 시도할 수 있는 흔치 않은 기회를 주었다.[92]

다른 벤처 사업들은 그렇게 유명하지는 않았지만 19세기 초까지 런던과 다른 도시에서 번창했다. 글래스고에서만 1820년대까지 세 개의 사설학교가 내과와 외과를 가르치고 있었다.[93] 그중 하나는 1800년에 '앤더슨 대학'의 일부로 문을 열었고, 결국 글래스고 대학보다 더 많은 학생들을 끌어들였다.[94] 많은 면에서, 이러한 사적으로 조직된 사업은 병원과 대학 둘 다에서 분리되어 있었다. 비록 그들은 의학 학위를 수여할 힘은 없었지만, 훗날 팽창하는 미국의 영리 의학교들을 닮았다.

관립 의학교

1800년까지 영국과 미국에서는 엘리트들을 제외한 모든 이들이 도제, 개인 교습, 병원에서의 허드렛일을 통해 교육을 받아야 했다면, 대륙에서는 상당히 다른 상황이 우세했다. 프랑스, 독일 그리고 다른 곳에서는 외과 전문학교와 내과 실무 전문학교가 이 세기에 걸쳐 상당한 수의 학생들에게 교육을 제공했다. 중서부 유럽의 많은 의료종사자가 19세기까지 수련을 받은 것은 그 학교들에서였다. 그들은 종종 군의관 훈련 프로그램과 결합되었는데, 그 기간 동안 전쟁이 끊이지 않아 그들의 서비스에 대한 요구는 꾸준했다.

1700년 이래로 독립성과 지위를 상당히 획득했던 프랑스의 외과는 내과 의사들과 필적할 만한 준비를 요구했던 별도의 학교에서 가르쳤다. 1750년대까지 매년 700~800명의 학생들을 가르쳤던 파리의 왕립외과아카데미Royal Academy of Surgery와 14개의 지방 대학, 십여 개의 육군, 해군, 교회 학교에서 학생들은 해부학, 외과, 약학, 의학 및 식물학 교육 프로그램을 제공받았다.[95] 이 학교들의 교육은 지역과 유형에 따라 다양했지만 그들 중 일부, 특히 왕립아카데미는 유럽에서 타의 추종을 불허하는 외과와 내과 실무에 대한 4년 과정을 제공했다. 예를 들어 그르노블의 학교에서는 유명한 군 병원에서 교육이 이루어졌고, 내과와 외과 전 분야에서 주목할 만한 범위의 실무적이고 이론적인 과정이 제공되었다. 지역의 주요한 의학 수련 기관으로서, 그 지도자들은 가난한 학생들에게 여러 장학금을 제공했고 다른 지원자들도 등록금을 면제받기 받기 위해 경쟁했다.[96]

라인강 건너편 독일에서는 많은 주가 외과 의사를 위한 별도의 학교를 설립했는데, 그들은 독일 시골의 여러 지역에서 치료사 역할을 했다. 하노버, 베를린, 드레스덴, 잘츠부르크, 밤베르크, 뮌헨, 인스브루크 그리고 다른 도시에서 그러한 학교들은 1716년에서 1808년 사이에 설립되었다. 프로이센은 1713년 베를린에 해부학 극장을 건립하여 150명의 군인과 민간 외과 학생, 의학 및 조산술을 공부하는 학생들을 수용할 수 있게 하였다. 설립 11년 후 이 극장은 유럽에서 가

장 잘 알려진 분다르쯔뜨를 위한 학교 중 하나인 콜레기움 메디코-시르키쿰의 일부로 만들어졌다.[97]

색소니 지방에서는 1748년 외과에 더 강력한 기반을 제공할 목적으로 내과-외과 학교가 설립되었다. 군의와 민간 외과의에게 모두 개방된 이 학교는 내과와 외과의 폭넓은 실용적 교육 과정을 제공하였고 한 번에 200명의 학생에게 독일어로 교육을 하였다. 1813년 이전 모두 합해 2,400명의 외과 의사가 이 학교에서 수련을 받았다.[98] 1754년 이 학교의 외과 의사 중 한 명의 강의 노트는 외과 과정이 일반외과, 창상치유, 염증, 부종, 농양abscess, 눈병, 골절을 다루는 이론적 부분과 관절, 장폐색, 카테터, 결석 제거, 기관절개술, 사지절단술, 조산술, 붕대술을 포함하는 실용적 부분으로 구분되었음을 보여준다.[99]

어떤 학교는 인상적인 교수진을 자랑하였다. 취리히의 한 기관에는 16명의 교수가 있었고 잘츠부르크의 알피네 학교에는 7명의 실용 외과 교수진이 있었는데, 이는 당시 의과대학의 수준과 별 차이가 없는 것이었다.[100]

군의학교

아마도 18세기에 의학교육의 가장 과소평가된 장소는 대륙의 군의학교였을 것이다. 비엔나의 유명한 요제피눔Josephinum, 파리의 발드 그라스Val-de-Grâce*의 군사학교, 베를린의 페피니에레Pepinière**, 상트

---

* 1667년 프랑스 루이 14세에 의해 성당으로 세워졌으나 프랑스 혁명 이후 군 병원으로 바뀌었다.
** 1795년 8월에 수립된 프로이센 군의관 훈련 및 교육 기관. 이급 외과의 학교였으며 1895년 황실 빌헬름 의학아카데미(Kaiser-Wilhelms-Akademie)로 합쳐졌다.

페테르부르크의 메디코키루히체스카야 아카데미야^{Mediko-khirugicheskaya} ^{Akademiya} 그리고 스페인, 이탈리아 및 네덜란드의 비슷한 학교에서 당대 최고의 의학교육을 만날 수 있다. 내과와 외과를 모두 수용한 이 학교의 수련은 매우 실용적이었지만 화학과 식물학 등 보조학과의 학문적 과정도 포함되었다. 교육에 임상 실습을 사용하는 것은 이러한 기관의 중요한 특징이었다. 예를 들어 베를린 학교에서 학생들은 수학, 식물학, 화학, 병리학, 생리학, 약학 등 2년간의 학술 프로그램을 마친 후 샤리테^{Charité} 병원에서 환자 관리의 실질적인 지도 및 감독을 받으면서 대부분의 시간을 보냈다.[101] 많은 경우 학생들은 더 나은 교육 환경을 찾으려고 했다. 대부분의 의사가 아무렇게나 임상 수련을 받는 민간 병원과 달리 군 병원은 교육을 목적으로 자선 환자에게 의존하지 않았다.[102] 프랑스 외과 의사 피에르 드쏘, 앙투안 루이, 라파엘 사바티에를 포함한 많은 유명한 의료 지도자들과 헤르만 폰 헬름홀츠, 루돌프 피르코프, 에밀 베링과 같은 독일인들이 그러한 학교에서 수련을 받았다. 이 학교들 중 일부는 대학을 능가하는 규모의 교수진을 두고 있었다. 예를 들어, 뮌헨의 군사 외과 학교는 1799년에 9명의 전임 교수를 두었다.[103]

18세기 말까지 프랑스와 독일 각 주에서 12개 이상의 육군 및 해군 의학교육 센터가 생겨났다. 1747년 초, 프랑스의 왕실 법령은 모든 군 병원에서 내과, 해부학, 외과 과정을 제공해야 한다고 요구했다. 릴, 메스, 스트라스부르, 로슈포르, 브레스트, 툴롱과 같은 곳에 육군과 해군 외과 의사의 교육을 위해 교육용 원형극장이 지어졌다. 이러한 학교에서의 교육은 학생의 이전 학습이나 도제 수련 정도에 따라 3년에서 6년의 기간에 걸쳐 진행되었다.[104] 스트라스부르에서 외과 학습은 세 부분으로 나뉘었는데 첫해에는 골학과 골수학 학습을 하고, 두 번째 해에는 외과와 골절 과정을 진행했고, 세 번째 해에는 신경학, 생리학, 병리학 과정을 듣고 감독하에 수술을 했다. 이 커리큘럼의 내과 및 외과 과정 전반에 걸쳐 병상 교육이 크게 강조되었다. 1779년에는 이 지역의 여성들을 위한 산부인과 서비스를 제공할 목적으로 조산사 학교가 군 병원에 추가되었다.[105]

비슷한 학교가 프로이센과 독일 각 주에 설립되었다. 리하르트 크레머가 보기에 프로이센의 군의학교는 18세기 의사들을 교육한 학교들 중에서 '가장 양질'이었다.[106] 내과와 외과를 더욱 긴밀하게 묶으려는 움직임은 1750년 이전에도 도처에서 분명했지만, 이 군의학교들에서 더 뚜렷해졌다. 군의 서비스 특성상 전장에서는 외과적 치료와 내과적 치료 사이의 구분이 흐릿하거나 종종 존재하지 않았다. 한 현대의 학생은 "모든 나라의 군의관들은 18세기 동안 이 두 치유 전문직이 함께 엮이는 데 중요한 기여를 했다"라고 썼다.[107]

많은 군의 교수진은 민간인을 위한 외과 의사들을 수련시켜야 했고, 이들은 점점 더 일반의 내지 외과의의 역할을 맡게 되었다. 바이에른, 프로이센, 오스트리아 당국은 민간 의사와 군의 모두에게 내과와 외과 지식을 요구했다. 예를 들어, 비엔나에서 요제프 2세는 1785년에 "누군가가 내과 의사나 외과 의사가 되고 싶다면, 두 경우 모두 전 범위의 치료술에 익숙해져야 한다"라고 명령했다.[108] 거의 동시에 프랑스 육군과 해군 의학교는 졸업생을 위해 외과뿐만 아니라 내과의 추가 수련을 마련했다. 마리-조세 앵보-위아르Marie-José Imbault-Huart는 로슈포르, 툴롱, 브레스트에서 이 교육 프로그램은 '치료술의 두 갈래'를 모두 포함했다고 썼다.[109]

최근까지 대학에서 교육을 받은 의사들의 증언에 크게 의존하는 전통적인 역사적 관점은 18세기 내과 및 외과 교육 간의 깊은 차이를 묘사했다. 이제는 당시 내과 의사의 지위 상실에 대한 두려움이 실제 상태에 대한 설명을 과장하게 만든 것으로 보인다. 육군과 해군 의학센터뿐만 아니라 사실상 모든 계층의 의학교육에 있어 1789년까지는 내과와 외과 사이의 화해가 잘 진행되고 있었기 때문이다. 최근 베를린에서 열린 국제 심포지엄에서 7개국의 학자들은 18세기 후반 내과-외과 관계의 급진적 전환에 합의했다. 프랑스에서는 작은 마을과 시골 지역의 실습 수준에서는 화해가 '이미 실현'된 반면, 의학교에서 내과 및 외과 교육의 확실한 '평준화 경향'이 증가하고 있는 것으로 보고되었다. 유럽에서 흔히 볼 수 있는 내과와 외과 사이의 '부당한 구별'이 미국에서는 없었으며, 두 기예는 "절대적인 분리를 인정하지 않을 정도로 밀접하게 연결되어 있다"라고 1775년에 한 미국 의사가 증언하였다.[110]

영국에서는 내과 의사와 외과 의사 사이의 깊은 적대감이 있었지만, 18세기 말에 이르러 그들 사이의 분열이 무너질 조짐을 보였다. 수잔 로렌스$^{Susan\ C.\ Lawrence}$는 이 시기 런던의 병원 의학교 학생들에 관해 "'가장 눈에 띄는 특징'은 내과와 외과 회진을 함께 돌고 약학 수업을 자신의 임상 경험과 결합하는 학생 수가 증가한 것"이라고 썼다. 외과, 내과, 약학 교육에서 초기 몇 년간의 뚜렷한 차이는 '1780년 훨씬 이전에 …… 사실상 일반의의 부상'과 함께 거의 사라졌다.[111]

런던의 내과 의사와 약사들은 이제 일상적으로 병리학과 해부학을 공부하고 수술을 관찰하고 있었고, 외과 의사는 더 많은 시간을 들여 약전과 치료법을 배우고 있었다. 영국에서 해부학과 내과학의 생리학적 수업을 개척한 존 헌터*의 엄청나게 인기 있는 교육은 내과와 외과 교육의 분리에 반대하는 강력한 논증을 불러일으켰다.[112] 영국 시골에서는 점점 더 많은 개업의들이 자신을 외과의-약제사라 부르면서 그 오래된 구별은 점점 더 무시되었다.

왕립의학 기구들, 특히 도시의 권력과 영향력만이 영국의 치료사들 간의 화해를 늦추었다. 프랑스에서처럼 어떤 격변적인 변화도 내과와 외과 교육의 최종 결합을 강요하지 않았다. 에든버러의 왕립내과의사회는 스코틀랜드 의사들로부터 제한 정책에 대한 항의의 증가에도 불구하고, 1765년에 '일반적으로 수술을 하거나 분만 조력, 결석 제거, 안구 제거 등의 짓거리를 하는 하류 기예 출신'은 일체 입학시키지 않겠다는 확고한 의도를 되풀이했다.[113] 외과와 내과를 분리하기 위한 전쟁은 19세기까지 계속되었다. 1821년까지도 더블린의 존경받는 로버트 그레이브스는 학생들에게 "외과 의사의 교육과 내과 의사의 교육이 달라야 한다는 터무니없는 생각이 완전히 포기된 것은 아니다"라고 말했다.[114]

1750년 이후 대륙 국가에서 외과수술은 점점 더 빈번하게 대학의 의학교육 과정에 들어가기 시작했다. 앵보-위아르의 말을 빌리자면, 외과는 "과학의 진보된 날개 …… 과학적인 방법론, 구조, 실천을 갖춘" 것이었다. 런던의 헌터 의학교에서처럼, 프랑스와 독일 대학 모두에서 '인간과 그의 질병에 대한 폐쇄적인[내과적] 설명 체계'가 공격받고 있었다.[115] 18세기 말엽 거의 모든 독일 대학은 이론적인 외과

---

*   John Hunter(1728~1793): 영국의 외과 의사이자 해부학자.

뿐만 아니라 외과 임상교육 과정도 제공했다. 대학의 '학문적 외과'와 그 밖의 '실무 외과' 사이의 오랜 구분이 희미해지기 시작하고 있었다.[116] 1797년 에르푸르트 시는 모든 의학교육에서 내과와 외과를 통합하는 것이 '필요하고' 가능한지에 대한 논문을 공모했는데, 15명의 참가자들 중 14명은 그것이 양측 모두에게 이익이 된다고 논증했다.[117] 합스부르크 군주국에서 외과 교육은 공식적으로 내과 교육과 동등하다고 선언되었다.[118]

반면에 구체제 프랑스에서는 외과 교육이 더 존경받는 지위를 누렸지만, 그럼에도 불구하고 외과학교와 군의학교 교육자들에게만 완전히 받아들여졌다. 영국의 내과 단체처럼 파리의 내과 단체는 외과에 관심이 있는 사람들을 내과 학습에 참여시키는 것에 강하게 반대했다. 그러나 파리 외곽의 대학들은 일부 외과 학생들에게 의학 학위를 수여할 용의가 있었다. 몽펠리에와 그르노블의 학부는 실제로 교육 과정에 외과를 도입했으며, 1790년대 초까지 몽펠리에는 내과-외과 프로그램을 합쳐서 600명 이상의 졸업생들을 배출했다. 그렇게 프랑스의 학구적 의사들은 느리지만 꾸준히 질병에 대한 외과적 관점을 수용하기 위해 움직이고 있었다. 토비 겔판트의 말에 따르면, 프랑스의 학벌 다툼의 표면 아래서 "사실상의 통합은 이미 존재했다."[119]

앞으로 올 것의 형태

1790년경 의학의 다양한 수련 장소를 목격한 선견지명이 있는 관찰자는 의학교육 과정의 유동성, 내과와 외과의 증가하는 밀접함, 의학 이론과 실천의 근접, 과학의 새로운 시대에 고전 학습의 모호한 위상에 대해 분명히 언급했을 것이다. 런던의 병원 수련 센터든, 프랑스의 군의학교든, 독일의 대학이든, 미국의 신생 의학교든 과학의 경험적 정신을 병상의 실제 기술과 지식과 결합하려는 거의 보편적인 충동이 분명했다.

드레스덴에서 필라델피아에 이르는 수백 개의 서로 다른 기관에서 의학생들은 질병을 치료하고 치유를 촉진할 수 있도록 자신을 준비시키는 더 나은 방법을 찾고 있었다. 화학, 식물학, 병리해부학, 생리학 등 새로운 과목을 대학 안과 밖에서 모두 가르치고 있었다. 수술하는 의사에게 해부학이 중요했던 것처럼 화학은 이제 약을 처방하는 의사에게도 중요했다. 때로는 교실에서 꽤 우아한 실험이 흔히 행해졌고 때로는 학생들 스스로 이를 수행했다. 시체, 살아있는 환자, 교육용 모델, 마네킹, 골격 모델, 해부학 표본, 살아있는 동물 및 수업 시연은 교과서나 공식적인 강의만큼이나 교육에 중요했다. 병원 의학생들은 의무기록을 작성하고 병상에서 간단한 일을 하도록 요청받았다. 실전 경험을 쌓는 일은 모든 나라에서 학생 생활의 특징이었다.

팡 드 시클^{fin de siecle, 세기말}에 앞으로 수십 년 동안 의학 학습에 관한 모든 중요한 질문에 대한 의문이 제기되었다. 학생은 실제로 어떻게 훌륭한 의료인이 되는 방법을 배울 수 있을까? 내과 지식과 외과 기술을 모든 개업의에게 일상으로 가르쳐야 하는가? 치유의 직업을 추구하는 사람에게 필수적이거나 바람직한 과학 과목은 무엇인가? 다수의 잠재적 학생을 배제하지 않는 의학 학습 기간은 얼마인가? 의사 지망생이 의학을 배우기 위해서는 어떤 종류의 사전 의학교육이 적절한가? 고전 문헌과 언어는 얼마나 중요한가? 의학교육은 병원, 진료소, 도제 또는 대학에서 핵심적이어야 하는가? 모든 개업의들은 실질적인 경험을 쌓아야만 하는가? 국가는 국민의 건강을 보호하는 역할을 하는가, 아니면 의사의 수련은 경쟁력 있는 사업체에 맡기는 것이 가장 좋은가?

의학 수련이 지나가는 역동적이고 소용돌이치는 변화의 사이클 속에서, 바로 다가올 시기를 예측하는 것은 불가능했다. 미래의 의료인은 누구일까? 프랑스에는 인체에 대한 뛰어난 지식을 가진 에콜 밀리테르와 에콜 드 시루지의 수많은 외과의-개업의들이 있을까, 아니면 1790년에도 여전히 프랑스 의학계에서 강력하고 영향력이 있었던 학문적 내과 의사의 작은 무리가 있을까? 의과대학 졸업자부터 유면허 약사까지 프로이센이 승인한 7개의 의료 계층 중 어느 것이 새로운 세기의 변화하는 상황에 가장 잘 적응할 것인가? 이미 의사의 수련을 지배했던 병원 중심의 실용적인 교육보다 학문에 기반한 교육이 영국에서 우세하기를 바랄 수 있을까? 그리고 북아메리카는 어떤가? 신세계에서 그렇게 중요했던 도제 수련은 단기간의 대학 강의로 보충한다면 다른 의학교육 체계보다 우세할 것인가?

아마도 18세기 말 의학교육의 조건에 대해 가장 놀라운 것은 뚜렷하게 상이한 패턴을 가진 국가의 대응이었다. 독일과 프랑스만이 국가가 의사의 교육적 선택을 통제하는 데 중요한 역할을 하기 시작했다. 국가가 거의 아무런 역할도 하지 않았던 산업혁명기의 영국에서 외과의-약제사는 모든 의사들 중에서 가장 수가 많고, 가장 유용하며, 가장 적응력이 뛰어난 집단으로 부상하고 있었다. 19세기 영국을 특징짓던 의학교육에 대한 책임과 권력의 분산 양상은 이미 존재하고 있었다.

북미에서는 영국에서처럼 의료 정치의 불확실성이 팽배했다. 수련 기관, 특히 병원의 부족으로 인해 의료인이 되기 위한 주요 경로는 영국보다 단순한 도제 수련에 훨씬 더 중점을 두고 있다. 연방정부는 각 주가 의학교에 대한 권한을 부여하고 다양한 종류의 의료인에게 그 경계를 개방하는 법을 만들었다. 서부 개척을 특징으로 하는 미국에서는 학위 수여 의학교들 간에 전례 없는 확장과 경쟁을 위한 조건이 마련되었다.

유럽에서는 강력하지만 비효율적인 프랑스 군주제가 프랑스 의학도들에게 상당한 선택의 폭을 제공하는 대안치료 기관의 성장을 허용했다. 1790년 격동기 프랑스에서는 개혁적인 병원과 유명한 외과학교들이 미래에 가장 큰 가능성을 가진 곳처럼 보였다. 그리고 더욱 동쪽에서는, 변화하는 대학들과 군의와 약사 양성을 위한 여러 계층의 실무학교에서 독일의 특유한 의학교육 패턴이 등장하고 있었다.

종종 14세에 의학 공부를 시작한 학생들에게 선택의 미로를 헤쳐 나가는 지도의 필요성은 분명했다. 학생들은 그들이 직면했던 고통스러운 선택에 대해 일기와 편지에 썼다. 다른 사람들보다 선택의 무정부 상태를 기회로 본 벤자민 브로디^{Benjamin Brodie}는 "나는 스스로 독학을 했다"라고 썼다. 그는 "규칙이 정해져 있지 않다"면서 "여러 가지 방법으로 지식을 얻고 있었다"라고 덧붙였다.[120]

세기말 학생들의 경험은 한 세기 전과 매우 달랐고, 한 세기 후의 학생들과도 거의 닮지 않았다. 엄청난 책임의 부담이 그들을 짓눌렀고, 다음 장에서 살펴볼 것처럼 그것이 그들의 삶에 미치는 영향은 종종 강력했다.

제2장 원주

1 Jean-Charles Sournia, La medecine Evolutionnaire, 1789-1799 (Paris: Editions Payot, 1989), 15-16.

2 Thomas Withers, A Treatise on the Errors und Defects of Medical Education: in which are contained Observations on the Means of correcting Them (London: C. Dilly, 1794), 31. Withers는 York County Hospital and Public Dispensary의 의사였다.

3 Francisco S. Constancio, An Appeal to the Gentlemen Studying Medicine at the Uni-versity of Edinburgh (Edinburgh: privately printed, 1797), 7.

4 Protokolle congregatae facultatis Medicinae, NI 4, folder 13, November 13, 1804, September 30, 1805, University of Munich Archive.

5 C. D. O'Malley, "Medical Education During the Renaissance," in The History of Medical Education, ed. C. D. O'Malley (Berkeley and Los Angeles: University of California Press, 1970), 95-97.

6 Alois Krobot, Zur Geschichte der medizinischen Ausbildung an der Prager Karlsuni- versitat von 1650 bis 1800" (med. diss., University of Zurich, 1985), 24-28.

7 Thomas Broman, "University Reform in Medical Thought at the End of the Eighteenth Century," Osiris 5 (1989): 3748. 또한 그의 다음 논문 참조. The Transformation of Academic Medicine in Germany, 1780-1820" (Ph.D. diss., Princeton University, 1987), esp. 3-13.

8 Johanna Bieker, "Die Idee der Einheit von Theorie und Praxis in der Medizin und ihr Einfluss auf den klinischen Unterricht im 19 Jahrhundert," Arzt und Krankenhaus 6 (1982): 232-36.

9 Hans-Heinz Eulner, Die Entwicklung der medizinischen Spezialfacher an den Univer- sitäten des deutschen Sprachgebietes (Stuttgart: Ferdinand Enke,

1970), 42M5, 65.

10 Friedrich G. Wetzel, Briefe über das Studium der Medizin für Jünglinge, die sich ihr widmen wollen (Leipzig: C. G. Weigel, 1805), 28.

11 R. Steven Turner, "The Prussian Universities and the Research Imperative, 1806 to 1848" (Ph.D. diss., Princeton University, 1973), 124.

12 Ulrich Trohler, 250 Jahre Göttinger Medizin," Göttinger Universitäts schriften 13 (1988): 15-16.

13 Hans Bohner, "Die Geschichte des medizinischen Ausbildungs—und Prüfungswesen in Deutschland von etwa 1240 n. Chr. bis Hcute" (med. diss., University of Cologne, 1962), 24.

14 Heinz Goerke, Die medizinischen Fakultat von 1472 bis zur Gegenwart," Die Ludwig—Maximilians——in ihren Fakultüten, ed. Laetitia Boehm and Johannes Sporl, 2 vols. (Berlin: Duncker & Humblot, 1972), 2:205.

15 Akten der medizinischen Fakultat, June 1, 1807, III, 4a, 50, p. 28, University of Heidelberg Archive.

16 Martina Beese, "Die medizinischen Promotionen in Tubingen, 1750-1799" (med. diss., University of Tubingen, 1977), 8.

17 1792년 이후 에를랑겐의 의학 강좌에 대해서는 다음을 보라. Axel Paetzke, "Die Lehrer der Heilkunde der Universitat Erlangen, 1792-1818" (med. diss., University of Erlangen-Nuremberg, 1966), 81-98.

18 Ramunas Kondratas, "Joseph Frank (1771-1842) and the Development of Clinical Medicine" (Ph.D. diss., Harvard University, 1977), 22-36. 또한 다음 참조. Erna Lesky, "Johann Peter Frank als Organisator des medizinischen Unterrichts," Sudhoffs Archiv 39 (1955): 1-29.

19 각 의학 교수진의 상세한 기술은 다음을 보라. Andre Finot, Les facultes de medecine de province avant la revolution (Paris, 1958).

20 Germaine Picard, "La regiementation des etudes medicale cn France: Son evolution de la revolution a nos jours" (med. diss., University of Paris, 1967), 2-3. 또한 다음 참조. Pierre Huard, "L'enseignement medico—chirurgical," in Enseignement et diffusion des sciences en France au XXVIII siécle, ed. Rene Taton (Paris: Hermann, 1964), 172-76.

21 Charles Coury, "Medical Education in France from the Beginning of the 17th Century to Our Day," unpublished manuscript, 1968, Institut fur Geschichte der Medizin, Vienna, 8.

22 L. W. B. Brockliss, French Higher Education in the Seventeenth and Eighteenth Centuries: A Cultural History (Oxford: Clarendon Press, 1987), 394.

23 George J. Granger, "Recherches sur l'enseignement de la médecine militaires a Strasbourg au XVIIIe siécle" (med. diss., University of Strasbourg, 1967), 37; Huard, "L'enseignement medico—chirurgical," 183.

24 Paul Delmas, "Les etapes de l'enseignement clinique a Montpellier," L'Informuteur medical 5 (1926): 2.

25 Brockliss, French Higher Education, 396, note.

26 18세기 프랑스 의학에 관한 설명의 재해석은 특히 다음을 보라. Toby Gelfand, Professionalizing Modern Medicine: Paris Surgeons and Medical Science and Institutions in the 18th Century (Westport, CT: Greenwood Press, 1980).

27 A. H. T. Robb-Smith, "Medical Education at Oxford and Cambridge Prior to 1850," in The Evolution of Medical Education in Britain, ed. F. N. L. Poynter (London: Pitman, 1966), 49.

28 Arnold Chaplin, "The History of Medical Education in the Universities of Oxford and Cambridge, 1500-1850," unpublished manuscript, 1920, 11, Royal College of Physicians, London.

29   Michael Sanderson, ed., The Universities in the Nineteenth Century (London: Routledge & Kegan Paul, 1975), 3

30   "Medicine: Memoranda, Reports, Correspondence, 1694-1926," University of Cambridge Archive, CUR 28.4.1.

31   Charles Newman, The Evolution of Medical Education in the Nineteenth Century (Oxford: Oxford University Press, 1957), 10.

32   D. A. Winstanley, Early Victorian Cambridge (Cambridge: Cambridge University Press, 1940), 3.

33   Robert G. Frank Jr., "Science, Medicine and the Universities of Early Modern England: Background and Sources," History of Science 11 (1973): 207.

34   Ibid., 207-11, 264.

35   L. R. C. Agnew, "Scottish Medical Education," in The History of Medical Education, ed. C. D. O'Malley (Berkeley and Los Angeles: University of California Press, 1970), 260.

36   Minutes of Senatus, December 8, 1783, University of Edinburgh Archive.

37   Ibid.; Records of University of Glasgow Senate, March 30, 1802, University of Glasgow Archive.

38   Minutes of Medical Faculty, 1792, University of Edinburgh Archive.

39   J. Johnson, A Guide for Gentlemen Studying Medicine at the University of Edinburgh (London: Robinson, 1792), 54-55.

40   Records of University of Glasgow Senate, March 9, 1787, March 10, 1796, June 10, 1796. One candidate for a medical degree at Glasgow had practiced medicine in England for eighteen years (May 2, 1791).

41 Alexander Duncan, Memorials of the Faculty of Physicians and Surgeons of Glasgow (Glasgow: Maclehose, 1896), 127-28.

42 Joseph Black to George Black, March 10, 1753, Joseph Black Correspondence, University of Edinburgh Archive.

43 Ibid., June 30, 1766.

44 Christopher Lawrence, "Ornate Physicians and Learned Artisans: Edinburgh Medical Men, 1726-1776," in William Hunter and the Eighteenth-Century Medical Worlds ed. W. F. Bynum and Roy Porter (Cambridge: Cambridge University Press, 1985), 157-58, 173-75. 또한 Lawrence, "Medicine as Culture: Edinburgh and the Scottish Enlighten-ment" (Ph.D. diss., University College London, 1984).

45 David B. Horn, A Short History of the University of Edinburgh} 1556-1889 (Edin-burgh: University of Edinburgh Press, 1967), 107.

46 David Hamilton, The Healers: A History of Medicine in Scotland (Edin-burgh: Canongate, 1981), 142.

47 Samuel Lewis, "List of the American Graduates in Medicine in the University at Edinburgh," New-England Historical and Genealogical Register 42 (1888): 159-65.

48 John Morgan, A Discourse upon the Institution of Medical Schools in America. (New York: Arno Press, 1975), 29. This work was first published in Philadelphia in 1765 by W. Bradford.

49 Lisa Rosner, "Thistle on the Delaware: Edinburgh Medical Education and Philadelphia Practice, 1800-1825," Social History of Medicine 5 (1991): 24-25. 또한 다음 참조. Deborah C. Brunton, "The Transfer of Medical Education: Teaching at the Edinburgh and Philadelphia Medical Schools," in Scotland and America in the Age of Enlightenment, ed. R. B. Shor and J. R. Smith (Princeton, NJ: Princeton University Press, 1990), 241-

58.

50   Frederick C. Waite, "Medical Degrees Conferred in the American Colo-
      nies and in the United States in the Eighteenth Century," Annals of Med-
      ical History 9 (1937): 317-19.

51   Rosner, "Thistle on the Delaware," 22-24.

52   S. T. Anning and W. K. Walls, A History of the Leeds School of Medi-
      cine (Leeds: Leeds University Press, 1982), 1-2.

53   James Makittrick, Commentaries on the Principles and Practise of Physic,
      being At- tempt, on a MIP Plan, to connect the several Branches of Med-
      icine, and to plan the Practise of it on a rational and solid Foundation
      (London: T. Becket, 1772), xxxiii.

54   William Chamberlaine, Tirocinium Medicum; or a Dissertation on the
      Duties of Youth apprenticed to the Medical Profession (London: privately
      printed, 1812), 208-9.

55   Joan Lane, "The Role of Apprenticeship in Eighteenth-Century Medical
      Education in England," in William Hunter and the Eighteenth-Century
      Medical World, ed. W. F. Bynum and Roy Porter (Cambridge: Cambridge
      University Press, 1985), 73.

56   Alexander Hamilton diary, March 6, 1805, Royal College of Physicians
      of Edinburgh.

57   Diary and autobiographical notes of Ludford Harvey, 1777, St. Bar-
      tholomew Hospital Archive, London.

58   Harriot W. Warner, ed., Autobiography of Charles Caldwell, M. D. (Phil-
      adelphia: Lippincott, 1855), 77.

59   William L. Sutton to his father, December 17, 1810, William Loftis
      Sutton Papers, Kornhauser Library Historical Collections, University of

Louisville.

60   William D. Postell, "Medical Education and Medical Schools in Colonial America," International Record of Medicine 171 (1958): 365; William F. Norwood, "Medical Education in the United States Before 1900," in The History of Medical Education, ed. C. D. O'-Malley (Berkeley and Los Angeles: University of California Press, 1970), 474. N. Tait McPhedran에 의하면 프랑스령 캐나다에서 일반적인 도제 기간은 5년에서 7년이 소요되었다. 다음 참조. Canadian Medical Schools: Two Centuries of Medical History, 1822 to 1992 (Montreal: Harvest House, 1993), 2.

61   Eric Christianson, "The Emergence of Medical Communities in Massachusetts, 1790-1794: The Demographic Factors," Bulletin of the History of Medicine 54 (1980): 69.

62   William G. Rothstein, American Medical Schools and the Practice of Medicine: A History (New York: Oxford University Press, 1987), 21.

63   Johannes Gessners Pariser Tagebuch 1727, ed. Urs Boschung (Bern: Hans Huber, 1985), entries for September 4, 11, and November 14, 1727, pp. 201-6, 246. See also pp. 127, 130-31, 151-52.

64   Coury, "Medical Education," 15.

65   W. A. Smeaton, Fourcroy: Chemist and Revolutionary, 1755-1809 (Cambridge: W. Heffer, 1962), 7-12.

66   Daniel J.-C. Amzalac "Reflexions sur l'enseignement de la medicine en France des origines a la revolution" (med. diss., University of Paris, 1967), 60

67   Toby Gelfand, "'Invite the Philosopher as well as the Charitable': Hospital Teaching as Private Enterprise in Hunterian London," in William Hunter and the Eighteen th-Century Medical World, cd. W. F. Bynum and Roy Porter (Cambridge: Cambridge University Press, 1985), 145.

68   Rudolf Kopke, Die Grun dung der Koniglichen Friedrich- Wilhelms-Universitat zu Berlin (Berlin: Gustav Schade, 1860), 130-31.

69   "Extract from Mr. Whitfield's MSS on the history of St. Thomas Hospital, Septem-ber, 1873," St. Thomas Medical School papers, HI/ST/K/O/27, Greater London Record Office. 1699년에 Grand Committee는 "외과 의사 도제나 이런 부류의 사람은 병원에 있을 때 정규 의사나 외과 의사 앞에서 모자를 벗어야 한다"라고 명령했다. Ibid., Governors' Minutes, Grand Committee, January 18, 1697.

70   Governors' Minutes, Grand Committee, September 30, 1713, St. Thomas Medical School folder, ibid.

71   F. G. Parsons, The History of St. Thomas's Hospital, 3 vols. (London: Methuen, 1932-36), 2:184-86.

72   Victor C. Medvei and John L. Thornton, eds., The Royal Hospital of Saint Bartholomew, 1123-1973 (London: Royal Hospital of Saint Bartholomew, 1974), 46.

73   Minutes of Board of Governors, March 14, 1758, London Hospital Archives, LH/X/B/8.

74   James Maddocks and William Blizard, Expediency und Utility of Teaching the Several Branches of Physic and Surgery, by Lectures at the London Hospital; und for Erecting Theatres for that Purpose (London, 1783), 5-6. Copy in London Hospital Archives.

75   John Ellis, LHMC 1785-1985: The Story of the London Hospital Medical College, En^land^s First Medical School (London: London Hospital Medical Club, 1986), 12.

76   Pierre Huard, "Les echanges medicaux franco-anglais au XVIII siecle," Clio Medica 3 (1968): 47. 또한 다음 참조. Alain Horvilleur, L'enseignement medical à Lyon de 1789 à 1821 (Lyon: Bose, 1965), 17-23.

77 Christopher Lawrence, The Edinburgh Medical School and the End of the 'Old Thing' 1790-1830," History of Universities 1 (1988): 264-67.

78 Joan Lane, The Medical Practitioners of Provincial England in 1783," Medical History 8 (1984): 357.

79 Mary E. Fissell, Patients, Power, and the Poor in Eighteenth-Century Bristol (Cambridge: Cambridge University Press, 1991), 129.

80 Notes by W. Brockbank in Manchester Collection, John Rylands Library, Manchester, F3a; Katherine A. Webb, "The Development of the Medical Profession in Manchester, 1750-1860" (Ph.D. diss.. University of Manchester, 1988), 425-27.

81 Dale C. Smith, "The Emergence of Organized Clinical Instruction in the Nineteenth Century American Cities of Boston, New York and Philadelphia" (Ph.D. diss., University of Minnesota, 1979), 11-36. 또한 다음 참조. Riesman, "Clinical Teaching in America, with Some Remarks on Early Medical Schools," Transactions of the College of Physicians of Philadelphia 41 (1938): 89-110.

82 F. R. Packard, "Cadwalader, Thomas," in Dictionary of American Biography, 10 vols., ed. Allen Johnson and Dumas Malone (New York: Scribner, 1927-36), 2:400.

83 Charles E. Rosenberg, The Care of Strangers: The Rise of Americas Hospital System (New York: Basic Books, 1987), 20.

84 이 표현은 처음에 Jacques Tenon이 사용했고 Michel Foucault 등이 다시 사용하였다. Les machines à guerir (Paris: Institut de l'environment, 1975).

85 Jacques Tenon, Memoires sur les hdpitaux de Paris (Paris: P. H. Pierres, 1788); and Antoinette S. Emsch-Deriaz, Towards a Social Conception of Health in the Second Half of the Eighteenth Century: Tissot (1728-1797) and the new Preoccupation with Health and Well-being" (Ph.D.

diss., University of Rochester, 1984), esp. 272-88. 또한 다음 참조. Louis S. Greenbaum, "'Measure of Civilization': The Hospital Thought of Jacques Tenon on the Eve of the French Revolution," Bulletin of the History of Medicine 40 (1975): 43-56. Dora B. Weiner의 서문이 담긴 Tenon의 중요한 저서의 번역본은 현재 National Library of Medicine에서 볼 수 있다.

86   Muriel Joerger, "The Structure of the Hospital System in France in the Ancien Regime," in Medicine and Society in France: Selections from the Annates, Economies, Societes, Civilisations, vol. 6, ed. Robert Forster and Orest Ranum (Baltimore: Johns Hopkins University Press, 1980), 108.

87   Axel H. Murken, DM Bild des deutschen Krankenhauses im 19. Jahrhundert (Munster: Murken-Altrogge, 1978), 9-10.

88   Paul P. Bernard, "The Limits of Absolutism: Joseph II and the Allgemeine Kranken- haus," Eighteenth-Century Studies 9 (1975): 7.

89   Robert L. Kilpatrick, "Nature's Schools: The Hunterian Revolution in London Hospital Medicine 1780-1825" (Ph.D. diss., Cambridge University, 1988).

90   William B. Howie, Medical Education in 18th Century Hospitals (Scottish Society of the History of Medicine, 1970), 3.

91   Stuart C. Thompson, "The Great Windmill Street School," Bulletin of the History of Medicine 12 (1942): 383-85.

92   Kilpatrick, "Nature's Schools," 108.

93   Derek Dow and Michael Moss, "The Medical Curriculum at Glasgow in the Early Nineteenth Century," History of Universities 1 (1988): 250, n. 3. 19세기 말에 설립된 College Street Medical School에 관한 정보는 다음을 보라. F. L. M. Pattison, Greenville Sharp Pattison: Anatomist and Antagonist, 1791-1851 (Tuscaloosa: University of Alabama Press, 1987), 20-25.

94   Hamilton, The Healers, 150.

95   Willem Frijhoff, "L'ecole de chirurgie de Paris et les Pays-Bas: Analyse d'un recrute- ment, 1752-1791," Lias 17 (1990): 194; Huard, "L'enseignement medico-chirurgical," 198-99.

96   Huard, "'L'enseignement medico—chirurgical," 200.

97   Wilhelm Tasche, "Die anatomischen Theater und Institute der deutschsprachigen Unterrichtsstätten" (med. diss., University of Cologne, 1989), 25-30.

98   V. Klimpel, "Zur chirurgischen Ausbildung am ehemaligen Dresdner Collegium medico-chirurgicum," Zentralblattfiir Chirut^ie 115 (1990): 181.

99   Staatsarchiv Dresden, Archiv fur alte Militarakten, Nr. 1503, Bl. 14-17, cited in ibid., 183.

100   Moritz Leisibach, Das medizinisch—chirurgische Institut in Zurich, 1782-1833 (Zurich: Hans Rohr, 1982), 64; Anton E. Mai, "Die niederarztliche Ausbildung zu Salzburg im 19 Jahrhundert" (med. diss., University of Erlangen-Nuremberg, n.d.), 11.

101   Dr. Schickert, Die militärärztlichen Bildunpfsunstalten von ihrer Griindung bis zur Gegemvart (Berlin: Ernst Siegfried Mittler, 1895), 33-36.

102   Antonie M. Luyendijk-Elshout, "The Medical World of the Nineteenth Century: Its Impact upon Medical Education," unpublished manuscript, 1990, 21. I am indebted to Professor Luyendijk-Elshout for sending me a copy of this paper.

103   Erhard Grunwald, "Das niedere Medizinalpersonal im Bayern des 19Jahrhunderts" (med. diss., University of Munich, 1950), 24.

104   David M. Vess, Medical Revolution in France, 1789-1796 (Gainesville:

University Presses of Florida, 1975), 27. See also Daniele Voidman, "Les ho-
pitaux militaires dans l'e- space sanitaire francâis, 1708-1789" (med. diss.,
University of Paris, n.d.).

105   Christian Wolf, "Facultés, écoles de médecine et hopitaux militaires a
Strasbourg sous la revolution et l'empire (1789-1815)" (med. diss., University
of Strasbourg, 1986), 79-81.

106   Richard L. Kremer, "Between Wissenschaft und Praxis: Experimental
Medicine and the Prussian State, 1807-1848," in "Einsamkeit und Frei-
heit" neu besichtigt, ed. Gert Schubring (Stuttgart: Franz Steiner, 1991), 156.

107   Grunwald, "Das niedere Medizinalpersonal," 143-44.

108   Manfred Skopec, "Das Ringen um die Einheit von Medizin and Chirur-
gie am Beispiel des Wiener Josephinums," in Chirurgische Ausbildung im
18 Jahrhundert, in Ab- hundlungen zur Geschichte der Medizin und der
Naturwissenscbaften, 57, ed. Georg Harig (Husum: Matthiesen, 1990), 144.

109   Marie-Jose Imbault-Haunt, "La formation chirurgicale en France au
XVIIIéme siécle, composante essentielle d'une nouvelle chirurgie," in
Chirurgische Ausbildung im 18Jnhrhundert, in Abhundlun^en zur Ges-
chichte der Medizin und der Naturwissenschaficn, 57, ed. Georg Harig
(Husum: Matthiesen, 1990), 82.

110   Ibid., 88, 160, 115. The participants cited are Imbault-Huart and Gert H.
Brieger.

111   Susan C. Lawrence, "Science and Medicine at the London Hospitals: The
Devel-opment of Teaching and Research, 1750-1815" (Ph.D. diss., Univer-
sity of Toronto, 1985), 334,428.

112   Kilpatrick, "Nature's Schools," 225.

113   Royal College of Physicians of Edinburgh Minutes, May 7, 1765, in

Richard Poole Papers, Royal College of Physicians of Edinburgh Library.

114 Robert J. Graves, "On Clinical Instruction," London Medical Gazette 10
     (1832): 402-3, note. Graves에 따르면 이 논문은 1821년 Meath Hospital
     의 강연을 기초로 한 것이다.

115 Marie-Jose Imbault-Huart, "The Teaching of Medicine in France and
     More Partic-ularly in Paris in the 19th Century (1794-1892)," in History
     of Medical Education, ed. Teizo Ogawa (Tokyo: Saikon, 1983), 58.

116 Owsei Temkin, "The Role of Surgery in the Rise of Modern Medical
     Thought," Bulletin of the History of Medicine 25 (1951): 249.

117 J. H. Jugler, Gekrönte Preisschrift Uber die von der Churfürstlichen
     Akademie nüt zlichcr Wissenschaften zu Erfurt aufgegebenz Frage: Ist es
     notwendig, u. ist es möglich, beide Theile der Heilkunst, die Medicin u.
     die Cbirurgie, sowohl in ihrer Erlernung als Ausübung wieder zu vereini-
     gen? (Erfurt, 1799).

118 Krobot, "Zur Geschichte der medizinischen Ausbildung," 90-91.

119 Gelfand, Professionalizing Modern Medicine, 151-53.

120 Charles Hawkins, "Works of Sir Benjamin Brodie with an Autobiogra-
     phy," Dublin Quarterly Journal of Medical Science 40 (1865): 138.

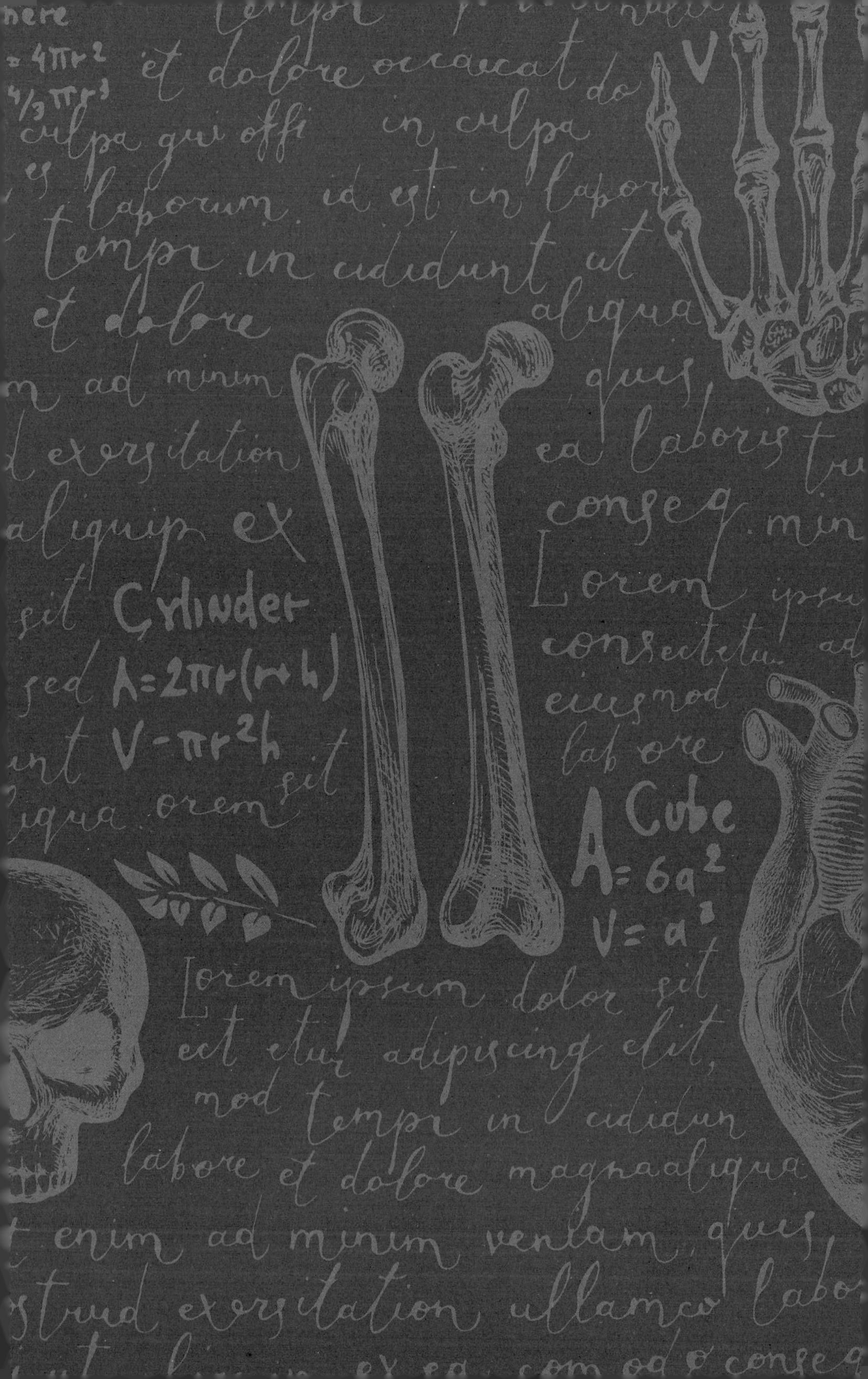

et dolore
in culpa
laporum id est in
tempr in cididunt ut
et dolore
aliqua
ad minim
quis
exersitation
ea laboris
aliquip ex
conseq. min
Cylinder
A=2πr(r+h)
V=πr²h
Lorem
consectetu
eiusmod
lab ore
Cube
A=6a²
V=a³
Lorem ipsum dolor sit
ect etur adipiscing elit,
mod tempr in cididun
labore et dolore magnaaliqua
enim ad minim veniam, quis
strud exersitation ullamco labo

· 제3장 ·

의학도의 삶과
그들의 교수들
(18세기 후반 및 19세기 초반)

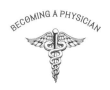

역사의 모든 시기에 있어 학생들의 삶은 재구성하기 어렵다. 흩어진 편지들과 가끔 쓰는 일기들을 통해 우리는 그들의 경험을 직접 엿볼 수 있다. 만족스럽지는 않지만 여전히 유용한 것은 의학 교수들의 이야기인데, 이는 종종 그들이 묘사한 사건이 있은 지 한참 뒤에 쓰인 예전 학생의 회고이며 보통 그들의 경력이 마칠 때쯤의 향수로 점철되어 있다. 그러나 이는 적어도 과거의 학생 문화를 엿볼 수 있는 충분한 증거가 된다. 이 장에서, 우리는 약 1780년부터 1820년까지 의학생의 사회적 기원을 추적하고 교실 안팎에서 그들의 삶의 일부를 묘사하며 이 시기의 의학 교수들과 교육에 대한 일부 설명을 제공할 것이다.

1780년 이후의 불안정한 세월만큼 의학생의 인생에서 불확실한 시기는 상상하기 어렵다. 유럽과 미국 모두가 이 대부분의 기간에 전쟁과 프랑스 혁명의 확산에 대한 두려움으로 몸을 떨었다. 모든 곳에서 학생들은 군 복무를 강요당하고 있었고, 두 대륙에서 학교 등록률이 감소하였으며, 군의관에 대한 수요가 절실해졌다. 의학교 학장과 교장들은 학생들의 군 복무를 면제해 줄 것을 정부에 간청했다. 예컨대 1799년 몽펠리에에 있는 프랑스 의학교의 교장은 파리에 있는 동료에게 그 해의 광범위한 군대 징집으로부터 학생들을 구하기 위한 최후의 노력에 함께해 줄 것을 요청했다.[1]

몇몇 의학교는 전쟁 중에 갑자기 문을 닫았고, 다른 학교들은 재조직되었다. 그리고 모든 곳에서 기준이 급격히 떨어졌다. 대부분 소수의 미국 학교들은 독립전쟁 동안 문을 닫아야 했고, 그 후 다시 문을 열기 어려웠다. 영국에서는 '저임금, 존중 부족, 대부분의 신병들이 직면하고 있는 신체적 위험이라는 현실'로 인해 더 많은 의학생을 모집하려는 희망이 사라졌다.[2] 혁명기 프랑스에서 의학교들은 혁명 초기에 공식적으로 문을 닫았다. 이때는 평등주의 개혁가들이 의사라는 칭호를 경멸했다. 큰 혼란이 병원에 만연했다. 100명 이상의 프랑스 내과 의사와 외과 의사가 그 공포의 기간 동안 사형 선고를 받았고, 1790년대 중반까지 500명 이상의 의사가 전장에서 목숨을 잃었다.[3] 독일에서는 나폴레옹 전쟁의 소용돌이 속에서 절반 이상의 대학이 사라졌고, 다른 대학들은 장기간에 걸쳐 재편성되거나 문을 닫았다.

의사 양성에 대한 생각은 장기간에 걸친 위험의 영향을 크게 받았다. 의학 훈련을 받은 남자들에 대한 요구는 교육 과정과 학습 기간에 새로운 압력을 가했다. 이러한 요구에 부응하여 런던의 병원들은 병동 진료를 중심으로 실질적인 '의학교'를 조직하기 시작했다. 프랑스의 혁명 정부가 만든 새로운 '에콜 드 상테'에서 군사적 필요성에 대한 실무적인 고려로 인해 내과와 외과의 재결합, 실질적 수련의 수용 그리고 실무 의사들을 위한 주요 수련의 장으로서 병원이 새롭게 강조되었다. 1803년 파리 당국은 군대와 민간의 주요 건강 수요를 충족시키기 위해 '오피시에 드 상테'로 알려진 이급 의료인을 양성하였고, 정복한 도시인 마인츠, 제노바, 토리노에 새로운 의학교를 계획했다.[4]

독일 대학에서도 전쟁의 재앙에 의해 의학 수련이 변형되었다. 프로이센의 개혁가들은 영토의 절반을 잃고 프랑스에 대한 강한 원한에 사로잡혀 베를린에 새 의학교를 지을 계획을 세웠다. 스코틀랜드의 한 저널은 프랑스가 정복한 할레에 있는 대폭 재정비된 대학은 이 프러시아 수도의 교수진과 병원 시설의 강력한 혼합물에 의해 빛이 바랠 것이라고 예측했다. 이 저널의 편집자는 "밀랍으로 만든 코처럼 독일의 의학교육은 스프레 강둑*으로 학생들을 끌어모으는 새로운 형태로 주형이 될 것이다"라고 썼다.[5]

일국의 대다수 인구에게 숙련된 의사를 제공해야 한다는 오래된 문제는 전시의 군사적 요구로 인해 두드러졌다. 1780년부터 1820년까지 40년 동안, 이 확대되는 의료 시장에서 일할 일반의를 교육하기 위해 유럽과 미국 전역에 새로운 기업들이 생겨났다.

사회계급과 의학 학습

이 시기에 걸쳐 프랑스의 오피시에 드 상테, 독일의 분다르쯔뜨, 영국의 외과의-약사, 미국의 '시골 의사'가 급성장했다. 그들 모두는

---

* 베를린에 있는 강의 이름.

시민 계급에 더 나은 의료서비스를 제공하려는 인도주의적 또는 민주주의적 열망을 활용했고, 기업가적인 교수들은 교육서비스에서 새롭고 수익성 좋은 시장을 발견했다. 이러한 이급 의사 수의 증가는 자신의 특권을 수호하고 높은 교육 수련 수준을 유지하기 위해 열심히 싸운 엘리트 의사들의 저항에 직면했다. 1800년 이후 프랑스에서도 내과 의사와 외과 의사 사이의 경계선은 더욱 엄격해졌고, 점차 법으로 고정되었다. 19세기에는 특정 등급의 의사가 되기 위해 필요한 교육 및 실습 요건의 공식은 무엇인가 하는 것보다 더 시급한 질문은 없었다.

대학 출신 내과 의사(독일 의학에서의 medici puri)와 다른 치료사를 구분하는 계급 구분은 영국에서는 보다 명확하지 않았다. 프랑스와 독일의 이급 의사와 비슷한 고객들을 위해 봉사했던 외과의-약제사들의 팽창한 무리 안에 고전적인 영국 대학 졸업생들은 거의 없었다. 오직 부유한 이들만이 옥스퍼드나 케임브리지에서 의학을 오랫동안, 그리고 많은 돈을 들여 공부할 수 있었다. 그러나 이들 대학교 졸업생들은 인허가 기구에 막대한 영향력을 행사했고 개혁의 노력을 막았다. 예를 들어, 1820년까지 라틴어로만 면허 시험을 치르게 했던 왕립내과의사회는 철저한 교양 교육 없이 의료를 제공하는 약제사와 외과의사들을 계속 경멸했다. 18세기 말에 이 의사회의 크리스토퍼 메렛 Christopher Merret은 "그들은 철학[즉, 자연철학 또는 과학]과 의술의 바로 그 요소들에 대해 전적으로 무지하기 때문에 질병과 그 원인을 아는데 능숙하지 않다"라고 말했다.[6] 1804년 랭커셔의 의사회 회원들은 더 나아가 자신의 도제들이 고전 지식이 부족한데다 "존경할 만한 집안 출신인 사람은 소수뿐"이라고 불평했다.[7] 병든 국민들을 치료하기 위

한 영국의 노력에서 중추를 담당했던 시골 의사는 1800년 무렵에 상류사회의 '주변인'일 뿐이었다.[8]

신분이 낮은 이들은 의학의 학문적 경로를 이수할 수 없었고, 순응하지 않는 모든 개신교도와 로마 가톨릭 신도들은 영국 대학에 입학을 거부당했다.* 제8장에서 기술한 바와 같이 영국, 기타 유럽, 미국에서는 19세기 후반까지 여성에게 의학이 완전히 금지되었다. 영국 대학에서는 사회계급이 가장 중요했다. 1752년과 1886년 사이에 옥스퍼드 학생 10명 중 9명 이상이 '신사, 성직자, 군인 가정 출신'이었다.[9] 스코틀랜드와 독일에서 흔히 볼 수 있는 가난한 학생들을 위한 장학금은 영국 대학에서는 상대적으로 드물었다. 독일 비평가들은 옥스퍼드와 케임브리지를 "왕자님 학교Fürstenschulen"라고 표현했는데, 마치 배타적인 성격의 독일 중등학교가 학생의 일상생활을 엄격하게 규제하는 것과 같다고 말했다.

스코틀랜드의 예외

'계발의 문화culture of improvement'가 번성하던 스코틀랜드에서만 가난하거나 비영국인 학생도 대학에 진학할 수 있었다. 라틴어나 그리스어, 수학에 능숙하지 않은 학생들을 걸러내는 엄격한 입학 조건도 없었다. 교육비는 영국보다 훨씬 저렴했고, 학생들은 영국 대학에서 드는 생활비의 극히 일부만 내면 저렴한 기숙사에서 살 수 있었다. 따라서 경제적으로 여유가 없는 가정 출신의 젊은이들은 스코틀랜드 의

---

*   영국의 국교인 성공회 신자, 혹은 왕에게 충성 서약을 하는 개신교도들만 대학 입학이 허용되었다.

과대학에 들어왔다. 예컨대, 존 레이든 박사^{Dr. John Leyden}는 에든버러에서의 학창 시절을 회상하며 "가난한 학생들도 격려를 받았고, 종종 수업료를 지불하지 않아도 청강할 수 있었다"라고 말했다.[10] 또 다른 동시대인은 스코틀랜드의 대학이 "중산층이나 하층 출신에게는 지식을 전수하였지만 …… 그들은 신사를 교육하지 않았다"라고 언급했다.[11] 스코틀랜드 대학은 상이한 사회계층을 혼합하는 데 자부심을 가졌다.

공부하기 위해 양초도 살 수 없었던 학생이나 한 달에 1파운드(당시 미화 5달러 미만)로 살아야 했던 학생의 예를 언급한 어느 에든버러 관리의 증언처럼 많은 이들이 검소하게 살았다.[12]

런던의 왕립내과의사회와 다른 특권적인 단체들이 이러한 느슨하고 평등주의적인 교육 시스템의 건전성에 대해 의문을 제기한 것은 이해할 만하다. 〈에든버러 메디컬 저널〉에 따르면, 1809년 스코틀랜드와 다른 지역의 개혁가들이 영국의 의료행위에 대한 엄격한 제한을 완화하기 위해 몇몇 대학에 청문회를 개최해달라고 청원했을 때 이 대학들은 '무례하고 이기적인 방식으로 행동'하며 아무런 공식적인 반응을 보이지 않았다. 13년 후, 옥스퍼드의 한 저명한 교수는 에든버러의 의학교육이 "너무 초보적"이라고 공격하며 특히 "해부학 수업에 참석하는 폭도들"을 지목했다. 이 교수는 에든버러 대학의 학위는 성숙한 성인이 아닌 "수염도 나지 않은 청년 혹은 애송이"들에게 수여된다고 선언했다. 〈에든버러 메디컬 저널〉의 편집자는 이 옥스퍼드 교수의 혹독한 비난이 단지 에든버러의 학위가 "부자가 아닌 사람들의 학위 취득을 막을 만큼 충분히 비싸지 않기 때문"이라고 응수했다.

스코틀랜드의 여러 사립 의학교 교육비는 대학보다 훨씬 더 쌌다. 예를 들어, 글래스고에 있는 앤더슨 대학교 부설 의학교는 1800년대 초에 해부학과 외과 강의를 제공했는데, 낮은 수업료로 인해 특히 장인 계층에서 인기가 있었다. 전체 지역사회에 대한 '불가결한 효용'으로 인해 이 학교는 개교 직후에 화학을 가르쳤다. 어떤 강좌는 직업을 가진 학생들의 편의를 위해 저녁에 개설되었다. 1820년대 초, 글래스고의 다른 저렴한 사립학교인 칼리지 스트리트 스쿨^{College Street School}과 포틀랜드 스트리트 스쿨^{Portland Street School}은 수백 명의 학생들에게 다양한 의학 과정을 제공했다.[16]

런던에서는 사설 의학교와 병원 의학교 수업료가 대학보다는 훨씬 저렴했지만 그래도 여전히 스코틀랜드의 사설 학교보다는 더 비쌌다. 강의를 듣고 멘토와 함께 병원 회진을 하며, 외과 조수나 사무원의 역할을 하는 학생은 1년에 100~200파운드를 쉽게 교육비로 지출했다. 대부분의 경우, 전문직이거나 비교적 부유한 가정 출신만이 이러한 높은 비용을 감당할 수 있었다. 1802년 외과 의사 헨리 클라인은 관심 있는 어느 학생의 아버지에게 이렇게 썼다. "1년간 외과 조수로 일하는 비용은 50파운드입니다. (……) 겨울 동안 제 강의와 해부실습 참가비는 15기니입니다. 또한 화학, 물리학 및 산파술 강의도 있습니다. 이 모든 비용은 별도입니다."[17]

게다가 그 학생은 집을 떠나 있는 동안 숙식, 책, 그 밖의 다른 비용들을 부담해야 했다. 존 엘리스 경^{Sir John Ellis}의 말에 따르면, 1800년 무렵 런던의 의학교육은 "그 이후 어느 때보다도 영국의 학생이나 부모가 지불해야 하는 금액의 측면에서 상대적으로 더 비쌌다."[18] 1815년 이후 여러 해 동안 이러한 런던의 고비용은 지방 의학교 설립에 중요한 요인이 되었다.

대륙의 계급 차이

유럽 대륙에서 의료계급 시스템은 종종 합법적이었다. 19세기 초, 혁명기 프랑스조차 군대나 시민을 위한 의사를 충분히 양성하지 못했기 때문에 교육적, 사회적으로 기성 의사보다 낮은 위치에 있던 이급 의사의 공식적인 계층을 만들었다. 파리, 몽펠리에, 스트라스부르에 있는 명문 의과대학 학생들은 주로 전문직(특히 의학)과 중산층 가정 출신인 반면, 오피시에 드 상테는 주로 농부, 장인, 상점 주인의 아들이었다. 이급 의사의 교육비는 정규 의사에 비해 4분의 1 정도였는데, 1789년 이후에는 현저히 낮아졌다. 정규 의사의 학습 기간이 4년이었던 데 비해 오피시에 드 상테의 학습 기간은 3년이었는데 이는 충분한 병원과 도제 경험으로 대체될 수 있었다.[19] 라틴어와 다른 준비 과목에 대한 지식도 그들에게는 덜 요구되었다. 그리고 가장 중요한 것은 이후의 경력에서 이급 의사는 작은 마을에서만 일하도록 법률로 제한을 받았고, 중요한 수술과 심각한 증례는 정규 의사와 상담해야 했다.

파리의 개혁된 병원에서 특권적인 학생들은 특히 아카데믹한 의학교육을 받은 익스턴[extern]과 인턴들이었다. 로렌스 브로클리스[Laurence Brockliss]에 따르면, 이러한 구체제 관행의 지속은 일부에게는 사회적 이동의 중요한 통로였지만 프랑스 의료계에서 '특권층 엘리트의 영속화'를 보장했다.[20]

프러시아와 다른 독일 국가들에서도 의료종사자 간의 사회적, 교육적 차이가 뚜렷하게 나타났다. 공식적으로 인정된 프로이센의 의사 계급은 각각 고유한 교육적 요건과 실무에 대한 제한을 가지고 있었다. 즉 전국 어디에서나 개업을 할 수 있는 대학 출신 의사, 어디서나 마찬가지로 자유롭게 환자를 치료하는 외과 수련을 받은 대학 출신 의사, 6,000명 정도의 소도시에서 개업하는 실무 외과 의사, 시골 지역에서만 개업할 수 있는 실무 외과 의사, 군문을 떠나면 제한된 업무만을 할 수 있었던 군의학교 출신 군의관, 안과 의사나 치과 의사나 조산사와 같은 업무 규제가 심한 전문가, 작은 마을과 도시 모두에서 약을 조제하도록 수련받은 약제사 등이다.[21]

뷔르템베르크 주는 이와 유사하게 대학 졸업자부터 간단한 도제 생활만 한 사람까지 네 가지 등급의 외과의들을 제공했다. 1819년의 조사에 따르면 이 주에서는 1등급 134명, 2등급 278명, 3등급 338명, 4등급 426명으로 나타났다.[22] 이웃 국가들과 달리 뷔르템베르크는 추가적인 학문적 수련을 통해 '하급' 외과 의사가 '상급' 외과 의사로 승진할 수 있는 명확한 규정을 만들었다.[23] 최근 한 연구에 따르면, 실제 외과를 직업으로 선택한 사람들은 결코 낮은 사회적 계층 출신이 아니었다. 이 연구의 저자는 다른 주에 대한 추가 연구를 통해 이러한 학생들의 학력과 수련이 종종 대학생의 학력에 근접했음을 밝혀낼 수 있다고 제안한다.[24]

바이에른 주는 또한 외과를 직업으로 하는 학문적, 비학문적 경로를 제공했다. 1808년의 칙령은 대학 출신 외과 의사와 실무학교에서 수련을 받은 소위[so genannten] 외과 의사 또는 시골 의사를 세심하게 구별했다.[25] 국가가 전액 교육 보조금을 지급한 후자는 '언어, 습관, 교육'이 시골에 거주하는 '저학력 계층'과 더욱 밀접하게 관련되었다.[26]

합스부르크 왕정에서도 학문적인 교육을 받은 의사와 외과 의사, '하위 등급의 외과 의사 …… 이른바 민간 또는 시골에서 개업한 외과 의사' 사이에 비슷한 사회적 구분이 생겨났다. 합스부르크 영지에서는 낮은 등급의 외과 교육 비용조차 많은 사람이 감당할 수 있는 범위를 넘어섰다. 1789년 그라츠의 외과 학원 원장은 '숙식, 세탁, 의복, 필요한 책 등을 살 수 있는 학생의 숫자가 매우 적다'는 이유로 정부에 2년 과정의 단축을 청원했다.[27]

일부 대학 교수들은 대학의 의학교육과 외부의 실무교육 사이에 첨예한 법적 구분이 이루어지고 있다고 경고했다. 앞서 기술한 바와 같이, 대부분의 독일 대학들은 이미 교육 프로그램에 외과 수술을 도입했고 클리닉에서 실제 실습을 시작했다. 베를린의 해부학자 카를 루돌피*의 견해에 따르면, 의료종사자의 교육은 항상 학문적 wissenschaftlich 학습이어야 하며 의사든 실무 외과의든 모든 사람에게는 "지식의 원천에 대한 접근권이 주어져야 한다." 또한 그는 만약 이급 의사가 될 학생들에게 해부학을 가르치라는 요청을 받는다면 "나는 무엇을 빼야 할지 모르겠다"라고 주장했다. 학생들이 반드시 고전어를 알 필요는 없었지만 현대 의학 용어와 이론을 이해하는 것이 필수적이었다. "따라서 나는 반쪽짜리 의사는 특수 교육 기관에서 교육을 받아야 한다는 [제안]에 찬성하지 않는다."[28]

루돌피의 동료 크리스토프 후펠란트는 빌헬름 폰 훔볼트의 지원을 받아 베를린에서 군의 및 민간 외과의 교습 분리를 종식시키고, 단일한 실용적인 1급 교육 기관을 설립하고자 하였다. 루돌피가 보기에 대학의 의사들은 여전히 '자연을 조사하고, 그것의 비밀을 해독하고,

---

*   Karl Rudolphi(1771~1832): 독일 의사이자 자연철학자, 해부학자.

건강과 질병의 법칙을 결합하는' 지혜로운 의무를 수행함으로써 다른 이들과 구별될 수 있었다.[29] 그러나 그러한 개혁 노력은 당국의 지지를 거의 얻지 못했다.

독일 의학생의 사회적 기원에 대한 연구는 주로 19세기 후반에 집중되었지만, 일부 자료는 초기 몇 년 동안에 대한 것도 있다. 예를 들어 18세기 후반 튀빙겐 의과대학 졸업생 144명을 대상으로 한 연구에 따르면. 그들 중 거의 대부분이 중산층bürgherliche 가정 출신이며 그들 중 절반 이상이 대학 졸업생의 아들이었다. 그들 중 소수만이 '수공 노동자'로 분류되었는데, 이것은 적어도 학생들의 출신 계층이 더 넓은 범위였음을 시사한다.[30]

1800년부터 1814년까지 튀빙겐의 이후 연구는 아버지의 직업이 '제화공' '여관 주인' '유약공' '제빵공' '농부' 등인 학생들을 포함한 비슷한 결과를 보여준다. 한 반의 절반인 48명이 장학금을 받았고, 그 도움을 받은 학생 중 32명이 '중간 혹은 하층 계급Mittel-und Unterschichten' 출신이었다. 그러나 학생 대부분은 중간 계층 출신이라 가정할 수 있다.[31]

다른 대학의 불완전한 데이터도 유사한 결과를 보여준다. 예를 들어, 베를린의 경우 1810년에 대학 학위를 가진 아버지를 둔 학생이 46%였고, 할레의 수치도 비슷했다.[32] 할레의 경우, 학생의 3% 이상이 농가Bauern familien 출신인 것으로 알려져 있다.[33] 비록 독일 대학의 소수 빈민 학생 수는 경각심을 불러일으키기에 충분하지 않았지만, 비평가 요한 미카엘리스Johann Michaelis로 하여금 대학 도시의 사회적 분위기와 규율에 미친 그들의 영향을 개탄하게 할 만큼은 충분했다.

미국 의사의 사회적 기원

유럽 의학생들 사이의 계층 구분은 북미라는 변방의 환경에서는 덜 선명했지만, 그럼에도 불구하고 그곳에서도 분명했다. 1800년 이전에 의학교에 다녔던 미국인들은 분명히 유럽에서 의학교에 아들을 보낸 이들에 필적하는 가정 출신이었다. 에든버러나 런던, 또는 나중에 필라델피아나 뉴욕 의학교에서 그런 아들을 부양하는 것은 비슷한 의무를 지닌 유럽 가정과 비슷하거나 아마도 더 많은 비용이 들었을 것이다. 1800년경, 미국에서 가장 큰 도시인 필라델피아에 있는 44명의 의사 중 4분의 3이 전문직, 상인 또는 대지주의 아들이었다. 많은 사람들이 개인 교습, 학원 또는 유학을 경험했다. 한 교양 있는 학생은 "전반적으로, 의사의 사회적 인정은 그의 기술과 지능만큼이나 출생에 달려 있었다"라고 썼다.[33] 미국독립전쟁 이후 서부 개척과 더불어 이 신세계 상황의 불안정한 성격으로 인해 동부의 도시가 아닌 인구가 적은 지역에서 봉사하는 데 적합한 '언어, 습관, 교육'이 덜 세련된 '실무 의사'라는 유럽에서와 같은 종류의 수요가 등장했다. 19세기 초 새로운 종류의 수련 기관인 '시골 의학교country medical school'가 의사에 대한 수요 충족을 위해 진취적인 개업의들에 의해 뉴햄프셔, 하노버, 켄터키, 뉴욕 페어필드, 버몬트, 오하이오 신시내티와 같은 곳에서 조직되었다. 이 초창기 의학교들은 유럽의 학교와 마찬가지로 대학이나 병원과 무관했으며 도제교육을 보충하기 위한 곳이었다. 비록 자료는 부족하지만 스코틀랜드의 사설 의학교와 독일의 '하급' 외과학교 학생들처럼, 그 학교의 학생들은 동부 도시의 의과대학 학생들보다 더 폭넓은 계층 출신이었다.

조언의 합창

이렇게 다양한 의학 학습 경로로 인해 친구, 가족, 시판 지침서 등은 수많은 지침과 경고를 늘어놓았다. 학생들은 교육비, 생활 조건, 개인행동, 학업 준비 등에 관한 선의의 조언을 들어야 했다. 18세기에 아버지들은 의학을 배울 준비가 된 아들에게 길고 진지하며 상세한 편지를 썼다. 존 클러크 경$^{Sir John Clerk}$은 19세기 초에 도제교육을 받으러 집을 떠나는 15살 아들에게 이렇게 편지를 썼다. "나쁜 습관과 나쁜 동료를 멀리하여라. 매너가 중요하단다. 하찮은 일이나 무절제한 행동에 시간을 낭비하지 말라." 그 소년은 여가 시간에 "모국어로 된 양서를 읽어라"라는 말을 들었다. 존 클러크 경은 아들에게 "해부학 공부의 기회도 소홀히 하지 말고, 시체를 다룰 때는 야만성을 경계해야 한다." "라틴어에 대한 완벽한 지식이 없다면 의학을 결코 이해하지 못할 것이며, 그리스어를 모르면 학자라는 평판을 받는 영광을 결코 가질 수 없을 것이다"라고 했다.[37]

1796년 스코틀랜드의 또 다른 아버지는 의술에 관심을 가진 아들에 관해 조언해달라고 내과 의사인 친구를 방문했다. 그 의사는 그에게 "존경하는 시골 외과 의사 아래서 짧은 도제 기간을 보내는 것"이 가장 좋을 것이라고 말했고, 그다음에는 "해부실습을 하고 해부학을 공부하기 위해 [런던에서] 겨울이나 봄을 보낸 후" 여름 동안에는 병원에서 회진을 하며 조산술을 공부하는 한편 "화학 강의와 실험"에 참여하라고 하였다. 이러한 준비를 하고 나면, 그 청년은 "육군 또는 해군이나 어떤 지역에서 자리를 얻을 수 있을 것"이라고 그 아버지는 들었다.[38]

1794년에서 1817년 사이에 프랑스, 독일, 영국에서는 적어도 24

권의 의학 학습 가이드북이 출판되었다. 프랑스에서는 혁명기의 혼란 후 조언을 얻기 힘들었을 때, 바이디[T.V. Vaidy]의 핸드북이 특히 소중했다. 1816년 바이디는 개업을 위한 법적 요건과 이급 의학교[Écoles secondaires] 또는 파리, 몽펠리에, 스트라스부르의 주요 의학교 입학을 준비하기 위한 최선의 방법을 신중하게 기술했다. 이 책은 19세기 초의 다른 책들과 마찬가지로, 의학 공부의 전제조건으로 훌륭한 인성과 단단한 교양 교육의 중요성을 강조했다. 의학생에게 필요한 학문으로는 라틴어, 논리학, 물리학과 화학이 있으며 수학, 그리스어, 독일어, 영어, 동물학, 식물학과 같은 과목들은 '유용하다'라고 묘사되었다. 바이디는 정규 의학 과목 중에서 생리학, 해부학, 내과 및 외과 클리닉을 '불가결'한 과목으로 열거했지만 약학과 약전은 물론 성병, 소아환자, 여성질환, 만성질환 클리닉은 '필요'하다고 했다.[39]

독일 튀빙겐의 의대 교수인 빌헬름 플루케[Wilhelm Plouquet]는 대학 학위를 받으려는 이들만을 언급하면서 그 직업의 가장 상층 계급에 속한 신사들에게 사회적 품위의 중요성을 강조했다. 성공적인 의사에게는 외모, 행동, 걸음걸이, 말투, 옷차림이 모두 중요했으며, 그는 춤과 교육, 음악, 그림과 스케치, 기마술을 추천했다. 준비 과정에서 미래의 의학생은 그리스어, 라틴어, 프랑스어, 수학, 자연과학, 철학에 통달해야 한다.[40]

플루케의 동포 프리드리히 베첼은 1805년 초심자들에게 의학이 과학의 손에 의해 '영구적인 변화'를 겪고 있던 시기에 의학을 완성된 학문으로 생각하지 말라고 경고했다. 그는 "의학은 진정한 자연과학이며 학생들은 생리학과 결부된 해부학의 철저한 학습이 최고의 준비다"라고 썼다.[41] 베를린의 또 다른 조언자 루트비히 포메이[Ludwig Formey]

는 "최근 수십 년간 과학의 풍부함과 모든 위대한 발견에도 불구하고 오늘날 우리의 교육 기관은 이전보다 더 유용한 학생들을 배출하지 못하고 있다"라며 학생들에게 실질적인 교육에 더 많은 관심을 기울일 것을 촉구했다.[42] 이처럼 상반된 조언이 가득하고, 종종 조밀하고 학술적인 문체로 쓰인 이러한 논문들은 미래에 대한 실용적인 조언을 추구하는 젊은 학생들에게 많은 깨달음을 주지는 못했다.

반면에 영국 매뉴얼은 더 다양하고 실용적이었다. 상세하고 다정한 제안과 함께 프랑스나 독일에 비해 젊은 독자층을 겨냥한 것이 분명했다. 대부분의 책은 외과의와 약제사 영역의 시장 확대를 위해 쓰였다. 그들 중 하나가 주장했듯이 "내과 의사는 먹을 수 있는 치아가 다 빠질 때까지는 의업으로 빵을 버는 일이 거의 없다." 반면, 외과의와 약제사들은 "좀 더 쉽게 빵을 얻는다."[43] 대부분의 영국 작가들은 전통적인 도제 생활이 필수라고 추천했지만, 런던의 한 외과 의사는 그렇게 오랜 세월을 보내는 것은 '어처구니 없는 일'이라고 생각했다.[44] 거의 모든 사람들이 '보편적인 과학의 언어'인 라틴어를 학습하고, '생리학의 알파벳'인 해부학에 대한 탄탄한 지식을 요구했다.[45] 1812년 외과 의사 윌리엄 체임벌레인은 '자신의 손으로 한 난잡한 해부'조차 '타인의 손에 의한 깔끔한 해부'보다 우월하기 때문에 모든 학생들이 직접 해부를 해봐야 한다고 조언했다. 그는 한 전형적인 예시에서 어느 누구도 "시계의 구조를 우선 알지 못하면 시계를 고칠 수 없다"라고 경고했다.[46] 요크의 한 저자는 런던의 동료들에게 동의하면서 학생들에게 의학 공부를 시작하기 전에 고전 및 과학 교육을 받으라고 촉구했다. '신사의 품격'을 갖기 위해서는 식물학, 화학, 해부학, 약전, 임상의학 외에 라틴어와 그리스어를 철저히 습득하고, 역사

와 문학에 대한 어느 정도의 지식과 '수학에 대한 적당한 지식'이 요구되었다.[47]

의학도의 초상

2세기 전에 의학을 공부했던 젊은이들에 관해 가장 인상적인 사실은 그들의 매우 젊은 나이였다. 많은 이들은 아직 10대였을 때 하루에 10~12시간을 도제로 일하고, 대학에 들어가고, 군대에서 보조 외과의로 일하고, 먼 곳으로 여행을 가거나 병원에서 회진을 했다. 대부분의 의사는 21세나 22세까지는 의학교육을 마쳤다. 영국에서는 보통 14세에 도제 생활을 시작했지만, 몇몇은 그보다 이른 나이인 12세나 13세에 시작했다. 스코틀랜드의 대학생들은 보통 15세에서 16세에 의학 공부를 시작하였지만, 글래스고 의대에 등록했을 때 존 해밀턴 그레이는 겨우 13세였다.[48] 그렇게 어린 나이에 학업을 시작한 그들은 견습 기간에 따라 차이는 있지만 18세나 19세가 되면 본격적인 개업의가 될 수 있었는데, 이것은 이 직업을 가진 많은 이들에게 당혹스러운 일이었다. 1802년이 되어서야 글래스고 당국은 의학 학위를 받기 위해 21세의 나이를 요구하기 시작했다.[49]

비슷한 상황이 미국에서도 존재했는데, 21세가 안 된 의학교 졸업생들은 드물지 않았다. 19세기 의학교육의 패턴에 대한 한 연구에서 로버트 허드슨Robert Hudson은 미국의 몇몇 일류 의학교를 18세나 19세에 졸업한 의사들을 찾아냈다.[50] 버몬트 주 우드스톡에서는 적어도 9명의 미성년 학생들이 의학교를 졸업했다. 제롬 스미스 교수는 18세에 브라운 대학에서 의학 학위를 받았다.[51]

유럽 대륙에서는 대학을 21세 이전에 졸업하는 일이 드물지 않았다. 18세기 후반 튀빙겐 대학교에서는 장래 의사 중 거의 절반이 15세에서 19세 사이에 의대에 입학했고, 8명 중 한 명은 21세에 의학 학위를 받았다. 1816년에 졸업했을 때 요한 슈테거Johann Steger는 겨우 18세였다.[52] 취리히에서는 실무학교에 입학하는 학생 중 거의 절반이 17세 이하였다.[53] 프랑스에서는 정부가 최소 연령을 17세로 설정했음에도 불구하고, 15세에서 16세 사이의 학생들이 혁명기 파리에서 의학을 공부하고 있었다.[54]

한편, 정반대로 유럽과 미국 의학교와 병원에서 나이가 많은 학생들을 발견할 수 있었다. 파리에서 공부한 어느 프랑스계 캐나다인 학생은 41세 나이로 1789년에 하버드 의대에 입학했다.[55] 19세기 초에 우드스톡 의학교를 졸업한 사람들 중 거의 10%가 30세 이상이었고, 몇몇은 40세 이상이었다.[56] 다트머스에서 윌리엄 툴리는 1808년 일기에 이렇게 썼다. "우리 중 대부분은 의심할 여지없이 한심한 나이의 30대다."[57] 독일에서 1818년 튀빙겐의 기록은 48세의 나이에 M.D. 학위를 받은 전직 군의관의 사례를 보여준다.[58] 미국과 유럽 모두에서 이 고령 학생 중 상당수는 그들의 지위와 환자 유치 능력을 향상시킬 목적으로 학위를 얻기 위해 학교로 돌아온 개업의였다.

소란스럽다는 평판

많은 학생들의 어린 나이와 가혹한 삶의 형편으로 인해 종종 당국과 일반 대중 모두에게 비난을 받는 시끄럽고 떠들썩한 행동이 튀어나왔다. 존 듀피파이John Duffy는 "[미국] 의학생들은 심지어 조금 나은 학교에서도 난폭하고, 거칠고, 무례한 것이 정석이다"라고 썼다.[59] 당시 영국 의학생들은 '입이 거칠고 외설적이며 냉담하고 냉소적'이라며 혐오의 대상이 되었다. 런던 병원의 학생들과 처음 마주친 예민한 헨리 에이클랜드^{Henry Acland}는 그들을 "하급 인간, 더러운 습관을 지닌 인간, ······ 내가 본 이들 중 가장 견디기 어려운 인간들"이라고 묘사했다.[60] 리차드 브라이트[*]는 그들의 취기, 해부실에서의 음담패설, 너절한 복장에 충격을 받았다고 불평했다.[61]

몽펠리에의 한 설명에 따르면 학생들은 "불안하고, 음탕하고, 개인과 집단적 폭력의 광인"이었고, 한 동시대인의 말에 따르면 낭트의 의학교는 "비열한 모독과 인간의 유해에 대한 무례"의 장이었다.[62] 베를린에서 1812년 해부학 극장에서 싸움이 일어난 후에 이 대학의 총장인 철학자 피히테^{**}는 "우리 학생들에 대한 모든 진지한 관찰자라면 알고 있는 학생 생활의 야만성"을 비난했다.[63] 그곳은 어디서나 사춘기와 청년의 세상이었다. 거친 표현과 성적 빈정거림은 해부실 못지 않게 강의실에서도 흔했다.

그 시대의 의학교 생활에 대한 현대의 어떤 설명도 무절제한 학생 행동을 억압하는 엄격한 규율의 중요성을 언급하지 않는다. 다른 학생들보다 의사 지망생들이 국가 및 대학 규정의 대상이 되었다. 에든버러 의대에서는 휘파람, 야유, 싸움, 요란한 논쟁, 외설적인 소리, 심지어 권총 총질에 대한 보고도 드물지 않았다. 1801년 한 의대생이 '권총을 가지고 와서' 해부실에서 총을 쏘겠다고 위협했다는 이유로

_*　Richard Bright(1789~1858): 영국 내과의. 가이 병원에서 1843년까지 전임의로 근무하였다. 'Bright's disease' 또는 '신우염'으로 알려진 신질환의 임상 증상을 처음 묘사하였다.

_{**}　J. G. Fichte(1762~1814): 독일의 철학자. 셸링과 더불어 당대 독일 관념철학의 대표자였으며, 베를린 대학의 초대 총장을 역임하였다.

퇴학당했고, 이에 대학 학장단은 모든 의대생에게 "이런 수치스러운 관행을 중단시기로 결정했다"라고 경고했다.[64]

유럽 대륙에서 의학생들은 정부의 분노를 폭발시키는 정치적이고 종종 급진적인 운동에 더 많이 관여할 가능성이 있었다. 프로이센 당국은 학생들이 더 고상하게 행동하도록 강제하는 법을 통과시켰지만, 대부분 의대생들이 관련된 훈육 사례의 두꺼운 파일들은 한 보고서의 말을 빌자면 "학교와 경찰 권력의 관리는 기대했던 성공을 거두지 못했음"을 시사했다.[65] 수십 명 이상의 베를린 학생들이 1810년과 1821년 사이에 공공장소에서의 난폭한 행동으로부터 '부도덕'에 이르는 범죄로 처벌을 받았다.[66] 1819년 왕실의 칙령에 따르면, 심각한 학문적 범죄는 '재물 훼손, 공공장소에서의 평화 방해, 공무원 모욕, 교수에 대한 모욕, 도발, 갱 노릇 …… 그리고 비밀 조직 혹은 허가받지 않은 지하 조직에 대한 참여'로 정의된다.[67]

세기가 바뀔 무렵 프랑스 학생들도 마찬가지로 '반혁명적 태도' 혹은 결투 시도부터 공공 소요 촉발에 이르기까지 모든 사안으로 기소되었다. 심지어 총검을 가진 경찰들도 1819년 몽펠리에의 지역 해부학 극장에서 벌어진 유혈 사태를 진압할 수 없었다. 그 결과 의대 학장은 면직되었고, 몇몇 교수들은 학생들을 통제하지 못했다는 이유로 정직 처분을 받았다.[68]

일상의 삶

이러한 보고처럼 센세이션 한 일도 많았지만, 많은 평범한 학생은 지루하고 힘겨운 일상—끝없는 강의, 지속적인 공부, 잦은 환자 검사, 교실에서 병원과 해부실로 허둥지둥 돌아다니는 일—에 매몰되었다. 힘들고 피곤한 삶이었다. 혁명 이전 스트라스부르에서 전형적인 학생은 매일 아침 6시부터 밤 7시까지 9개의 개별 강의를 들어야 했다.[69] 윌리엄 세이브리는 이렇게 회상했다. "런던에 있는 동안 나는 결코 한가하지 않았다."[70] 리차드 브라이트의 아버지는 그의 아들이 "강의를 들으러 달려가고, 오후에는 해부실로 달려간다. (……) 저녁에 그는 식사를 하러 달려가 종종 혼자 고기를 썰고 맥주를 마시면서 책을 읽는다"라고 들었다.[71] 1805년 다니엘 드레이크*는 필라델피아에서 부모님에게 이런 편지를 썼다. "그렇게 비싼 돈을 지불해야 하는 것을 생각하니 단 한순간도 놓치지 않으려고 노력합니다. 저는 24시간 동안 6시간만 잡니다."[72]

많은 이들이 매일 해뜨기 전에 일어나서 밤까지 공부했다. 일기에 따르면 스위스인 엘리아스 하프터Elias Haffter는 새벽 4시에 일어나 첫 강의에 출석하기 전 종종 몇 시간 동안 책을 읽는 것으로 하루를 시작했고, 그 후 첫 식사를 했다.[73] 특히 대륙의 의학교에서는 매우 이른 시간에 강의가 시작되었다. 예를 들어, 본 의대에서 의사학 강의는 오전 6시에 시작했다.[74]

많은 학생이 전형적인 하루를 기록으로 남겼다. 1790년대 중반 세인트토마스 의학교의 한 학생은 부모에게 다음과 같이 편지를 보냈다. "제가 매시간 무엇을 하는지 알고 싶으세요?"

---

* Daniel Drake(1785~1852): 미국 의사이자 작가. 오하이오 주 신시내티에서 활동하였고 의학교육 개선과 사회 개혁을 주장하며 명성을 얻었다. 〈The Western Journal of the Medical and Physical Sciences〉를 창간하였다. 루이스빌 의학교 및 제퍼슨 의학교 교수를 지냈다.

저는 침대에서 일어나기 전에 시작해야 합니다. 거의 잠에서 깨기 전에요. 조산학 강의에 출석합니다. 그러고 나서 아침을 먹고 부츠를 신고, 11시까지 화학이나 물리학 강의를 듣습니다. 이 시간에 병원 업무가 시작되는데 저는 외과 조수들과 함께 회진을 합니다.

"이른 오후에는 더 많은 강의가 있고, 그다음 한두 시간 동안 해부를 하지. 배는 미친 듯이 고프고 …… 밥을 먹은 후엔 몇 권의 책을 훑어보고, 증례와 관찰을 기록한다네."

친구에게 보낸 편지에서 이 학생은 추신을 덧붙였다. "토요일 밤에는 가이 병원 해부극장에서 의학 논문을 읽고 토론하는 집회가 있네."[75]

학생들은 교실과 클리닉의 업무를 보충하기 위해 종종 의학회를 조직했다. 1801년 글래스고에서 한 무리의 학생들이 내과-외과학회 Medico-Chirugical Society를 결성하여 자기들만의 도서관을 만들었다.[76] 당시의 의학 도서관은 일반적으로 학생들이 아닌 교수들을 위한 것이었음을 기억해야 한다. 글래스고 학생들의 목적은 '오늘날 과학의 진보한 상태에 보조를 맞추는 것'이었다.[77] 몇 년 후 그들은 논문을 발표하고 교수들을 초청하여 강연을 부탁했다.

1800년 무렵, 런던의 많은 병원이 학생 단체의 모임 장소가 되었다. 유나이티드 병원(가이 병원과 성 토머스 병원)의 학생들은 1771년 초 의학회Physical Society를 결성했다.[78] 때때로 학생들은 여러 병원의 교수들이 만든 학회에 참가하려고 애를 썼다. 1795년과 1806년 사이에 가이 병원과 성 바르톨로뮤 병원에서만 300개 이상의 논문이 발표되었다.[79]

예를 들어, 바르톨로뮤 병원에서 외과 의사 존 애버네티는 1800년에 새로운 예방접종 기술에 대해 학생들과 외과 의사의 대규모 청중 앞에서 토론을 이끌었다.[80] 비록 수는 적었지만 비슷한 학회들이 대륙과 미국에서도 생겨났다. 뉴욕 학생들은 1807년에 내과 및 외과학회를 결성했고, 1820년대 하버드 학생들은 매주 금요일 저녁에 '의학 토론과 개선을 위한' 모임을 가졌다.

옥스퍼드와 케임브리지의 기숙사 밖에서는 거의 모든 의대생이 식사나 숙소를 스스로 마련해야 했다. 많은 이들이 비교적 안락한 집을 떠났지만, 재정적인 걱정으로부터 해방될 만큼 많은 용돈을 받은 사람은 거의 없었다. 학생들은 검소하게 살아야 했고 가정으로부터 도움을 거의 기대하지 않았다. 재정 문제의 관리는 많은 이들에게 새롭고 도전적인 경험이었다. 놀랄 만큼 많은 수가 한 푼의 소비까지 부모에게 정기적으로 의존했다. 본에서 의대생으로 지내는 동안 야콥 헨레는 정기적으로 부모님께 자신의 지출에 대해 보고하고 더 많은 것을 간청했다. "돈! 돈! 돈! 저는 더 이상 가진 것이 없으며, 친구에게 10달러를 빚지고 있습니다. 제 학비만 46달러, 책값은 4달러, 생활비가 20달러입니다."[82]

어떤 이들은 음식을 아껴 먹고 가장 싼 숙박업소에 머물며, 오락에 거의 돈을 쓰지 않고 검소한 생활을 했다. 런던에서 학생으로 생활하는 동안 개혁가 토마스 웨이클리*는 하루에 약 2실링을 식사에 썼는데, 이는 최소한의 비용에 매우 가까웠다.[83] 런던으로 유학을 올 만

---

*   Thomas Wakley(1795~1862): 영국 외과의. 무능 및 부패, 특권 타파를 주장하는 사회개혁가로서 명성을 얻었으며 〈란셋〉 편집인이었다.

큼 간신히 저축을 했던 한 시골 출신 도제는 식비를 위해 자신의 수술 도구를 팔았고 궂은 날씨에 몸이 얼 것 같다고 보고했다. 그는 "외투 한 벌도 없는 것은 세상에서 가장 끔찍한 일"이라고 말했다.[84] 1800년 경 라이프치히에서는 대부분이 의학생인 많은 가난한 학생들이 공부하고 있었는데, 한 지역 수도원에서 학생들에게 하루에 220명분의 식사를 거의 또는 무료로 제공했다.[85] 파리의 한 의사는 혁명적인 파리에 지방으로부터 수십 명의 불결한 학생들이 오피시에 드 상태가 되고자 몰려들었다고 회상했다. 그의 기억에 따르면 그들은 극도로 가난했고, 일부는 밥벌이를 위해 이발사나 가발 제작자의 조수로 일하도록 강요받았다.[86]

처음으로 집과 가족을 떠나 종종 돈이 부족했던 어린 학생들에게 독립의 무게는 무거웠다. 질병, 향수병, 자기 회의에 대한 보고가 그 시기의 편지와 일기에서 빈번하게 발견된다. 15세의 요한 슈테거는 취리히에서 부모님에게 이런 편지를 썼다.

편지를 다시 읽으면서, 제가 향수병을 말씀드리지 않았음을 알았습니다. 더 이상 향수병이 생길 겨를이 없는 것이 아침 5시 30분에 일어나서 저녁 11시 또는 11시 30분까지는 잠자리에 들 수 없거든요. 그래서 저는 밤새 잠을 푹 자고 그에 대해 생각할 시간이 없습니다.[87]

거의 같은 시기에 비엔나의 한 실무 외과 전공 학생은 오랜 공부 시간과 부족한 식사로 인해 "허기지고, 창백하고, 마르고, 우울해졌다"라고 일기에 썼다.[88] 젊은 헨리는 부모님에게 이렇게 써 보냈다. "하루 종일 공부 외에는 아무것도 하지 않고 여기 앉아 있는 저를 생각해보

세요. 가끔 편지를 받으면 얼마나 좋은지요."[89]

사망률은 놀라울 정도로 높았다. 1796년 이후 8년 동안 16명의 하버드 의대생이 죽었는데, 대부분은 결핵으로 사망했다.[90] 몇 년 후 프랑스 의학교 학생 중 50명 중 한 명은 졸업하기 전에 사망했다.[91] 의심할 여지없이, 많은 결핵 환자에 대한 예방 조치 없는 학생들의 접촉은 모든 나라에서 높은 사망률에 기여하였다.

혁명기 프랑스를 제외한 대부분의 유럽 국가들은 여전히 예비 학생들을 선별하기 위해 종교 시험을 치렀다. 우리가 보았듯이, 영국 대학은 로마 가톨릭 신자, 유대교 신자, 순응하지 않는 개신교 신자들을 학생으로 받지 않았다. 독일 공국에서는 해당 국가의 종교에 따라 많은 대학이 개신교 또는 가톨릭 신자를 거부하였다. 유대인 학생들은 광범위한 차별을 받았고, 반유대주의자들의 폭동에 대한 보고도 드물지 않았다. 18세기 후반까지 중부 유럽에서 외과 교육을 받은 유대인 졸업생은 기독교인을 치료하지 않겠다는 맹세를 해야 했다. 이들은 오직 이탈리아와 네덜란드에서만 상대적으로 입학이 가능했고 1721년이 되어서야 독일 대학에서 의학 학위를 수여받았다. 1784년까지 프로이센에서는 왕실의 허가를 제외하고는 유대인에게 학위를 수여하는 것이 금지되었다.

계몽주의 시대에 국가 정책이 더 관대해짐에 따라 소수의 유대인들이 독일 의학교에 입학하게 되었다. 그러나 그들의 학위 취득은 통상의 공개 의식 없이 비공개로 진행되었다.[92] 18세기 말까지 수백 명의 유대인이 독일 의과대학에 등록하였고, 할레에서만 60명 이상이 학위를 받았다.[93] 그러나 분위기는 의심스럽고 종종 그들에게는 간단치 않은 것이었다. 1791년 빌헬름 마켄센Wilhelm Mackensen은 "유대인을 받아들인 것은 괴팅겐 학생들에게는 진정한 골칫거리였고, 그들을 그렇게 많이 받은 것은 전적으로 무책임했다"라고 썼다.[94] 그들의 젊음과 다양한 생활 경험만큼이나 놀라운 것은 의학교육을 추구하는 학생들의 높은 이동성이었다. 여행이 어렵고 비용이 많이 들던 이 산업화 이전 시대에는 의술을 공부하는 사람 중 많은 이들이 학업을 마치기 전 두세 곳 또는 그 이상의 기관에서 공부했다. 프레드릭 웨이트는 초창기 학교의 다양한 학사일정을 활용하여 같은 해에 두 개의 다른 학교에 다니면서, 학위를 받기 위한 두 학기의 요건을 신속하게 충족시킨 19세기 초 미국의 '유학생'에 대해 썼다.[95] 학교에는 학년이 없었고 매 학기가 이전 학기의 반복이었기 때문에 그러한 운동은 미국 학생들에게 그들의 학업에 모종의 다양성을 도입하는 실용적인 수단을 제공하였다.

앞서 언급했듯이, 영국 학생들은 일반적으로 지역 병원이나 도제 학습 기간에 덧붙여 다양한 강좌와 병원 경험을 누릴 수 있는 런던에 잠시 머물렀다. 프랑스 학생들도 비슷한 방식으로 시간을 보냈다. 1803~1808년까지 파리 의대에 지원했던 이들 중에는 프랑수아 노엘François Noël이 있었는데, 그는 이미 앙제의 이급 학교에서 3년 동안 의학을 공부했고 군의로 복무한 후에 파리로 오기로 결심하였다. 프랑수아 바레François Barré는 루앙에서 익스턴을 마치고 군에서 군의 조수로 일한 후 이제 파리에서 일하고 있었다. 그리고 현재 발드그라스의 육군병원에 고용된 전직 해군 외과 의사인 '뮤슈 바로와세Monsieur Barroillset'도 있었다.[96] 독일 뷔르템베르크 대학의 많은 의대생들도 이전에 두세 곳에서 공부했었다. 몇몇은 약제사 또는 군의관으로 수련을 받았다. 그리고 많은 수가 대학에 오기 전에 실무 외과의로 일했다.[97]

강의실 및 병원

의학교육에 대한 학생들의 반응은 따뜻한 감상부터 날카로운 비판까지 다양했다. 그들의 동기는 주로 진로에 대한 관심이어서 앞으로 치를 실제 시험을 잘 준비시켜 준 대부분의 교수들을 소중히 여겼다. 그 직접성과 실용성으로 인해 해부학과 외과 교수들을 특히 선호하였다. 런던의 유명한 교수들은 에든버러나 유럽 대륙의 교수들과 마찬가지로 상당수 학생들이 따라다녔다. 존 그린 크로스[John Green Crosse]는 성 바르톨로뮤 병원의 이 변덕스럽고 신랄한 외과 의사에 대해 "저 돌팔이 애버네티의 외과 강의를 들었다"라고 일기에 썼다.[98] 벤자민 브로디는 같은 교수에 대해 "그는 우리의 집중력을 끝까지 유지했다. 그가 한 말은 잊을 수가 없다"라고 말했다.[99] 헨리 클라인은 존 헌터의 시범 교육에 대해 "그는 내가 상상했던 그 무엇보다 훨씬 뛰어났기 때문에 비교가 되지 않았다"라고 언급했다.[100] 가이 병원의 애슐리 쿠퍼*는 능숙한 술기와 화려한 스타일로 학생들을 감동시켰고, "그가 말한 것은 거의 대부분 자신의 경험과 지식으로부터 우러나온 것이다"라는 칭송을 들었다.[101]

해협 건너 프랑스와 독일에서도 새내기 의료종사자들에 대한 유력한 교수의 매력이라는 유사한 사례가 여러 곳에서 뚜렷하게 나났다. 선구적인 화학자이자 혁명가인 앙투안 푸크르와에 대해 다음과 같은 이야기가 있다. "모든 계급과 국가에서 온 수많은 청중들이 숨 쉬는 것조차 두려울 정도로 빽빽하게 모여 몇 시간 동안 그에게 시선

---

*   Astley Cooper(1768~1841): 영국의 외과 의사이자 해부학자. 유방과 고환의 해부학 및 동맥 결찰법 등에 관한 업적을 남겼다.

을 고정했다. 그는 확신이 없거나 이해하지 못하는 이들을 파악할 수 있었고, 모든 청중이 동등하게 만족할 때까지 주제를 되풀이하며 검토했다."[102]

그러나 그러한 아첨은 19세기 초 의학교육에서 예외였다고 해야 한다. 학생들은 종종 교수들과 의학 공부 방식에 대해 비판적이었다. 아직 정해진 교육 과정이 없었고, 모든 나라의 학생들은 수업을 구성하는 방법에 대해 불확실하고 상반된 조언을 접했다. 1815년 파리를 방문한 존 그린 크로스는 여러 학생들이 당혹스러워하고 있음을 보았고 "그들을 지도할 사람이 없어서 어찌할 바를 몰랐다"라고 말했다. 시신은 워낙 싸고 자유롭게 구할 수 있었고 "결과적으로 대부분의 시체는 해부되기보다는 오히려 잘려나갔다"라고 그는 기록했다.[103] 대부분의 권위자들은 해부학 공부가 다른 주제를 이해하는 데 중요하므로 일찍 배워야 한다고 주장했지만 언제, 어떤 순서로 병리해부학, 약학, 화학의 원리, 임상 실습을 배워야 할까? 일부 저자들이 남긴 인상과는 달리, 19세기 초 교육 과정과 의학 학습의 순서에 대한 합의의 부재는 단순히 미국적인 현상이 아니라 사방에 널리 퍼져 있었다.

학업 생활의 괴로움

모든 곳의 학생들은 반복되는 동일한 수업과 순서 결여에 대해 불평했다. 예를 들어, 글래스고의 의학 수업은 "회전목마와 비슷한 것이었다." 학생들은 다른 순서로 수업을 들었다. 모든 학생들이 같은 과정을 이수하지는 않았다. 그리고 몇몇은 단지 '의학 지식을 조금 얻기 위해서' 등록했다.[104] 1826년 말, 에든버러 의과대학 학장은 의학 학습에는 "어떤 순서도 없다"라고 증언했다.[105] 런던의 의학 학습은 임상 학습 기간에 끼어 있는 사설 교육과 병원 과정의 혼합물이었다. 1800년 런던에서는 개별 강사들이, 7개 과목의 35개 다른 강좌를 개설하였다.[106]

독일 의학교 역시 학생에게 선택에 대한 모든 책임을 떠넘긴다고 자랑하는 학업의 자유 때문에 커리큘럼에 어떤 확고한 순서도 강요하는 것을 꺼렸다. 일반적으로 교수진은 일련의 추천 과정을 나열하거나 대학의 제공물을 '필수' 혹은 '유용'한 과정으로 구분하였다. 1806년 란트슈타트에 있는 의학교의 '필수' 과정에는 인체해부학, 생리학, 병리해부학, 약학, 약전, 일반 및 특수병리학, 의학 문헌의 역사가 포함되었지만 증상학, 부인과, 안과, 위생학, 뼈 질환은 단순히 '유용함'으로 분류되었다.[107] 비록 어떤 의학 교수들은 그러한 무정부 상태가 어린 학생들에게 혼란을 준다고 항의했고, 다른 교수들은 학생들이 특정한 순서에 따라 공부하도록 격려했지만 어떤 대학에서도 특정한 요구사항이 정해져 있지 않았다.

강력한 중앙정부가 매년 수강해야 할 교육 과정을 매우 상세하게 규정했던 혁명기 프랑스에서만 요구 조건에 대한 혼란이 적었지만, 대부분의 학생들은 교육의 공백을 메우기 위해 사설 강좌를 들을 필요가 있다고 생각했다. 예를 들어 스트라스부르와 파리 의대를 모두 다닌 젊은 르네 시몽-베이유는 "[규정된] 과정만 수강하는 것에 만족하는 학생은 건전한 지식을 습득하지 못한다"라고 썼다. 그는 대부분의 교수들은 학생들이 정말로 배우고 싶다면 "우리 집으로 오게, 내 개인 코스에 오게"라고 말한다고 썼다.[108]

대부분의 학생들이 얼마나 혼란스럽고 실망스러웠는지는 짐작만 할 뿐이다. 벤자민 브로디의 예를 따라 자신만의 교육 패턴을 만들 기회를 환영하는 사람은 많지 않았다. 1795년 시몽-베이유가 스트라스부르에 도착했을 때 그는 "학업 계획도 없고, 기초 문헌도 없으며, 모국어도 잘 알지 못하고, 가장 단순한 작가를 이해할 수 있을 정도의 라틴어 실력도 없었다"라고 했다.[109] 특히 의대 교수들의 사설 강좌가 학생들을 혼란스럽게 했다. 특히 에든버러, 비엔나, 몽펠리에, 파리 같은 대학가에서는 불만이 극심했다. 예를 들어, 몽펠리에의 학생들은 공식 강의보다 사교육에 더 많은 에너지를 소비하는 교수들을 가혹하게 공격했다. 그러나 교수들은 낮은 급여로 인해 이것이 필요하며 그러한 과정이 "계몽된 유럽의 모든 최고 의학교에서 주요한 교육 수단"이었다고 주장했다. 그들은 "최고의 교육은 커다란 강의실보다는 그렇게 작은 소집단에서 이루어진다"라고 주장했다.[110]

1789년의 평등주의 정신에 자극받은 프랑스 파리의 학생들은 유명한 외과 의사 피에르 드소의 대규모 임상교육에 많은 돈을 지불하는 청중들, 특히 외국인들에 대해 불평했다. 이들은 국회에 제출한 탄원서에서 드소가 이미 '정부로부터 급여를 받고 있을 때'도 학생들에게 불합리한 수수료를 요구하고 있다고 주장했다. 이에 분노한 드소는 25년 동안 학생들에게 외과를 가르치기 위해 희생했지만 이제 공개적으로 "부도덕하고, 비정치적이며, 혐오스럽고, 저속하다"는 비난을 받았다고 응답했다. 그는 정부로부터 교수 급여를 받았다는 사실을 부인했다. 그는 환자를 치료하라고 받은 '소소한 금액'으로 인해 "가족과 떨어져 [병원에서] 살아야 할 의무가 있었다"라고 불평했다. 그에 대한 고소를 제기한 사람들은 어쨌든 진짜 외과 학생들이 아니라, 앞에서 설명한 이급 외과 학생들을 비하하는 명칭인 "모든 또는 대부분의 가발 제작자들"이라고 그는 말했다.[111]

1800년까지 프랑스뿐만 아니라 거의 모든 나라에서 학생들이 수업과 교수에 대해 비판적인 시선을 갖게 되었다. 교수와의 거리감, 지속적인 라틴어 사용, 시험 체계, 학문적 지식에 대한 스트레스, 만성적인 카데바 부족, 실질적인 수련 부족, 혼잡한 진료소에 반대하는 목소리가 수십 개의 학교에서 제기되었다. 항의하는 어조는 종종 불손했고 때로는 씁쓸했다. 많은 이들이 일부 강의의 차갑고 형식적인 스타일에 대해 불평했는데, 교수들이 원고나 인쇄된 책을 중단하지도 않고 한 시간 내내 라틴어로 읽었기 때문에 이는 중세 강의와 크게 다르지 않았다. 학생들의 강력한 대응은 의학교육에 변화를 일으킨 결정적인 요소였다.

스코틀랜드 학생들은 어린 나이 때문인지 조급함과 날카로운 반응으로 특히 유명했다. 동시대인들에 따르면, 불행한 알렉산더 먼로 3세[Alexander Monro III]는 해부학 수업에서 때로 야유나 조롱을 받았고 심지어 존경받는 윌리엄 컬렌조차도 학생들에게 '일반적으로 거만한 언어를 사용한다'는 이유로 '오라클레트[Oraclete]*'로 묘사되었다.[112] 또 다른 자료에 따르면, 미국 필라델피아 의학교의 원로 교수 윌리엄 시펜[William Shippen]은 학생들에게 '아둔하고, 차갑고, 단조롭다'는 소리를 들었고 하버드에서 '올바른 학식 있는 교수들'도 매년 '그들의 오래된 강의록에 매우 적은 개선'을 했다고 한다.[113]

온건하다는 평판을 가진 독일 학생들도 매우 비판적일 뿐만 아니라 데모를 하기도 했다. 1770년대 프라이부르크의 학생들은 신임 교

---

* '꼬마 예언자'라는 뜻으로 비꼬는 말.

수를 고함과 휘파람으로 맞이했고, 그가 내과와 외과 학습의 재결합을 무모하게 촉구한다는 이유로 그의 집을 습격하겠다고 위협했다.[114]

　18세기와 19세기 초 의학 교습의 약점으로 학생들의 눈에 가장 두드러지게 나타났던 것은 실제 교습보다 이론이나 강의실 교습이 불균형적으로 많다는 스트레스였다. 곳곳에서 학생들은 더 많은 교실 시연, 더 많은 해부 기회, 더 많은 클리닉이나 병원에서의 실습, 특히 병상에서 더 많은 실제 경험을 하게 해달라고 종종 헛된 아우성을 질렀다. 특히 학생들이 중요하게 생각했지만 매우 경험하기 어려웠던 것은 직접적인 분만 조력 경험이었다. 파리에서는 대규모 모성병원의 문이 의학생들에게 오랫동안 닫혀 있었기 때문에 병원 외부에서 출산을 관찰하기 위해 그들은 민간 교수에게 돈을 지불해야 했다. 1800년 무렵 대부분의 유럽과 미국 학생들이 약간의 실무교육을 받을 수 있었던 것은 그러한 사교육을 통해서였다. 이러한 과정을 선택함으로써 그들은 의학교육의 변화에 대한 방향을 제시하였다.

　학생들은 종종 산부인과, 외과 또는 내과 임상 강의가 실제 가치는 부족하다는 것을 발견했다. 취리히의 산부인과 강좌에 대해 젊은 요한 슈테거는 "그것들이 아예 없는 편이 더 좋을 텐데. (……) 이 도시에는 좋은 클리닉이 없다"라고 꼬집었다.[115] 1780년대 프랑스 학생들도 마찬가지로 "화학 이론을 강의하지만 …… 화학물질로 손을 더럽히는 그 고된 일을 경멸하는 교수의 부조리"에 불만을 나타냈다.[116] 리사 로스너는 에든버러에서 가르치는 것에 대해 "실제로 학생들의 임상 경험은 직접 관찰한 것이 아니라 기록된 증례 이력을 공부하는 것이었다"라고 썼다.[117]

　내과 의사나 외과 의사가 회진할 때 영국과 대륙의 대도시에 있는 병원 병동이 붐비는 것은 거의 보편적인 불만이었다. 18세기 에든 버러의 한 학생은 "그 의사에게는 항상 너무 많은 학생들이 따라다닌 다. 몇 가지 피상적인 질문을 받고, 어떤 약들은 이유를 말하지 않고 처방한다"라고 썼다.[118] 몽펠리에 학생들은 당국에 탄원했다.[119] 보스 턴에서 수술을 참관하려고 매사추세츠 종합병원에 온 한 학생은 "워 렌 박사는 그곳에 17명의 보조원만을 데리고 있었다. 사전에 듣지 못 했다면 우리는 무슨 일이 일어나는지 알지 못했을 것이다"라고 비꼬 았다.[120] 다트머스처럼 병원이 없는 학교의 학생들은 환자 집에서 수 술이 예정되었다면 종종 "아침 식사도 거른 채 말을 빌려 환자의 집으 로 출발했다."[121] 학생들에게 더 많은 시간과 관심을 기울이려는 시도 가 있었을 때에도 독일 밖에서는 환자에 대한 직접적인 책임이 주어 지는 일은 드물었다. 독일의 몇몇 작은 대학 클리닉에서만 일부 학생 들에게 정기적으로 환자를 진찰하고 치료할 것을 요구했다.

1800년대에는 어느 나라에서도 의학생이 실제로 인체를 해부할 기회를 확신할 수 없었다. 비록 파리와 런던에는 병들고 가난한 사람 이 많았지만, 법적 제한과 종교적 금기로 인해 여전히 무연고 시신의 사용이 제한되었다. 일단 시신을 확보하면 학생들은 그것이 유지되는 한 자신이 보관했다. 1813년 스테거는 부모님에게 "내 카데바가 쓰지 도 못한 채 썩어버리지 않도록 이제 대부분의 시간을 해부학에 써야 합니다"라고 편지를 썼다.[122] 존 헌터는 '파리의 해부 방식'을 런던에 도입했다고 주장했는데, 한 명의 학생이 전체 카데바를 해부하는 이 방식은 대부분의 학생들에게 상당히 매력적이었다.[123]

모든 나라의 학생들은 해부학 학습을 위해 시신을 조달하고 무덤 을 도굴하는 일에 어느 정도는 관여했다. 예를 들어, 미국독립혁명 당시 뉴욕과 필라델피아 의학생들은 공식 해부학 수업은 원거리 구경에 불과하다는 것을 알게 되었고, 직접적인 해부학 경험을 원한다면 카데바를 찾을 수밖에 없었다. 1771년 하버드 의학생들은 '무연고 유기자와 범죄자의 시신'을 찾는 '스펀커즈' 모임을 결성했다.[124] 컬럼비아 대학의 젊은 해부학 시연자 발렌타인 모트Valentime Mott는 1806년에 '흰 수의가 펄럭거리는' 범죄자의 육중한 시신을 교육에 사용할 수 있도록 대기 중인 마차로 운반하는 것을 묘사했다.[125]

몽펠리에서는 해부학과 외과 과정이 시신 부족으로 인해 1799년에 중단되었고, 학교 당국은 그것을 더 자유롭게 이용할 수 있게 해달라고 간청했다.[126] 비슷한 시기에 런던에서는 한 학생이 "우리는 최근에 해부실습실이 동결되었다. (……) 시신은 매우 드물다. (……) 그리고 너무 터무니없는 가격을 부과한다"라고 썼다.[127] 이 기간에 런던을 방문한 거의 모든 방문객들은 '시체 도굴꾼resurrectionist'의 기이한 관행에 대해 논평했다.[128] 스코틀랜드에서 한 글래스고 의대 학생은 1812년에 "스코틀랜드의 해부학 학교들은 시신 부족으로 가장 통탄할 만한 상태에 있다. 시체 도굴로는 일 년에 고작 두세 구의 시신을 얻기도 불가능하다"라고 불평했다.[129] 그리고 베를린에서 해부학자 루돌피는 1816년 그의 동료 중 한 명이 시신 부족으로 8일 내내 수업을 취소해야 했다고 교육부에 말했다.[130]

교수들은 시신 탈취에 대한 공개적인 논란에 휘말렸다. 예를 들어, 해부학자 그랜빌 샤프 패티슨Granville Sharp Pattison은 1814년 학생들에게 지역 교회 묘지에서 시체를 가져가도록 부추겼다는 이유로 스코틀랜드에서 재판을 받았다. 어느 판사의 기록에 따르면, 한 목격자는 "패티슨의 테이블에서 시체를 보았다"며 "해부를 위해 시신을 도굴하는 학생들을 안다"라고 증언했다.[131] 맨체스터에서 선구적 교육자인 조셉 조던Joseph Jordan은 학생들에게 시신을 제공하기 위해 노력하면서 지역 무덤 도굴에서 자신이 한 역할을 자랑했다.[132] 베를린에서 루돌피는 당국에 보낸 편지에서 가난한 사람들을 '무거운 뚜껑이 있는 관에' 묻는 새로운 정부 정책에 대해 불평했다.[133]

대부분의 치안판사는 교육 기관의 긴급한 필요성을 이해하고, 붙들린 사람들에게 적용되는 형벌을 최소화하려고 노력했다. 프랑스가 이끄는 유럽 국가들이 무연고 시신의 의학교 배정을 용이하게 하는 법안을 통과시키면서 유럽 대륙의 상황은 점차 완화되었지만, 영국과 미국에서는 시신 탈취가 수십 년 동안 지속적인 관심사로 남아 있었다. 영국이 마침내 해부법Anatomy Act을 통과시키기 전인 1820년대 후반까지, 영국 학생들은 프랑스에 있는 동료 학생들보다 평균 30배나 더 많은 시신 비용을 지불하고 있었다.[134] 이것은 나폴레옹 전쟁 이후 몇 년 동안 파리에서 공부하는 것이 얼마나 인기가 있었는지 설명하는 데 도움이 된다.

대부분의 교수들이 특히 공식 시험과 논문 심사에서 라틴어를 사용해야 한다고 계속 주장하는 것은 학생들에게 또 다른 짜증의 원인이었다. 많은 이들에게 그것은 '신사' 교육을 받지 않은 사람들을 선별하는 가치로 인해 보존되는 오래된 요구사항으로 보였다. 1800년에 이르러 일상적인 강의 언어로는 쇠퇴했지만, 라틴어는 여전히 일부 의학 강좌에서 사용되었다. 예를 들어, 프라하에서는 약전 및 임상의학 강의가 여전히 라틴어로 진행되었으며 하이델베르크의 많은 의학 과정도 마찬가지였다.[135] 그라이프스발트 의학 교수진은 1820년대까지 라틴어로 '필수' 과정 중 일부를 가르쳤고, 내과 클리닉의 경우 1830년대까지 그러했다.[136] 1813년 베를린 의대에 지원한 한 학생은 '라틴어에 대해 거의 아무것도 모른다'는 이유로 바로 불합격했고 '군의학교인 페피니에레(실무 군사 의학교)에만 적합하다'는 판정을 받았다.[137]

대부분의 유럽 대륙 대학과 영국 대학의 최종 시험은 적어도 1830년대까지는 라틴어로 진행되었다. 파리의 학생들은 비록 프랑스어로 논문을 썼지만, 여전히 시험에서 임상 문제에 대한 그들의 서면 답변에 관한 질문에는 라틴어로 구두로 대답해야 했다.[138] 에든버러의 졸업 시험에 대해 학장은 "정말 엄격하다"라고 묘사하였고, 라틴어는 1833년까지 요구되었다.[139]

논문이나 약식 논문에 관한, 특히 라틴어의 질이나 시험의 수행에 관한 학생과 교수 사이의 논쟁은 19세기 초 학구적인 삶의 일반적인 특징이었다. 스코틀랜드와 다른 대학에서는 라틴어에 약한 학생들이 매물이 풍부한 장사꾼으로부터 논문을 구입하는 것이 종종 관행이었다.[140] 표절이 의심될 때마다 논란이 뒤따랐다. 예를 들어, 1802년 몽펠리에에서 의학 논문을 둘러싼 논쟁으로 인해 분노한 한 학생이 교수에게 결투를 신청한 적도 있었다.[141] 1820년대 베를린에서는 교육 당국이 일부 논문에서 빈약한 라틴어 사용을 발견하여 의학 교수진과 교육 당국 간에 신랄한 다툼이 일어났다.[142]

1789년 이후 라틴어가 필요 없었던 필라델피아 의학교에서 시험은 그 길이와 잦은 논쟁으로 주목을 받았다. 18세기 후반에 치러진 한 시험에서는 매우 구체적인 질문이 많이 나왔다. "신경은 어디서 유래하는가?" "흉막은 어떤 종류의 막인가?" "격막을 관통하는 천공은 몇 개나 있는가?" "췌장액은 어디에서 오는가?" "동맥에 경련운동이 있는

가?" "철을 어떻게 산에 녹이는가?" "어떤 물질을 수렴제로 사용하는가?" "아편은 모든 통증에 유용한가?" "대황의 통변 효과는 어떻게 증가하는가?"[143] 벤자민 러시는 1796년 매우 독선적인 찰스 콜드웰의 논문을 심사하면서 소아질환에 관한 그의 논문을 공격하며 그가 말할 때마다 논문 사본을 흔들어댔고, 이에 콜드웰로부터 그 논문을 빼앗아 사기이고 거짓이라고 선언하였다. 러시는 논문 승인을 거부했다.[144] 필라델피아의 교수들은 종종 특정 학생들을 편애한다는 비난을 받았기 때문에 1810년에는 학생들이 질문에 대답하는 동안 그들이 누군인지 알 수 없도록 커다란 녹색 스크린('녹색 상자') 뒤에 앉아 있게끔 했다.[145]

의학 교수

18세기 후반과 19세기 초, 의학 교수들은 학생들과 마찬가지로 대부분 광범위한 중산층 출신이었다. 몇몇은 부유했다. 몇몇은 유럽이나 미국 사회에서 (상류층으로) 잘 연결되어 있었고, 다른 몇몇은 서민 출신이었다. 대부분은 교육에서 사회적 지위 향상뿐만 아니라 추가적인 수입과 기회의 원천을 보았다. 특히 영국과 미국의 도시 밖에서 도제들을 가르치는 이들은 종종 학문적인 훈련이나 병원의 병동에 대한 접근이 부족한 열심히 일하는 일반의였다. 따라서 그들의 교육 자원은 제한적이었고, 그들이 제공하는 교육은 비공식적이고 산발적이며 실무적이었다. 적지 않은 수가 교육을 환자 진료와 약물 조제라는 주요 사업에 추가되는 부담스러운 경제적 부수입으로 보았다.

대조적으로, 런던 병원의 교수는 대학 출신이자 신사의 지위를 열망할 가능성이 훨씬 높았다. 그는 종종 전문직이거나 신분 상승을 열망하는 중산층 가정에서 자랐다. 스텔라 버틀러^{Sttella Butler}의 표현에 따르면 큰 병원 외부의, 영국과 미국의 사설 의학교에서 전형적인 교수들은 '상류층은 아니지만 재능 있는 사람들' 중에서 뽑힐 가능성이 더 높았다.[146] 그러한 경우, 사설 의학교의 교수는 특권적인 왕립의사회의 회원 자격이 있는 경우가 거의 없었다.

영국의 사설 의학교와 가장 흡사한 미국의 시골 의학교에서는 심지어 '비상류층' 교수조차도 공급이 종종 너무 적어서 전체 교육 과정을 가르치기에 부족했다. 이런 학교는 교수의 일정을 교묘하게 저글링해서 다른 학교의 상업적인 교수를 '방문 교수'로 불러올 수 있었다. 이들 교수 중 일부는 끊임없이 이곳저곳을 돌아다니며 둘이나 셋, 심지어 네다섯 개의 의학교에서 가르쳤다. 1820년까지 이러한 주변부 의학교들은 학문적으로는 취약하지만 종종 수익이 났고 분명히 필요를 충족시켰기 때문에 영국과 미국에서 모두 번창했다.

런던의 많은 교수들은 사회적으로 저명한 외과 의사나 내과 의사, 옥스퍼드, 케임브리지, 에든버러 출신 및 왕립의사회의 회원이었다. 1800년까지 모든 대도시 병원들, 특히 성 바르톨로뮤, 가이, 성 토머스, 성 조지, 런던 병원은 교육 사업으로 번창하고 있었다. 그들의 강의는 학생들로 붐볐고, 학생들은 병동의 교수 주위로 몰려들었으며, 많은 학생들은 더 유명한 교수로부터 개인 수업을 들었다. 그것은 매우 수익성이 좋은 사업이 될 수 있었고, 1814년에는 매년 50개의 강좌를 광고하였다.[147]

이 무렵 인기 있는 외과 의사 벤자민 브로디는 교육과 실습으로 1,500파운드(아마도 당시 미국 통화로는 매우 큰 금액인 7,500달러) 이상의 수입을 올릴 수 있었다.[148] 의학이나 약전 강좌는 학생 한 명당 10기니를 벌어들였고, 외과에서 도제 한 명은 몇 년 동안 교수에게 500기니 또는 1,000기니를 지불할 수 있었다. 외과 조수는 외과 의사에게 1년 동안의 교육비로 50기니를 지불했다.[149] 최근의 전통에 따르면 '병동 회진'에 대한 비용은 참석한 모든 의사들 사이에서 균등하게 분배되었지만, 이것은 1792년 성 조지 병원의 존 헌터의 사례에서와 같이 때때로 도전을 받았다. 1792년 성 조지 병원은 몇몇 교수들이 불균등한 비율로 학생들을 데려왔다는 이유로 그 관행을 비판하였다.[150]

에든버러와 글래스고의 대학 교수들도 마찬가지로 수입의 주요 원천을 학생 등록금에 의존했다. 시의회가 그들에게 지급한 월급은 극히 적었기 때문에 그들은 거의 전적으로 학생 개개인이 강의에 선불한 금액에 의존했다. 학생 수가 많다면 해부학이나 화학과 같이 학생이 수업당 지불하는 3기니는 교수에게 상당한 수입이 될 수 있었다.[151] 예를 들어, 해부학자 알렉산더 먼로 2세의 한 학생은 1771년에 "그는 각각 3기니를 지불하는 학생 약 300명을 데리고 있습니다. 그의 연간 수입이 얼마인지 아시겠지요"라고 아버지에게 편지를 썼다. 학생의 등록금을 둘러싼 경쟁은 교수들 간의 다툼과 새 강좌를 도입하는 데 대한 저항으로 이어졌다. 이러한 다툼의 결과 1792년에는 한 에든버러 교수가 지팡이로 다른 사람을 때리는 일도 발생했다.[152] 나중에 독일에서 발생한 일과 같이, 스코틀랜드의 수업료 체계는 광범위한 학문 분야에서 대규모 수업의 지속을 장려하여 전문화된 교육을 무력화했다. 학교 외 교육은 다른 곳과 마찬가지로 정확히 교육 과정의 이러한 영역에서 번창했는데, 이 영역은 시스템에 의해 변화가 좌절되거나 교육이 부실하다고 알려져 있었다.

에든버러 수업료 시스템은 필라델피아 및 초창기 미국 학교들과 밀접한 관련이 있었다. 이 스코틀랜드의 도시에서처럼 필라델피아의 의학 교수들은 생계를 위해 개업은 물론, 교습과 시험 수수료에 의존했다. 건물과 시설 운용비는 고정비용이므로, 학생이 하나 늘수록 교수에게는 더 많은 수입이 생겼다. 일부 교수는 훗날의 기준으로도 매우 잘나갔다. 예를 들어, 1820년대 볼티모어의 의학교 교수들은 매년 4,000달러를 벌어들였다. 개업으로 얻은 소득까지 포함하면 "인기 있는 도시 의학교의 교수는 운이 좋은 해는 적어도 1만 달러를 벌고, 그보다 못한 동료도 매년 5,000달러 이상은 충분히 번다."[153]

미국과 영국에서 교육 사업의 그런 커다란 재정 수입은 19세기 초반 의학교들 간의 격렬한 갈등을 설명하는 데 도움이 된다. 의학교육에서 유럽식의 고정 급여 제도를 지지하는 사람은 거의 없었다. 실제로 그러한 시스템이 1820년대 뉴욕에서 제안되었을 때 뉴욕 리전트위원회는 그것이 "이 직업의 학문적 추구의 열정을 방해하고, 개인들로부터 그들의 유명세에 따른 적절한 보상을 앗아가며, 기관의 궁극적인 번영과 성공에 위협이 될 수 있다"라고 충고했다.[154]

교수들은 모든 곳에서 학생들이 대도시 병원과 요양원에 더 많이 접근할 수 있도록 싸웠다. 런던뿐만 아니라 영국과 북미의 많은 도시에서도 병원에서 학생들에게 강의할 수 있는 권리와 그들을 병실에 데리고 다닐 수 있는 권리는 대단한 특권이었다. 병원의 병동에서 학생들은 처음에는 그저 용인되었을 뿐 거의 환영받지 못했다.

그러나 18세기 말에 이르자, 학생들이 병원에서 무료로 수행한 업무로 인해 그들은 더 격려를 받았다. 그럼에도 불구하고 당국은 병원을 교육 장소로 전환하는 것을 꺼려했다. 예를 들어, 에든버러와 글래스고에서 교수진은 이 도시의 왕립요양원에서 가르치기 위한 발판을 마련하기 위해 수년 동안 고군분투해야 했다. 요양원 운영위원회뿐만 아니라 학생들에게 교육을 제공하는 데 있어 교수와의 경쟁을 두려워하는 내과 의사와 외과 의사에서도 반대 의견이 나왔다. 글래스고 왕립내과외과의사회는 왕립병원에서 '의대 교수들만' 강의하는 것을 거듭 반대했다.[155] 이에 대해 교수들은 요양원의 그런 태도로 인해 "많은 상급생들이 다른 대학에 진학한다"라고 주장했다.[156]

20세기까지 이어진 영미권 사립 병원에서의 병원 교육에 대한 길고 격렬한 투쟁은 프랑스와 독일의 공공 통제 기관에서의 '교육 병원'의 훨씬 빠른 진화와 극명하게 대조되었다.

실제로 영국과 미국의 많은 지역에서 매우 경쟁적이고 사업 지향적인 의학교육은 1800년경 몇 해에 걸쳐 의학교육의 대륙 시스템에 뚜렷한 안도감을 주었다. 프랑스와 독일 교수들은 영국이나 북미 교수들과는 다른 방식으로 임용되고, 다른 임금을 받으며, 다른 직업 패턴을 따랐다. 그들은 정부가 후원하는 기관에서 일하고, 병원이나 진료소에 쉽게 접근할 수 있으며, 의학을 평생 직업으로 여길 가능성이 훨씬 더 높았다. 일반적으로, 그들은 또한 영국이나 미국의 동시대 사람들보다 더 많은 것을 가르쳤다. 비록 영미권 의학교 교수들처럼 유럽 대륙의 의학교 교수들도 개인 교습과 개인 강좌를 진행했지만, 교수 임명은 훨씬 더 큰 명성을 수반했고 시간을 들일 것을 요구했다. 게다가 의학 연구와 학술 출판이 그들의 고용과 승진에 역할을 하기 시작하고 있었다. 특히 독일에서는 적지 않은 사람들이 그들의 학문적 업적을 통해 한 대학에서 다른 대학으로 (직급이나 보상의 상승을 통해) 옮겨갔다. 이 세기가 끝날 무렵 그들의 빈번한 자리 이동은 그에 따른 심사와 장기간의 협상과 함께 2세기 후에는 친숙하게 보일 것이다.

18세기가 바뀔 무렵 독일 대학들은 분명히 빠르게 변화하고 있었다. 프리드리히 폴센의 말을 빌리면, 그들은 "정부가 설립하고 관리하는 국가 기관"이 되었다.[157] 교수들은 국가의 고용인이었고, 그들의 교육은 국가가 감독하였다. 그리고 그들의 의무는 국가, 교회 또는 학교에 투입할 젊은이들을 훈련시키는 것이었다. 교수들은 보통 강의의 결원에 대해 상의하고 공식적인 권고를 하곤 했지만 임명권은 정부에 있었다. 급여는 국가가 지급했지만 많은 이들이 정부가 인가한 사립학교로 눈을 돌려 그 과정에 지불된 학생의 등록금 일부를 가져왔다. 교수들은 수업에서 대학 카탈로그에 수록된 교과서를 사용하고 이를 면밀히 따라야 했다. 예를 들어, 하이델베르크의 교수들은 1807년에 교과서에 의한 강의가 아니라 '자신의 노트'에 근거한 강의를 한다는 이유로 교육 당국의 비판을 받았다.[158]

의심할 여지없이 주된 책임이 학생 교육이었기 때문에, 독일의 교육 업무는 영국이나 미국에 비해 무거웠다. 1768년 프로이센의 규정은 교수들이 하루에 5시간에서 7시간을 가르치도록 요구하였다. 세기가 끝날 무렵에는 많은 이들이 일주일에 25시간 이상 교실에 있었다. 1810년 루돌피가 베를린으로 불려갔을 때, 그는 해부실에서 학생들을 지도하면서 18시간을 보낸 것 외에 매주 16시간의 강의를 했다.[159] 그의 동료인 요한 크리스티안 라일은 "어떤 교수도 자신의 전공 분야를 따라잡고 기계공의 수준으로 전락하지 않으려면 하루 2시간 이상의 강의를 할 수가 없다"라고 불평했다.[160]

의학교의 규모

독일과 프랑스 의학부는 일반적으로 영어권 국가보다 훨씬 더 컸다. 영국이나 미국보다 훨씬 더 다양한 강좌를 수강할 수 있었다. 스코틀랜드의 한 편집자는 1807년에 게르만 학부의 '엄청난' 크기에 대해 썼다.[161] 이 시기에 에든버러는 11개 강의와 의학 실무 과정을 제공하고 있었고 글래스고는 7개 강의였다.[162] 반면에 당대 독일 대학에 대한 리뷰를 보면 하이델베르크 36개, 베를린 29개, 괴팅겐 22개, 뷔르츠부르크 21개, 뮌헨 17개, 에르푸르트 16개, 마르부르크 13개의 교육 과정이 존재했다.[163] 심지어 뮌헨과 같은 중간 규모의 대학도 1810년에 병리해부학, 해부학 및 곤충의 자연사, 태아와 감각의 생리학, 생리학 및 병리증상학, 위생학, 의료경찰* 등과 같은 흔하지 않은 과목들을 광고했다.[164]

같은 해에 하이델베르크 교수진은 발열, 만성질환, 여성질환, 매독, 소아과, '심리인류학' 같은 과목들의 별도 과정을 가르치고 있었다.[165] 괴팅겐에서 프리드리히 스트로마이어는 화학과 화학분석에 대한 강의 외에도 '화학 이론과 실험chemiam theoreticam experimentis' 과목을 강의하였다.[166] 할레는 '실험적 약리학' 과정을 목록에 올렸다.[167] 1811년 라이프치히 대학은 전임 교수Ordinaria가 정신의학을 가르쳤다.[168] 이때 독일 의학교는 14명의 교수와 강사를 나열한 베를린 의대부터 여전히 모든 계급의 7명의 강사가 있는 작은 비텐베르크에 이르기까지 그 규모가 다양했다.[169]

나폴레옹 시기의 프랑스에서는 의학 교수들이 신흥 질서 속에서

---

*   medical police: 18세기 오스트리아와 프러시아를 중심으로 발전한 개념으로 국민의 위생과 건강 증진을 위해 국가가 직접적으로 국민의 신체와 각종 의료 활동을 통제해야 하며, 이는 곧 경찰 업무의 일환이라는 개념. 그 목적은 국민의 안녕보다는 절대군주제의 유지 및 국부 증진에 있었다.

안전한 장소를 찾기 위해 고군분투했다. 1792년 대학이 갑자기 문을 닫았음에도 불구하고, 많은 의학부가 학생들을 가르치고 새로운 대학들을 수업에 유인하기 위한 노력을 계속했다. 전국적으로는 가장 격동의 시기에도 외과학교와 병원에서 일부 교육이 계속되었다.[170] 캉의 의학교는 교수직을 계속할 권리를 명시적으로 부여받았고, 후에 대학을 폐쇄하라는 법령에서 면제를 받았다.[171] 몽펠리에에서는 의학교 교수들이 때때로 투옥의 위험을 무릅쓰면서 수업을 하고, 시험을 치르고, 새로운 학생들을 입학시키면서 자신들을 '유용한 일에 방해받지 않은 유일한 [공화국의] 교수'라고 묘사했다. 나중에 그들은 무급으로 일한 기간에 대한 보상을 청원했지만 그다지 성공을 거두지 못했다. 1801년 교직원 회의록에 따르면 "정부는 우리를 완전히 버렸다"라고 했다.[172]

이때는 모든 의학 교수들에게 고통스러울 정도로 어려운 시기였다. 1795년 파리, 몽펠리에, 스트라스부르에 '에콜 드 상테'가 문을 연 후에도 교수들은 정부의 끊임없는 간섭, 군주주의, 중복된 지시, 물자와 자금 부족, 만성적인 급여 미지급에 맞서 싸웠다. 1795년 몽펠리에 의학교에서 학생들과 교직원들은 '공화주의의 원칙에 반하는 행위를 하는 사람들은 처벌을 권고하는 학교 평의회의 비판을 받을 것'이라는 불길한 경고를 받았다. 스트라스부르에서는 전체 교육 과정을 위해 필요한 14개 교수 자리 중 1798년까지 겨우 6개가 채워졌으며 장비가 부족하다는 불만이 터져 나왔다.[173] 스트라스부르에서 특히 분개한 것은 파리 대학의 특별한 취급과 몽펠리에에서 더 많은 교수들이 인가를 받은 사실이었다. 스트라스부르 교수들은 화학 실험실과 만족할 만한 병원이 부족했기 때문에 화학과 임상의학에 대한 교육을 아

직 수행할 수 없었다.[174]

　몽펠리에 교수들은 혁명 이전 시기부터 수가 줄어든 것에 대해 항의했고 스트라스부르에 있는 동료들과 마찬가지로 그들의 직무에 대한 보상을 요구했다.[175] 파리 교수들도 마찬가지로 정부가 교직과 직위에 대한 약속을 지키지 않았다고 주장했다.[176] 그 기간의 서신에는 미지급된 급여에 대한 모든 학교의 불만이 가득하다.[177]

　1794년 12월 4일 혁명 칙령은 모든 시민이 '동료 시민을 돌볼 수 있는 법적 권리'를 누리게끔, 마리 조세 앵보 위아르의 용어에 따르면 3년간의 '의료 강도질medical brigandage'에 종지부를 찍었다.[178] 칙령에 의해 세워진 이 세 신설 학교들은 몇몇 지방 병원에 설립된 예과 과정과 마찬가지로 커리큘럼, 교수 급여, 학생 정원, 졸업 조건, 입학 기준 및 심지어 교수의 복장 규정을 정하는 공공 교육위원회에 의해 엄격하게 규제를 받았다.[179] 이전의 외과 학교들은 점차 이 새로운 학교들로 통합되었고, 많은 교수진—파리 의과대학의 3명당 2명—이 그 직위에서 임용되었다. 파리 학교는 옛 외과 아카데미와 같은 건물에 있었다. 몽펠리에에서는 옛 교수진이 그대로 교직에 복귀했다.

　모든 교수의 급여는 처음에는 6,000프랑(동시대의 대략 1,100달러)으로 고정되었고, 겸임 교수들은 5,000프랑으로 고정되었다. 이 수치는 이후 교수들을 위해 10,000프랑으로 인상되었고 다른 급여들로 보충되었다.[180] 독일과 영국에서 그랬던 것처럼, 많은 교수들이 추가적인 수입을 올려주는 개인 강좌를 열었다. 실제로 1810년까지 의학교가 제공하는 공식 강좌보다 교수들의 집이나 병원에서 여는 개인 강좌가 더 많은 수의 학생들을 끌어모으고 있었다. 해부학과 외과는 모든 곳에서 사실 가장 많은 수의 고객을 유치했다.[181] 상황이 개선됨에 따라 많은 의학 교수들이 매우 부유해졌고, 1820년에는 표본 집단의 70%가 100,000프랑 혹은 그 이상의 가치가 있는 상당한 재산을 남겼다.[182]

특히 병원의 임상 교수들은 독일에서와 같이 종종 수업으로 바빴다. 한 추정에 따르면, 드소는 하루에 14시간을 교육에 바쳤다. 이 유명한 외과 의사의 전형적인 하루는 다음과 같이 묘사되었다.[183]

100명의 젊은이들을 상담하고 감독하는 것은 나의 의무다. 나는 매일 환자를 방문해서 내가 직접, 혹은 다른 사람이 있다면 함께 모든 수술과 중요한 드레싱을 한다. 나는 매일 아침 6시부터 9시까지 이 일을 하느라 사계절 내내 바쁘며, 그다음 두 시간을 자유롭게 진료하고 원형극장에서 학생들을 가르친다. 저녁에는 오후 4시부터 5시까지 새로운 회진을 하고, 그 이후에는 무료로 진료를 하고, 오후 7시까지 2차 수업을 한다. 중환자가 있을 때는 밤 10시에 회진을 더 한다.

1810년 이후, 프랑스의 교수 선발 방식은 콩쿠르로 알려진 공개 경쟁을 통해 이루어졌다. 혁명 세대는 이 구체제의 관습을 새 공화국의 법으로 만들었다(이는 나중에 왕정복고로 폐지되었다가 1823년에 복원되었다).[184] 한 콩쿠르에서 후보자는 상세한 시험 답안을 작성하고 여러 번의 공개 강의를 한 후 7~8명으로 구성된 배심원단에 출석해야 했다. 그것은 개방성과 공정성을 촉진하기 위한 길고 힘든 과정이었지만 기억력, 언어 능력, 공개 강의에 높은 가치를 두는 것이었다. 프랑스에서 가장 유명한 많은 의사들이 이 콩쿠르에서 실패했고, 다른 사람들은 그러한 공개 심판장에 출석하기를 거부했다.

1812년 몽펠리에의 한 교직 후보자는 "즉석에서 30분짜리 강의를 할 수 있을 때까지 …… 라틴어를 연습하라"는 조언을 미리 받았다. 그가 몽펠리에에 도착했을 때 발견한 주요 라이벌은 놀라울 정도로 냉정한 침착성을 가진 남자였는데, 그의 외과 지식은 '폭포수처럼 그의 입에서 흘러나와' 그의 주목할 만한 '예리함'과 '말솜씨'를 두드러지게 했다. 경쟁자가 선택되었고, 패배한 후보는 '슬픔과 후회'를 안고 집으로 돌아갔다.[185]

고급 의학교육이 파리에 집중된 것은 독일 대학 중 단지 몇 곳만이 능가할 수 있었던 졸업생을 배출했다. 독일에서 권위의 분산은 엄격하게 통제된 프랑스 체제보다 교육 과정에 더 광범위한 자유를 허용했다. 그러나 19세기 초, 특히 파리의 클리닉에서 프랑스 교육의 깊이는 독일의 깊이를 능가했다. 1795년 3개의 위생학교Ecoles de Santé가 설립되었는데 파리에는 24명의 교수(교수 12명, 부교원 12명)가, 몽펠리에에는 16명의 교수가, 스트라스부르에는 12명의 교수가 배치되었다. 외과는 커리큘럼의 필수적인 부분이 되었고, 병원 수련은 새로 두드러지게 강조되었다. 1820년대 초에는 교수직의 수가 두 배로 늘었고 '아그레주agregé', 즉 강사직이 추가로 만들어졌다.[186]

그러나 주요 학교 밖에서는 프랑스의 의학교육이 오랜 불확실성과 쇠퇴의 시기에 접어들었다. 리옹과 같은 중요한 지방 중심지의 의학교에 대한 열망은 반복적으로 무시되었다.[187] 4분의 3세기 동안 추가적인 의학교가 세워지지 않았고, 파리의 압도적인 우위는 더욱 두드러졌다. 비평가들은 몇 번이고 하이델베르크, 괴팅겐, 필라델피아, 글래스고와 같은 작은 마을에서 중요한 의학교들이 번성하고 있는 외국 도시를 가리키며 왜 프랑스의 수련은 파리에 집중되어야 하는지 물었다. 예를 들어, 1815년 여행 후 영국의 방문자인 존 크로스John

Crosse는 프랑스를 "이런 심각한 불편함이 존재하는 유일한 나라"라고 묘사했다.[188] 그러나 파리에서는 혁명 이전 시대에 비해 교육의 범위가 두드러졌다. 정부가 도시의 큰 병원들을 주요 교육 중심지로 바꾸면서 공식적으로 임상교육이 추진되었다. 첫 학기에 학생들은 병원에서 환자를 따라다니며 임상 강의를 듣고 해부를 시작했다. 전체 교수진과 겸임 교수의 4분의 1이 임상교육에 전념했다. 파리에는 해부학, 생리학, 의학, 위생학, 법의학, 외부 및 내부 병리학, 4개의 병원 클리닉을 포함한 12개의 정식 의학 강좌가 개설되었다.[189] 학생 수는 1795년에 300명으로 시작하여 첫 3년 후에는 1,200명 이상으로 늘었다. 1798년에 교수진 보고서는 파리 교육의 위대한 발전이 "유럽 전체의 모범이 되어야 한다"라고 자랑했다.[190]

몽펠리에와 스트라스부르에 있는 학교들은 학생 수의 절반과 더 적은 수의 교직원을 배정받았으며, 파리와 동일한 기본적인 교육 과정을 따라야 했다.[191] 1798년 스트라스부르는 1학년 학생들을 위해 생리학 강좌를 별도로 개설하였지만 이미 정해진 패턴으로부터 그러한 일탈은 드물었다.[192] 교육계획이 국민의회에서 가장 먼저 받아들여진 몽펠리에에서 병상 교육에 대한 강조는 처음부터 분명했다. 1795년 3월 31일자 보고서에서는 "병상에서 임상을 가르친다"며 "그것은 실천에 이론을 적용한 것에 지나지 않는다"라고 썼다.[193]

국경을 넘어

혁명의 격변이 유럽 전역의 의학교 교수와 학생들에게 미친 영향은 심오했다. 한 학자는 위기의 긴 세월 동안 '의학교육의 형식과 내용을 결정'한 것은 '이론보다는 실용적 필요성'이었다고 주장한다.[194]

그 시대의 시급한 군사적 수요는 오랫동안 형성되어 온 경향을 재촉하는 실용적인 마음과 기꺼이 실험하려는 자세를 요구했다. 18세기의 과학, 측정, 면밀한 관찰에 대한 믿음은 물론 병상에서 경험하는 것이 학생들에게 실질적인 이익이 된다는 계몽주의 믿음이 혁명과 전쟁의 격동기에 새로운 생명을 얻었다. "우리는 혁신과 변혁의 시대에 살고 있습니다"라고 포위된 예나에서 영향력 있는 후펠란트는 썼다. "그리고 의학은 가장 활기찬 방식으로 이 압도적인 정신의 영향을 느꼈습니다."[195]

어디에서나 의학교육 과정은 빠르게 변화하는 옛것과 새것의 혼합물이 되었고 다른 국가적 조건의 흔적을 지니고 있었다. 화학, 식물학, 해부학 수업은 이제 거의 보편화되었지만 약전, 라틴어 논변술, 히포크라테스 격언에 대한 강의도 많은 나라에서 나란히 존재했다. 위생, 법의학, 병리해부학이라는 놀랄 만큼 새로운 과목들은 기성 학교 중 일부에서만 학생들에게 제공되었다.

유럽과 미국 의학교에서 임상교육이 점점 더 많이 도입되고 있었지만, 학생이 수동적인 관찰자 이상이었던 병상의 실무 경험은 여전히 예외였다. 프랑스와 다른 곳에서 전통적인 의학교육을 개혁하려는 과감한 노력에도 불구하고, 대부분의 임상가들은 1810년에 독일의 분다르쯔뜨 학교, 프랑스의 이급 의학교, 영국의 병원 학교, 영미의 도제 프로그램과 같은 실무학교에서 여전히 훈련을 받았다. 이러한 비학위 프로그램은 해부학, 외과, 임상의학, 조산술 및 약물 조제 분야에서 학생들을 위한 유용한 정보와 실습교육을 계속 강조하였다. 예를 들어, 바이에른 분다르쯔뜨 학교에서는 화학, 동물학, 자연과학 교육이 명시적으로 금지되었다.[196] 몇몇 국가에서 합법적인 '단일 경로

Einheitsstand' 또는 의학의 '단일 입국항'을 통해 모든 의료행위의 교육을 통합하려는 노력은 여전히 많은 실무가와 시민들의 눈에는 회의적으로 보였다.

의학이 변화의 계절을 거치면서 학생들을 교육하는 데 있어 국가적 차이가 두드러졌다. 미국에서 한 번도 자리 잡지 못했던 내과 의사, 외과 의사, 약제사의 훈련의 오래된 차이는 혁명적인 프랑스에서는 빠르게 사라졌지만 독일에서는 더 천천히 약해졌고 영국에서는 강하게 지속되었다. 의학 연구의 주요 장소로서 대학의 지위는 프랑스와 영국에서 급격히 감소했지만 독일에서 점점 더 중요해지고 있었다. 독일의 영향을 받은 지역을 제외하고 모든 국가에서 의료 전문직 교육은 전문학교로 점점 더 격하되었다.

새로운 과학 과목들은 영국과 미국의 상업적 학교들보다 프랑스와 독일의 정부가 운영하는 시스템에서 더 빠른 속도로 도입되었다. 라틴어는 비록 의학 학습의 언어로는 모든 나라에서 쇠퇴하고 있었지만, 미국보다 유럽에서 훨씬 더 오래 지속되었다. 나폴레옹 치하의 프랑스에서는 의학교육에 대해 엄격한 중앙집권적 권위에 의한 경직된 통제가 있었지만, 독일 각 공국에서는 분산되어 있었고 영국이나 미국에는 거의 존재하지 않았다. 의학교육에서 학문 연구의 중요성을 공격하고 기초 과학 연구와 임상 연구를 분리하는 프랑스의 급진적인 사례는 멀리 영국과 미국도 따랐지만 독일의 각 공국에 미치는 영향은 가장 적었다.

세기의 전환기에 의학교육 사업의 규모는 어느 정도 정확하게 결정할 수 없다. 각국에서 의학 학위를 획득한 학생들의 수는 어느 정도 확인할 수 있지만, 프랑스와 독일의 이급 의학교 또는 영국과 미국의 병원과 도제 프로그램에서 공부한 많은 숫자에 대한 자료는 부족하다. 1800년경 학위 수여 기관에 등록한 사람들 중 독일 대학이 가장 많은 수의 학생을 교육했다. 오스트리아와 스위스의 독일어권 의학교들을 포함하여 4,000명 이상의 학생들이 독일 대학에서 의학을 공부하고 있었다.[197] 개별 대학의 등록은 괴팅겐의 491명에서 1800년의 에를랑겐 카탈로그에 나열된 18명의 학생들에 이르기까지 다양했다.[198]

라인강 건너편에서는 총 2,000명의 학생들이 세 개의 프랑스 의학교에서 공부를 하고 있었고 그중 절반 이상은 파리에 있었다. 1,200여 명의 등록 학생들로 인해 파리는 세계에서 가장 큰 의학교가 되었다. 그러나 피에르 카바니스에 따르면, 19세기 초까지 적어도 5,000명의 학생과 모든 등급의 임상가들이 파리로 몰려들었기 때문에[199] 이 수치들조차도 프랑스 수도에서의 수업 집중도를 과소평가한 것이다.

영국과 북미의 학문 기관(대학)에서 의학을 공부하는 사람들은 임상가가 되려는 사람들 중 낮은 비율을 차지했다. 1800년 신입생은 옥스퍼드, 케임브리지와 함께 스코틀랜드 대학들은 모두 합해야 약 600명에 불과했다.[200] 이 중 에든버러가 등록 학생의 4분의 3을 담당했다. 파리에서와 마찬가지로 에든버러, 글래스고의 미등록 및 단기 유학생 수는 매우 많았다. 런던 병원의 경우, 이 세기 말에 약 150명의 학생들이 비학위 프로그램을 이수했다.[201] 마지막으로, 미국의 4개 의과대학은 150명 미만의 학생들을 교육하고 있었다고 추정되며 그들 중 절반 이상이 필라델피아 의대 재학생이었다.[202]

독일 지역에 의학생의 수가 많다는 것은 또한 전문 교수의 무리도 더 컸음을 의미했다. 프란츠 에울렌베르크는 1796년 34개 대학에 159명의 의학 전임 교수가 퍼져 있다고 집계했는데, 이는 모두 300명 이상의 교수진이 대학당 평균 9명씩 근무했음을 시사한다.[203] 프랑스의 3개 학교는 많은 등록생에도 불구하고 모두 52명의 교수와 부교원만 있었다. 1806년 기록에 따르면, 영국에서 의학생들은 대학을 모두 합쳐 25명 이하의 교수로부터 교육을 받았고, 런던 병원에서는 또 다른 46명의 교수로부터 교육을 받았다.[204] 미국의 의학교 교수의 숫자는 1800년에 기껏해야 20명 남짓이었다.

물론 이 수치들은 프랑스의 이급 병원 프로그램, 독일의 많은 실무 외과학교, 대학과 병원 밖에서 영국과 미국에서 제공되는 광범위한 교육을 고려하지 않은 것이다. 그럼에도 불구하고 독일 공국들이 학문 지향적이고, 점점 전문화되며, 대부분 전임인 의학 교수직을 개발하는 데 있어 초기에 취한 주도권의 규모는 놀랍다.

그러나 단기적으로 더 중요한 것은 18세기 말에 프랑스 의학교육이 큰 교육 병원과 전문 클리닉으로 강제로 이동했다는 것이다. 의학을 실용적인 과학으로 보고 학생들의 압력에 대응하려는 충동에 자극을 받은 다른 나라들은 의학교육 시스템도 변화시키고 있었는데, 그 결과가 다음 장의 주제다.

제3장 원주

1   Letters of 22 Fructidor, 21 Vendemiare, 1799, Archives nationales, Paris, AJ16 6685.

2   Susan C. Lawrence, "Science and Medicine at the London Hospitals: The Development of Teaching and Research, 1750-1815" (Ph.D. diss., University of Toronto, 1985), 262.

3   Jean-Charles Sournia, La medecine révolutionnaire, 77s9-7799 (Paris: Editions Payot, 1989), 43; Jean Imbert, "La crise economique des hopitaux français sous la révolution," in Nouvelles frontieres des defenses sanitaire et sociales, ed. Maurice Gueniot (Paris: Universite Rene Descartes, 1990), 25-28.

4   Robert Heller, "Officiers de Sante: The Second-Class Doctors of Nineteenth-Century France," Medical History 22 (1978): 27-28.

5   Edinburgh Medical Journul 8 (1812): 251.

6   Paul K. Underhill, "Science, Professionalism and the Development of Medical Education in England: An Historical Sociology" (Ph.D. diss., University of London, 1987), 79.

7   Edward Harrison, Remarks on the Ineffective State of the Practise of Physic in Great Britain (London: R. Bickerstaff, 1806), 30. 이 논쟁은 1804년에 일어났다.

8   Ian Inkster, "Marginal Men: Aspects of the Social Role of the Medical Community in Sheffield, 1790-1850," in Health Care and Popular Medicine in Nineteenth Century England ed. John Woodward and David Richards (New York: Holmes & Meier, 1977), 128.

9   Michael Sanderson, ed., The Universities in the Nineteenth Century (London: Routledge & Kegan Paul, 1975), 17.

10 Douglas Guthrie, "Dr. John Leyden, 1775-1811," University of Edin-

burgh Journal 23 (1967-68): 164-65.

11   John Hamilton Gray, Autobiography of a Scottish Country Gentleman (privately printed, 1868), 69.

12   John D. Comrie, History of Scottish Medicine, 2 vols. (London: Wellcome Historical Medical Museum, 1932), 1:341-42. Lisa Rosner는 에든버러의 유연한 입학 정책에 대한 탁월한 연구를 하였다. Medical Education in the of Improvement: Edinburgh Students and Apprentices, 1760-1826 (Edinburgh: University of Edinburgh Press, 1991). 13. Edinburgh Medical Journal 6 (1810): 487.

14   Edinburgh Medical Journal 13 (1817): 226-28.

15   Anderson's College minutes, October 1, 1807, University of Strathclyde Archive.

16   Alexander Duncan, Memorials of the Faculty of Physicians and Surgeons of Glasgow(Glasgow, 1896), 178-86.

17   F. G. Parsons, The History of St. Thomas's Hospital, 3 vols. (London: Methuen, 1932-36), 3:9.

18   John Ellis, LHMC, 1785-1985: The Story of the London Hospital Medical College (London: London Hospital Medical Club, 1986), 13.

19   Jacques Leonard, La vie quotidienne du médecin de province au XIXe siecle (Paris: Hachette, 1977), 16-22.

20   Laurence Brockliss, "L'enseignement médical et la révolution," Histoire de l'education 42 (1989): 105. 내게 보낸 편지(April 4, 1994)에서 19세기의 저명한 생리학자의 증손자 Gabriel Richer는 Brockliss가 하류 계층 사람들의 치열한 경쟁을 과소평가했다고 말하였다.

21   Edict of February 4, 1791, GSPK Merseburg, 511 a, Nr. 1; "Neues Prüfungsreglement für samtliche medizinal-personnen des preussischen

Staates," Merseburg, 76, VIII, A535, Bd. I; Heinrich O. Meisner and Georg Winter, Ubersicht Uber die Bestände des geheimen Staatsarchivs zu Berlin-Dahlem, 2 vols. (Leipzig: S. Hirzel, 1934-35), 2:43. 또한 다음 참조. Hans G. Wenig, "Medizinische Ausbildung im 19 Jahrhundert" (med. diss., University of Bonn, 1969), 6-7.

22   Edgar Niklas, "Das Dekanatsbuch der Tübinger medizinischen Fakultat, 1808-1858 (Teil 3: 1818-1822)" (med. diss. University of Tubingen, 1985), 25.

23   Brigitte Niklas, "Das Dekanatsbuch der Tübinger medizinischen Fakultat, 1808-1858 (Teil 2: 1816-1818)" (med. diss., University of Tübingen 1985), 42.

24   Sabine Sander, Handwerkchirurgen: Sozialgeschichte einer verdrängten Berufsgruppe (Gottingen: Vandenhoeck & Ruprecht, 1989), esp. 133-34, 149-51, 183, 233-35.

25   Christiane Scherg-Zeisner, "Die arztliche Ausbildung an der Königlich-bayerischen Julius-Maximilians-Universitat in Würzburg, 1814-1872" (med. diss., University of Würzburg, 1973), 22.

26   Erhard Grunwald, "Das niedere Medizinalpersonal in Bayern des 19 Jahrhunderts" (med. diss., University of Munich, 1990), 57-58.

27   Anna D. von Riiden, "Medicina Graecensis: Das medizinisch-chirurgische Studium in Graz (1782-1862)" (med. diss., University of Munich, 1978), 14.

28   Statement by Carl Rudolphi to the medical faculty at the University of Berlin, January 23, 1811, GSPK Merseburg, 76, VIII, A535, Bd. 1.

29   Thomas Broman, "University Reform in Medical Thought at the End of the Eighteenth Century," Osiris 5 (1989): 45. Manfred Stürzbecher, "Zur Geschichte der Ausbildung von Wundarzten in Berlin in der 1. Halfte des 19 Jahrhunderts," Forschung und Fortschritte 33 (1959): esp. 144-45.

30   Martina Beese, "Die medizinischen Promotionen in Tübingen, 1750-

1799" (med. diss., University of Tübingen, 1977), 57-58.

31   Uta Pcschel-Kudernatsch, "Die medizinischen Promotionen in Tubingen, 1800-1814" (med. diss., University of Tubingen, 1985), 58.

32   Hellmuth Rossler and Gunther Franz, eds., Universität und Gelehrten-stand, 1400-1800 (Limburg/Lahn: C. A. Starke, 1970), 264-65, table III.

33   Franz Eulenburg, Die Frequenz der deutschen Universitaten von ihrer Gründung bis zur Gegenwart (Leipzig: B. G. Teubner, 1904), 67-68.

34   Johann D. Michaelis, Rassonement uber die protestantischen Universitat-en in Deutschland, 4 vols. (Frankfurt: Andrea, 1768-76), 3:157-68, 237.

35   Leo J. O'Hara, "An Emerging Profession: Philadelphia Medicine 1860-1900" (Ph.D. diss., University of Pennsylvania, 1976), 28-29.

36   Frederick C. Waite, The Story of a Country Medical College (Montpelier: Verm°]it Historical Society, 1945), 15-17.

37   Sir John Clerk to his son John, April 16, 1745, clerk of Penecuik papers, Scottish Record Office, G D 18.

38   Letter from Dr. A. Marshall, February 16, 1796, Leven and Melville pa-pers, Scottish Record Office, G D 26.

39   T. V. Vaidy, Plan de l'étude, a l'usage des aspirans (Paris, 1816), 35-36.

40   D. Wilhelm G. Plouquet, Der Arzt, oder über die Ausbildung, die Stu-dien, Pflichten, Sitten, und die Klugheit des Arztes (Tubingen: J. G. Cotta, 1797), 23-30.

41   Friedrich G. Wetzel, Briefe über das Studium der Medizin für Jünglinge, die sich ihr widmen wollen (Leipzig: C. G. Weigel, 1805), 7, 17, 28.

42   D Ludewig Formey, Uber den gegenwärtigen Zustand der Medicin in

Hinsicht auf die Bildung künftiger Ärzte (Berlin: Karl Friedrich Amelang, 1809), 31.

43   Janies Parkinson, The Hospital Pupil; or an Essay intended to facilitate the Study of Medicine and Surgery in four Letters (London: H. D. Symonds, 1800), 26.

44   Ibid., 29-30.

45   Ibid., 12,42-43.

46   William Chamberlaine, Tirocinium Medicum; or a Dissertation on the Duties of Youth apprenticed to the Medical Profession (London: privately printed, 1812), 65.

47   Thomas Withers, A Treatise on the Errors and Defects of Medical Education: in which are contained Observations on the Means of correcting them (London: C. Dilly, 1794), 38-58.

48   W. M. Mathew, "The Origins and Occupations of Glasgow Students, 1740-1839," Past and Present 33 (1966): 74-94.

49   Records of University of Glasgow Senate, May 3, 1824, University of Glasgow Archive. This account recalls past admission policy.

50   Robert P. Hudson, wPatterns of Medical Education in Nineteenth Century America" (master's thesis, Johns Hopkins University, 1966), 57-59.

51   Waite, Story of a Country Medical College, 49, 124.

52   Beese, "Die medizinische Promotionen," 58-59; Ernst Bezel, ed., Johann Jakob Steger, 1798-1857: Beispiel eines Medizinstudenten im frühen 19 Jahrhundert nach den Briefen an seine Eltern (Zurich: Juris Druck & Verlag, 1981), 1.

53   Moritz Leisibach, Das medizinisch-chirurgische Institut in Zurich (Zuridr

Hans Rohr, 1982), 112, tabled.

54 Mireille Wiriot, "L'enseignement cliniquc dans les hôpitaux de Paris entre 1794 et 1848" (med. diss., University of Paris, 1970), 45.

55 Reginald Fitz, "The Surprising Career of Peter la Terriere, Bachelor in Medicine," Annals of Medical History 3 (1941): 402.

56 Waite, Story of a Country Medical College, 125.

57 Oliver S. Hayward and Elizabeth H. Thomson, eds., The Journal of William Tully, Medical Student at Dartmouth, 1808-1809 (New York: Science History Publications, 1977), 51.

58 E. Niklas, "Dekanatsbuch," entry for December 29, 1818, p. 84.

59 John Duffy, From Humors to Medical Science: A History of American Medicine, 2nd ed. (Urbana: University of Illinois Press, 1993), 144.

60 Charles Newman, The Evolution of Medical Education in the Nineteenth Century (Oxford: Oxford University Press, 1957), 41-42.

61 Pamela Bright, Dr Richard Bright (1789-1858) (London: Bodley Head, 1983), 75.

62 Colin Jones, "Montpellier Medical Students and the Medicalization of 18th-Century France," in Problems and Methods in the History of Medicine, ed. Roy Porter and Andrew Wear (London: Croom Helm, 1987), 63; Daniel Geoffrey, "La vie d'un etudiant en medecine a Nantes en 1820," Archives médicales de l'ouest 14 (1982): 280.

63 Fichte to the Cultural Ministry, February 14, 1812, in Rudolf Kopke, Die Gründung der Königlichen Friedrich-Wilhelms-Universität zu Berlin (Berlin: Gustav Schade, 1860),231.

64 Minutes of Senatus, December 7, 1801, University of Edinburgh Ar-

chive.

65 Reglement für die künftige Verwaltung der akademischen Disziplin und Polizei- (Berlin, 1819), 3-6, copy in GSPK, Meiseburg, 51, la, Nr. 1.

66 "Die Disziplin u. die Exzesse auf der Universitat Berlin, 1810-1821," GSPK, Merseburg, 76, Va, Sekt. 2, Tit. 12, Nr. 1. "Instruktion fiir die ausserordentlichen Regierungsbevollmachtigen bei den Universitdten," GSPK, Metseburg, 51, la, Nr. 1; and "Massregeln wegen der überhand nehmenden Unsittlichkeiten unter den Studenten, 1820-21," Akten der Universitats-Kurator in Berlin, Humboldt University Archive, Berlin, 522, Litt. U 9.

67 Reglement, 6.

68 File F17 4451, "Student Disorders," Archives nationales, Paris.

69 Christian Wolff, "Faculte, ecoles de médecine et hôpitaux militaires a Strasbourg sous la revolution et l'empire (1789-1815)" (med. diss., University of Strasbourg, 1986), 24.

70 Quoted in introduction to John M. T. Ford, ed., A Medical Student at St. Thomas's Hospital, 1801-1802: The Weekes Family Letters, supplement to Medical History (London: Wellcome Institute for the History of Medicine, 1987), 27.

71 Bright, Dr Richard Bright^ 52.

72 Cited in Emmet F. Horine, Daniel Drake (1785-1852): Pioneer Physician of the Midwest (Philadelphia: University of Pennsylvania Press, 1961), 81.

73 Carl Haffter, ed., Tagebuch des Zurcher Medizinstudenten Elias Haffter aus dem Jahre 1823 (Zurich: Hans Rohr, 1976).

74 Karl Schmiz, Die medizinische Fakultät der Universitat Bonn, 1818-1918 (Bonn: R. Marcus and E. Weber, 1920), 64

75 Parsons, History of St. Thomas's Hospital, 2:250-51.

76 Derek Dow and Kenneth C. Caiman, eds., The Royal Medico-Chiru-rgical Society of Glasgow: A History, 1814-1989 (Glasgow: Royal Medico-Chirurgical Society, 1989), 2.

77 Glasgow University Medico-Chirurgical Society Minutes, January 10, 1827, Special Collections, University of Glasgow Library. In 1820 the students were compelled to merge their collection with that of the university library.

78 Parsons, History of St. Thomas's HospitaL 2:228.

79 Susan C. Lawrence, 'Desirous of Improvements in Medicine': Pupils and Practitioners in the Medical Societies at Guy's and St. Bartholomew's Hospitals, 1795-1815," Bulletin of the History of Medicine 59 (1985): 97, table 1.

80 Abernethian Society minutes, October 14, 1800, St. Bartholomew's Hospital Archive. The society was then called the Medical and Philosophical Society of St. Bartholomew's Hospital.

81 Byron Stookcy, A History of Colonial Medical Education in the Province of New Tork, with Its Subsequent Development (1767-1830) (Springfield, IL: Thomas, 1962), 186; Anna C. Holt, ed., "A Medical Student in Boston, 1825-26," Harvard Library Bulletin 6 (1952): 364.

82 Hermann Hoepke, "Studentisches Leben aus Jakob Henles Bonner Zeit," Heidelberger Jahrbücher 13 (1969): 24.

83 Newman, Evolution of Medical Education, 47.

84 Joan Lane, "The Role of Apprenticeship in Eighteenth-Century Medical Education in England," in William Hunter and the Eighteenth-Century Medical World, ed. W. F. Bynum and Roy Porter (Cambridge: Cambridge

University Press, 1985), 84.

85 A. G. F. Rebmann, Der Leipziger Student vor hundert Jahren (Leipzig: J. C. Hinrichs, 1897), 34.

86 Poumies de la Siboutie, Souvenirs d'un medecine de Paris (Paris: Plon-Nourrit, 1910), 92.

87 Steger to parents, April 25, 1813, in Bezel, Johann Jakob Stqger, 46.

88 Gottfried Roth, ed., Vom Baderlehrling zum Wundarzt: Carl Rabi, ein Mediziner im Biedermeir (Vienna: Oberdsterreichischer Landesverlag, n.d.), 41.

89 Hoepke, "Studentisches Leben," 24.

90 Henry K. Beecher and Mark D. Altschule, Medicine at Harvard: The First Three Hundred Teary (Hanover, NH: University Press of New England, 1977), 44.

91 Leonard, Vie quotidienne, 35. In the case of law students in the same period, only one in eighty perished.

92 Moses A Spira, "Meilensteine zur Geschichte der jüdischen Arzte in Deutschland," in Melemata: Festschrift für Werner Leibbrand zum siebzjgsten Geburtstag, ed. Joseph Schumacher (Mannheim: Grossdrucherei, 1967), 153-54.

93 Wolfram Kaiser and Arina Volker, "Die Geschichte der halleschen Ars medica Judaica. II: Die Anfange des jüdischen Medizinstudiums," Zeitschrift für die gesamte innere Medizin 44 (1989): 30.

94 Wilhelm F. A. Mackenscn, Letztes Wort über Gottingen und seine Lehrer (Leipzig, 1791), 12. Republished by Vandenhoeck & Ruprecht, Gottingen, 1987.

95 Waite, Story of a Country Medical College, 27.

182

96   Archives nationales, AJ6375, AJ886.

97   E. Niklas, "Dekanatsbuch."

98   V. Mary Crosse, A Surgeon in the Early Nineteenth Century: The Life
      and Times of John Green Crosse, 1790-1850 (Edinburgh: E. & S. Living-
      stone, 1968), 35.

99   "The Works of Sir Benjamin Brodie," Dublin Quarterly Journal of Medi-
      cal Science 40 (1865): 134.

100   Robert L. Kilpatrick, "Nature's Schools: The Hunterian Revolution in
      London Hospital Medicine, 1780-1825" (Ph.D. diss., Cambridge University,
      1988), 208.

101   H. C. Cameron, Mr. Guy's Hospital, 1726-1948 (London: Longmans,
      Green, 150.

102   W. A. Smeaton, Fourcroy: Chemist and Revolutionary, 1755-1809
      (Cambridge: privatey printed, 1962), 12.

103   John Green Crosse, Sketches of the Medical Schools in Paris (London: J.
      Callow, 1815),49.

104   Derek Dow and Michael Moss, "The Medical Curriculum at Glasgow in
      the Early Nineteenth Century," History of Universities 7 (1988): 228, 240.

105   Royal Commission, Evidence, Oral and Documentary, taken and re-
      ceived by the Commissioners appointed by His Majesty George IV, July
      23, 1826; and re-appointed by His Majesty William IV, October 12,
      1830; for visiting the Universities of Scotland, 4 vols. (London: His Majesty's
      Stationery' Office, 1837), 1:193.

106   Susan C. Lawrence, "Private Enterprise and Public Interests: Medical Ed-
      ucation and the Apothecaries' Act, 1780-1825," in British Medicine in an
      Age of Reform, ed. Roger French and Andrew Wear (London: Routledge,

1991), 48.

107   Protocolle congregatae facultatis Medicinae, December 6, 1806, NI 3
      1/2-4, University of Munich Archive.

108   Rene Simon-Bailly, Souvenirs d'un éléve des écoles de sante de Strasbourg
      et de Paris (Strasbourg: Strasbourg medical, 1924), 19.

109   Ibid., 10.

110   Jones, "Montpellier Medical Students," 68-69.

111   Reclamation de M. De Sault, chirurgien en chef de l'Hôtel-Dieu de Paris,
      centre une pétition presentée a 1'assemblée nationale par des éléves en
      chirurgie, Archives nationales, D XXXVIII, 3, XLVII, 1-3. 이 7페이지의
      성명서는 Toby Gelfand가 1970에 재발견하여 다음 제목의 주석과 함께
      게재하였다. A Confrontation over Clinical Instruction at the Hôtel-Dieu
      of Paris During the French Revolution," Journal of the History of Medi-
      cine and Allied Sciences 28 (1973): 268-82.

112   David B. Horn, A Short History of the University of Edinburgh, 1556-
      1889 (Edinburgh: University of Edinburgh Press, 1967), 138; Letter of Thomas
      Ismay, Student of Medicine at Edinburgh, 1771, to His Father," Univer-
      sity of Edinburgh Journal 8 (1936-37): 59.

113   Charles Caldwell, Autobiography (Philadelphia: Lippincott, 1855), 115; Holt,
      "Medical Student in Boston," 385.

114   Hans G. Wenig, "Medizinische Ausbildung im 19 Jahrhundert" (med.
      diss., University of Bonn, 1969), 69.

115   Bezel, Johann Jakob Steger, 77.

116   David M. Vess, Medical Revolution in France, 1789-96 (Gainesville: Uni-
      versity Presses of Florida, 1975), 16.

117 Lisa Rosner, "Eighteenth-Century Medical Education and the Didactic Model of Experiment," in The Literary Structure of Scientific Argument: Historical Studies, ed. Peter Dear (Philadelphia: University of Pennsylvania Press, 1991), 191.

118 Christopher Lawrence, "Medicine as Culture: Edinburgh and the Scottish Enlightenment" (Ph.D. diss., University of London, 1984), 79.

119 Jones, "Montpellier Medical Students," 69.

120 Holt, "Medical Student in Boston," 360.

121 Hayward and Thomson, Journal of William Tully, 48.

122 Bezel, Johann Jakob Steger, 70.

123 Toby Gelfand, "The 'Paris Manner' of Dissection: Student Anatomical Dissection in Early Eighteenth-Century Paris," Bulletin of the History of Medicine 46 (1972): 99-130.

124 James T. Goodrich, "The Colonial American Medical Student: 1750-1776," Connecticut Medicine 40 (1976): 841. 이 주제에 관한 최고의 연구는 다음 참조. Frederick C. Waite, "Grave Robbing in New England," Medical Library Association Bulletin 33 (1945): 272-87.

125 Valentine Mott, An Address introductory to a Course of Lectures at the College of Physicians and Surgeons (New York: Joseph Jennings, 1850), 13.

126 Faculty minutes, 12 Vendose [1799], S. 110, Archives, Faculty of Medicine, Montpellier.

127 Letter of January 2, 1797 in Ford, Medical Student at St. Thomas's Hospital, 35.

128 Eckart Buchholz, "Grossbrittanische Reisecindrücke deutscher und osterreichischer Arzte von 1750 bis 1810" (med. diss.. University of Frankfurt am

Main, 1960), 92-93.

129　Thomas Lyle, "University Reminiscences," cited in L. R. C. Agnew, "Scottish Medical Education," in The History of Medical Education, cd. C. D. O'Malley (Berkeley and Los Angeles: University of California Press, 1970), 256.

130　Carl Rudolphi to ministry, February 20, 1816, GSPK, Merseburg, 76, Va, Sekt 2, Tit X, Nr. 3, Bd. 2.

131　Transcript of Notes taken by one of the Judges at the Trial of Granville Sharp Pattison et alia on June 6 and 7, 1814, Library, Royal College of Physicians and Surgeons of Glasgow.

132　Katherine A. Webb, "The Development of the Medical Profession in Manchester, 1750-1860" (Ph.D. diss., University of Manchester, 1988), 475.

133　Rudolphi to ministry, 20 February 1816.

134　Russell C. Maulitz, Morbid Appearances: The Anatomy of Pathology in the Early Nineteenth Century (Cambridge: Cambridge University Press, 1987), 142, figure 6.2. 또 다음 참조. Ruth Richardson, Death, Dissection and the Destitute (London: Routledge & Kegan Paul, 1987).

135　Alois Krobot, "Zur Geschichte der medizinischen Ausbildung an der Prager Karls universität von 1650 bis 1800" (med. diss., University of Zurich, 1985), 94; Richard A. Keller, Geschichte der Universität Heidelberg im ersten Jahrzehnt nach der Reorganization durch Karl Friedrich (1803-1813) (Heidelberg: Carl Winter, 1913), 233.

136　Paul Grawitz, Geschichte der medizinischen Fakultät Greifswald, 1806-1906 (Greifswald: Julius Abel, 1906), 7.

137　Carl Rudolphi to medical faculty, March 1813, medical faculty files, University Archive, 58, Ml, Bd. 1, Humboldt University, Berlin.

138　Rene Roche, "An Account of the Origin, Progress, and present State of the Medical School of Paris," American Journal of the Medical Sciences 9 (1828): 362.

139   Royal Commission, Evidence, Oral and Documentary, 203; R. D. Lobban, Edinburgh and the Medical Revolution (Cambridge: Cambridge University Press, 1980), 42.

140   Francisco S. Constancio, An Appeal to the Gentlemen studying Medicine at the University of Edinburgh (Edinburgh: privately printed, 1797), 7.

141   F17 4451, Archives nationales, Paris.

142   "Streitigkeiten zwischen dem Ministerium u. der med. Facultat über die Dissserta- tionen von Piper u. v. Persyn wegen schlechten lateinischen Formulierungen," medical faculty files, University Archive, 312, Q51, P8, Humboldt University, Berlin.

143   From the notes of Thomas Parke in Whitfield J. Bell Jr., "Medical Students and Their Examiners in Eighteenth Century America," Transactions of the College of Physicians of Philadelphia 21 (1953): 18-22.

144   Bell, "Medical Students," 24.

145   John L. Atlee, "The Education of a Physician in Early 19th Century," Journal of the Lancaster Co. Historical Society 91 (1987-88): 83.

146   Stella V. F. Butler, "Science and the Education of Doctors in the Nineteenth Century: A Study of British Medical Schools with Particular Reference to the Development and Uses of Physiology" (Ph.D. diss.. University of Manchester, 1981), 22.

147   Lawrence, "Science and Medicine at the London Hospitals," 349.

148   "Works of Sir Benjamin Brodie," 140.

149   Cameron, Afr. Guy's Hospital, 146-48.

150   Lawrence, "Science and Medicine at the London Hospitals," 284.

151   "Letter from Thomas Ismay," 57.

152   Horn, Short History, 108.

153   William G. Rothstein, American Physicians in the 'Nineteenth Century: From Sects to Science (Baltimore: Johns Hopkins University Press, 1972), 95.

154   David L. Cowen, Medical Education: The Queen's-Rutgers Experience, 1792-1830 (New Brunswick, NJ: State University Bicentennial Commission, 1966), 23.

155   Faculty Minutes, Royal College of Physicians and Surgeons of Glasgow, September 7, 1812.

156   Minutes, Royal Infirmary of Glasgow, August 1812, Special Collections, University of Glasgow Library.

157   Friedrich Paulsen, Geschichte des gelehrten Unterrichts auf den deutschen Schulen und Universitäten vom Ausgang des Mittelatters bis zur Gegenwart, 2 vols. (Berlin and Leipzig: Vereinigung wissenschaftlichcr Verlager, 1921), 2:127.

158   Akten der medizinischen Fakultat, 1743-1914, University of Heidelberg Archive, III, 4a, 50.

159   Peter Schneck, "Zum Wirken von Karl Asmund Rudolphi in Berlin," Wissenschuftliche Zeitung Ernst-Moritz-Arndt-UniversitUt Greifswald 34 (1985): 73.

160   Wolfram Kaiser and Reinhard Mocek, Johann Christian Reil (Leipzig: B. G. Teubner, 1979), 90.

161   Edinburgh Medical Journal 3 (1807): 123.

162 Edinburgh Medical Journal 4 (1808): 506, 509.

163 Akten der medizinischen Fakultat, University of Heidelberg Archive, III, 4a, 50, 51; Anzeige der Vorlesungen welche im Sommerhalbenjahre 1810 auf der Grossherzd^lich Badiscben Ruprecbt-Karolinischcn Universitat zu Heidelberggehalten werden (Heidelberg: Gutmeir, 1810), 8-13; "Vorbereitung für die Herausgabe der Vorlesungverzeichnisse," Akten der medizinischen Fakultat zu Berlin, Humboldt University Archive, Berlin, 137, El, LI; Vorlesungs-Verzeichnis und Index Lectionum der Universitat : Berlin für das erste Semester ihres Bestehens, 1810/11 (Berlin, 1810); Catalogus Pruelectionum in Academia Georgia Augusta (Gottingen: Hcnrici Dietrich, 1810); Ordnung der Vorlesungen an der Grossherzöglichen Universitat zu Würzburg für das Sommer-Semester 1810 (Würzburg: 1810); Christiane Scherg-Zeisner, "Die Arztliche Ausbildung an der Koniglich-bayerischen Julius-Maximilians-Universitat in Würzburg, 1814-1872" (med. diss., University of Wiirzburg, 1973), 24-25; Verzeichnis der Vorlesungen, welche an der Königlichen Ludwig-Maximilians-Universität : zu Landshut im Wintersemester MDCCC1X-MDCCCX ehalten wrden (Landshut: Joseph Thomann, 1809), 13-16; Universitatis Literarum Erfordiensis Catalogum Praelectionum (Erfurt: Goerling, 1810); Indices Lectionum in Academia Marburgensi (Marburg, 1810). 이 카탈로그들은 다음에서 찾을 수 있다. "Bericht Uhdens über die Bereisung mehrerer Universitäten Deutschlands," GSPK, Merseburg, 76, Va, Sekt. 2, Tit. l,Nr. 5.

164 Verzeichnis der Vorlesungen zu Landshut, 14-15.

165 Anzeige der Vorlesungen, 10-11; Akten der medizinischen Fakultat, University of Heidelberg Archive, III, 49, 51, 89-90.

166 Cutalogus Praelectionum in Academia Georgia Augusta.

167 Cutalogus Praelectionum in Academia Friedrichiana Halensi (Halle, 1810).

168 Ingrid Kastner and Achim Thom, 575 Jahre der Universitat Leipzig

(Leipzig: Barth, 1990), 24.

169 Vorlesungs-Verzeichnis ⋯ der Universitat Berlin; Catalogus Lectionum in Academia Vitebergensi (Wittenberg: Graessleri, 1810).

170 Marie-Jose Imbault-Huart, "L'Ecole pratique de dissection de Paris de 1750 a 1822 ou l'influence du concept de médecine pratique et de médecine d'observation dans l'enseignement medico-chirurgical au XVIIIe siécle et au debut du XIXe siecle" (med. diss., University of Paris, 1973), 58-59.

171 "Note, sur l'existence de 1'école de médecine de Caen, [1801]" Archives nationales, Paris, F17 2455.

172 Montpellier medical professors to Committee of Public Instruction, 25 Frimaire, 1795, Archives nationales, Paris, DXXXVIII; Faculty Minutes, series 5, no. 110, April 23, An 8, Medical School Archive, Montpellier. 또 다음을 참조. ouis Dulieu, "La vie médicale et chirurgicale a Montpellier du 12 Aout 1792 au 14 Frimaire an III," Revue d'histoire des sciences et de leurs applications 8 (1955): 38-51, 146-69.

173 University of Montpellier School of Medicine Archive, 25 Ventose, 1795, series S, nos. 107, 30.

174 Observations sur le rapport fait au nom de la commission d'instruction publique et institutions republicaines reunies, par le citoyen Hardy, membre du Conseil des Cinq-Cents, sur Vorganisation des ecoles de medecine (Strasbourg: Dannbach, [1798]), 5-16.

175 Montpellier medical professors to Committee of Public Instruction.

176 L'organisation de l'école de médecine, 1810, Archives nationales, AJ16 6357.

177 Archives nationales, AJ16 6685.

178 Marie-Jose Imbault-Huart, "The Teaching of Medicine in France and

190

More Particularly in Paris in the 19th Century (1794-1892)," in History of Medical Education, cd. Teizo Ogawa (Tokyo: Saikon, 1983), 59.

179 Rapport et decret de la convention nationale sur les ecoles de sante de Paris, Montpellier et Strasbourg, 14 Frimaire, 1795, Archives nationales, AJ16 6226; P. Huard and M. J. Imbault-Huart, "Concepts et realites de l'education et de la profession medico-chirurgicales pendant la revolution," Journal des savants, 1973, 135.

180 Charles Coury, "The Teaching of Medicine in France from the Beginning of the Seventeenth Century," in The History of Medical Education, ed. C. D. O'Malley (Berkeley and Los Angeles: University of California Press, 1970), 149.

181 Pierre Huard and Marie-Jose Imbault-Huart, "L'enseignement libre de la médecine a Paris au XIXe siecle," Revue d'histoire des sciences 27 (1974): 48-49.

182 George Weisz, "The Medical Elite in France in the Early Nineteenth Century," Minerva 25 (1987): 161, table IV.

183 Marie-Jose Imbault-Huart, "Concepts and Realities of the Beginning of Clinical Teaching in France in the Late 18th and Early 19th Centuries," Clio Medica 21 (1987-88): 61.

184 Germaine Picard, "La regiementation des études médicales en France: Son evolution de la rbvolution a nos jours" (med. diss., University of Paris, 1967), 16.

185 Jean Olivier, "Un concours a Montpellier in 1812," Le Progres Medical 6 (1952): 141-42.

186 Charles Coury, "Medical Education in France from the Beginning of the 17th Century to Our Day," unpublished manuscript, Institute of the History of Medicine, Vienna, 1968,17-19.

187　A. M., Senateur, Grand-maitre de 1'universite imperiale a prefecture du Rhone, Lyon, May 29, 1811, Archives nationales, F17 2107.

188　John Crosse, Paris et Montpellier, ou tableau de la medecine dans deux ecoles (Paris: Plancher, 1820), 154-55. Crosse는 특히 파리 의대로 인해 몽펠리에가 무시된 이유를 물었다. 그의 말에 따르면 파리는 몽펠리에 의대를 매우 불공정하게 취급했다. (p. 156).

189　August Corlieu, Centenaire de faculté de médecine de Paris (1794-1894) (Paris: Imprimerie nationale, 1896), 10. 이 콩쿠르에 대한 자세한 묘사는 pp. 31-56에 나온다.

190　De Petat actuel de l'école de santé de Paris, Archives nationales, AJ16 6357, 4, 24-25.

191　See Plan general de l'enseignement dans l'école de médecine de Strasbourg (Strasbourg: Levrault, 1798); and Programmes des cours d'enseignement dans l'école de santé de Montpellier (Paris: Committee of Public Instruction, 1795).

192　Plan general, "Cours de physiologic."

193　Programmes des cours d'enseignement, 58.

194　David M. Vess, "The Collapse and Revival of Medical Education in France: A Consequence of Revolution and War, 1789-1815," History of Education Quarterly 7 (1967): 89.

195　Christoph W. Hufcland, System der practischen Heilkunde (Jena, 1800), foreword.

196　Johannes M. Hautmann, "Die arztiche Ausbildung im Königreich und im Freistaat Bayern, 1808-1980" (med. diss., Technical University of Munich, 1982), 93.

197　Based on E. Th. Nauck, "Die Zahl der Medizinstudenten der deutschen Hochschulen im 14-18 Jahrhundert," Sudhoffs Archiv 38 (1954): 182.

Nauck의 논문에 없는 수치는 추정치다. 학생 수에 대해서는 다음을 참조. Johanna Geyer-Kordesch, "German Medical Education in the Eighteenth Century: The Prussian Context and Its Influence," in William Hunter and the Eighteenth-Century Medical World, ed. W. F. Bynum and Roy Porter (Cambridge: Cambridge University Press, 1985), 181, note.

198　Nauck, "Die Zahl," 182; University of Erlangen, Personalstand der Friedrich- Alexanders Universitcit Erlangen in ihrem ersten Jahrhundert (Erlangen: C. H. Kunstmann, 1843), 149-53.

199　Cited in Pierre Darmon, La vie quotidienne du médecin Parisien en 1900 (Paris: Hachette, 1988), 30. 200. 이 추정치는 다음에 근거하였다. Lisa Rosner, "Students and Apprentices: Medical Education at Edinburgh University, 1760-1810" (Ph. D. diss., Johns Hopkins University, 1985), 390, app. I, table 1; Minutes of Senatus, University of Edinburgh Archive, December 8, 1783, March 28, 1812; Alexander Duncan, Memorial of the Faculty of Physicians and Surgeons of Glasgow (Glasgow: Maclehose, 1896), 172; John B. Hay, cd., Inaugural Addresses by Lords Rectors of the University of Glasgow (Glasgow: University of Glasgow, 1839), 187; and Arnold Chaplin, "The History of Medical Education in the Universities of Oxford and Cambridge, 1500-1850," unpublished manuscript, Royal College of Physicians of London, 22.

201　Lawrence, "Science and Medicine at the London Hospitals," 294, Graph 8.1.

202　초기 미국 의학교 학생에 관한 자료는 이를 연구한 이들에 따르면 악명 높게 드물다. 내 추정은 개별 학교의 산발적인 보고서와 다음 논문에 근거하였다. William F. Norwood, Medical Education in the United States Before the Civil War (Philadelphia: University of Pennsylvania Press, 1944).

203　Eulenburg, Frequenz der deutschen UniversitUten, 319.

204　Edinburgh Medical Journal 2 (1806): 506-9.

VENUS

MARS

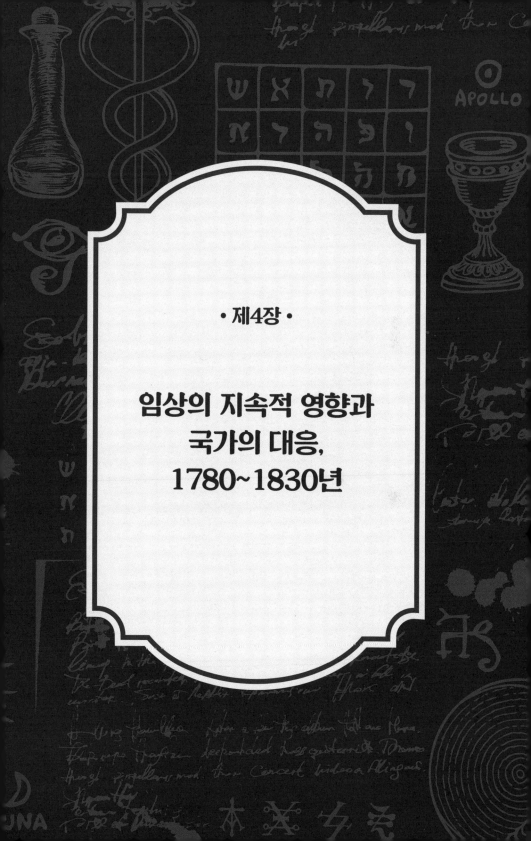

· 제4장 ·

임상의 지속적 영향과
국가의 대응,
1780~1830년

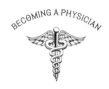

이전 장에서 살펴본 바와 같이, 1800년경 거의 모든 서구 국가에서 의학교육의 놀라운 변화가 일어났다. 특히 18세기 말에 이르러 의학교육에 있어 실무형 수련practical training을 추구하는 운동이 동력을 얻었다. 비엔나, 파리, 에든버러, 라이든뿐 아니라 유럽과 북미 전역에 퍼져 있는 수많은 대학, 병원, 군의학교, 진료소, 입원 진료소 및 사설 교습에서 학생들은 해부 실습을 할 수 있는 기회, 병상에서 환자를 보는 기회, 증례 병력을 찾을 기회, 수술, 산과술 및 기타 시술들을 시행할 기회 그리고 교수의 감독하에 환자를 진단하고 치료할 기회 등 새로운 기회를 찾고 있었다. 우리가 이번 장에서 탐구하는 것은 실무 수련에 대한 태도에서 일어난 이와 같은 큰 변화다.

공중보건에 대한 계몽주의적 관심과 실무 수련의 실용적 개념으로부터 자극을 받아 여러 곳에서 새로운 임상 경험을 접할 수 있게 되었다. 일부 국가, 특히 프랑스와 독일에서는 국가가 새로운 발전을 촉진하는 데 결정적인 역할을 했지만 다른 국가, 특히 영국과 미국에서는 학생들은 강의-시연 교육 과정들, 병원 수련, 견습 기회, 외래 클리닉 경험, 개인 교습 등 다양한 교육 중에서 스스로 선택하여 실질적인 경험을 찾아야 했다.

사회적, 정치적 발전의 국가적 차이는 공리주의적 교육을 향한 강한 압력이 되었고 새로운 형태의 임상 수련을 촉진하였다. 무엇이 '교육 클리닉teaching clinic'을 구성하는지 서로 다른 개념이 나란히 존재했고, 특히 유럽에서 그러하였다. 질서가 확립되지 않은 프랑스에서는 일찍이 도시 병원 외과술의 핵심에 자리 잡고 있던 임상 동력을 이제는 전능한 혁명 정부가 독려하였으며, 대형 병원에서 주요 출구를 찾았다. 반면에 정치적으로 분열되어 있고 대부분의 대학 도시에 대형 병원이 없는 독일 주에서는 클리닉이 주로 대학 의학 프로그램의 작은 부속 시설로 발전하였다.

이전 장에서 기술하였듯, 영국의 임상 수련은 국가의 대학에서 떨어진 런던의 병원에 집중되었고 지방 병원과 진료소에서도 성장하고 있었다. 북미에서는 임상 경험 쌓기가 소규모 의무실, 진료소 및 사설 교육 과정에 걸쳐 매우 다양하게 이루어졌고 도제식 수련이 실무 실습을 하는 주된 방식으로 남아 있었다. 1800년에 이미 광범위했던 이러한 차이는 19세기 초반에 심화되어 1830년까지 서구에서는 임상 수련이 뚜렷한 국가적 차이가 견고하게 자리 잡고 있었다.

클리닉은 무엇인가?

1800년까지 클리닉은 의학 수련을 위한 이상적인 장소로 보편적으로 찬사를 받았으며, 클리닉이 완전히 개발되지 않았거나 명확하게 정의되지 않은 경우에도 그러하였다. 이미 1759년 케임브리지 학생 리차드 데이비스[Richard Davies]는 "(공공병원이) 임상 의사의 마지막 학교가 되어야 한다"며 '몇몇 공공 병원'에 영국 학생들이 필수적으로 출석할 것을 요구하였다.[1] 19세기 초까지 총 11,000명의 학생이 런던의 병원 병동에서 혼자 활보하며 수련 경험을 했다.[2] 1815년 약사법[Apothecaries' Act 1815]은 병원, 치료소 또는 진료소에 6개월 이상 출석하는 것을 의무화하였으나 이는 이미 영국에서 일상적으로 자리 잡고 있었다.

한편, 혁명 이전의 프랑스에서 빅 다지르와 왕립내과학회 지도자들은 '임상의학' 교수들에게 병상 옆으로 모든 학생들을 데려가 관찰하게 한 후 즉시 수업이 이루어지게 하는 의학교육의 '새로운 계획'을 요구하였다.[3] 요한 페터 프랑크가 파비아에 있는 그의 '학술 병원'에서 이루어진 임상교육에 대한 설명을 같은 해 프랑스어판으로 볼 수 있었다.[4] 혁명 초기, 개혁가인 카바니스는 브레스트와 툴롱의 실용적인 해양 학교를 모델로 한, 차별화된 임상의학 학교의 설립을 요구했다.[5] 독일의 뷔르츠부르크 교수 필립 호르쉬[Philipp Horsch]도 이전의 다른 교수들과 마찬가지로 19세기 초 청중에게 이렇게 말했다. "의학 수련의 진정한 학교는 클리닉*이다." 그는 그곳에서만 '의학 지식 전체를 실용화할 수 있음'을 목도하였다.[6] 1800년 이전 미국 의사와 의학교들도 병원과 진료소의 부족에도 불구하고 임상 실습의 필요성을 널리 인정하였다.[7]

---

* 맥락에 따라 교육용으로 쓸 수 있는 소규모 클리닉을 일컫는다.

그러나 그러한 광범위한 동의는 의학에서 실무교육을 성취하기 위한 최선의 수단이나 실현 가능성으로 확장되지 않았다. 질문은 익숙하였다. 실질적인 가르침과 배움은 어디에서 이루어져야 하는가? 환자에 관한 경험은 수많은 인간의 고통을 겹겹이 볼 수 있는 비좁은 병원에서 가장 잘 얻어지는가, 아니면 선택할 수 있다면 더 작은 진료소나 교사가 긴밀하게 지켜보는 클리닉이 유용한 지식을 가르치는 더 나은 방법인가? 시연 교육에 사용된 환자들은 나머지 환자들로부터 분리된 특수 병동에 격리되어야 하는가? 1800년대에 일반화되었던 대형 병원의 임상 강의는 얼마나 유용하였나? 학생의 책임은 교사를 따르고 관찰하고 경청하는 것뿐이었나? 그는 또한 환자를 검사하거나, 병력을 기록하거나, 치료를 제안하는 역할을 해야 하는가? 어떤 상황에서 학생들이 환자를 '만지는' 것을 허용해야 하는가? 환자의 집에서 환자를 보고 그들의 일상생활에 대한 지식을 얻는 것이 유용하거나 실행 가능했는가? 교과서와 강의의 이론 학습은 병상 옆 교육과 어떻게 통합되었는가? 학생들은 어떻게 의료 실무를 배웠나? 그리고 실질적 교육이 가능해진 지금, 학생 시절 이러한 시술을 배울 기회가 주어지지 않는다면 미래의 내과 의사나 외과 의사가 어떻게 수술을 수행하거나 아기를 받거나 질병의 징후를 감지할 수 있겠는가?

　　이러한 문제들은 1780년 이후 반세기 동안 놀라운 범위의 반응을 촉발하였다. 서양의학에 교육 클리닉의 도입을 이끌어낸 광범위한 변화와 논쟁이 있었으나 그동안의 관심은 지나치게 적었다. '침대'를 의미하는 그리스어 단어(kline)로부터 파생되었으며 오랫동안 모든 형태의 실무교육을 설명하는 데에 사용되어 온 '클리닉(clinic)'이라는 단어조차 매우 다른 노력—병상 옆에서 의학 이론과 실천을 통합하기 위한 노력—들을 묘사하는 데 사용되었다.

쟝 샤를 수르니아Jean-Charles Sournia에 따르면 프랑스에서는 클리닉이라는 단어 자체가 1800년경에 다양하게 사용되어 실무 강습, 장소, 학교 또는 전체 병원뿐만 아니라 학습 방법을 지칭하였다. 18세기 후반에 임상의학이라고 불리게 된 것을 설명하는 더 일반적인 용어는 '실무 의학' 또는 '관찰법'이었다.[8]

프랑스의 혁명적 변화

혼란기가 지난 후 프랑스의 혁명 정부는 잘 수련받은 의사를 갈구하였고, 의학교육에서 오랜 기간 진행된 일련의 실용적 차원의 변화를 갑자기 1795년에 제도화하였다. 구체제 아래에서 이루어진 다년간의 준비만이 변화의 아이디어가 어떻게 신속하게 행동으로 전환되었는지를 설명할 수 있다.[9] 파리 병원에는 의학교육의 실무교육 과정 세 가지가 개설되었는데 흥미로운 질병례, 특히 혁명군에게 흔히 발생하는 증례를 교육 목적으로 그룹화하였고 학생들은 환자를 검사하고 수술을 준비하며 개별 증례를 계속 기록하는 데에 점점 더 큰 역할을 맡게 되었다.[10] 병원 내 교육을 확립하려는 시도가 심각한 문제와 끝없는 지연을 겪었던 스트라스부르나 몽펠리에와 달리, 파리에는 교육에서 병원이 수행하는 새로운 역할에 대한 광범위한 동의가 존재했다. 조산사들 역시 보다 실질적인 진료 수련을 받도록 하였다. 존 그린 크로스에 따르면 파리에 있는 그(조산사)들을 위한 새로운 학교는 '프랑스의 다른 지역에서 조산을 실습하기 위해 …… 교육을 잘 받은 500명의 여성'을 준비시키고 있었다.[11]

새로운 위생 학교의 교수 중 한 명인 필리프 피넬*은 그의 다음과 같은 선언에 이의가 거의 없음을 발견하였다. "치유 기술은 병원에서만 가르쳐야 한다. (……) [여기에서] 여러 질병의 진화와 진행을 동시에 추적할 수 있다."[12] 그의 같은 학교 동료인 앙투안 푸크르와도 유사하게 국민공회Convention Nationale에서 다음과 같이 말했을 때 이견이 없었음을 알았다. 그는 미래에는 학생들이 '해부, 수술 및 붕대술'을 사용할 것이라고 주장하였고 '적게 읽기, 많이 보기, 많이 하기'라는 가장 기억에 남는 슬로건과 함께 새로운 교육 방법론을 제시하였다.[13]

그러나 학생들은 혁명기 프랑스의 병원에서 실제로 얼마나 보고, 무엇을 하였을까? 그들의 임상 경험은 병상 옆에서 교수가 하는 일을 지켜보는 것으로 국한되었을까? 아니면 학생들이 실제로 감독하에 의료 시술을 직접 수행했을까? 몽펠리에의 교육 과정 공고에 따르면, 임상 교수가 "학생들이 병상 주위에 편하게 자리 잡으면 환자 한 명 한 명을 세심하게 검사할 것"이었다.[14] 학생들이 환자를 검사하도록 허용할지에 대해서는 아무런 언급도 없었다. 학생 수가 두 배, 세 배로 늘어남에 따라 병상 옆에서 각 학생에게 실질적인 교육을 제공하려던 의도는 숫자의 무게에 눌려 무너졌다. 카바니스에 따르면, 실습수업을 더 작은 그룹으로 나눈 후에도 각 교수 주변의 '다수의 학생'으로 인해 수업이 불가능하였다. "어떻게 150명, 200명을 병상에 데려갈 수 있는가?"라고 그는 물었다. "그들이 여유롭게 관찰하고 만지는 것을 어떻게 허용하는가? 할 수 없는 일이다. 학생들은 아무것도 보지 않고 아

---

* Philippe Pinel(1745~1826): 프랑스의 내과의. 프랑스 대혁명 이후 보다 인간적인 정신의학적 치료를 주창하였고 정신질환 분류를 시도하여 근대 정신의학의 아버지로 불린다.

무엇도 배우지 않으며, 환자들은 몹시 혼란스럽고 지쳐 있다." 1798년 입법부 500인 위원회$^{Council of Five Hundred}$에서 카바니스는 특히 파리에서 더 많은 교사와 더 많은 해부 실습이 긴급하다고 말했다.[15]

파리뿐만 아니라 몽펠리에와 스트라스부르에서도 학교와 병원은 정부가 지시한 중대한 변화에 실제로는 잘 준비되어 있지 않았다. 전시의 끔찍한 분열과 혼란으로 인해 새로운 클리닉이 원활하게 기능하기 불가능했다. 파리의 오뗄 디유 병원에는 병상이 부족하여 일부는 여러 환자들이 한 병상에 누워야 했다. 샤리테의 교육은 1799년까지 재개되지 못했다. 그리고 학생들은 새로운 기회를 이용하기에 종종 너무나 '방향 감각을 상실'하였거나 준비가 제대로 되어 있지 않았다. 한 기록에 따르면, "[학생들을 위한] 프로그램이나 지시가 존재하지 않았고" "의학교육 과정은 승인되지 않아 학생들은 경험이 없는 채로 버려져, 순서나 방법 없이 공상 속 자비나 변덕에 따라 강의를 듣게 되었다."[16] 로렌스 브로클리스는 세기가 바뀔 때쯤 이렇게 썼다. "이 프로그램은 …… 환자와 직접 접촉하는 …… 개인 교습 과정에 의존하지 [않고는] 실제로는 의학에 대한 실질적 교육을 제공하지 못한다."[17]

그러나 새로운 교육법은 일부 눈에 띄는 성공을 거두었으며, 1795년 이후 각지에서 생겨난 사설 교습 과정과 1803년 이후 병원에서 선발된 학생들에게 제공된 엑스테르나^{externat} 및 앵테르나^{internat} 프로그램**에서 특히 그러하였다. 상급 학생들과 교수들의 소규모 병상 콩

**   '엑스테르나'는 병원 소속이 아닌 학교 소속으로 병원에서 실습하는 학생을 의미한다. '앵테르나' 는 병원 소속으로 실무 경험을 쌓는, 오늘날의 인턴을 의미한다.

페랑스^{conférence}에서 야심찬 의사들은 자신의 진단 및 치료에 대한 아이디어를 시험해 볼 수 있었고, 여기서 프랑스의 임상의학 시스템은 정점에 달하였다.[18] 여기에는 질병에 대한 새로운 해부학적 개념화, 1800년 이후 프랑스에서 개척된 타진 및 청진의 뛰어난 기술, 대형 병원의 다양한 자원, 실행을 통한 학습이라는 계몽주의 사상이 함께 모여 있었다. 드소[*]는 1780년대에 이미 외과 학생들을 환자를 돌보고 치료하도록 인도하였다. 코르비사르^{**}는 신체 검진에서 감각을 더 잘 사용하도록 가르치고 있었다. 그리고 피넬은 살페트리에르^{Salpêtrière}에서 개인 교습 과정에 학생들을 참여시켜 효과적인 진단 및 치료를 추구하게 하였다. 세 사람 모두 병원 병상, 강당, 영안실 주변에서 교육하였다. 어떤 가르침도 완전히 새로운 것은 없었지만, 혁명 당국이 새로운 교육 방법론을 강조하고 특히 대형 병원들을 학생 교육에 개방했기 때문에 1815년 이후 파리는 의학계에서 가장 인기 있는 실무 수련 중심지가 되었다.[19]

애초부터 핵심 쟁점은 의료진과 병원의 관계였다. 파리 의학교는 "클리닉은 학교 외의 다른 (병원의) 행정 조직으로부터 독립적이어야 교육에 유용할 수 있다"라고 주장하면서 반복적으로 병원의 교육을 통솔하려고 노력했다. 네덜란드와 독일 학교에서처럼 클리닉은 교육 구조의 일부로 조직되어야 한다고 교수들은 주장했다. 왜냐하면 클리

---

*   Pierre-Joseph Desault(1738~1795): 프랑스의 해부학자이자 외과의. 앙시앵 레짐 시대 오텔 디유에서 외과의 교육 혁신에 관여하였다.

**   Jean-Nicolas Corvisart(1755~1821): 프랑스의 내과의. 라에넥과 비샤 등의 스승으로 유명하다. 콜레주 드 프랑스에서 교수하였고, 심장학의 대가였다. 아우엔브루거의 타진을 프랑스에 도입하였으며, 나폴레옹 보나파르트의 주치의로 근무하였다.

닉은 '임상 교수의 실험실'이기 때문이었다. 그러나 의과대학을 위한 별도의 진료소를 만들 자금의 부재, 학문적 권위에 대한 지속적 불신 속에서 교수진과 새로 창설된 파리 병원의 행정조직은 계속 싸웠고, 한 당국자의 표현에 따르면 파리 의학교는 "투쟁에서 패배하게 되었다. 프랑스는 대학 클리닉을 가진 적이 없었다."[20] 또한 18세기부터 시작된 프랑스와 독일 사이의 임상교육의 격차는 독일 대학에서 교수진의 통제하에 소규모 클리닉을 설립함에 따라 더욱 커지게 되었다.

파리 병원에 닻을 내린 프랑스 의학교육 시스템은 동시대 런던 병원의 교육과 점점 더 유사해졌다. 특히 비엔나나 베를린과 비교할 때 두 경우 모두 학술 당국이 임상교육을 거의 통제하지 못했다. 영불 해협 양쪽 모두 순수한 학문적 교육보다 실질적인 학습에 중점을 두었다. 파리 병원이 개방되면서 많은 것을 얻은 소그룹 인턴—병원에 거주하였다—과 익스턴은 더 큰 병원에서 기술을 배운 런던의 소수 외과 조수[dresser], 클럭[clerks] 및 하우스 오피서[house officers]와 짝을 이루었다.*** 두 시스템 모두 엘리트주의적이었고 두 수도의 의학생 중 일부에게만 가장 많은 혜택을 주었다. 실제로 조지 와이즈[George Weisz]는 "공식 임상교육은 의도와 목적 모두에서 인턴과 익스턴으로 임명될 만큼 운이 좋지 않은 사람들에게는 존재하지 않았다"라고 말했다.[21]

영국에서도 대부분의 학생을 위한 주요 교육 수단은 병원 원형극

*** 오늘날 의학교육 시스템과 달리 당시 유럽의 수련 시스템(apprenticeship)은 의학도와 병원 수련생의 구분이 불분명하다는 점에 유의할 필요가 있다. 'dresser'는 외과의의 조수를 지칭하였다. 'clerk'는 clinical clerk으로도 쓰였으며 수련 시스템 제일 아래에서 일하는 병원의 조수를 뜻하였다. 'house officer'는 영국 등의 병원 내에서 숙식하며 수련받는 이를 지칭하며 레지던시와 유사한 의미로 사용된 단어였다.

장에서 다소의 시연을 곁들인 강단식 강의로 남아 있었고, 환자를 다루는 실무 경험은 대부분 개인적으로나 학생의 주도로 얻게 되었다.

병원인가, 외래 클리닉인가?

근대 권위자의 관점에서 볼 때, 병원 원형극장에서의 임상 강의 발전은 임상교육에 치명적인 타격을 입혔다.[22] 그것은 빠르게 프랑스 임상교육la leçon의 중심적 양상이 되었다. 1816년 앙드레 듀메릴André Duméril은 "의료 원형극장은 우리에게 고대 세계에 프톨레마이오스의 학교가 그랬던 것과 같다"라고 칭찬하였다.[23] 파리로 몰려드는 학생 수가 증가하면서 1794년의 개혁자들이 상상했던 개인별 병상 교육이 거의 불가능해졌고, 따라서 시연 강의가 많은 사람들의 주요 교육 자료가 되었다. 스트라스부르의 강사 빅터 스토버Victor Stoeber는 1829년 상을 받은 한 에세이에서 파리의 대형 클리닉에 있는 "학생 4분의 3은 교수를 따라가는 것이 불가능하다는 것을 깨달았다"라고 적었다. 프랑스의 교육이 효과적이려면 더 많은 의과대학, 더 많은 교수진, 더 적은 수의 학생이 있어야 했다.

스토버는 프랑스에 알려지지 않은 임상교육의 한 형태가 에든버러, 베를린, 할레와 같은 외국 도시에서는 학생들에게 의학 실무를 가르치는 데 훨씬 더 효과적이라고 썼다. 그는 과밀한 프랑스 병원과 달리 독일 대학은 폴리클리닉ambulatory clinic, 외래 클리닉과 나중에는 작은 입원 환자 클리닉을 통해 학생들에게 더 많은 실무 경험을 제공했다고 주장했다. 그렇게 해서 독일 클리닉의 학생들은 훗날 진료실에서 마주치게 될 일상적인 문제에 직면하게 되었고, 당황할 정도로 많은 병원 병동의 환자로 인해 주의가 산만해지지 않았다고 스토버는 말했다.[24]

하이델베르크의 28개 병상이 있는 클리닉 책임자인 요한 빌헬름 콘라디Johann Wilhelm Conradi는 1815년 이후 들어온 독일 학생들에게 진료 수련을 설명하였다. 그는 임상교육을 받기 위해 승인된 학생들은 "예의 바르고 진지하며 냉담하지 않고 친절하고 인내심이 있고 병자들에게 동정심을 가져야 합니다"라고 적었다. 그런 다음 그들은 특정 환자를 책임지고 진찰하며 진단 및 예후를 결정하고 치료를 결정했다. 그들은 처방전을 작성하여 원장에게 보여주고 환자의 변화를 매일 기록했다. 그들은 또한 처방된 치료(미네랄 목욕, 마사지, 주사, 수혈 또는 카테터 삽입)가 수행되었는지 확인하였다. 마지막으로 환자가 사망하면 원장이나 조수 앞에서 부검을 해야 했다.[25]

프랑스의 임상의학 개척자들, 특히 파리의 개척자들—빅 다지르, 피넬, 카바니스, 코르비사르—모두 독일과 이탈리아, 네덜란드, 영국에서 그들의 선구자들이 국가 전체에 걸쳐 학문적으로 관리 가능한 실습교육 단위를 만들기 위해 노력을 기울인 데에 경의를 표하였다. 혁명 전 C.G. 월츠C.G. Wurtz는 특히 비엔나의 교육 클리닉이 "가르침은 말이 아니라 행동으로 이루어진다"라고 상찬하였다.[26] 1790년의 한 영향력 있는 보고서에서 빅 다지르는 프랑스에서 진료 수련의 절박한 필요성을 인용하면서 그러한 교육이 이미 괴팅겐, 라이든 및 에든버러의 클리닉에 존재한다고 주장했다.[27] 그러나 도라 위너Dora Weiner가 우리에게 상기시키는 바와 같이, 다지르는 2천만 명의 '시민-환자'에게 잘 훈련받은 의료의 제공을 준비하면서 동시에 소규모 독일 또는 네덜란드 병원의 개인화된 방법을 자유롭게 모방할 수 없었다.[28] 그럼에도 불구하고 카바니스는 진정한 임상 학교는 비엔나와 에든버러에서처럼 대학의 필수적인 부분이어야 한다고 선언하였다.[29] 피넬 역시 이 도시들을 인용하며 이상적인 교육 병동의 숫자를 독일 대학 병원의 크기인 15~20개 이하로 설정하였으며 이 숫자조차 '매우 부담스럽다'고 보았다.[30] 그러나 19세기 초까지 지방은 아니더라도 파리에서는 그렇게 작은 규모의 클리닉은 거의 없었으며 임상교육은 학생 수가 증가하기 전에 이루어진 것이었다.

공식 진료소 밖에서는 피넬이 30병상 병동에서 가르쳤던 살페트리에르 병원이나 아동 병원Enfants malades, 산과 병원Maternité 및 피티Pitié와 같은 병원에서 상당한 양의 사설 실무교육이 제공되었다. 해부학 극장, 콜레주 드 프랑스College de France, 과학한림원Academy of Sciences에서, 그리고 학생들이 직접 조직한 진료소 및 특별 세션에서도 교육 과정이 진행되었다. 영국, 독일, 미국에서 온 방문객을 포함하여 많은 학생들을 끌어들인 것은 이 대부분의 사설 과정이었다.

일반적으로 진료소가 훨씬 작았던 독일어권 국가에서는 처음부터 병상 옆에서 직접 실무 경험을 하는 것의 교육학적 이점을 강조했다. 1817년 프로이센의 교육장관인 요한 루스트Johann Rust는 "내가 이해하기로는 외과 및 안과 진료소는 진료 수련의 장소로, 학생은 환자가 어떻게 치료되는지를 보고 관찰할 뿐만 아니라 모든 외과 및 안과 사례를 스스로 치료하고 처방전을 만듭니다"라고 했다.[31]

이 무렵 대부분 가톨릭을 믿는 독일 남부 주에서는 대형 병원의 자선 전통이 비엔나, 프라하, 밤베르크, 뷔르츠부르크 등의 도시 대학의 병원 클리닉으로 이어졌다. 한편 대학이 할레, 예나, 괴팅겐과 같은 작은 마을에 위치한 북부 독일 개신교 주에서는 외래 환자 클리닉폴리클리닉과 6~12개의 병상이 있는 입원 클리닉stationary clinic을 조직하였고, 남부와 북부 독일 주 간의 진료 수련 사이의 차이가 커졌다. 프랑스와 영국에서와 같이 종종 독일 병원 관리자들이 병원 교육의 확산에 저항했기 때문에 독일 의학 교수들은 대학 클리닉 또는 외래 환자 클리닉을 임상교육을 위한 장소로 선호하였다. 1810년 베를린 대학교가 설립되면서 교육 당국은 자체 입원클리닉과 외래 진료실을 만들고 가능한 한 거대한 샤리테 병원의 풍부한 자원을 최대한 활용하여 두 가지 교육 방법을 결합하려고 했다.[32]

19세기 초, 두 가지 유형의 클리닉의 장단점이 독일 의학계에서 집중적으로 조사되었다. 1807년 뷔르츠부르크의 필립 호르쉬는 좋은 병원은 학생들에게 다양한 환자의 질병과 함께 환자의 식단과 약물에 대한 면밀한 통제 권한을 제공하는 반면, 대학 클리닉은 학생들에게 자신의 환자에 대해 좀 더 알고 매일매일 일상적인 질병들을 알 수 있게 해 준다고 적었다.[33]

외래 클리닉 운동의 지도자인 크리스토프 후펠란트에게 중요한 것은 가르침이 병원에서 일어나느냐, 작은 클리닉에서 일어나느냐가 아니라 가르침의 본질이었다. 대학 클리닉의 장점은 친숙한 사이즈와 개별화된 교육에 있었고, 여기서 학생들은 '단순한 관중' 이상이었다. 후펠란트는 젊은 진료의에게 결정적으로 필요한 것은 병원의 수많은 질병과 시술을 단순히 엿보는 것이 아니라 소수의 환자를 직접 실무적으로 경험하는 것이라고 설명했다. 병원 수련을 받은 학생들은 너무 자주 연결이나 의미가 결여된 '감각 인상의 혼란'으로 머리를 가득 채웠다.

후펠란트는 독자들에게 예나에 있는 작은 클리닉에서는 학생이 환자를 개별적으로 보고 아마도 환자 집을 방문할 수 있었기 때문에 병원에서처럼 환자를 단순히 지시의 '대상'으로 보지 않을 수 있다고 설명했다. 학생은 그들을 마치 자신의 환자처럼 돌보았다. 작은 클리닉은 젊은 의사에게 다른 사람들, 심지어 가장 빈곤한 사람들에 대한 존중과 배려를 가르치는 최선의 도덕적 기관이었으며, 이는 젊은 의사들이 의학의 기술과 과학을 배우도록 안내하였다.[34]

후펠란트와 마찬가지로 많은 독일 의사들은 작은 클리닉이 파리의 병원 의학과 런던의 상업 병원에 비해 교육학적으로 우월하다고 주장했다. 물론 많은 독일 대학들은 더 큰 사업을 지탱할 재정적 수단이 없었다. 많은 곳에서 병상 교육은 여전히 '존재하지 않거나, 혼란스럽거나, 심각한 결점으로 고통받고' 있었다. 왜 독일의 임상 경험은 그렇게 발전하였을까? 우선적으로는 악셀 카렌버그[Axel Karenberg]가 미공개 연구에서 썼듯 "독일 공국들의 만성적인 자본 부족"과 정부 당국이 "학술 병원"에 우선순위를 낮게 부여했기 때문이었다. 이로 인해 대학 임상의들은 어디에서든 즉흥적으로, 서서히 시작할 수밖에 없었다.[35] 이유가 무엇이든, 많은 대학에서 개별 학생에게 상대적으로 많은 관심을 쏟은 것은 다른 곳의 학생들이 부러워하는 모델을 만들었다.

파리, 런던 및 기타 장소를 방문한 일련의 독일인 방문객들은 큰 병원에서 학생들이 맡은 역할이 얼마나 작은지 발견하고 돌아와서 놀라움과 실망으로 글을 썼다.[36] 물론 대다수는 병상에서 보다 집중적인 교육을 받을 수 있고 그들이 중시하는 교사와 학생들 간의 긴밀한 접촉이 가능한 것은 독일 의학교의 규모가 작기 때문이란 점을 인식했다.

1821년에 프로이센 정부로부터 프랑스와 영국 학교를 조사하도록 위임받은 할레의 외과 의사 칼 존디[Carl Dzondi]는 "프랑스인은 클리닉을 모른다"라고 말했다. "병원과 클리닉에는 큰 차이가 있다. 파리에서는 전자만 있고 후자는 어디에도 없다." 존디에 따르면, 오뗄 디유와 같은 더 큰 병원에서는 비엔나에서 볼 수 있는 종류의 작은 교육 클리닉을 찾는 것이 헛된 일이었다. "의사가 1~3시간 동안 100~300명의 환자를 보고 음식과 약을 처방해야 하는데, 어떻게 병상에서 시간을 보내며 지도할 수 있겠는가?"

특히 존디의 눈에 띈 것은 파리에서는 일반 학생이 환자를 검사하고 사소한 시술을 수행하는 데 참여할 기회가 없다는 것이었다. 임상 강의에서도 학생은 평소에 너무 멀리 떨어져 있어 자세히 관찰하기는커녕 아무것도 볼 수 없었다. 산부인과의 경우 프랑스 의학생은 프랑스 산파와 달리 공식 교육 과정에서 진료 교육을 전혀 받지 못했다. 존디는 프랑스식 학교보다 독일식 학교에 더 가까웠던 스트라스부르의 학교에서만 "교수가 부분적으로 병상 옆에서 가르치는 임상 강의를 발견했다."[37]

독일식 수련을 받은 한 코펜하겐의 개업의는 파리 병원 학생들의 임상 훈련에 대해 비슷한 설명을 남겼다. 외과 의사 조셉 클로드 레카미에*의 클리닉에 대한 그의 설명은 1820년대 중반 잘 알려진 클리닉에서의 실제 교육 순서에 대한 통찰력을 보여준다.[38]

학생들은 [레카미에]의 병상 옆에서 별로 배우지 않는다. 왜냐하면 그는 병상에서 다른 병상으로 빠르게 이동하면서 아무 말도 하지

---

*   Joseph Claude Anthelme Récamier(1774~1852): 프랑스의 외과의이자 부인과 의사. 파리의 오뗄 디유 책임자였으며, 콜레주 드 프랑스에서 교수로 근무하였다. 최초로 성공적인 질식 자궁적출술을 수행하는 등 근대적 부인과 수술을 기초한 인물로 알려져 있다.

않고, 만약 가까이에 없으면 아무도 알아들을 수 없을 정도로 낮은 목소리로 검사하고 처방하기 때문이다. 그러나 이후에는 모두가 비샤, 드소 등의 초상화로 장식된 회의실에 모여들고 여기에서 레카미에가 실제 클리닉을 지휘한다. 즉, 병동 기록을 손에 들고 가장 생생한 눈에 띄는 사례와 가장 중요하고 눈에 띄는 병리학적 및 치료적 징후에 대해 이야기한다. 이것은 매우 유익하다. 레카미에의 강의는 활기차고 정보가 넘칠 뿐 아니라 흥미롭고 매혹적이기 때문이다. 그러나 이 방법은 청중의 주의가 병상 옆에서처럼 집중되지 않는다는 단점이 있다. 종종 환자를 기억하지 못하고 그 자리에서 직접 볼 수 없다.

영국과 미국의 임상교육

19세기 초 영국의 임상교육은 독일 교육자들에 의해 프랑스 교육보다 훨씬 더 많은 비판을 받았다. 예나의 방문자 요한 알베르스[Johann Albers]는 "[에든버러에 있는] 클리닉이 열리는 형태와 방식을 나는 전혀 좋아할 수 없었다. 예를 들어, 교수는 환자를 직접 검사하고 주변 학생들에게 영어로 구술한다. 학생들은 아마도 환자를 쳐다보지 않은 채 그가 말하는 것을 가장 세심하게 기록한다."고 말했다. 그는 비엔나와 예나의 진료가 얼마나 좋은지에 대해 "초보 의사가 환자를 검사할 뿐만 아니라 진단을 내리고 치료를 제안한다"라고 언명하였다.[39] 요셉 프랑크[Joseph Frank]는 에든버러 학생들이 교육에서 담당하는 '너무 사소한 부분'에 대해 언급하면서 비슷한 반응을 보였다.[40]

1827년에 런던에 살았던 한 독일 의사도 영국의 수도에서 본 고립적이고 비인간적인 교육에 대해 불평했다. 그는 런던 교육이 '학생의 활동에 대한 면밀한 감독, 교사와 학생 간의 병상 옆 교류, 학생에

게 개별 환자에 대한 책임 부여가 전적으로 필요함'을 발견했다.[41]

1821년에 괴팅겐과 베를린에서 오랜 연구를 마치고 더블린으로 돌아온 로버트 그레이브스는 영국이 독일의 임상교육 시스템을 채택할 것을 주장했다. 그는 학생들에게 파리에서의 가르침이 비록 영국보다 낫긴 하나 여전히 실용적이기보다는 '훈계적'이며 지나치게 '긴장광설'과 학생들의 학습량이 너무 적다는 특징이 있다고 말했다.[42] 에든버러도 마찬가지로 교육이 부족했는데, 그 이유는 피교육자가 '질병을 구별하는 데 자신의 판단을 내릴 의무가 없으며 질병을 돌보는 데 자신의 기술을 시험해 볼 기회가 없기 때문'이었다. 그레이브스는 프랑스와 영국 시스템이 모두 '연습을 한 번도 해본 적이 없는 진료의'를 만든다고 주장했다. 대조적으로 그가 1821년 더블린의 미스 병원*에서 도입한 독일 시스템은 합리적인 감독하에 학생들이 의학 이론뿐만 아니라 실제 기술을 배우기 위해 최대한의 자유를 부여하는 것을 목표로 했다.[43]

대부분의 영국 교수들은 독일 클리닉에 대해 아는 것이 거의 없다고 감탄하였으나 그것이 영국 땅에 뿌리를 내릴 수 있다고 믿지 않았다. 1826년 왕립위원회에 제출한 증언에서 에든버러 교수 앤드류 던컨 주니어**는 '비엔나의 저명한 프랑크 박사'의 병상 교육을 설명한 후 "이러한 교육 계획은 이 학교의 상황과 양립하기가 어렵다. 그리고 나는

---

*   Meath Hospital: 1753년 더블린 리버티 지구에 개원한 병원. 로버트 그레이브스와 윌리엄 스토크스(William Stokes)가 주도한 혁신적 교육 방법—진정한 병상 옆 교육—으로 유명하였다.

**   Andrew Duncan Jr. (1773~1832): 영국의 내과의이자 에든버러 대학 교수. 법의학 분야 강좌 교수 직을 에든버러 대학에서 처음 창설하였다.

우리 치료소의 관리자들이 그것을 허락할 것인지 매우 의심스럽다.”
중부 유럽에서는 교수가 임상교육과 관련된 모든 것을 통제하지만 “우
리는 여기에서 할 수 없다”라고 위원회에 말했다. 한 가지 예로, 스코틀
랜드의 임상 수업의 규모로 인해 병상 수련이 ‘어렵기’ 때문에 그는 학
생들에게 몇 명의 환자를 선택하고 추적 관찰하라고 지시했다.[44]

   같은 청문회에서 한 전직 학생은 “[에든버러]에서 임상의학 교
육 과정을 두 개 이수했지만 그 과정에서 거의 이득을 보지 못했다”라
고 증언하였다. 그는 임상 방문이 1시간으로 제한되어 있었고, 환자에
게 물을 수 있는 질문 수도 적었음을 지적했다. 그리고 그 시간은 ’강
의실에서 보내는 것이 환자의 병상 옆에서 보내는 것과 비슷할 것’이
라고 보았다.[45] 글래스고의 학생들도 마찬가지로 더 많은 병원 참관
hospital attendance 시간과 더 많은 환자와의 접촉이 절실히 필요하다고 불
평했지만, 에든버러처럼 당국은 학생들의 존재감과 책임을 늘림으로
써 대중에게 반감을 불러일으킬 위험을 감수하기 꺼렸다.[46]

   군터 리스Guenter Risse는 영국 병원에서 학생 역할에 대한 이러한
제약이 “아마도 임상교육의 가장 심각한 결함”이었을 것이라고 적었
다.[47] 비록 이러한 제약이 에든버러가 18세기 최고의 의과대학이 되는
것을 막지는 못했지만 파리와 중부 유럽의 새로운 대안 앞에서는 점
점 더 큰 장애가 되었다.

   영국 임상교육의 주요 장소였던 런던에서는 병원에서 학생의 위
치가 중요하게 변화하고 있었지만 교육 당국의 감독을 받지 않았다.
수잔 로렌스에 따르면 1800년의 교육 프로그램은 “느슨한 구조를 가
지고 있었다. (……) 에든버러나 파리에 있는 대학보다 훨씬 더 분산되
어 있다.”[48] 병동 순회를 보완하는 산발적인 임상 강의는 학생들에게

에든버러와 대륙 시스템이 제공했던 이론 교육, 임상 강의, 병동 방문 사이의 상관성을 제공하지 못했다. 런던의 각 학생은 자신의 학업에 관해서 오직 지금까지의 수련의 한계, 교육 과정의 가용성 및 지갑 크기에 따라 결정을 내렸다.

무작위로 병동을 순회하고, 해부실에서 몇 시간을 보내고, 수술이나 부검에 뛰어가고, 흩어진 강의실에서 강의 사이에 치인 의학생의 초상에서 조직적인 학문적 연구를 위한 공간은 거의 남아 있지 않았다. 알렉산더 마르케*는 1818년 가이 병원 학생들에게 "내가 에든버러, 파리, 비엔나 또는 파비아에 있는 학생들에게 이야기하고 있다면, 의학 교육의 가장 중요한 부분으로서 임상 부서를 논의할 필요가 없을 것"이라고 말했다. 하지만 런던에서는 수술과 해부학 학습에 중점을 두고 있고 의사가 병원을 자주 방문하지 않기 때문에 "환자의 병상 옆에서 자세한 내용을 설명하는 것은 거의 불가능"하다고 이어서 말했다.[49]

마르케가 지적한 대륙의 흔한 종류의 임상 지침은 런던에서는 '거의 알려지지 않은' 것이었다. 런던과 다른 지역의 학생들은 상황에 따라 '환자에게 손을 대는' 것이 허용되었지만, 프랑스나 독일에서와 같이 학생들을 교육하는 데에는 그 역할을 하지 못했다. 그레이브스의 동료인 윌리엄 스토크스는 그레이브스가 더블린에 오기 전에 학생들은 "도움도 받지 않고 지시도 없이 최선을 다해 길을 더듬어 가야 했다. (……) 아무도 그에게 가르치거나, 스스로 배우는 법을 보여주거

---

*   Alexander John Gaspard Marcet(1770~1822): 제네바에서 태어난 내과의로 1800년 영국 시민이 되었다. 에든버러 대학에서 의학교육을 받은 후 1804년부터 1819년까지 가이 병원에서 근무하면서 화학을 가르쳤다.

나, [또는] 병상 의료에 익숙해지도록 하는 데 관심을 두지 않았다"라
고 했다.[50] 1838년 늦게 런던을 방문한 하노버의 한 의사는 이렇게 썼
다. "환자 진찰은 간단하고, 학생에게는 거의 설명을 해주지 않는다.
(……) 그에게는 거의 관심을 보이지 않는다. 적어도 …… 독일의 병상
옆 진찰에서 [일어나는 것]처럼 많지 않다."[51]

19세기 초 독일 학생이 일부의 경우 환자와 가장 많은 접촉을 할
수 있었고 프랑스 학생은 수업의 규모가 커서 제한적이었다면, 영국
학생은 종종 병원의 통제와 환자의 사생활에 대한 우려 때문에 환자
와의 긴밀한 접촉이 완전히 금지되었다.

18세기 후반 영국과 미국의 외래 환자 진료소는 학생들이 환자
치료에 대한 직접적인 경험을 얻을 수 있는 병원의 대안이었다. 그것
은 여러 면에서 독일 클리닉의 외래 또는 외래 환자 프로그램과 유사
했다. 이러한 외래 클리닉은 독일의 대학 도시에서 수십 년 동안 알려
져 있었다. 예를 들어, 1764년의 보고서에 따르면 괴팅겐의 루돌프 포
겔Rudolf Vogel은 수요일과 일요일 저녁 가난한 사람들을 위한 진료소를
열고 학생들이 환자를 검사하고 치료하는 데 참여했다. 튀빙겐, 에를
랑겐, 마르부르크 및 하이델베르크와 같은 대학 공동체에도 유사한
제도가 존재했다. 학생들은 거동이 불편한 환자의 치료를 도왔을 뿐
만 아니라 교수와 함께 환자의 집까지 동행했다.[52]

영국에서는 1770년 런던에서 최초의 일반진료소general dispensary가
시작되었는데, 학생 교육에 대한 관심도 처음부터 계획의 중요한 부

분이었다. 실제로 이 사업을 창시한 퀘이커교도 존 코클리 레섬*은 병원보다 진료소에서 훨씬 더 가까운 학생-교사 관계가 가능하다고 주장했다. 그는 진료소가 학생에게 병원에서처럼 '병이 상당히 진행된 경우'와 '인위적인 상황'만이 아니라 '병이 발병하는 순간부터 관찰할 수 있는 기회'를 제공했다고 적었다.[53] 적어도 40개의 그러한 진료소가 있으며 그중 다수가 학생들에게 임상교육을 제공했고, 1830년대 초반에는 영국의 일반개업의(약제사) 6명 중 한 명꼴로 진료소에서 수련을 받고 있었다.[54]

북미의 임상교육은 영국과 마찬가지로 의과대학과 분리되어 마구잡이로 이루어졌다. 혁명 이후 수년간 꾸준히 성장한 견습 제도는 진료 수련의 주요 경로로 남아 있었지만 1820년대에는 새로운 진료소, 외래 환자 클리닉, 사설 교육 과정 및 소규모 도시 병원이 생겨났다. 이 무렵 교양학부와 느슨하게 연계된 다수의 새로운 의과대학이 의학교육의 진정한 핵심으로 여겨지는 견습 과정과 기타 진료 실습을 보완하고자 강의를 제공하고 있었다. 의사 교육은 부분적으로만 그들의 책임이었고 대부분은 제한된 역할에 상당히 만족하였다.

미국 연감에 따르면 1832년까지 메인에서 조지아까지 대서양 해안을 따라 20개의 의학교가 퍼져 있었다.[55] 특히 이들 대학 중 다수는 시골 지역에서 진료소나 외래 환자 클리닉을 운영하면서 감독된 임상 경험 단편을 제공하였다. 데일 스미스Dale Smith는 "진료소의 큰 가치는

---

*   John Coakley Lettsom(1744~1815): 영국의 내과의이자 자선사업가. 퀘이커교도 집안에서 태어났으며 1773년 내과의, 외과의와 약제사를 통합한 런던의학소사이어티(Medical Society of London)를 창립하고 수년간 대표와 후원자를 역임하였다.

주요한 사례가 아니라 일반개업의가 보는 부상 및 질병과의 일상적인 접촉"이라고 말했다.[56] 수십 년 동안 주로 가난한 사람들뿐만 아니라 때로는 교수진의 환자를 진료한 외래 진료소는 미국 의과대학의 독특한 특징이었다.

필라델피아와 뉴욕(그리고 나중에는 보스턴)처럼 도시 병원이 존재하는 곳에서는 영국에서와 마찬가지로 환자 치료에 대한 학생들의 참여 통제와 저항을 둘러싼 끈질긴 문제가 교육자들을 괴롭혔다. 예를 들어, 필라델피아 대학 당국은 초기에는 학생들에게 펜실베이니아 병원의 강의에 참석하고 병동을 방문하도록 요구했지만 1789년에 그 요구 조건이 실행 불가능하다고 삭제했으며 그 후 간헐적으로만 졸업 전에 병원 참관을 요구할 수 있었다. 일부 학생들은 필라델피아 사설 구빈원Almshouse의 병상 옆에서 시술을 관찰하도록 허용받았으며 '선량한 성품의 학생'은 분만 증례를 참관하도록 허락받았다.[57] 1817년 펜실베이니아 병원 병동에 교육 단위를 설립하려는 선구적인 노력이 거절되었는데, 이는 '병원의 교육 시설 통제권을 둘러싼 미국 의과대학의 오랜 투쟁에서' 첫 번째 패배였다.[58] 임상교육이 의학 학위의 선택사항으로 남아 있던 뉴욕에서는 처음에는 병동에 있는 환자가 있는 곳에서 일부 강의가 진행되었다. 그러나 1810년 이후 학생 수가 증가함에 따라 유럽과 유사한 대형 원형극장에서 강의가 진행되었다.

의과대학 밖에서의 임상 수련은 북미에서는 이전의 모국에서처럼 규칙이 되었다. 필라델피아에서는 1817년에 사설 학교가 설립되어 의과대학에서는 제공되지 않는 임상 및 교육 지침을 학생들에게 제공했다. 비슷한 사설 학교가 10년 후 보스턴과 뉴욕에서 번성했다. 스미스에 따르면 전반적으로 1830년까지 북미에서는 병원, 진료소, 사설 학교, 사설 구빈원 및 의사의 집에 이르기까지 '놀라운 범위'의 임상 기회가 널리 존재했으나 영국과 프랑스에서처럼 의학교에서 제공하는 학업 지침과 느슨하게 연결되어 있었다.[59] 1835년 필라델피아 의사인 라이넬 코츠[*]는 미국의 '가장 큰 학교'에서도 임상 및 학술 공부의 앞뒤 없는 배치가 다른 어느 나라보다 "혼란스럽다"라고 과장을 곁들여 불평했다.[60]

아카데미의 벽 밖에서

1820년까지 유럽과 미국에서 의학 수련의 가장 중요한 부분으로 간주되었던 것의 대부분은 공식 의학교육과는 별도로 이루어졌다. 의학 커리큘럼을 오랫동안 지배해 온 학술적 학습과 새로운 실습 과정 간의 관계에서 불안한 휴전이 두드러졌다. 의학의 실습 충격을 수용할 수 있는 보다 유연한 구조를 만들기 위해 종종 학술 기관 외부의 새로운 임상 형태가 고안되어 교실 이론 교육과의 긴장 관계 속에 수립되었다.

독일의 경우 작은 대학 도시의 특수한 상황 때문에 이러한 긴장이 현저히 적었는데, 이는 병원을 운영하는 교수의 역할 덕분이었다. 토마스 브로만[Thomas Broman]의 말을 빌리면 '실무 의학에 대한 의도적으로 공격적인 태도'는 새로운 베를린 대학교(1810)에서 두드러졌으며 대부분의 독일 학교에서 이론과 실천 사이의 느슨한 균형에 도달했다.[61] 그러나 독일 이외의 지역에서는 점점 더 과학적인 강의실 교

---

*   Reynell Coates(1802~1886): 미국의 내과의, 과학자, 교사, 시인. 벤자민 러시의 견습생으로 들어가서 펜실베이니아 대학 의학 분과를 졸업한 후 자연과학을 가르치며 저술 활동을 하였다.

육과 더 실용적인 클리닉의 실습교육이 크게 분리되어 학문적으로 교육을 받은 의사와 실무 의학을 공부한 의사 사이에 빈번한 적대감이 촉발되었다. 1825년 에든버러 진료의 W.P.엘리슨^{W. P. Allison}은 여행 일기에서 "의과학의 그 분과들―생리학, 약학, 병리해부학, 병리 병변의 진단―은 사실을 관찰함으로써 개선되고 최근에 많이 발전했다. 그러나 유용한 진료를 독려하는 데는 거의 도움이 되지 않다"라고 적었다.[62] 프랑스와 미국과 마찬가지로 영국에서도 자주 환자와 사체를 이용하는 소규모 사설 실무 의학 교습이 많은 학생들을 의대 교수의 이론 강의에서 멀어지게 했다.

모든 국가의 의학교 교수는 당연히 의사를 위한 자신들의 교육 과정과, 이론 또는 과학적 내용이 결여된 실습 과정 사이에 가능한 한 거리를 두려고 노력했다. 점점 더 그들은 질병에 대한 과학적 이해의 우월성을 주장했다. '병리해부학', 실험생리학, 의화학에 관한 연구는 모두 세심한 관찰과 측정법의 사용 증가를 기반으로 하며, 환자에게서 보거나 느낀 것을 질병과 부검에서 발견된 병리학적 변화와 관련지음으로써 질병을 가장 잘 연구하고 가르칠 수 있다는 확신을 불러일으켰다. 청진과 (1816년 이후) 청진기를 통해 더욱 예리해진 신체 징후의 면밀한 관찰은 특히 프랑스에서 병상 진단의 주요 자료로서 환자의 증상 호소를 대체하고 있었다. 독일의 동료들과 마찬가지로 프랑스의 학자^{savants}들은 기초 의학에 대한 지식만이 의사가 신체의 물리적 변화를 이해할 수 있도록 한다고 가르쳤다.

그러나 영국과 미국에서는 의학교육의 학문적 구성 요소가 느리게 발전함에 따라 그러한 연구가 모든 의술행위에 중요하다고 주장하기가 어려웠다. 대륙에서는 아카데미의 '순수한 의사'와 외부 '일반의'

사이의 구분이 영미처럼 그렇게 날카로웠던 적이 없었다.

반면 독일과 프랑스에서는 1803년까지 학계의 벽 밖에서 이급 실무자를 훈련시키기 위한 명확한 규정이 마련되었다. 이때까지 합스부르크 자치령을 포함한 모든 독일 주에서는 분다르쯔뜨 또는 란다르쯔뜨 및 조산사를 위한 실습교육 학교를 만들었다. 예를 들어, 뷔르템베르크에서는 1806년에 한 주요 지역에서 분다르쯔뜨가 3:1의 비율로 대학 의사를 능가했다.[63] 1809년 3개 바이에른 지역 의학교(뮌헨, 밤베르크, 인스부르크)의 커리큘럼은 6학기에 걸쳐 해부학, 진단학, 약학, 산과학, 식이법, 약물요법 및 수술법 10개 교육 과정을 제공했다. 외과와 내과 교육은 공식적으로 융합되었다. 왕실의 칙령에 따르면, 각 학교는 '임상 적용과 관련된 것들에 대해 독점적으로 수련받은 특별한 종류의 의사를 만드는 것'을 목표로 하였다. 졸업생은 '기계적으로 기술을 습득'해야 하며 '일반적으로 발생하는 질병'을 인식할 수 있되 '단순한 사변과 …… 과학적 강의'로부터 거리를 두어야 했다.

공부를 마친 바이에른의 실무 학생은 '중견 의사의 지시를 받으며' 도제 유형의 업무(biennium practicum, 격년 실습)에서 2년을 보내야 했다. 칙령에 따라 바이에른 도시의 모든 공립 병원은 학생들을 가르칠 수 있도록 최소 5개의 병상을 따로 마련해 두었고, 교수는 병상을 채울 환자를 선택할 수 있었다. 독일의 다른 주에서 하는 것처럼 분다르쯔뜨 학생들은 병원이나 산부 클리닉의 조산사와 함께 조산학 수업을 공유했다. 1810년까지 런던이나 당시 바이에른 대학에서 의학을 공부하는 모든 학생보다 많은 수인 300명 이상의 실무 의학생들이 이들 세 학교에 등록했다.[64]

독일의 다른 주들도 이 낭만주의 의학의 시대에 실무 수련을 받은 의사들을 위한 유사 규정을 마련했다. 예를 들어, 1810년 100명이 넘는 학생을 유치한 드레스덴의 작센 학교는 19세기 초에 칼 페르디난드 폰 그라페와 칼 아우구스트 와인홀드Karl August Weinhold를 포함하여 많은 저명한 미래의 의사와 외과 의사를 교육했다.[65] 합스부르크의 지배자도 그들의 영토 전역에 걸쳐 5개 도시에서 외과-진료의를 위한 5년제 중등학교를 지원했다.[66] 프로이센에서는 민간인과 군인을 포함한 실무 외과 의사들과 조산사들이 베를린의 샤리테 병원과 내과-외과 콜레기움Collegium Medico-Chirurgicum에서 수련받았으며, 1820년 대에는 뮌스터, 브로츠와프, 마그데부르크Magdeburg 및 그라이프스발트에 4개의 실무학교가 더 세워졌다. 이들 후자의 학교는 농촌 지역사회 또는 군대에 복무할 준비를 하는 사람들에게 2~3년의 집중적인 실무 수련을 제공했다.[67]

1825년의 조례에 따르면, 프로이센의 모든 실무 외과의는 3년 과정(또는 3년 대신 2년의 실무 경험)을 이수하고 약전을 이해하기에 충분한 라틴어를 알고 까다로운 몇 주 간의 일련의 임상 자격시험을 통과해야 했는데, 무엇보다도 시신에 대한 수술 수행과 샤리테 병원에서 두 명의 내과 환자에 대한 진단 및 치료를 포함하였다.[68] 바이에른과 다른 독일 국가에서 면허를 받기 위해 유사한 실무 자격시험이 필요했다. 조산사의 경우 1820년 이전에 독일 전역에 31개 학교가 조직되어 교육을 제공하였다.[69]

이들 실무학교의 학생들 다수는 교수와 학생 간의 긴밀한 관계와 실습 경험의 기회를 높이 평가했다. 예를 들어, 1823년 취리히에 있는 내과-외과 학교의 한 스위스 학생은 어떻게 지역 병원의 병실에 배정되어 매일 환자의 경과를 보고하는 책임을 맡게 되었는지 묘사했다.[70]

비엔나의 한 실무 외과 학생은 유명한 요한 루카스 보어*와 함께 사설 조산사 교습에서 7주를 보냈으며, 그곳에서 임신한 여성을 검사하고 병상 옆에서 보어의 상담을 받고 분만을 조력했다.[71] 보어의 또 다른 학생은 그가 대학 및 실무학교 학생뿐만 아니라 조산사 학생과의 개인적인 대화에서 "매우 교훈적이었다"라고 썼다.[72]

후반부의 일부 진술과는 달리 독일과 프랑스 모두에서 이들 이급 학교 의학 수련의 질은 상당히 좋은 경우가 많았다. 1820년까지 대학에서 가르치는 대부분의 교육 과정이 커리큘럼에 포함되었다. 클래스는 소규모로 유지되었다. 교수 숫자는 종종 대학만큼 많았다. 그리고 학생과 교수들은 대학 부설 의과대학에 놀라울 정도로 쉽게 오갔다. 클라우디아 후어캄프Claudia Huerkamp는 독일 학교를 언급하며 "대부분의 의사가 주장하는 것처럼 내과-외과 학교들이 대학의 교육보다 열등한지 여부는 경우에 따라 답이 다른 질문입니다"라고 썼다.[73]

마찬가지로 사설 교습과 병원의 임명 혜택을 누렸던 소수의 프랑스 학생들을 제외하고, 에콜 스콩데르écoles secondaires, 이급 학교에서 제공되는 교육은 에콜 드 메디신écoles de médecine, 의과대학의 교육보다 항상 열등하지 않았다. 결국에는 파리 외곽의 많은 대형 병원은 실무학교 학생들에게 수도에서와 마찬가지로 의학을 배우는 데 있어 동등한 교육 기회를 제공했다. 지방에 세워진 이급 학교에 대하여 카바니스는 "어린 학생들은 시신을 해부하면서 해부학을 배우게 될 것입니다"라며,

---

* Johann Lukas Boër(1751~1835): 독일의 외과 의사이자 산과의사. 1789년 오스트리아 요제프 2세 황제의 외과의가 되었고 비엔나 종합병원의 산과 병동에서 실무형 산과학을 발전시켰다. 1794년 비엔나 대학에서 이론 산과학 강좌를 맡았다.

모든 프랑스 도시의 병원에서 "치료약을 조제하면서 약학을 배우고, 환자를 돌보면서 의술을 배울 것입니다"라고 말했다.[74]

예를 들어, 보르도에서는 1815년 에콜 스콩데르의 학생 수가 60 명이었고 해부학과 생리학, 의화학, 병리학, 산과학, 자연사, 위생, 법 의학을 가르쳤던 8명의 교수로 구성된 교수진이 있었으며 지역 병원 에서 임상교육이 제공되었다.[75] 렌의 이급 의학교에서는 7명의 교수 진과 보르도와 거의 같은 수의 학생이 등록되어 있었다.[76] 큰 병원과 우수한 임상의를 자랑하는 리옹에서는 1820년대 중반까지 그 도시의 이급 학교에 200명이 넘는 학생들이 등록했다.[77] 독일의 주에서와 마 찬가지로 조산사들은 비록 같은 반은 아니지만, 오피시에 드 상태와 같은 클리닉에서 수련을 받는 경우가 많았다.

1820년 무렵 프랑스에는 아미앵, 캉, 디종, 마르세유, 낭시와 같은 도시에 총 18개의 실무학교가 있었다.[78] 주로 지방 정부의 재정 지원 을 받았지만 파리 교육 당국의 감독을 받은 이들 학교는 나폴레옹 시 대가 끝날 무렵 영향력이 절정에 달했다. 독일의 동일 직급 의사들처 럼 학문적으로 훈련된 의사들로부터 끊임없는 공격을 받았지만, 1830 년대 초까지 프랑스에서는 오피시에의 수가 계속해서 정규 의사보다 많았다.[79] 이 잘 알려지지 않은 학교들에 관한 연구가 추가되면 이 기 간 동안 의학교육의 전통적인 초상은 의심할 여지없이 상당히 바뀔 것이다.

군진의학과 클리닉

실무학교보다 훨씬 더 잘 알려지고 존중받은 곳은 군의관 양성기 관이었다. 20년에 걸친 거대한 영토 분쟁은 이미 가파르게 치솟은 군의관에 대한 수요를 높였다. 정부는 군 병원과 군의관 훈련에 많은 액수의 돈을 쏟아부었다. 파리, 베를린, 비엔나, 상트페테르부르크에 있는 학교는 명성이 너무 높아서 민간 학생들도 수련에 참여할 것을 요구하였다.

예를 들어, 베를린의 샤리테 병원은 군대가 많은 부분을 통솔하였는데 베를린 의과대학 교수들과 격렬한 갈등의 중심지가 되었다. 1811년 교육부에 보낸 편지에서 외과 의사 그라페Graefe는 파리, 런던, 비엔나의 훌륭한 교육 자원을 비교할 때 베를린의 교수에게 개방된 교육 자원은 샤리테 병원을 더 활용하려는 노력을 '군 의무국'이 차단하면서 더 불리해졌다고 주장했다.[80] 다른 베를린 교수들, 특히 후펠란트와 루돌피Rudolphi는 이 병원에서 더 많은 교육 기회가 필요하다고 주장했다.[81] 1823년 루돌피는 이 도시에 수많은 민간인 학생과 군인 학생이 있다는 점을 상기시키며 정부는 어떻게든 "미래에 [군인] 학생뿐만 아니라 대학생들이 샤리테의 업무에 참여할 수 있게 해야 한다"라고 적었다.[82] 1828년, 베를린 의사인 요한 루트비히 카스파Johann Ludwig Casper는 프로이센 당국이 수련에서 군인을 선호하여 민간인 의사를 차별한다고 공개적으로 비난하였다.[83] 대조적으로, 바이에른 주에서는 당국이 모든 민간 의대생에게 뮌헨의 유명한 군 병원에서 프락티쿰Praktikum을 수행하도록 요구했다.[84]

1795년 베를린에 설립된 엘리트 사관학교인 페피니에레에서 제공되는 교육은 많은 대학 졸업생들의 부러움의 대상이었다. 교육 과정은 내과 및 외과 교육, 과학 및 기본 의학 과목, 원형극장에서의 임상교육, 샤리테에서의 병상 교육이 결합되어 있다. 교과목 이수 조건 중에는 내과 및 외과 과목뿐만 아니라 프랑스어와 라틴어, 역사 및 지리학, 수학 및 철학도 포함되었다. 19세기 초반의 전형적인 학생은 4년간 정식 공부를 하였다. 해부학, 식물학, 화학, 라틴어, 수학과 같은 수업을 시작으로 생리학, 병리학, 약학 및 논리학으로 진행하였다. 그런 다음 기호학, 약물학^materia medica, 산과학, 수술 및 붕대술 그리고 4년 차에 샤리테에서 집중적인 임상 업무로 마무리하였다. 학생들은 신중하게 선발되었고, 국가에서 전폭적인 지원을 받았으며 약간의 급여를 받았다. 교사들은 높은 급여를 받았고 대학의 젊은 교수들을 다수 포함시켰다.[85] 그 당시 어떤 대학도 의대생에게 그보다 많은 것을 제공할 수 없었다.

프로이센이 페피니에레를 시작한 같은 해에 프랑스 정부는 발 드 그라스에 군의학교를 설립했다. 군 병원의 감독관인 장 코스테^Jean Coste 을 교장으로 하고 외과 의사 도미니크 라리*와 니콜라 데제네트**를 포함한 교수진이 있는 이 학교는 빠르게 혁명 지도자들이 선호하는 기관이 되었다.[86] 릴, 메츠, 툴롱 및 스트라스부르에 추가 군의학교가 설립되었다. 이 학교의 교육 과정은 민간 이급 학교와 유사하지만 군사 위생 및 전장 질병에 더 중점을 두었다. 독일에서처럼 의사와 제약사, 외과 의사가 포함된 이 학교의 교수는 의과대학 교수와 마찬가지로 급여를 받았다. 예를 들어 스트라스부르에는 파리와 마찬가지로 민간 학교와 군의학교가 있었는데, 1816년 군의학교 교수진은 의사 3명, 외

---

*   Dominique Jean Larrey(1766~1842): 프랑스 외과의자 군의관. 프랑스 혁명 전쟁에서 뛰어난 공적을 쌓았다. 오늘날 트리아지 시스템을 기초한 최초의 근대적 군대 외과의로 여겨진다.
**   René-Nicolas Dufriche, baron Desgenettes(1762~1837): 프랑스 군의관. 발 드 그라스에서 생리학과 의물리학을 가르쳤다. 이집트와 워털루 전투에서 최고위 군의관으로 근무하였다.

과 의사 3명, 제약사 3명이었다.[87]

영어권 세계에서는 비교할 만한 군진의학의 발전이 없었다. 영국과 미국 정부 모두 대규모 상비군에 반대하였고 18세기 후반과 19세기 초반의 분쟁에서 민간 수련을 받은 개업의들에게 의존했다. 두 국가 모두 전시에 외과 의사들의 수련을 신속하게 하기 위해 노력했지만 취한 조치는 종종 소용이 없었다. 영국에서는 채텀과 플리머스에 군 병원이 있었지만 전시에는 과중한 부담을 받았고 평시에는 미래의 의사를 교육하지 않았다. 1812년 전쟁 이후 필라델피아에서 해군의학 과정을 만들려는 노력이 학생과 정부의 관심 부족으로 무산되었다.[88] 귀국한 군의관들은 두 나라 모두에서 군진의학 연구를 계속할 기회를 거의 찾지 못했다. 에든버러의 대학은 1806년 정부의 지원으로 군사 외과 분야에서 논란의 여지가 있는 교수 강좌를 만들었고, 1815년까지 200명 이상의 학생을 끌어들였다.

그러나 이러한 교육을 민간 대학에서 확대하려는 노력은 거센 반대에 부딪혔다. 에든버러 교수인 조지 발링걸George Ballingall 경의 말에 따르면, 영국에서 그러한 시도는 "대중의 마음에 거의 공감을 얻지 못했다." 발링걸은 대륙의 학교들을 방문하고 특히 비엔나에서의 '진정한 제국 수립'에 '많은 충격'을 받아 런던에서 군진의학 교수 강좌 수립을 위해 수년 동안 캠페인을 벌였으나 성공하지 못했다.[89]

임상교육의 일견

1820년에 이르러서는 군사 수업, 실무학교, 사설 교습, 진료소, 병원 또는 외래 클리닉 모두에서 임상교육은 의학교육에서 안전한 위치를 차지하게 되었다. 대부분의 미국 학교처럼 실제 진료 경험을 하기가 쉽지 않은 곳에서도 병상 경험을 구하는 것은 모든 의학생에게 의학에 입문하는 과정의 일부였다. 대부분의 학생들은 국가 법령이 규정한 최소한의 이수 조건에 만족하지 않았다. 일반적으로 동시대의 많은 편지와 일기장에서 신랄하게 드러난 것처럼, 수련 중인 젊은 학생은 자신에게 닥칠 무서운 책임을 두려워했고 자신의 결점을 보완하기 위해 모든 기회를 활용했다.

비록 많은 교수가 금전적인 동기로 이러한 추가 학습의 기회를 제공했지만, 학생들을 보호 감독하에 둔 것은 많은 경우 책임감 또는 실패에 대한 두려움이었다. 존 멧카프John Metcalf는 1826년 보스턴에서 쓴 일기에 "학생들의 수고와 고난이 얼마나 알려져 있지 않은가." 그래서 그는 "학생 신분일 때 많은 고난과 어려움과 마주쳐야 한다. (……) 그는 로맨스나 허구를 다루고 있는 것이 아니라 삶과 죽음의 모든 중대하고 책임 있는 현실을 다루고 있다"라고 적었다.[90] 이러한 '현실'을 충족시키기 위해 준비하는 것은 대부분의 학생에게 최소한의 교육 이수 조건 또는 국가 요구 조건을 충족시키는 것 이상의 문제였다.

학생들은 당연히 교수들과 더불어 많은 것을 보고 실제 할 수 있는 기회를 소중하게 여겼다. 독일의 클리닉은 일부 학생에게 프랑스 병원보다 의학을 '실습'할 수 있는 더 큰 기회를 분명히 제공했지만 다양한 질병을 볼 기회는 훨씬 적었다. 대조적으로 프랑스 학생들은 파리 병원의 막대한 자원으로부터 큰 혜택을 받았지만, 소수를 제외하고는 대체로 수동적인 학습자였다. 영국과 미국의 사립 병원은 유럽의 공립 병원보다 학생들을 덜 환대했으며 의과대학은 임상교육을 위해 기껏해야 제한된 자원만을 제공했다. 병상 수에서 파리와 가장 비슷한 도시인 런던에서도 소수의 학생만이 병상 옆에서 실무 경험을 할 수 있었다.

이 시기 진료의 지망생에게 가장 이상적으로 보였던 것은 환자가 많은 병원 내에 위치한 작은 교육 클리닉이었다. 스캇 존 톰슨^{Scot John Thomson}은 1826년 왕립위원회에 "내가 본 최고의 임상 기관 중 하나는 비엔나의 종합병원^{Great Hospital}에 부속된 클리닉^{Clinicum}에 있었다. 클리닉에는 엄청난 수의 환자가 오지만 각 임상 병동은 12명 또는 14명만 받는다"라고 보고했다.[91] 페피니에레, 파리의 발 드 그라스, 뷔르츠부르크의 율리우스 병원*, 비엔나의 종합병원^{Allgemeine Krankenhaus} 클리닉과 같은 교육센터의 인기는 정확히 대형 병원의 소규모 교육 클리닉이라는 점에 있었다. 이들 클리닉은 강력한 정부가 유능한 교수의 직접적인 통제하에 소수의 교육용 병상을 둘 수 있는 곳에서만 운영되었다. 19세기 초의 클리닉은 뷔르츠부르크의 쇤라인**, 비엔나의 스코다***, 파리의 라리의 손에서 가장 효과적으로 구현되었다.

덜 알려진 뷔르츠부르크의 예를 살펴보면, 율리우스 병원의 진료소는 1819년에 요한 루카스 쇤라인의 지휘하에 설립되었는데, 당시

---

*   뷔르츠부르크에서 1576년에 건설된 병원. 1805년에 세계 최초로 근대식 수술 극장을 설치하였다고 알려져 있다.

**   Johann Lukas Schönlein(1793~1864): 독일의 내과의, 병리학자, 의사학자, 식물학자. 뷔르츠부르크 대학의 하빌리타치온을 이수하고 사설 병리해부 교육을 제공하였다. 독일에서 최초로 라틴어 대신 독일어로 의학 강의를 제공하였으며 근대적 임상술을 기초한 것으로 알려져 있다. 현재는 'IgA vasculitis'로 알려진 〈Henoch-Schönlein purpura〉를 기술하였다.

***   Joseph Škoda(1805~1881): 오스트리아의 내과의, 피부과의. 카를 폰 로키탄스키(Carl Freiherr von Rokitansky)와 함께 근대적 비엔나 의학교(오늘날 비엔나 의과대학, Medical University of Vienna)를 수립하였다. 비엔나 종합병원의 결핵 병동 수석 내과의로 근무하였고 비엔나 의학교에서 병리해부학을 가르쳤다.

중부 유럽에서 가장 호평을 받았다. 도시의 큰 병원은 오랫동안 분다르쯔뜨와 의사의 훈련장이었다.[92] 취임 초기부터 쇤라인은 학생들에게 다양한 질병의 증상을 습득시키고 환자의 병상 옆에서 소그룹으로 가르치는 데에 병원을 사용하였다. 환자의 병상 근처에 서서 그는 한 무리의 학생들을 이끌고 환자 질병의 독특한 특징에 관해 토론했다. 학생들은 쇤라인이 있는 곳에서 환자를 검사하고 치료 계획을 제안해야 했다. 이어진 며칠 동안 그들은 환자의 상태 변화를 함께 검토했다.[93] 쇤라인은 교육 클리닉이 "시연이 있는 강의 형식이 아니라 ……학습하는 의사의 실무 가이드를 위한 것"이라고 주장했다. 그는 비록 프랑스보다 훨씬 뒤떨어졌지만 독일에서는 학생들에게 타진과 청진을 가르치고 현미경을 사용하는 분야에서 개척자였다. 그는 교탁 앞에서 대변, 소변 및 가래를 화학적으로 검사하고 현미경으로 관찰했다.[94] 쇤라인은 비록 교과서나 다른 주목할 만한 업적을 출판하지 못했지만, 교사로서 우뚝 솟은 그의 명성은 학생들이 이러한 종류의 격식을 따지지 않는 실질적인 교육에 높은 가치를 부여했다는 증거다.

그러나 뷔르츠부르크와 비엔나, 프라하, 라이프치히, 베를린 등의 대도시를 제외하고 19세기 초의 독일 대학은 큰 병원이 있는 도시에 들어선 적이 없었다. 란츠후트[Landshut]의 바이에른 대학은 아직 뮌헨으로 이전되지 않았으며 함부르크의 교역소에 있는 시립 병원은 자원을 활용할 지역 대학이 없었다. 뷔르츠부르크가 아닌 독일 지역의 전형적인 임상교육은 괴팅겐의 작은 클리닉으로, 당국은 다양한 방법으로 광범위한 환자를 '학술 병원'으로 유치하려고 시도했다. 독일 교육자들은 그러한 클리닉이 교육 측면에서 우월하다고 생각했으나 교육할 예로 선택할 만한 환자가 없다는 것이 종종 그들을 걱정하게 했다. 예를 들어, 칼 아우구스트 힘리*가 1803년에 괴팅겐에 도착했을 때 그는 '병원'에서 만성적으로 아프고 수술이 필요한 환자들 사이에서 '[적합한] 의료 사례는 단 한 건도' 발견하지 못했다.

힘리는 학생들이 볼 수 있는 사례의 수를 늘리기 위해 도시 클리닉과 제휴를 맺었고, '소수의 병상을 선택된 교육 환자들로만 채우겠다'고 결심했다.[95] 클리닉의 초보 학생Auscultanten, 참관생들은 병상 옆에서 보고 질문할 수 있었고 나머지 실습생Praktikanten, 프락티칸트은 더 적극적으로 환자 치료에 참여해야 했다. 도시 클리닉의 외래 환자도 병원 환자와 함께 실습생의 치료에 배정되었다. 모든 학생들에게 과제가 주어졌다. 그들 중 2~3명은 주변의 3개 도시 각각에 대한 의료 방문을 담당했다. 이 마을 중 하나인 베엔데Weende에서는 한겨울에만 두 명의 학생들이 165명의 환자를 돌보았다.[96] 대학 병원은 1825년에 25개 병상으로 확장되었고 콘라트 요한 랑겐베크Conrad Johann Langenbeck를 위해 30개 병상이 있는 외과 클리닉이 세워졌다.[97] 1820년대 중반까지 이 병원은 연간 1,500명의 환자를 치료하고 있었다.[98]

이 기간 동안 독일 전역에서 외래 클리닉은 25병상 이상의 소규모 교육 병원으로 전환되었고, 학생들의 진료 경험을 보충하기 위해 교수는 외래 환자 진료와 방문 진료를 활용하였다. 이러한 방식으로 1820년 할레의 페터 그루켄버그**는 그의 제자 다수가 "수업 과정에서

---

* Karl Gustav Himly(1772~1837): 독일 외과의, 안과의. 안과학 분야의 개척자이며 괴팅겐 대학에서 외과학 교수를 역임하였다. 1802년 독일에서 최초의 안과학 잡지를 발간하였다.

** Peter Krukenberg(1787~1865): 독일 병리학자. 할레 대학에서 병리학 및 치료학의 교수로 지냈다. 1816년 할레에서 외래 클리닉을 열었고 할레 대학에서 의학교육이 발전하는 데에 많이 공헌하였다. 독일에서 과학적 지식 기반 의학을 개척한 것으로 알려져 있다.

• **제4장** • 임상의 지속적 영향과 국가의 대응, 1780~1830년

3명에서 400명의 환자를 돌볼 수 있었다"라고 말했다.[99]

프랑스 임상교육과의 대조

실무 경험에 대한 독일의 교육학적 강조는 이론상으로는 동시대 프랑스 임상의들도 똑같이 선호했다. 피넬, 카바니스 및 코르비사르 모두 병상 옆의 소규모 수업에서 학생들이 실제로 환자에 대해 배우는 것이 효과적인 임상교육에 필수적이라고 믿었다. 피넬은 비엔나의 교육 병동이 "환자가 12명밖에 안 된다"라고 썼지만, 에든버러의 32개 병상은 이미 너무 많았다.[100] 1795년 새로운 보건대학의 설립자는 몽펠리에서 클리닉의 환자 수가 25명을 초과해서는 안 된다고 보았는데, 이는 '유럽의 어떤 임상 학교도 이보다 많은 수를 제공하지 않기 때문'이었다.[101] 1828년 라에넥의 후계자인 오귀스트 프랑수아 쇼멜*이 클리닉에서 40명의 환자를 가르쳤을 때, 그는 이 숫자조차도 학생들에게 "다수의 환자들에게 노출되는 것보다 더 많은 혜택을 줄 것"이라고 말했다.[102]

그러나 이 모든 좋은 의도와 계획에도 불구하고 전쟁과 혁명의 무질서, 급속도로 증가하는 학생 수, 학교와 병원의 급격한 권한 분리로 인해 이상을 실현하기는 어려웠다. 1801년 코르비사르는 40병상으로 제한되어 있던 가르치는 병동에 385명의 학생들을 받아야만 했다. 너무 많은 숫자로 인한 무질서를 타개하기 위해 그는 학생들에게 경험을 얻을 수 있는 자신만의 방법을 찾도록 격려했다.[103]

---

* Auguste François Chomel(1788~1858): 프랑스의 병리학자. 샤리테 병원의 교수로 근무하였고 파리 대학에서 라에넥의 뒤를 이어 임상의학 교수가 되었다.

대규모 임상 수업과 원형극장 강의에 대한 의존도가 높아지는 것은 파리의 일반적인 규칙이 되었다. 1820년대 들어 교육 병동 하나에 200~300명의 학생이 있는 것은 드문 일이 아니었다. "이곳의 의학 강의에 얼마나 많은 사람들로 붐비는지 당신은 알지 못할 것입니다." 1833년에 영국인 조지 패짓$^{George\ Paget}$은 이렇게 썼다.

나는 공개 강의에 참석하는 것을 중단했습니다. 똑같은 방법으로 200여 명의 학생들이 매일 아침 최고의 의사들과 함께 돌아다닙니다. 만약 환자의 병상 주위 세 번째 줄에 앉을 수 있으면 참을 수 있는 행운입니다. 너무 이른 아침이기 때문에 환자를 볼 수 있는 빛은 촛불뿐입니다.[104]

이러한 상황에서 학생 군중을 대상으로 한 병상 교육은 점점 더 실용성이 없어졌고, 병원은 대체로 "단순 진료의를 배제하고 늘 그랬듯 1층에 머물렀던 의사 '귀족'을 위한 곳"이었다.[105]

콩쿠르와 인턴십

그러나 1803년 이후 치열한 콩쿠르 경쟁을 거쳐 인턴으로 지명된 '귀족'들은 교수, 전문의 또는 의사 공무원으로 평생 직업을 가질 수 있는 길이 열렸다. 평균적으로 의대생 20명 중 한 명만이 파리 병원에서 프랑스 의학의 일부 거물들과 함께 일하면서 4년을 보내는 경험을 가졌다. 앵테르나 또는 인턴십은 의학의 그랑제콜$^{grand\ école,\ 명문학교}$이라고 불렸으며 프랑스 전문직 귀족을 형성할 사람들을 선발하였다. 구체제의 외과 견습에 뿌리를 둔 인턴십은 학생 무리의 수많은 익스턴을 대상으로 실시되는 집중 시험의 산물이었다. 익스턴이 환자 관찰, 비숙련 병원 업무, 아마도 일부 의무기록 작성 등 경험 범위가 제한되어 있었다는 점에서 독일의 참관생과 같았다면, 인턴은 환자에 대한 실질적인 책임을 지는 실습생의 확대 및 확장 버전이었다. 다시 실습생은 의과대학 학부생을 위한 훗날 영미권의 임상 클럭십 제도^{clerkship}의 초기 버전인 반면, 인턴십은 병원 문화에서 좀 더 장기간을 수련하고 집중적으로 몰입한다는 점에서 영미권의 하우스 오피서 혹은 20세기 내과 또는 외과 레지던트로 이어졌다.[106]

콩쿠르^{concours} 그 자체는 병원에서 보낸 오랜 세월만큼이나 의과대학에서 학생 경험을 형성하는 데 많은 역할을 했다. 이 시험은 두 달 동안 지속되나 때로는 1년 이상의 준비가 필요하였고, 공개 구술로 대부분을 치르는 가혹한 시험이었으며, 응시자의 내과 및 외과 이론에 대한 백과사전적 지식과 무작위로 선택된 주제에 대해 즉석에서 유창하게 설명하는 능력을 평가하였다. 한 후보자는 나중에 다음과 같이 말했다.

나는 공포심에 사로잡혀 살아있기보다 죽은 채로 원형극장에 들어갔다. 마치 구름을 뚫은 듯이 연단에 있는 배심원단을 보았다. (……) 나는 흐물거리는 다리로 앞으로 걸어 [그리고] 교수대를 올랐다. 안내원이 시계의 버튼을 누르자, 시계는 울리고 다시 울렸으며 몇 분 후 내 말을 끊었다.

절망적인 혼란에 빠진 이 후보자는 평정을 잃고 "커튼을 움켜쥐고 시계를 내려놓고 미친 듯한 웃음이 터지는 가운데 원형극장을 떠났다."[107] 레너드 그루프만$^{Leonard\ Groopman}$은 매년 콩쿠르에서 "경쟁자의 6분의 5에서 7분의 6이 탈락했다"라고 말한다.

이 두려운 장애물을 일단 통과하고 나면 19세기 프랑스 인턴의 실습 경험은 다른 곳에 비할 바가 아니었다. 그루프만의 말을 빌리면 이 몇 년은 "역사적 시간에서 벗어나 있고 실제 생활과도 유리된 계속되는 미분화된 시간이었다. 그 시간은 인생의 신혼여행처럼 아름답고 평온한 안전과 환상의 세월로 기억될 것이었다."[108] 인턴은 진정한 예비 의사로서 내과나 외과의의 모든 직무를 수행하면서도 기술적으로는 여전히 학생의 지위를 가지고 있었다. 나중에 윌리엄 오슬러*에 따르면, 인턴은 "내가 알고 있는 최고의 병원 상품이었고 '앵테르나'가 집단적으로 프랑스 의학의 특별한 영광으로 여겨지는 것은 놀라운 일이 아니었다."[109]

그러나 파리 의과대학의 지극히 평범한 학생에게는 최고의 독일 클리닉이 얻는 수준의 진료 경험은 얻는 것조차 어렵고 비용이 많이 드는 경우가 많았다. 광범위한 임상 투어, 엘리트주의 실무학교, 사설 교습 및 수많은 전문분과 병원들이 대다수 학생의 파리 임상 수련의 구조적 약점을 보완했다. 의과대학 외부에서 제공되는 이러한 기회들은 1820년대와 1830년대의 파리로 많은 이들을 끌어들였다. 1823년 드레스덴의 프리드리히 암몬$^{Friedrich\ Ammon}$은 이렇게 썼다. "파리 병원으로 매년 그렇게 많은 외국인을 끌어들인 것은 교육 방법도 아니

---

* William Osler(1849~1919): 캐나다와 미국의 내과 의사. 존스 홉킨스 의대 설립에 참여한 최초 4인방 교수 중 한 명이었으며, 초대 내과 주임 교수를 역임했다. 뛰어난 임상가이자 교육자로 널리 존경을 받았다.

었고 높은 수준의 과학도 아니었다. (……) 그것은 오뗄 디유, 샤리테 그리고 생 루이 병원에서 볼 수 있는 가장 특이한 질병 증례들의 융합이었다"[110] 프랑스 수도에서 어리둥절한 초급생인 요한 콥Johann Kopp은 한 시골 친구에게 "너무 많은 것을 보지만 나 스스로 하는 것은 너무 적다"라고 알렸다.[111] 그리고 영국인 존 그린 크로스는 인턴과 익스턴만이 "병원의 진료 업무 중 어떤 것이라도 맡았다"라고 말했다.[112] 파리의 자랑스러운 병원 의학의 혜택을 가장 많이 받은 사람은 거의 모든 관찰자들이 동의한 대로 졸업한 의사와 병원에서 (인턴이나 익스턴으로) 임명을 받은 학생이었다.

평범한 학생에게 훨씬 더 나은 상황은 이급 학교와 몽펠리에 및 스트라스부르의 소규모 의과대학이었다. 비록 과학적 성취 면에서 파리보다 훨씬 뒤떨어져 있고 수도에 비해 커리어 기회가 부족했지만, 소규모 기관은 실무 의학을 보다 철저하게 소개해 주었다. 파리로부터의 잦은 간섭으로 지방 학교가 교육 실험을 하거나 국가의 요구사항에서 벗어나기는 어려웠지만 소규모로 보다 개인화된 교육이 가능했다.

스트라스부르의 교수진은 지속적으로 파리의 임상교육 모델을 벗어나려고 노력했다. 조직 개편 당시 한 교수는 "파리가 아니라 괴팅겐이 우리의 본보기가 되어야 합니다"라고 적었다.[113] 스토버와 쉬첸베르거와 같은 교수들은 스트라스부르와 다른 학부의 더 큰 자치권을 주장했다. 1829년 스토버는 에세이에서 프랑스의 3개 학교와 독일의 21개 학교를 비교하면서 프랑스에 학위 수여가 가능한 의과대학이 더 많아야 한다고 주장했다. 그는 베를린의 후펠란트 클리닉이 학생들에게 개별화된 수련을 제공했음을 칭찬하고 프랑스가 채택할 것을 촉구했다.[114] 다음 사반세기 동안 스트라스부르의 교수진은 정기적으로 파리 당국에, 학교에서 외래 클리닉을 시험하는 것을 허용해달라고 청원했다.[115] 그러나 이러한 모든 탄원은 헛된 것이었고 지방 학교에 대한 통제는 19세기 후반까지 거의 완화되지 않았다.

1812년 에콜 드 메디신의 학생이었던 시부티$^{Poumiès\ de\ la\ Siboutie}$의 회고록에서 파리의 임상교육이 가장 잘 드러난 단편을 엿볼 수 있다. "나는 파리 병원의 인턴으로 임명되었다"라고 그는 회상했다. "그것은 의대생의 마술봉이었다." 그 해 120명의 후보자에서 18명 중 한 명으로 선발된 그는 '인턴십의 이점이 엄청나다'는 것을 깨달았다. 인턴으로서 그는 병원에 도착한 환자를 진찰하고 일상적인 진료를 책임지고 상급자에게 그들의 상태를 보고하고 덜 숙련된 익스턴을 감독하고 저녁에 환자를 방문했다. 나머지 4년의 교육 기간과 비교할 때 인턴십은 '엄청난 교육의 원천'이었다.[116]

15년 후 쇼멜의 클리닉에 참석한 스캇 알렌 톰슨$^{Scot\ Allen\ Thomson}$의 메모는 또 다른 관점을 제공한다. 톰슨에게 클리닉에 관해 가장 인상적이었던 것은 쇼멜의 교육 병동 견학 이후 가진 콘퍼런스$^{la\ conférence}$와 원형극장에서의 그의 강의였다. 이 콘퍼런스에서 환자를 진찰하도록 선발된 몇몇 선배 학생들의 보고가 있은 후 쇼멜이 비판하였다. 재시나$^{L.S.\ Jacyna}$는 이 소규모 콘퍼런스에서 '학생과 환자 사이의 거리 ······ [또한] 교수와 학생 사이의 거리'가 현저하게 감소했다고 적었다. 그는 이런 종류의 개인화된 교육이 "쇼멜의 임상교육의 가장 중요한 특징으로 간주될 수 있다"라고 결론 내렸다.[117]

외과 의사 기욤 뒤퓌트랑*은 또 다른 교육 기법을 사용했는데, 붐비는 병동 방문과 원형극장 강의 이후 학생들이 있는 원형극장에서 그의 환자들을 상담한 것이다. 그곳에서 그는 때때로 잔인하게 환자들을 심문하였고 학생들에게 자신의 인상에 대해 연설하였다.[118]

영미권에서의 실무교육

영국과 미국의 조건은 당연히 프랑스 병원이나 독일 클리닉에서 와는 매우 다른 종류의 실무교육을 만들어냈다. 어느 나라든 프랑스와 같은 규모로 임상교육을 위해 조직된 병원은 없었고, 독일 클리닉에서 가능한 종류의 실무교육을 일반적으로 받을 수 없었다. 1826년 새로 설립된 런던 대학 평의회에서 데이비드 데이비드David David는 이렇게 썼다. "학생과 교육자 사이에는 전문적인 상호과정을 위한 시간이 더 많이 허용되어야 합니다. (……) 런던에서는 그동안 대부분 시스템이 정확히 반대로 이루어졌습니다."[119] 약사 앤소니 톰슨Anthony Thomson은 새로운 사업에는 "교수가 학생들의 인파로 매몰되지 않아야 하고, 모두가 환자나 시신 가까이에 서 있어야 한다"라고 덧붙였다. 학생이 환자를 진찰하는 것은 영국에서는 '대학의 이익에 해롭지만' 수업은 대륙에서처럼 전문적인 지시하에 유지되어야 했다.[120]

런던의 평범한 병원 학생들에게 강의는 건성이었고 단편적이었으며 고르지 않았다. 강의는 체계적으로 제공되지 않았고 병원의 증

---

*   Guillaume Dupuytren(1777~1835): 프랑스 해부학자이자 군 외과의. 나폴레옹 보나파르트의 치질을 치료한 것으로 유명하다. 1803년부터 오뗄 디유의 외과 교수로 근무하였고, 1816년 오뗄 디유의 책임 외과의를 지냈다.

례를 설명하는 경우는 거의 없었다. 제임스 파젯**은 1830년대 학업에 관해 이렇게 회상했다. "병동에서 적극적인 실무교육이나 임상 강의가 이루어지는 것은 드물었다. 증례를 보고 일상적으로 이야기하기보다는 가끔 살피면서 무심코 배울 수 있는 사람에게 배움의 기회를 제공하는 것이 관례였다." 그는 "대다수의 학생들은 당장의 일을 스스로 결정해야 했고 거의 모든 이들이 자율 학습을 하였다"라고 썼다.[121]

　　대부분의 학생들은 견습생으로서 어느 정도 경험이 있었기 때문에 병원에서의 수동적인 역할이 교육에 크게 해롭지는 않았다. 1826년 〈란셋The Lancet〉에 한 학생이 어느 의학 강의에 대해 "학생들에게 작문을 읽어주는 것이었다"라고 썼다. 그는 그러한 강의가 가치가 있으려면 "가능한 한 임상적으로 구성되어야 한다"라고 말했다.[122] 또 다른 학생은 1842년에 런던에 6주간 머물렀지만 임상 강의를 한 번도 듣지 못했다고 불평했다.[123]

　　런던에 있는 대다수의 학생은 주로 수술에 관심이 있었고 가능한 모든 수술을 볼 기회를 간절히 찾았다. 로버트 크리스티슨Robert Christison의 회상에 따르면 1820년대 초 수백 명의 외과 학생이 성 바르톨로뮤 병원에서 공부하고 있었지만, 내과를 준비하는 학생은 단 3명에 불과했다.[124]

　　이러한 상황에서 효과적인 교수법의 가장 좋은 예는 교수와 상급학생 간의 개인적인 관계에서 나왔다. 병원 교수의 지도하에 일하는 클럭이나 외과 조수에게는 프랑스의 익스턴이나 인턴과 마찬가지로

**　　James Paget(1814~1899): 영국의 외과 의사이자 병리학자. 'Paget's disease'를 명명한 것으로 잘 알려져 있으며, 루돌프 피르호와 함께 과학적 의학 병리학의 창시자로 여겨진다.

환자를 직접 경험할 수 있는 기회가 상당했다. 예를 들어, 가이 병원에서 리차드 브라이트는 학업 초기에 10파운드의 비용으로 의사의 조수로 병동에 들어가고 병원 약국에서 지낼 수 있는 특권을 누렸다. 유리하게도 그는 매일 환자를 방문하고 각 사례의 특징을 기록하고 멘토의 명령을 수행하고 부검에 참석할 수 있었다. 새로운 경험에 대한 그의 끊임없는 탐색은 그가 풍부한 실질적 가르침을 얻을 수 있게 해주었다. "병상 곁의 교육은 누구도 멈출 수 없었다"라고 그의 전기 작가는 말했다. "닥터링의 가장 위대한 스킬은 대부분 그 자신의 관찰로부터 왔다."[125]

미국의 임상교육 시스템은 어느 쪽이든 영국보다 덜 조직적이고 제한적이었다. 에드워드 앳워터Edward Atwater는 "오랫동안 병원이 너무 작고 환자가 너무 적으며 학생들이 너무 많아 충분한 임상 경험을 제공할 수 없었다"라고 적었다. 1820년 이후 견습 제도가 악화되면서 학생들은 실습을 준비할 수 있는 수단이 줄어들었다. "학생들은 종종 한 번도 환자와 남겨진 적 없이 환자를 훨씬 덜 경험한 채 정규 교육을 마쳤다"라고 앳워터는 말한다.[126]

1800년 이후에 생겨난 많은 지역 의학교에서 임상 수련은 오직 작은 부분에 불과했다. 1830년 이전에는 오직 필라델피아, 뉴욕, 보스턴에서만 유럽의 의학생들이 이용했던 조직화된 임상 수련을 모방하기 위해 진지한 노력을 기울였다. 그러나 이들 도시에서도 병상 부족, 소수의 임상 수련을 받은 교사, 병원의 협력 실패, 의과대학 간의 파괴적인 경쟁 등의 어려움을 겪었다. 병원이 없었기 때문에 보스턴의 벤자민 워터하우스Benjamin Waterhouse는 1803년 미국의 해군 병원 당국에 하버드 학생들에게 병동을 개방해 줄 것을 간청했다. '이들 대부분이 절단술이나 천두술을 보지 못했고 일부는 부러지거나 탈구된 뼈 정복술도 보지 못했기' 때문이었다.[127] 1810년 케임브리지에서 의과대학을 보스턴으로 옮기게 된 이유는 병원 환자가 부족했기 때문이었다. 1821년 매사추세츠 종합병원을 개원했으나 오랜 기간 문제를 해결하지 못했다. 새 기관의 관리자는 학생들의 자유를 심각하게 제한하며 "환자나 간호사와 대화를 해서는 안 된다." 그리고 "모든 사례에서 학생들이 환자들을 개인적으로 진찰하는 것이 적절한 경우는 맥박을 짚는 것이나 종양을 검사하는 것 등이다. 효과에 대한 암시는 내과 의사나 외과 의사가 환자에게 줄 것이다"라고 했다.[128]

필라델피아와 뉴욕에서도 비슷한 어려움과 제한점이 보고되었다. 앞의 도시에서는 1829년 병원에서 임상교육의 범위를 둘러싸고 펜실베이니아 병원의 관리자들과 긴장이 생겨 교수들은 필라델피아 사설 구빈원에 강의와 병동 방문을 주선하게 되었다.[129] 그 도시의 실무 의학교육 기관은 1823년까지 7명의 직원과 펜실베이니아 대학보다 더 긴 학기를 가지고 있었는데, 의과대학 교수진의 효과적인 보조 기구 역할을 하였다.[130]

거의 모든 교수가 미국 환경에서 환자 접촉을 심각하게 제한한 것을 개탄하고 영국의 동시대인들처럼 학생들에게 모든 실습 기회를 잡으라고 촉구했다. 병원이 부족하거나 미래에나 병원이 생길 곳에서도 교육자들은 마을 사람들과 학생들에게 병원의 중요성을 강조했다. 다니엘 드레이크는 1820년 오하이오 의학교 개교식에 참석한 사람들에게 '병원에서만' 실습 또는 임상의학 강의를 해야 한다고 말했다.[131] 루이스빌에서 제임스 크로스James Cross는 1834년 병원의 부족과 상관없이 모든 교사는 임상교육에 스스로 참여해야 한다고 주장했다.

모든 학생들은 …… 그가 원하는 모든 것을 듣고 볼 수 있게 됩니다. (……) 매번 방문할 때마다 교수는 2~3시간을 보내야 하며 필요하다면 그 이상을 보내야 합니다. (……) 모든 학생에게 청진기를 제공해야 합니다. (……) 듣고 있는 동안 교수는 병상 옆에 참을성 있게 서 있어야 합니다.[132]

이러한 개인화된 병상 옆 교육은 19세기 첫 30년 동안 거의 실현되지 않았다고 할 수 있다. 대다수의 학생들은 계속해서 사설 강사로부터 진료 경험을 얻었고, 소수는 일부 대학에서 운영하는 외래 진료소에서 경험을 쌓았다.

뉴욕과 필라델피아와 같은 도시에서 경험한 학생들의 이야기를 통해 이 기간 병원에서의 임상교육이 어떠했는지 엿볼 수 있다. 아사 핏치Asa Fitch는 1828년에 럿거스 의학교Rutgers Medical College에서 공부하기 위해 버몬트 주 캐슬톤에 있는 시골 학교에서 학업을 그만두고 도시에서 병원의 기회를 최대한 활용하기로 결심했다. 그는 일기에 "하루 중 일곱 시간은 강의를 듣고 또 한 시간은 병원을 참관하는 데에 쓴다"라고 적었다. 어느 겨울에 그는 쇄석술, 절단술, 백내장 제거술, 입술암 수술 시연을 보았다. 환자를 검사하거나 돌보는 데 어떤 역할도 했다는 언급은 없었다.[133]

필라델피아의 한 학생은 가족 관계를 통해서만 학생들이 탐내는 수련생house-pupil으로서의 지위를 얻을 수 있었고, 이로 인해 환자들과 접촉할 수 있는 기회가 넘쳐났다고 회상했다. 그러한 운이 좋은 학생 중 한 명인 벤자민 스미스 바튼Benjamin Smith Barton 교수의 조카는 펜실베이니아 병원에서 1년 동안 복무한 후 외과 주치의 자리를 확보할 수 있었다.[134] 그러나 '엘리트 의료 경력의 첫 번째 단계'인 그러한 기회는 드물었다.[135] 19세기에는 1,000명 중 한 명도 이런 임명을 얻어내지 못했다.[136]

파리, 클리닉 그리고 역사

국내에서 거부당한 종류의 교육을 받기 위해 해외로 나간 미국인들에게 주요 목적지는 파리였다. 그들은 왜 갔을까? 독일과 영국에서 온 이들과 마찬가지로 대부분의 미국인들은 프랑스의 교수법이나 프랑스의 과학이 아니라 병원의 뜻밖의 자유가 그들을 파리로 끌어들였다고 보고하였다. 파리는 위대한 병원을 학생들에게 혁신적으로 개방함으로써 런던, 에든버러, 베를린, 심지어 비엔나와도 차별화되었다. 외국인에게 놀라울 정도로 쉬운 병원 접근성, 낯선(처음에는 충격적인) 환자의 프라이버시 무시, 일상적인 해부와 외과 수련을 위한 시신의 무한 공급, 전무하거나 극히 저렴한 교육비, 저명한 임상의와 외과의가 갓 졸업한 의사에게 베푸는 친절한 환영은 모든 나라에서 온 방문객들에게 지울 수 없는 인상을 남겼다.

또한 여기서 방문객들은 보통 개인 지도를 통해 내부 징후와 부검 후 발견 간의 상호 관계를 비롯한 청진과 타진의 진료 목적 활용을 익힐 수 있었다. 많은 이들에게 이는 좋은 수련과 함께 기저질환 상태에 대한 해부학적 지식이 살아있는 환자에 관해 알려주는 '과학적 의학'과의 첫 번째 접촉이었다. 영국과 미국의 엄격하게 제한된 병원이든 독일의 소규모 병원 클리닉이든 파리는 모국에서의 조건과 비교할 때 비교할 수 없는 풍부한 경험을 제공했다.

의사 세대 전체에게 이러한 인상은 너무나 강력하여 역사적 상상

속에 고정되었다. 그들이 파리에서 보고 경험한 것은 교육학과 의학 모두에서 급진적인 혁신으로 여겨졌다. 역사가들은 병원의 놀라운 접근성과 그곳에서 가르친 위대한 임상의들의 작업에 대한 여행자들의 생생한 반응을 끝없이 반복했다. 질병을 탐구하는 새로운 차원의 해부-임상적 방법, 스스로 교육하는 임상 방법과 특히 병상 지도, 환자 치료의 '의료화' 모두 다양하게 파리 클리닉에 기여하였다.

역사에 대한 이러한 해석은 그것이 얼마나 프랑스 의학의 지도자들과 그들을 존경하는 추종자들의 후기 증언에 의존하는지를 무시한다. 교육 시스템의 교육학적 약점에 대한 프랑스 안팎의 광범위한 비판을 고려하지 않는다. 클리닉의 승리에 많은 기여를 한 학교 외부의 수많은 의료 수련 장소를 완전히 배제한다. 프랑스 의학교육의 중앙 집중화가 가져온 파괴적인 영향을 고려하지 않는다. 의학의 임상적 측면과 학문적 연구의 강제적 분리 그리고 그 장기적인 결과 모두를 함께 무시한다. 실무 교육이 혁명 이전에도 잘 진행되었고 프랑스 밖에서 가장 효과적으로 발현되었다는 잘 알려진 사실을 배제한다. 그리고 자국에서 가르치는 모델로 파리 병원을 완전히 무시한 로버트 그레이브스와 칼 존디와 같은 당시의 주의 깊은 관찰자들의 증언을 무시한다.

프랑스의 개혁가와 학생들은 첫 번째 물결에서 혁명 시대의 혼란과 무질서가 비엔나, 에든버러 및 독일 대학에서 번성했던 종류의 교육 클리닉을 성취하는 것을 방해하고 있음을 예리하게 인식했다. 장 프랑수아 코스트Jean-François Coste는 1817년 의과학 사전Dictionnaire des sciences médicales에 "비엔나의 종합병원은 …… [우리가] 희망하였으나 프랑스에서는 완전히 실현되지 않은 것과 유사하다"라고 썼다.[137] 1818

년 막 졸업한 파리의 한 젊은 의사는 수도 어디에도 실제 진료소가 없다고 불평했다. "내과와 외과 병동을 마음껏 활보하는 청년 무리보다 임상 학교와 유사한 것은 없다"라고 그는 썼다. "질병의 즉각적 현전"은 대부분의 파리 학생들에게 거부된 경험이었지만, 그 안에서만 그들은 "질문하고, 촉진하고, 환자의 이야기를 들을 수 있었다."[138]

일부 외국인 방문객, 특히 독일에서 온 방문객에게 1820년 프랑스 병원은 가짜 클리닉pseudo clinic으로 보였으며, 프리드리히 암몬이 말했듯이 일반 병원과 다른 점은 "젊은 의사가 자유롭게 들어갈 수 있도록 허용한 것 뿐"이었다.[139] 존 헤일리 워너John Harley Warner는 영국과 미국의 젊은 의사들이 독점하는 값비싼 사설 교습에서 방문객들은 "파리 대학에서의 경험이 프랑스 학생들의 경험과 매우 다르다는 것을 잘 알고 있었다"라고 적었다. 그는 이어서 혼잡한 병동을 방문하고 강의를 듣는 동안 방문객들은 프랑스 학생들과 마찬가지로 '스펙터클로서의 임상교육의 기본 감각'을 즐겼고 '의술의 사자가 수행하는 것을 보는 연극성'을 즐겼지만 효과적인 교육은 다른 곳에서 찾았다고 말한다.[140]

19세기 초의 교육 클리닉은 혁명기 프랑스에서보다 훨씬 더 확산된 동력에 그 기원을 두고 있으며, 파리에서 멀리 떨어진 곳에서 가장 주목할 만한 승리를 거두었다고 말하는 것이 공평해 보인다. 프랑스에서 병상 교육은 파리의 유명한 병원 밖에서만 번성했다.[141] 물론 의학이 진료 과학으로 부상하는 데 프랑스가 기여한 바는 완전히 다른 문제이며, 이는 다음 장에서 살펴볼 것이다.

'병원 의학'과 '클리닉 탄생'의 시작을 19세기 초 파리에만 위치시킨 일부 학자들은 '의학적 비인간화', 객체 중심적 환자 치료, 환자의 정체성 상실 등 근대적 해悪를 거의 2세기 전 파리에서 일어난 사건으로 추적할 수 있었다.[142] 일종의 역 휘그주의 방식으로, 현대 환자 진료가 비인간적이고 관료적이며 둔감하고 기술적이라는 비난 대부분이 그 불안정한 시대에 프랑스의 예외적인 조건에 따라 이루어진 선택에 기인하였다고 여겨졌다.

이 저자들은 프랑스 혁명 이전 시기에는 환자들이 더 인도적으로 대우받았고, 무력감을 덜 느꼈으며, 의사에게 단순한 질병보다 한 명의 사람으로 보였을 가능성이 더 높았다고 주장하는 듯하다. 그러나 1789년 이전 의료를 갈구했던 파리의 2만 명의 빈민에 대한 치료를 잘 알고 있다면 이러한 견해는 거의 지지할 수 없다. 쟈크 트농과 그의 교육위원회에 따르면, 혁명 이전 병원에 있던 이들에 대한 형언할 수 없는 잔인함과 방치는 이 병원을 치료와 교육의 장소로 만들어야만 치유될 수 있었다.[143] 1791년 한 리옹의 의사는 대형 병원의 상황을 예리하게 인식하고 독일 클리닉에서 환자를 전체적으로 보려는 노력을 높이 평가했으며 프랑스도 유사한 계획을 채택할 것을 촉구했다.[144] 피넬 자신은 프랑스의 새 교육 병원의 목표가 '환자가 집에 있는 것처럼 보살핌을 받을 수 있도록 하는 것'을 가능하게 하는 것이라고 말했다.[145]

재조직된 병원이 의사들에게 환자의 삶(식단, 약물 처방, 일상생활)을 보다 직접적으로 통제할 수 있게 하여 그들의 자유를 제한했지만 피넬과 다른 사람들의 목적은 분명히 그들의 치유를 촉진하는 것이었고 그들의 질병에 대한 과학적 관찰을 용이하게 하는 것만이 아니었다.[146] 이후 재건된 파리 병원들의 숫자 문제를 극복하는 데에 실패하고 의과대학과 병원 사이의 권한 분립 갈등에 대한 해결책을 찾지 못한 것은 개혁가들에게는 심각한 실망으로, 외국인들에게는 충격으로 다가왔다.

파리를 방문한 방문객은 고향으로 돌아와서는 파리의 과밀한 클리닉이 환자를 냉담하게 무시하고 인간으로 보지 않는다고 종종 언급했다. 바쁜 의사들의 주요 관심사는 환자의 치유가 아니라 질병의 분류였다. 아돌프 뮤리Adolph Muehry는 한 비교 논문에서 "프랑스 의사는 환자보다 질병에 대해 더 많이 생각합니다"라고 말했다.[147] 영국인과 미국인 여행자도 비슷한 반응을 보였다.[148] 그러나 자세히 읽어보면 이러한 비판은 새로운 해부학적 교수법에 대한 비난보다는 파리 병원의 만성적인 과밀화와 교육 권한의 혼란에서 더 영향을 받은 것이다. 어떤 경우에도 파리 밖의 수많은 이급 학교와 군의학교 그리고 새로운 '병원 의학'이 시행된 몽펠리에와 스트라스부르 학교에서는 국내 또는 해외 관찰자들의 반응이 이와 같지 않았다.

프랑스에서든 다른 곳에서든 병원 상태와 환자 치료는 1800년보다 1830년에 거의 확실히 더 나았고 결과적으로 18세기 후반보다는 모든 곳에서 병원에 대한 대중의 비판이 현저히 줄었다. 크리스토퍼 로렌스가 주장했듯, 병원에 있든 없든 돈을 지불하는 환자는 확실히 '과학적' 의사의 시야에서 환자가 사라진 것으로 보이는 것에 거의 영향을 받지 않았다.

어쨌든 대부분의 일반개업의들은 개혁가인 토마스 베도스*가 그

---

* Thomas Beddoes(1760~1808): 영국의 내과의사이자 과학 저술가. 프랑스 대혁명을 공개적으로 지지하였고 이로 인해 옥스퍼드 대학의 화학 교수로 지내다 사임하였다. 브리스톨에서 결핵 환자를 치료하는 진료의로 지내면서 저술가로 활동하였다. 공중보건 및 의료 개혁을 주장하는 과학계 주요 인물이었다.

랬듯 환자의 질병에 대한 자신의 설명이 진단과 치료의 핵심적인 특징이라고 계속 믿었다.[149] 1815년 독일 핸드북에 설명된 임상교육의 바로 그 목적은 진단을 내리는 데 있어 환자의 협력을 이끌어내는 최선의 방법을 학생들에게 시연하는 것이었다. "의사는 조용히 그들의 이야기에 귀를 기울이고" 매뉴얼을 읽고 "말의 의미를 찾고 진실을 찾으려고 노력합니다."[150] 군터 리스에 따르면 에든버러에서도 마찬가지로 치료소 관리자는 "다른 고려 사항보다 환자의 이익을 우선시하기 위해 진지하게 노력했다."[151]

런던에서 리차드 브라이트는 윌리엄 배빙턴^{William Babington} 교수가 "환자와 동맹을 맺는 듯한 인상을 주었다"라고 회상하면서 학생들은 손을 씻고, 손톱을 청소하고, 모자를 벗고, 환자의 병실에 들어갈 때마다 예의바르게 행동했다고 주장했다.[152]

유럽과 미국 전역의 병원과 클리닉에서 보고된 수십 건의 보고서, 특히 학생 및 교육과 관련된 보고서는 19세기 초 환자-의사 관계가 광범위하게 변했다는 설명을 믿게 만드는 것 같다. 파리에서 프랑스 지방의 군 병원, 독일의 외래 클리닉 스코틀랜드나 미국 의과대학의 진료소로 주목을 돌리면 그러한 변화에 관한 주장은 확실히 약화된다. 아무리 강조해도 지나치지 않을 만큼 파리는 프랑스도, 심지어 유럽도 아니었고 19세기 초 교육의 모든 특성을 구현하지도 않았다.

당해 시기가 끝날 무렵 의학교육의 중심지는 프랑스와 영국의 도시 병원으로 명확하게 이동했지만 독일 주에서는 대학에 머물러 있었다. 미국에서는 대부분의 신설 의학교가 병원이나 대학과 아무런 관련이 없었기 때문에 어느 쪽도 접수했다고 말할 수 없다. 1830년에 이르러 의학교육의 주요 문제는 더 이상 의사를 준비시키기 위한 진료 수련 장소에 대한 염려가 아니었다. 좋든 나쁘든, 강의를 병동 방문과 연계하고 종종 환자와 직접적인 접촉이 거의 없는 프랑스 병원 시스템이 확고하게 자리를 잡았다. 대학 의과대학 부속 독일 클리닉은 도처에서 작은 병원이 되었다. 비공식 영국 병원 학교는 그 나라에서 미래 개업의의 주요 수련 장소로 대학을 대체했다. 독립 의학교로 견습 수련을 보충하는 미국의 관행은 가장 큰 성장의 시기에 접어들었다.

1830년 전형적인 임상 교수는 다양했다. 독일에서는 대학이 관리하는 병원의 특정 병동을 책임지는 대학 교수였다. 프랑스에서는 교육 병동에 대해 비슷한 책임을 갖고 병원으로부터 임명받은 병동 교사였다. 영국에서는 교육이 환자 진료와 자신의 편의에 종속된 병원 강사였다. 그리고 미국에서는 자신의 사설 실습소나 지역 병원 또는 진료소에서 학생들을 가르치는 진료의였다.

1820년대 말에 이르러 가장 큰 관심사는 병리학, 의화학 및 생리학에서 빠르게 성장하는 학술 연구와 병상에서 널리 제공되는 실습과의 관계에 관한 것이었다. 그러한 과학은 병상 옆에서 어떻게 가르쳐야 하나? 어쨌든 수련 중인 의사에게 과학이 얼마나 많이 필요하거나 바람직했을까? 의학의 실무적인 측면에서 주로 교육을 받은 2등급 의사들은 어떠한가? 이들도 과학을 가르쳐야 하는가? 그리고 많은 곳에서 일어나고 있는 것처럼 실무 의사가 과학에 대한 더 많은 훈련을 받고 학문적 의사가 병상에서 더 많은 훈련을 받아야 한다면 이들 사이의 구별이 얼마나 오래 유지될 수 있을까? 이는 다음 두 장에서 다룰 넷 가지 질문이다.

제4장 원주

1   J. Ellis, "Medical Education in the UK and Europe," *Oxford Companion to Medicine*, ed. J. N. Walton et al. (New York: Oxford University Press, 1986), 716. 에서 인용.

2   This figure is taken from Chapter 4 (p. 2) of Susan Lawrence's revised dissertation. 나는 그녀가 이 논문의 사본을 보내준 데에 깊이 감사하다.

3   Societe royale de medecine, *Nouveau plan de constitution pour la medecine en France presents a, l'assemblee nationals* (Paris, 1790), 94-95.

4   Jean Pierre Frank, *Plan d'ecole cliniqtie, ou methode d'enseigner la pratique de la miaecine dans un bdpital academique* (Vienna: Chretien Wapples, 1790).

5   P. G. J. Cabanis, *Coup d'oeil sur les revolutions et sur la reforme de la medecine* (Paris, 1804), 356-59.

6   Phillipp J. Horsch, *Uber die Bildung Acs Arztes als Klinikers und ah Staatsdiener* (Wurzburg: Joseph Stahel, 1807), 12, 14.

7   Dale C. Smith, "The Emergence of Organized Clinical Instruction in the Nineteenth Century American Cities of Boston, New York and Philadelphia" (Ph.D. diss., University of Minnesota, 1979), 22.

8   Jean-Charles Sournia, *La medecine revolutionnaire* (1789-1799) (Paris: Payot, 1989), 155-56.

9   의학에서 실무형 수련을 요구하는 혁명 전 주장은 Claude Francois Duchanoy and Jean-Baptiste Jumelin의 계획을 참조할 것. "Memoire sur la utilite d'une ecole clinique en medecine," *Observations sur la physique, sur l'bistoire natnrelle et les arts* 13(1778) (supplement): 227-86. 또 다른 개혁의 제안은 다음에서 발견할 수 있다. G. C. Wurtz, *Memoire sur l'etablissement des ecoles de medecine pratique a former dans les principanx hopitaux civils Ae la France* (Paris: Didot and Barrois, 1784); Nicolas Chambon de

Montaux, *Moyens de rendre les hopitaux plus Miles a la nation* (Paris, 1787); Francois Thiery, *Voeux d'un patriots sur la medecine en France* (Paris: Carney, 1789).

10   Mireille Wiriot, "L'enseignement clinique dans les hopitaux de Paris entre 1794 et 1848" (med. diss., University of Paris, 1970), 30-32.

11   John Greene Crosse, *Sketches of the Medical School of Paris* (London: J. Callow, 1815), 186-88.

12   Philippe Pinel, *The Clinical Training of Doctors: An Essay of 1793*, ed. Dora B. Weiner (Baltimore: Johns Hopkins University Press, 1980), 67. 임상 교육에 대한 피넬의 구상을 이후 분명하게 설명하는 문헌으로는 그의 *La médecine clinique rendue plus précise et plus exacte par l'application de l'analyse, on recueil et résultat d'observations sur les maladies aigues, faite à la salpétrière*, 3rd ed. (Paris: J. A. Brosson, 1815)를 볼 것.

13   M. J. Guilaume, ed., *Procés-verbaux du comité d'instruction publique de la convention nationale*, 6 vols. (Paris: Imprimerie nationale, 1891-1904), 4:980.

14   *Programmes Acs cours d'enseignement dims l'école de santé de Montpellier* (Paris: Imprimerie des sciences et arts, [1796]), 46-47.

15   P. G. J. Cabanis, "Rapport fait au conseil des cinq-cents sur l'organisation des ecoles de médecine," in *Oeuvres completes* (Paris: Bossanges, 1823), 380-82.

16   Wiriot, "L'enseignement cliniquc," 34-35.

17   Laurence Brockliss, "L'enseignemcnt medical et la révolution," *Histoire de l'education 42* (1989): 102.

18   L. S. Jacyna, "Au Lit des Malades: A. F. Chomel's Clinic at the Charité, 1828-9," *Medical History 33* (1989): 422.

19   이 부분의 논의 상당량은 Gabriel Richet의 미발간 원고에 기대고 있

다. 그의 친절함에 감사를 표한다. "Le sens de la responsabilité médicale: Son acquisition par la pedagogic clinique"; 그리고 다음도 참고하라. Marie-Jose Imbault-Huart, "Concepts and Realities of the Beginning of Clinical Teaching in France in the Late 18th and Early 19th Centuries," in *Clinical Teaching, Past and Present*, vol. 21, ed. H. Beukers and J. Moll (Amsterdam: Clio Medica, 1987-1988), esp. 61-67. 프랑스 클리닉에서 의 교육에 관한 당대 좋은 기술들은 다음에서 찾아볼 수 있다. S. G. B. Bruté, *Essai sur l'histoire et les vantages des institutions cliniques* (Paris: Belin, 1803), esp. 75-92; and F. S. Ratier, "Coup d'oeil sur les cliniques médicales de la faculté de médecine de Paris," *Archives générales de médecine* 13 (1827): 321-34; 14 (1827): 161-85, 559-86; 15 (1827): 247-66; 16 (1828): 215-32; 17 (1827): 37-54. Ratier의 기사는 라에넥, 쇼멜, 레카미에, 쿨레 리에Cullerier, 바론Baron의 클리닉을 묘사하였다.

20   Imbault-Huart, "Concepts and Realities of Clinical Teaching," 64.

21   George Weisz, "Reform and Conflict in French Medical Education, 1870-1914," in *The Organization of Science and Technology in France*, 1808-1914, ed. Robert Fox and George Weisz (Cambridge: Cambridge University Press, 1980), 64.

22   Hans E. Renschler, *Die Praxisphetse im Medizinstudium* (Berlin: Springer, 1987), 10, 31.

23   *Progrès médical* 15 (1938): 8. 에서 인용.

24   Victor Stoeber, *De l'organisation médicals en France* (Paris: Levrault, 1830), 44-47. 의학생도와 실무형 외과의 및 조산부를 위한 교육이 이루어진 빈곤층을 위한 외래 클리닉 초기 사례로 다음, 그리고 후속 연보들을 볼 것. Christian Gottlieb Hofmann, *Erste Nachicht von der Anstalt für arme Kranke zu Altdorfim Nürnbergischen* (Altdorf: George Peter Monath, 1787), 9.

25   Johann Wilhelm Conradi, *Uber das medicinisch-klinische Institut in dem akademischen Hospitals in Heidelberg* (Heidelberg: Mohr and Winter, 1817),

10-14. 비슷한 독일의 임상교육에 대한 당대의 기록은 다음에서 찾아볼 수 있다. D. Nasse, *Von dem Krankenhause für Rildung angebender Artzte zu Halle* (Halle: Rengerschen Buchhandlung, 1816), 25-34.

26 Wurtz, *Memoire*, 6.

27 *Nouveau plan*, 16.

28 Dora B. Weiner to me, March 21, 1994.

29 Cabanis, *Coup d'oeil*, 356-59.

30 Pinel, *Clinical Training of Doctors*, 78. 또한 Johann V. von Hildenbrand, *Discours preliminaire sur l'histoire des cliniques* (Paris, 1830), esp. 55-77 을 볼 것; Johann V. von Hildenbrand, Médecine pratique (Paris: Gabon, 1828), 57-67; 그리고 다음의 글을 볼 것. Moreau de la Sarthe, "Médecine," *Encyclopédic methodique* 7 (1816): 53-70.

31 Johann Rust, "Uber den Zweck und die Einrichtung ärztlich-praktischer Lehranstalten," *Aufsätze und Abhandlungen aus dem Gebiete der Medicin, Chirurgie und Sttwtsarzneikunde*, 3 vols. (Berlin, 1840), 3:426.

32 나는 Axel Karenberg, Johanna Bleker가 나에게 유용한 자료를 보내줌에 감사하다. Karenberg는 그의 이 주제에 관한 향후 출판될 하빌리타치온 논문과 "Osterreichische und deutsche Einfliüsse während der Gründung der ersten Hochschulkliniken in Breslau(1810-1850)," *Würzburger medizinhistorische Mitteilungen* 10 (1992): 433-41; 그리고 Bleker는 중요한 논문을 보내주었다. "'Der einzig Wahrc Weg, brauchbarc Männer zu bilden'—Der medizinisch-klinischc Unterricht an der Berliner Universität, 1810-1850," 이 논문은 *Abhandlungen der Geschichte der Medizin und der Naturwissenschaften*에 출간될 예정이다.

33 Horsch, *Uber die Bildung des Arztes und des Klinikers*, 36-43.

34 Christoph W. Hufeland, "Nachrichtcn von der medizinisch-chirurgischen

Krankenanstalt zu Jena, nebst einer Vergleichung der klinischen und Hospitalanstalten überhaupt," *Journal der practischen Heilkunde* 3 (1797): 528-66.

35　Axel Karenberg, "Die Kliniken an den Universitaten der deutschen Kleinstaaten," 미발간 원고 1991, 92-93.

36　Ursula Geigenmüller, "Aussagen über die franzosische Medizin der Jahre 1820-1847 in Reiseberichten deutscher Arzte" (dental diss., Free University of Berlin, 1985), 39-43; Eckart Buchholz, "Grossbritannische Reiseeindücke deutscher und österreichischer Arzte von 1750 bis 1810" (med. diss., University of Frankfurt am Main, 1960), 82-92; 그리고 Friedrich-Wilhelm Bayer, "Reisen deutscher Arzte ins Ausland (1750-1850)," *Abhandlungen zur Geschichte der Medizin und der Naturwissenschaften* 20 (1937): esp. 16-23.을 볼 것.

37　비록 나는 GSPK, Merseburg (Rep. 76 Vf Lit. D Nr 2)의 Dzondi 보고서를 활용하였지만, 여기서는 Hans-Theodor Koch, "Zwei Studienreisen des halleschen Chirurgen Carl Heinrich Dzondi (1770-1835) nach Paris (1821) und nach Holland, England, Schottland und Irland(1822)," *Acta Historica Leopoldina* 2 (1905): 148-51, 159. 에 기대었다.

38　D. C. Otto, *Reise durch die Schweiz, Italien, Grossbrittanien und Holland*, 2 vols. (Hamburg: August Campe, 1825), 1:49-50.

39　Johann A. Albers, "Die Krankenanstalten und Lehrschulcn der Arzneykunde zu London, Edinburgh, Bath und Wien betreffend," in William Blizard, *Vorschläge zur Verbesserung der Hospitäler und anderer mildthätigen Anstalten*, trans. from English (Jena, 1799), 108.

40　Joseph Frank, *Reise nach Paris, London, und einem grossen Theile des übrigen Englands und Schottlands*, 2 vols. (Vienna: Camesinaische Buchhandlung, 1804), 2:224-27.

41 C. M. Kind, "On Medical Education in the German Universities," *Lancet* 1 (1827): 252-57.

42 David Riesman, "The Dublin Medical School and Its Influence upon Medicine in America," *Annals of Medical History* 4 (1922): 88.

43 Robert J. Graves, "On Clinical Instruction, with a Comparative Estimate of the Mode in which it is conducted in the British and Continental Schools," *London Medical Gazette* 10 (1832): 404-6. 이 논문은 1832년 출판되었으나 그레이브스는 1821년 미스 병원에서 처음으로 강의했음을 분명히 하였다. 그레이브스는 영국 임상교육의 근본적 개혁을 수십 년간 요구하였으나 그의 활동이 실패로 돌아갔다고 인정하였다. 그의 다음 책을 볼 것. *Clinical Lectures on the Practice of Medicine*, 2 vols. (London: Sydenham Society, 1884), 1:13. 베를린의 미국인 의사는 1823년 비슷하게 이곳의 임상 수련에 인상을 받았다: "매일 정해진 시간에 각 [임상] 교수들은 강의실에서 학생들을 만나고, 학생들은 큰 테이블 주위에 둘러앉아 환자를 위한 자리를 마련하고, 환자는 대기실에서 나와 별도로 소개받는다. (……) 환자가 앉으면 교수는 한 명의 학생에게 그를 진찰하고 질병을 확인하도록 요청하고, 그 학생은 라틴어로 자신의 진단, 예후 및 치료 방법(Methodus curandi)을 큰 소리로 선언하고, 필요한 경우 교수는 환자와 학생 모두에게 질문하고 모든 측면에서 질병을 설명한다. 그 후 학생은 처방전을 작성하여 수업에서 읽고 교수에게 서명하여 환자에게 약사에게 가져갈 수 있도록 교수에게 넘긴다. 모든 학생은 교대로 환자를 맡으며 매일 아침 …… 자신이 맡은 환자의 상태를 보고하기 위해 참석해야 한다. (……) 모든 학생은 위의 임상 훈련을 통과해야 졸업 후보자가 될 수 있다. (……) 베를린 대학교의 어떤 의사도 자신의 직업의 실제적인 부분에 대해 무지할 수 없다는 것은 분명하다." T. F. Andrews, "An Account of the Medical Institutions of Berlin," *American Medical Record* 6 (1823): 475-76.

44 Royal Commission, *Evidence, Oral and Documentary, taken and received by the Commissioners appointed by His Majesty George IV, July 23d, 1826; and re-appointed by His Majesty William IV, October 12th, 1830; for visit-*

ing the Universities of Scotland, 4 vols. (London: His Majesty's Stationery Office, 1837), 1:224-25.

45   Ibid., 358.

46   Royal Infirmary of Glasgow, Minutes, May 9 and August 1, 1831, Special Collections, University of Glasgow Library.

47   Guenter B. Risse, *Hospital Life in Enlightenment Scotland: Care and Teaching at the Royal Infirmary of Edinburgh* (Cambridge: Cambridge University Press, 1986), 273.

48   Susan C. Lawrence, "Science and Medicine at the London Hospitals: The Development of Teaching and Research, 1750-1815" (Ph.D. diss., University of Toronto, 1985), 405.

49   Alexander Marcet, *Some Remarks on Clinical Lectures, being the Substance of an Introductory Lecture delivered at Guy's Hospital, on the 27th of January 1818* (London: G. Woodfall, 1818), 5-6.

50   William Stokes, *Studies in Physiology and Medicine by the Late Robert James Graves, F.R.S.* (London: John Churchill, 1863), xxiii.

51   Adolph Muehry, *Observations on the Comparative State of Medicine in France, England, and Germany* (Philadelphia: A. Waldie, 1838), 26.

52   Dieter Jetter, "Die ersten Universitatskliniken westdeutscher Staaten," *Deutsche medizinische Wochenschrift* 87 (1962): 2038-41. "거의 항상", 제터Jetter 교수는 말하였다. "빈민가와 빈민에 대한 치료는 실무 의학교육의 핵심 포인트다." (p. 2038).

53   Ulrich Trohler, "The Doctor as Naturalist: The Idea and Practice of Clinical Teaching and Research in British Policlinics, 1770-1850," *Clinical Teaching, Past and Present*, vol. 21, ed. H. Beukers and J. Moll (Amsterdam: Clio Medica, 1987-88), 23-27.

54   I. S. London, "The Origins and Growth of the Dispensary Movement in
     England," *Bulletin of the History of Medicine* 55 (1981): 424-25; Trohler,
     "Doctor as Naturalist," 26. I. S. London, "Historical Importance of Out-
     patients," *British Medical Journal* (1978): 974-77 역시 볼 것.

55   *American Almanac and Repository of Useful Knowledge*, 1832 (Boston:
     Charles Bowen, 1832), 167.

56   Smith, "Emergence of Organized Clinical Instruction," 168. 나는 이 단락
     과 이후 두 단락에 대해서 스미스 교수의 작업에 기초하며 큰 도움을 받
     았다.

57   Joseph Carson, *A History of the Medical Department of the University of
     Pennsylvania from Its Founding in* 1765 (Philadelphia: Lindsay and Blackston,
     1869), 196.

58   George W. Corner, *Two Centuries of Medicine: A History of the School of
     Medicine, University of Pennsylvania* (Philadelphia: Lippincott, 1965), 89.

59   Smith, "Emergence of Organized Clinical Instruction," 176.

60   Reynell Coates, *Oration on the Defects of the Present System of Medical In-
     struction in the United States* (Philadelphia: James Kay, 1835), 26.

61   Thomas Broman, "University Reform in Medical Thought at the End of
     the Eighteenth Century," Osiris 5 (1989): 47.

62   W. P. Allison, Travel diary, London and France, 1825, Allison Papers,
     Royal College of Physicians of Edinburgh. Emphasis in original.

63   Sabine Sander, *Handwerkchirurgen: Sozialgeschichte einer verdrängten Be-
     rufsgruppe* (Göttingen: Vandenhoeck & Ruprecht, 1989), p. 182, table 19.

64   Johannes M. Hautmann, "Die ärztliche Ausbildung im Königreich und
     im Freistaat Bayern, 1808-1980" (med. diss., Technical University of Munich,
     1982), 4-5, 93. 다음도 볼 것. Carlos Lehmann, "Uber die Medizin an

der Academia Ottoniana und Universitas Ottoniano-Fridericiana Bam-
bergensis, 1735-1803" (med. diss., University of Erlangen—Nuremberg, 1967);
Paul Böhmer, "Die medizinischen Schulen Bambergs in der ersten Hälfte
des 19. Jahrhunderts" (med. diss., University of Erlangen-Nuremberg, 1970); 그
리고 Erhard Grunwald, *Das niedere Medizinalpersonal im Bayern des 19..
Jahrhunderts* (Munich: Demcter Verlag, 1990), 64-65, 80, 85.

65   V. Klimpel, "Zur chirurgischen Ausbildung am chemaligen Dresdner
       Collegium Medico-Chirurgicum," *Zentralblattfür Chirurgie* 115 (1990):
       181-84.

66   William Mackenzie, "Sketches of the Medical School of Vienna," *Quarter-
       ly Journal of Foreign Medicine and Surgery* 1 (1818-19): 34-35.

67   Rolf Winau, Medizin in Berlin (Berlin: Gruyter, 1987), 155.

68   *Reglement für die Staats-Prüfungen der Medicinal-Personen* (Berlin, 1825). 이
       규정의 사본은 n GSPK, Merseburg, Akten der medizinischen Fakultät,
       1502, N5, P5, Bd. 1.

69   Axel Karenberg, "Lernen am Bett der Schwangeren: Zur Typologie des
       Entbindungshauses in Deutschland (1728-1840)," *Zentralbltt für Gy-
       näkolqie* 113 (1991): 899-912.

70   Carl Haffter, ed., *Tagebuch des Zürcher Medizinstudenten Elias Haffter cuts
       dem Jahre 1823* (Zurich: Hans Rohr, 1976), 19.

71   Gottfried Roth, ed., *Vom Baderlehrling zum Wundarzt: Carl Rabl, ein
       Mediziner im Biedermeier* (Vienna: Oberösterreichischer Landesverlag, n.d.), 60.

72   J. V. d'Outrepont, "Erinnerungen aus den Studienzeiten," in *Die Wiener
       medizinische Schule im Vormärz*, ed. Max Ncuburger (Vienna: Rikola, 1921),
       36.

73   Claudia Huerkamp, *Der Aufstieg der Arzte im 19. Jahrhundert: Vom geleh-

rten Stand zum professionellen Experten: Das Beispiel Preussens (Gottingen: Vandenhoeck & Ruprecht, 1985), 56.

74 Cabanis, "Rapport fait au Conseil des Cinq-Cents," 386.

75 G. Pery, *Histoire de la faculté de médecine de Bordeaux et de l'enseignement médical dans cette ville, 1441-1888* (Paris: O. Doin, 1888), 258, 301.

76 E. Perrin dc la Touche, *L'enseignement médical à Rennes (1800-1896)* (Rennes: Oberthur, 1896), 16-22.

77 Gab. Despierres, *Histoire de l'enseignement médical à Lyon* (Lyon: ACEML, 1984), 87.

78 이들 학교 목록을 보고 싶으면 Jacques Léonard, "Les ètudes médicates en France entre 1815 et 1848," *Revue d'histoire moderne et contemporaine* 13 (1966): 89, note.를 참조할 것. Léonard, La médecine entre les savoirs et les pouvoirs (Paris: Aubier Montaigne, 1981), esp. 46-54. 역시 볼 것.

79 Matthew Ramsey, Professional and Popular Medicine in France, 1770-1830: The Social World of Medical Practice (Cambridge: Cambridge University Press, 1988), 116.

80 Graefe to ministry, February 4, 1811, in "Das medizinische und chirurgische Klinikum bei der Universität zu Berlin," Bd. 1, 1811-14, GSPK, Merseburg, 76 Va, Sekt. 2, Tit. X, Nr. 3.

81 예를 들어 후펠란트가 1814년 4월 12일에 보낸 편지를 볼 것. 그리고 루돌피의 다른 이들이 보낸 편지를 볼 것. "Verhandlungen der medicinischen Fakultät mil dem Ministerium über die Gewährung einer Krankenanstalt und Benutzung der Charité zu Lehrzwecken," Akten der medizinischen Fakultät zu Berlin, 211, F10, C3, Humboldt University Archive, Berlin.

82 Rudolphi to ministry, October 27, 1823, GSPK, Merseburg, 76 Va,

Sekt. 1, Tit. VII, Nr. 9.

83   Johann Ludwig Casper, "Blick auf die Fortschritte der Kgl. Preuss. Me-
     dicinal-Verfassung bei ihrem hundertjahrigan Jubiläum," *Hufelands Jour-
     nal* 66 (1828): H. 1.

84   Wolf Bachmann, "Die Gründung der ersten medizinischen Fakultät in
     München 1823," *Münchener medizinische Wochenschrift* 110 (1968): 2569.

85   Winau, *Medizin in Berlin*, 100-4.

86   David M. Vess, *Medical Revolution in France, 1789-1796* (Gainesville: Uni-
     versity Presses of Florida, 1975), 176.

87   Christian Wolff, "Faculté, écoles de médecine et hôpitaux militaires à
     Strasbourg sous la révolution et l'empire (1789-1815)" (med. diss., University
     of Strasbourg, 1986), 87-97. H. Beaunis, *L'ecole du service de santé militaire
     de Strasbourg et la faculté de médecine de Strasbourg de 1856 à 1870* (Nancy:
     Berger-Levrault, 1888), 4.도 볼 것.

88   Harold D. Langley, "The Navy's Medical School in Philadelphia: An
     Experiment in 19th Century Medical Education," 켄터키 루이스빌에서
     1993년 5월에 열린 전미의사학회 연례 학술대회에서 발표된 논문. 나
     는 Dr. Langley가 흥미로운 그의 논문을 보내줌에 감사한다.

89   George Ballingall, *Remarks on Schools of Instruction for Military and Naval
     Surgeons* (Edinburgh: Balfour and Jack, 1843), 3-15.

90   Anna C. Holt, cd., "A Medical Student in Boston, 1825-26," *Harvard
     library Bulletin* 6 (1952): 372-73.

91   Royal Commission, *Evidence, Oral and Documentary*, 1:468.

92   Horsch, *Uber die Bildung des Arztes*, 49.

93   Johanna Bicker, "Die Idee der Einheit von Theorie und Praxis in der

Medizin und ihr Einfluss auf den klinischen Untcrricht im 19. Jahrhundert," *Artz und Krankenhaus* 6 (1982): 234. 다음도 볼 것. Bleker, *Die naturhistorische Schule*, 1825-1845: *Ein Beitrag zur Geschichte der klinischen Medizin in Deutschland* (Stuttgart: Gustav Fischer, 1981), 40-42.

94   Christiane Scherg-Zeisner, "Die ärztliche Ausbildung an der königlich-bayerischen Julius-Maximilians-Univcrsität in Würzburg, 1814-1872" (med. diss., University of Würzburg, 1973), 39.

95   Heike Winkelmann, "Das akademische Hospital in Göttingen von 1781 bis 1850" (med. diss., University of Göttingen, 1981), 175.

96   Wilhclm Ebstein, "Uber die Entwickelung des klinischen Unterrichts an der Göttinger Hochschule und über die heutigen Aufgaben der medizinischen Klinik," *Klinisches Jahrbuch* 1 (1889): 77.

97   File 4 IVe 2, University of Göttingen Archive.

98   Ebstein, "Uber die Entwickelung des klinischen Unterrichts," 79.

99   Peter Krukenberg, "Entstehung, Einrichtung und Eortgang der ambulatorischen Klinik zu Halle," *Jahrbuch der ambulatorischen Klinik zu Halle* 1 (1820): 16.

100   Pinel, *Clinical Training of Doctors*, 78.

101   *Programmes des cours d'enseignement*, 55-56.

102   Jacyna, "Au Lit des Malades," 423-24.

103   Imbault-Huart, "Concepts and Realities of Clinical Teaching," 62-63.

104   Stephen Paget, ed., *Memoirs and Letters of Sir James Paget* (London: Longmans, Green, 1902), 96.

105   Marie-José Imbault-Huart, "The Teaching of Medicine in France and

More Particularly in Paris in the 19th Century (1794-1892)," in *History of Medical Education*, ed. Teizo Ogawa (Tokyo: Saikon, 1983), 64-65.

106 프랑스의 인턴십 발달에 관한 가장 좋은 연구는 다음을 볼 것. Leonard C. Groopman, "The Internal des Hopitaux de Paris: The Shaping and Transformation of the French Medical Elite, 1802-1914" (Ph. D. diss., Harvard University, 1986). 이 단락과 다음 두 단락의 설명은 이 연구의 pp. 1-25 에 강하게 기대어 있다.

107 Paul Legendre, *Du quartier latin à l'académie* (Paris, 1930), 135-38, Groopman, "Internat," 14-15. 에서 인용.

108 Groopman, "Internat," 16,49.

109 William Osier, "Impressions of Paris: Teachers and Students," *Journal of the American Medical Association* 52 (1909): 773.

110 Friedrich A. Ammon, *Parallele der französischen und deutschen Chirurgie nach Resultaten einer in den Jahren 1821 und 1822 gemachter Reise* (Leipzig: C. H. F. Hartmann, 1823), 46.

111 Johann H. Kopp, *Arztliche Bemerkungen, veranlasst durch eine Reise in Deutschland und Frankreich im Frühjahr und Sommer 1824* (Frankfurt am Main: Hermann, 1825), 21.

112 Crosse, *Sketches of the Medical Schools of Paris*, 61-62.

113 Otto Lend, *Die Universität Strassburg, 1621-1921* (Freiburg: Julius Boltze, 1921), 11.

114 Stoeber, De l'organisation médicale, 8, 44^:5.

115 예를 들어 독일식 폴리클리닉 교육 제도 도입에 관하여, F17 4453, Archives nationales의 1855년 12월 7일 보고서를 볼 것.

116 Poumiès de la Siboutie, *Souvenirs d'un médecin de Paris* (Paris: Plon-Nourrit,

1910), 111-12. 이 비망록은 그의 사후 딸에 의해 출판되었다.

117   Jacyna, "Au Lit des Malades," 425-26.

118   Russell M. Jones, ed., *The Parisian Education of an American Surgeon*: *Letters of Jonathan Mason Warren* (1832-1835) (Philadelphia: American Philosophical Society, 1978), 27.

119   David D. David to Council of University, December 17, 1827, University College London Archive, Science Library, college correspondence 312.

120   Anthony Todd Thomson, December 19, 1827, ibid.

121   Paget, *Memoirs*, 40, 60.

122   *Lancet* 10 (1826): 78-79. 강조는 학생 저자가 한 것이다.

123   *Lancet* 26 (1842): 504.

124   Victor C. Medvei and John L. Thornton, eds., *The Royal Hospital of Saint Bartholomew, 1123-1973* (London: Royal Hospital of Saint Bartholomew, 1974), 51.

125   Pamela Bright, *Dr Richard Bright* (*1789-1858*) (London: Bodley Head, 1983), 69-70.

126   Edward C. Atwater, "'Making Fewer Mistakes': A History of Students and Patients," *Bulletin of the History of Medicine* 57 (1983): 168-171.

127   Benjamin Waterhouse to General Lincoln, February 9, 1803, in Thomas F. Harrington, *The Harvard Medical School: A History, Narrative and Documentary, 1782-1905*, 3 vols. (New York: Lewis, 1905), 1:442-43.

128   Ibid., 2:582-83.

129   Carson, *History of the Medical Department of the University of Pennsylvania*, 200.

130 Langlcy, "The Navy's Medical School in Philadelphia," 5.

131 Daniel Drake, *An Inaugural Discourse on Medical Education delivered at the Opening of the Medical College of Ohio in Cincinnati, 11 November 1820* (New York: Henry Schuman, 1951), 17.

132 Edward C. Atwater, "Internal Medicine," in *The Education of American Physicians: Historical Essays*, ed. Ronald L. Numbers (Berkeley and Los Angeles: University of California Press, 1980), 162.

133 Samuel Remeck, "A Course of Medical Education in New York City in 1828-29: The Journal of Asa Fitch," *Bulletin of the History of Medicine* 42 (1968): 560-61.

134 John L. Atlec, "The Education of a Physician in Early 19th Century," *Journal of the Lancaster County Historical Society* 91 (1987-88): 85.

135 Charles E. Rosenberg, *The Care of Strangers: The Rise of America's Hospital System* (New York: Basic Books, 1987), 63.

136 Atwater, "'Making Fewer Mistakes'," 172.

137 Othmar Keel, "The Politics of Health and the Institutionalisation of Clinical Practices in Europe in the second Half of the Eighteenth Century," in *William Hunter and the Eighteenth-Century Medical World*, ed. W. F. Bynum and Roy Porter (Cambridge: Cambridge University Press, 1985), 244. 에서 인용

138 G. T. M., De *l'enseignement clinique dans les écoles de Paris* (Paris: A. Egron, 1818), 12.

139 Ammon, *Parallels der französischen und deutschen Chirurgie*, 23.

140 나는 워너[Warner] 교수가 나에게 그의 논문 사본을 보내준 것에 큰 도움을 얻었다. "Paradigm Lost or Paradise Declining? American Physicians and the 'Dead End' of the Paris Clinical School," 다음의 콘퍼런스 논의

를 위한 논문, "History of Scientific Medicine in Paris, 1790—1850: A Reinterpretation," Wood Institute for the History of Medicine, College of Physicians of Philadelphia, February 1992.

141 "임상의학의 탄생(birth of clinic)"에 대한 수정주의적 관점으로는 다음을 볼 것. Othmar Keel, "La problématique institutionnelle de la clinique en France et à l'étranger de la fin du XVIIIe siècle à la période de la restauration," *Bulletin canadienne d'histoire de médicine* 2 (1985): 183-204; 3 (1985): 1-30; Laurence Brockliss, "L'enseignement médical et la révolution: Essai de réévaluation," *Histoire de l'education* 42 (1989): 79-110; and Pierre Huard and Marie-José Imbault-Huart, "Quelques réflexions sur les origines de la clinique parisienne," *Bulletin de l'academie de médecine* 159 (1975): 583—88.

142 이 분야의 고전적 연구는 Erwin H. Ackerknecht, *Medicine at the Paris Hospital, 1794-1848* (Baltimore: Johns Hopkins University Press, 1967); Michel Foucault, *Naissance de la clinique*, 2nd ed. (Paris: Presses universitaires, 1972); and N. D. Jewson, "The Disappearance of the Sick-Man from Medical Cosmology, 1770-1870," *Sociology* 10 (1974): 225-^14. Dora Weiners는 Ackerknecht는 자신을 이 그룹에 포함시키는 것을 기쁘게 여기지 않았다고 나에게 올바르게 조언하였다.

143 Jacques Tenon, *Mémoires sur les hôpitaux de Paris* (Paris: Pierres, 1788). 이 중 요한 책의 영어 번역본은 국립인문학기금National Endowment for the Humanities 의 번역 프로그램 하에 Dora B. Weiner의 서문을 달고 현재 출판 준비 중이다.

144 P. Parat, *Mémoirs sur les moyens de perfectionner les études de l'art de guérir* (Lyon, 1791), 11.

145 Pinel, *Clinical Training of Doctors*, 79.

146 나는 Dora Weiner가 그녀의 Pinel에 관한 풍부한 지식으로 이 지점을 분명히 해준 것에 감사하다. Letter to me, January 16, 1993.

147 Muehry, *Observations*, 126. 무에리^{Muehry}는 하노버의 진료 내과의이며
외과의였다.

148 예를 들어 다음을 볼 것. John Harley Warner, "The Selective Transport of
Medical Knowledge: Antebellum American Physicians and Parisian Med-
ical Therapeutics," *Bulletin of the History of Medicine* 59 (1985): 213-31.

149 Christopher Lawrence, "The Meaning of Histories," *Bulletin of the History
of Medicine* 66 (1992): 638-39.

150 Fritz Hartmann, "Erziehung zum Arzt: Diachronische und interkulturelle
Vergleiche der Formen und Inhalte," in *Krankheit, Heilkunst, Heilung*, ed.
Eduard Seidler and Paul U. Unschuld (Freiburg/Munich: Karl Alber, 1978),
598에서 인용.

151 Risse, *Hospital Life*, 283.

152 Bright, *Dr Richard Bright*, 72.

266

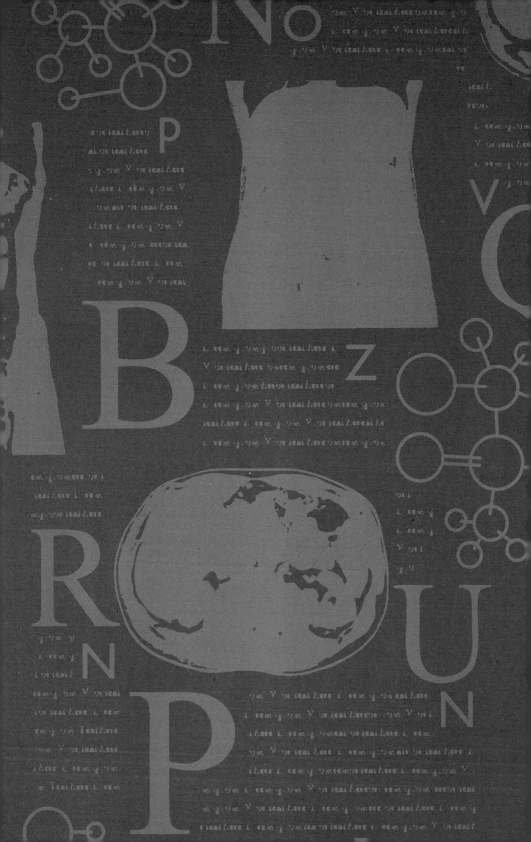

과학 및 의학 연구: 19세기 초반

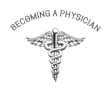

의학 수련을 보다 실무적으로 만들고자 하는 강력한 공리주의적 충동
—이 책의 마지막 장의 주제—은 인체에 대한 이해가 증가하는 시기
와 일치했다. 실제로 18세기 해부학 지식의 놀라운 발전은 19세기 학
생들을 가르치는 외과적 모델을 채택하는 데 결정적이었다. 의학교육
자들은 이제 질병의 해부학적 기초를 의심할 여지없이 받아들였고 교
육에서는 해부학 학습과 개인적인 해부실습 경험을 점점 강조하였다.
19세기 초에 이르러 대학교육 과정에서, 병원 클리닉에서, 실무 의사
를 위한 학교에서, 조산사를 위한 프로그램 또는 사설 교습에서 해부
학은 이론적으로나 실용적으로 모든 의학교육의 초석으로 여겨졌다.

　질병에 대한 진정한 이해를 궁극적으로 얻는 수단은 저명한 프랑
스 임상의들의 가르침대로 해부학 교육과 부검의 일상적인 수행을 통
해서였다. 살아있는 신체에서 질병을 진단하는 새로운 수단을 발견하

려는 열의로 그들은 인간의 눈으로는 볼 수 없는 신체의 명백한 병변이나 잘못된 기능의 존재 여부를 판별하는 방법을 모색했다. 신체 내부를 '보고' 질병의 존재를 '느끼고' 불규칙한 기능의 소리를 듣는 것은 의사가 부검에서 질병을 발견하기 전에 그 경과를 이해할 수 있게 해주었다.

모르가니*와 비샤**가 설명한 것처럼 질병이 국소적이고 장기와 조직에 박혀 있는 것이라면 의사는 측정, 타진과 청진이라는 새로운 프랑스의 기술로 질병을 찾아낼 수 있고, 어쩌면 멈추거나 제거할 수도 있었다. 교육에서 실용성의 영향과 병리학이라는 새로운 해부과학이 어우러져 좀 더 새롭고 희망적인 방식으로 질병의 시작과 확산, 해악을 미치는 방식에 관한 오래된 수수께끼에 접근하게 되었다. 병든 조직으로부터 병리해부과학을 창시한 프랑스의 업적을 두고 독일 임상의 카를 폰 포이퍼***는 이것이 의학에 '지금까지 알려지지 않은 진단의 예리함'을 가져왔다고 선언했다.[1]

그러나 대학에서든 실무학교에서든 의학을 공부하는 학생들에게 이 시기는 극히 어렵고 혼란스러운 시간이었다. 질병 개념은 변화하

---

* Giovanni Battista Morgagni(1682~1771): 이탈리아의 해부학자, 파두아 대학에서 56년간 해부학 강좌를 맡아 가르쳤다. 1761년 《질병의 장소와 원인에 관한 해부학적 연구(원제:De Sedibus et causis morborum per anatomen indagatis)》를 출간하여 당대 의학에 큰 영향을 미쳤다. 근대적 해부병리학의 아버지로 여겨진다.

** Marie François Xavier Bichat(1771~1802): 프랑스의 해부학자이자 병리학자, 오멜 디유에서 드졸의 제자로 활동하였고 이해부학, 생리학을 가르쳤다. 장기를 구성하는 조직들을 분류해 내어 근대 조직학 및 해부병리학의 아버지로 여겨진다.

*** Karl Sebastian von Pfeufer(1806~1869): 독일의 내과의. 헨레와 함께 독일식 과학적 의학을 주창하며 실험실과 진료소가 연계되어야 함을 설파하였고, 1844년에 '합리적 의학'에 관한 저널을 창간하였다.

였고, 병인론은 서로 상충하였으며, 새로운 과학 연구 과정들이 도입되었고, 의료인이 되기 위한 최선의 준비가 무엇인지는 끊임없이 의심스러웠다. 1833년 한 '신입생'은 마그데부르크의 실무 의학교 학장에게 조언을 구하면서 의학의 '거대한 규모' 앞에서 한 과목이라도 마스터해야 한다는 생각에 "절망에 빠져 있다"라고 했다.[2] 이러한 거대한 격랑 속에서 의사직이라는 소명을 준비하는 가장 좋은 방법은 무엇인가? 일반적으로 학생은 스스로 결정을 내려야 했다. 즉 얼마나 많은 학문적, 과학적 공부가 실제로 필요한가? 그리고 진료를 위해서는 얼마나 많은 실무교육을 받아야 하는가?

이제 의학에서 진지한 해부학 공부가 필수 불가결하다면 유기화학, 생리학 또는 병리학의 실험실 연구와 같은 성장하는 과학은 어떠한가? 그리고 전통적인 의학 고전의 습득, 지속적인 진료 강의, 라틴어 학습 또는 고대 저술가들에 대한 이해는 얼마나 중요한가? 지금 모든 이들이 믿고 있는 것처럼 병원에서 임상 수련을 가장 잘 할 수 있으며, 기초 과학에 관한 체계적인 연구가 학교나 대학에 속한 것이라면 이 두 가지를 어떻게 결합해야 하며 그 적정 비율은 얼마인가? 외과와 병리해부학의 실질적인 성과가 미래 진료의에게 유망한 것이 되었을 때, 강단식 과학 교육은 얼마나 중요했을까? 이는 이번 장과 다음 장에서 고려할 몇 가지의 질문이다.

교육 클리닉이 국가 및 제도적 환경에 따라 다른 형태를 취한 것처럼 새로운 과학은 국경을 넘어 매우 다르게 발전했다. 새로운 과학적 아이디어는 국가에서 다른 국가로 빠르게, 그러나 불균등하게 퍼졌고 그 후 상당히 다른 교육 및 정치 구조를 통해 걸러졌다. 파리 클리닉의 특별한 장점—특수 병동과 병원에 있는 엄청난 수의 환자에 대한 정부 당국의 긴밀한 통제—은 살아있는 환자와 죽은 환자 모두에 대한 체계적인 관찰과 연구를 크게 자극하였다. 해부학과 병리적 상태에 관한 프랑스 연구는 나폴레옹 시대 이후 클리닉에서 신체 내부의 소리를 듣는 새로운 기술(청진술과 타진술)의 도움을 받아 빠르게 발전한 반면, 건강한 유기체를 면밀히 연구하기 위해 동물실험 사용에 의존하는 과학, 특히 생리학은 클리닉이나 의과대학과 거의 무관한 특수 과학 기관이 독립적으로 추구하였다. 혁명 이후에는 학문적 권위로부터 병원이 분리되면서 프랑스에서는 이론 학문과 실천 학문 practical science 간의 분리가 불가피한 것처럼 보였다.

대조적으로 독일에서는 대학에 클리닉을 통합시킨 18세기 운동이 동일한 기관 내에서 이론과 실천 사이의 긴장을 유지시켰다. 화학 교수와 외과 교수는 별도의 연구실 또는 실험실을 가졌지만 내과 교육 담당 교수진과 동등한 지위를 유지했다. 반면 영국과 미국의 클리닉은 체계적인 학문적, 과학적 연구에서 훨씬 동떨어져 있었지만 새로운 과학에 대해 가장 실용적으로 반응하였다.

특히 영국에서 당시 의학교육의 대부분을 차지하고 있던 런던의 교수들은 병리학이라는 해부임상과학 anatomoclincal science의 실용성은 재빨리 파악했지만 생리학 같은 이론 연구에는 관심이 더디었다. 폴린 마줌다르 Pauline Mazumdar는 이 시기 런던 생리학이 "(그러나 생리학에) 거의 비중을 두지 않았음이 지표에서 드러난다"라고 적었다.[3] 프랑스와 마찬가지로 영국과 미국의 전문직 교육은 실무학교의 경로를 따라 변호사는 변호사로부터, 엔지니어는 엔지니어로부터, 의사는 단기간의 일반 교육 이후 병원에서 의사로부터 교육을 받는 경향이 있었다. 과학은 의사의 수련에 실제로 적용할 수 있는 한에서만 가치가 있었다.

이론과 실천 사이의 긴장은 19세기 초 거의 모든 국가의 의학교육에서 느낄 수 있었다. 독일 주에서도 대학 교수들은 진료의사를 양성하는 지배적인 장소인 실무(또는 군사) 의학교가 학문적으로 결함이 있다며 회의적으로 바라보았지만, 사람들은 외래 클리닉이 있음에도 대학은 지나치게 이론적이고 좋은 진료의사를 배출하기에는 실제 진료에서 너무 떨어져 있다고 보았다.[4]

영국에서도 마찬가지로 1830년대에 신설된 런던 대학이 독일처럼 임상 실습에 과학 이론 연구를 접목하려 했을 때 성 바르톨로뮤 병원의 교수들은 강경하게 반대하면서 이 새로운 학교가 '어떤 면에서도' 우월한 점이 없고 실무교육에서는 다른 곳보다 '훨씬 열등'하다고 했다.[5] 프랑스에서는 병원과 의과대학 교수들 사이에 끊임없는 긴장이 있었다. 1817년 파리에서 열린 한 연구위원회는 모든 의학생에게 이론이 강조되고 있음을 한탄하며 가장 필요한 것은 '학식 있는 과학자가 아닌 계몽된 진료의사 집단이며, 지역사회에서 환자를 돌볼 이들'이라고 선언했다.[6] 미국에서도 19세기 초 많은 학생과 교수들은 '과학의 요구와 임상 실습 사이에 잠재적인 불일치가 있음'을 잘 알고 있었다.[7]

새로운 과학과 오래된 교육 과정

새로운 의학교육 과정의 형태는 의학교육의 골격을 설정한 교육 및 정치 시스템만큼이나 다양했다. 의학 교수들은 신체와 질병에 관한 새로운 발견을 포함한 의학 이론 교육 과정의 증가와 외과학·내과학·산과학의 임상교육 사이에서 일종의 균형을 맞추려고 도처에서 노력했지만, 변동하는 불확실한 균형을 만들 뿐이었다. 앞서 설명한 바와 같이 프랑스에서 외부 당국이 교육 과정을 가장 엄격하게 규제하였고, 독일은 다소 덜했으며, 영국과 미국이 가장 덜했다. 외부의 규제가 어떠했든 간에 교수들은 최선을 다해 새로운 실무 검사 및 진단술을 학생에게 가르쳤고, 동시에 실용 학문으로서 의학의 권위가 성장하고 있다는 감각을 심어주기 위해 노력했다.

1840년까지 국적을 불문하고 의학을 공부할 학생들은 실제 해부를 포함한 해부학, 생리학, 병리해부학, 의화학, 약물학 또는 약학 그리고 의학 이론 및 실습을 포함한 해부학 교육을 받고 병원에서나 지도의사의 후견하에 내과, 외과, 조산술 실무를 교육받을 것으로 간주되었다. 또한 식물학과 자연사 그리고 아마도 법의학을 공부해야 한다고 합리적으로 예측할 수 있었다. 그러나 선택의 범위, 교육 방법, 교수의 선택, 학습 기간 및 졸업 요건은 심지어 같은 나라 안에서도 상당히 다양했다.

새로운 실용 학문의 핵심은 당시에 병리해부학morbid anatomy이라고 불린 분야의 연구였다. 뒤퓌트랑 같은 외과 의사가 가르치든, 라에넥 같은 내과 의사가 가르치든 간에, 라에넥의 말에 따르면 그것의 목표는 학생들의 머릿속에서 '병리적 외양을 분류학적 질서로 배열하는 것' 혹은 '보다 정확하게는 질병을 분류할 수 있게 하는 것'이었다.[8] 이것은 학생에게 보다 정확한 진단과 예후를 가르치고 환부에서 농양을 제거하거나 증상을 완화하기 위해 수술을 시행하는 것과 같은 제한된 치료법을 고려하게 하는 실질적인 효과가 있었다. 1815년 100명의 파리 학생들 앞에서 수행된 부검을 묘사하면서 영국인 존 크로스는 감탄하며 "병든 부위의 시연만큼…… 유용한 것은 없다"라고 말했다. 그는 특히 "서혜부 인대 아래의 농양으로 가득 찬 공간은 …… 요

근을 따라 …… 척추 질환과 연결되어" 환자 증상과의 관계가 명료해짐을 칭송했다.[9]

프랑스의 의학생들은 이 '신체의 새로운 언어'를 공식 커리큘럼 외 대부분의 병원 클리닉과 사설 교습과정에서 배웠다. 스트라스부르 의과대학에서는 1819년에 이미 이 주제의 강좌가 수립되었지만 파리 교수진에서는 1836년이 되어서야 뒤퓌트랑의 기부로 병리해부학 담당을 공식 임명하였다.[10] 병리해부학에 대한 집중적인 학습은 클리닉의 실제 업무와 질병의 과학적 이해 사이의 간극을 메워주는 교육 수단이었다.

'병리해부학'의 확산

해협 너머 19세기 초 영국의 모험가적이며 느슨하게 구조화된 자유방임적인 환경에서는 병리해부학 연구가 상당히 다르게 발전했다. 의학 수련에서 외과와 내과가 결합하는 것에 대해 엘리트 의사 집단이 지속적으로 저항함에 따라 질병의 병리 진단 및 신체 진단에 대한 공통적인 접근 방식을 채택하기 어려웠다. 1822년 〈메디컬 인텔리전서Medical Intelligencer〉의 런던 편집자는 "[영국에서] 외과는 내과를 언급하지 않고 가르치며 내과는 경험적으로 가르친다"라고 썼다. 비록 학생들은 "특정 시점에 사망한 환자의 해부를 배우지만 [교수들은] 병리해부학에 대해서는 실증적 정보를 거의 또는 전혀 제공하지 않는다."[11] 대륙에서는 심각한 내과질환의 가장 중요한 지표가 증상symptom에서 신체 싱후sign로 이동한 지 오랜 후에도 많은 영국 교수들은 환자의 검사를 매우 소홀히 한 채 상세한 환자 병력의 중요성을 계속 촉구했다. 찰스 뉴먼은 가이 병원 병동의 증례 노트를 검토한 후 1830년대 후반까지도 입원 환자에 대한 신체검사가 일상적이지 않았다는 결론을 내렸다. 그는 "신체검사가 얼마나 철저하게 무시되었는지는 놀랍지도 않다"라고 주장했다.[12] 1835년까지 병리해부학 해부 경험과 교육 경험은 약제사 자격 부여 조건이 되지 않았다. 대신 정상 해부학과 약물학 교육이 러셀 몰리츠 Russell Maulitz가 '의학교육의 핵심'이라고 부른 것을 구성하였다.[13]

그러나 많은 영국 학생들은 모국에서 구하기 어려운 것을 파리에서 찾았다. 앞서 언급한 바와 같이, 영국의 만성적인 시신 부족으로 1815년 이후 수백 명의 젊은 잉글랜드인과 스코틀랜드인 학생들은 프랑스의 수도로 건너가 해부실습을 하고 해부학과 새로운 병리학을 연구하였다. 프랑스의 법은 시신을 해부학과 외과 교수에게 꾸준히 공급해 주었지만, 영국의 법 관행은 여전히 사망 원인에 대한 사후 조사로 해부를 제한했다. 의회위원회의 증언에 따르면, 1828년 무렵 200명의 영국 학생이 파리에서 해부학을 공부하고 있었다. 또 다른 200명의 모험가들은 묘지에서 시신을 발굴하여 엄청난 국내 수요를 충족시키고자 하였다.[14]

동시대 미국인들처럼 파리에 간 영국인 다수는 후대의 영국-미국인들이 비엔나에서 했던 것처럼 개인 강사를 고용하여 자체 과정을 조직하였다. 한 대담한 영국인 제임스 리처드 베넷 James Richard Bennett은 피티 병원 Hôpital de la Pitié에서 프랑스 시신을 사용하여 영국 학생들에게 강의했다.[15] 런던의 왕립외과의사회는 신속하게 이런 식의 사업을 인정하기를 거부하면서, 이는 영국 젊은이들의 교육을 변덕스러운 프랑스인의 손에 맡기고 시신 부족으로 시달리는 영국의 해부학 학교를 망하게 할 것이라고 주장했다.[16] 글래스고의 교수진도 마찬가지로 해부학 학습의 프랑스 의존도가 높아지는 것이 '무서운, 헤아릴 수 없는 해악'으로 이어질 수 있다고 반복적으로 우려하였다.[17]

학생들의 프랑스 유입에도 불구하고 영국의 해부학 교육은 초기에는 거의 변하지 않았다. 물론 북미에서처럼 다수의 학생들은 전적으로 모국에서 수련을 받았다. 프랑스의 연구가 가치가 있는지, 병리해부 학습이 실제로 활용될 수 있는지에 대한 의구심이 들끓었다. 내과 교수들, 왕립협회들, 기존 의사들 사이에서는 만성적인 프랑스어 공포증이 덧붙여져 프랑스의 해부학 교육 방식에 대한 저항이 강력했다. 1831년 진보적인 에든버러 시의회가 병리해부학 강좌를 설립하자고 제안했을 때, 대학 평의원회senate committee는 그 주제가 진료 실무교육과 '불가분의 것'이라는 이유로 강력하게 반대했다.[18] 1825년에 영국을 방문한 독일인은 그 나라 어디에서도 '일반 병리학'을 가르치는 것을 찾을 수 없다고 말했다.[19] 1830년 런던의 유니버시티 칼리지University College에서 로버트 카스웰*이 이 과목을 가르치기 시작했을 때 그 반에는 의대생 중 극히 일부만이 있었다. 2년 후, 이 의과대학에 등록한 129명의 학생 중 9명만이 그의 과정을 수강했다.[20] 어느 실무 의학 교수는 카스웰의 교육 과정에 대해 "병리해부학은 …… 임상 의술을 가르치는 교수가 아닌 사람이 가르칠 수 없다. 그렇지 않으면 학생들의 '비용만 증가'시키고 '시간을 낭비하게 될 것'이다"라고 주장했다."[21]

---

*   Robert Carswell(1793~1857): 스코틀랜드 출신의 병리학 교수. 1828년 런던의 유니버시티 칼리지에서 병리해부학 분야의 교수로 임용되었으며, 이후 유니버시티 칼리지 병원의 의사로 지냈다. 1840년 교수직을 그만둔 후에는 의과학 분야에는 기여하지 않았다.

그러나 소수의 핵심적인 영국 교수들은 학생들에게 임상 진단 및 병리해부학의 새로운 방법을 소개하려고 노력했다. 매튜 베일리*는 일찍이 1793년에 선구적인 교과서인 병리해부학을 출판하면서 "생체에서 질병을 식별할 수 있는 현저한 차이를 발견하기 위해 사후 변화를 연구하는 것이 중요함"을 역설하였다.[22] 그는 내과와 외과 학생 모두 수많은 해부를 수행하면 큰 이익을 얻을 수 있다고 주장했다. 19세기 초까지 일부 런던 교수들은 학생들을 질병 연구라는 병리학적 관점으로 지도하고 있었다. 그러나 다른 교수들, 특히 산과학 교수들은 학생들이 어려운 진단을 내릴 때 환자의 불만complain을 '느끼고' 경청할 것을 권장했다. 1820년대와 1830년대에 이르러 많은 유명한 교수들—더블린의 로버트 그레이브스와 윌리엄 스토크스, 런던의 로버트 카스웰, 리차드 브라이트, 토마스 애디슨**, 토마스 호지킨 등—은 대륙에서 상당한 시간을 보냈으며, 병리해부학을 체계적으로 가르치고 연구하고 있었다. 브라이트는 1820년대 초반에 가이 병원에서 이 주제에 대해 일주일에 세 번 강의를 하고 있었고, 학생들에게 촉진과 타진, 환자에게서 표본을 채취하는 실습을 제공했다.[23] 1827년 카스웰은 런던 대학 설립 계획에서 병리해부학의 별도 교육 과정을 주장하면서

---

*   Matthew Baillie(1761~1823): 스코틀랜드 출신의 내과의이자 병리학자. 유명한 해부학자 존 헌터 및 윌리엄 헌터의 조카다. 그가 저술한 《인체의 일부 중요한 부위의 병적 해부학(Morbid Anatomy of Some of the Most Important Parts of the Human Body)》은 영어로 출판된 최초의 체계적인 병리해부 교과서로 불린다. '대혈관전위증(transposition of the great vessels)'을 발견하였으며, 런던 내과외과학회의 회장을 지냈다.

**   Thomas Addison(1793~1860): 영국의 내과의. 질병의 증후를 내분비샘 중 하나의 병리적 변화와 연관 지으며 '애디슨병(Addison's disease)'을 발견하였다. 1837년부터 가이 병원의 전임의로 근무하며 리차드 브라이트와 함께 《의료 실무의 요소(Elements of the Practice of Medicine, 1839)》를 저술하였다.

위원회에 다음과 같이 말했다. "병리해부학은 머지않아 잉글랜드에서 마땅한 관심을 받을 것이고 초급 의학교육의 가장 중요한 분야 중 하나인 이 과목을 연구하고 가르치는 것을 특별한 목적으로 한 교수들이 영국 대학에 임명될 것입니다."[24]

1820년대 말에는 지방에서도 신설 의학교에 병리학 교육 과정—종종 일부 임상 자원을 통해 교육됨—이 등장했다. 맨체스터의 한 외과 의사는 1831년 학생들에게 몇 년 동안 "병리해부학에 많은 관심을 기울이는 것"이 자신의 학습이었다며 "[왜냐하면] 병상 옆에서 기록한 것과 사후에 밝혀진 것(해부학적 의미)을 정확하고 주의 깊게 비교해야만 훌륭한 병리학자가 되기를 희망할 수 있다"라고 말했다.[25]

1831년 에든버러의 한 교수의 보고에 따르면, 프랑스와 독일에서는 병리학에 대한 별도의 수업이 널리 제공되고 있었다. 그는 베를린, 예나, 괴팅겐, 하이델베르크의 병리학 강의를 인용하면서 스코틀랜드 대학이 새로운 과학을 가르치는 데 있어서 독일과 프랑스에 훨씬 뒤떨어지고 있다고 경고했다.[26] 사실 런던 대학이 최초로 교수로 유치하려고 했던 요한 프리드리히 메켈***은 일찍이 1796년에 할레에서 병리해부학 강의를 하고 있었다.[27] 본 대학University of Bonn은 1818년 프로이센이 일종의 시범학교로 문을 연 대학이었는데, 처음부터 이 주제에 대한 교육 과정을 병리 표본 준비에 대한 학생 교육까지 포함하여 제공하였다.[28]

*** Johann Friedrich Meckel(1781~1833): 독일의 해부학자로 'Meckel's cartilage'를 발견하였다.

다른 곳에서는 1820년까지 사강사^{privatdozenten}*가 여러 대학에서 별도의 병리학 교육 과정을 가르치기 시작했으며 생리학 또는 임상의학 교육 과정에 병리학 교육을 결합한 강좌를 개발하였다. 그러나 이들 학문을 독일 의학생들에게 필수 요건으로 만들기까지의 '혁신의 시간'은 종종 수십 년 동안 지속되었다.[29] 1850년까지만 해도 모든 대학에서 병리학 분야의 강의를 제공했지만 빈, 뷔르츠부르크, 프라하 대학만이 이 분야의 전임 교수를 임용하였다.[30]

미국에서 병리해부학 연구는 임상 시설이 절박하게 부족하여 고통을 겪었지만 영국처럼 내과와 외과의 엄격한 분리 수련 때문에 새로운 과학 도입이 방해받지는 않았다. 미국에서는 학생이 병리해부 이론을 임상에 적용하고 실무 경험을 얻을 수 있도록 임상 자원이 마련되기 훨씬 전부터 병리해부학에 관한 이론 교육이 실시되었다. 뉴올리언스, 신시내티, 렉싱턴, 루이스빌과 같은 서부의 중심지뿐만 아니라 동부의 많은 학교에서 19세기 초 병리학에 관한 연구가 시작되었다.

다른 곳에서 많은 순회 의학 교사들이 미국의 많은 시골 학교에 새로운 과학의 발전된 언어를 전달했다.[31] 예를 들어, 다니엘 드레이크는 1840년 루이스빌에 임상 원형극장을 헌납하면서 병리학 학문 연구와 임상 적용의 중요성을 강조했다. 그는 학생들을 모아 놓고 다음과 같이 말했다. "병리학자가 아닌 모든 의사는 …… 관례에 따른다. 병리의 외양은 죽음 이후 우리에게 드러나는 [질병의] 내적 징후다.

---

* 사강사는 'PD' 'P.D.'라고도 불리며 독일어권 국가에서 교수 자격(하빌리타치온)을 받은 후 전임 교수로 임명되지 않고 학생을 가르치는 이를 일컫는다.

(……) 병리해부학은 의료의 새로운 재판소다.”[32]

널리 퍼진 믿음과는 달리, 미국과 캐나다의 병리해부학과 같은 과목의 교실 수업은 특히 19세기 전반의 영국과 유럽 실무학교의 수업 대부분과 크게 다르지 않았다. 〈메디컬 인텔리전서〉의 영국 편집자는 유럽에서 성장하는 의학에 대한 '기발한 가설fanciful hypotheses'을 설명한 후 다음과 같이 말했다. “미국인들은 의학 학습 방법에서 그들의 부모 국가와 별로 다르지 않아 보인다. 그들은 과학적 원리에 따라 진행하지는 않지만 훌륭한 사실 수집가다.”[33]

미국 교육의 차이점은 병원과 클리닉의 부족, 전임 교수의 부족, 특히 무엇을 가르치고 누가 진료를 할 수 있는지에 대한 중앙 집중적 통제의 부재였다. 영국과 미국에서 의학 교수는 거의 항상 바쁜 개업의였으며 대륙과 같은 전임 교수는 거의 없었다. 미국 의과대학의 전형적인 커리큘럼은 병리학, 해부학 및 생리학, 화학, 약물학, 식물학 및 자연사, 치료 및 강의, 때로는 시연과 함께 외과, 내과, 산부인과 등 영국에서 가르치는 것과 거의 동일한 과목을 포함했으며 영국과 대륙에서 종종 그렇듯이 해부학과 외과학은 같은 사람이 가르쳤다. 병리해부학은 종종 내과학 또는 해부학 교육과 결합하였다. 교육 자원이 허용된다면 법의학이 추가되었다. 의과대학 교수진의 규모는 5명에서 7명까지 다양했으며, 이는 당시 대부분의 영국 학교와 유럽 대륙의 실무학교와 마찬가지였다.

미국 학교에서 사용되는 교과서는 종종 영국 출판물이거나 대륙 저서의 번역본, 특히 프랑스어 번역본이었다. 학습 기간은 대개 짧았고 일반적으로 영국에서처럼 교과목의 성적을 매기지 않았다. 프리셉터의 지도preceptorship는 양국에서 실무 경험을 습득하는 주요한 방법으로 남아 있었다. 두 국가 모두 프랑스와 마찬가지로 의대 커리큘럼을 보완하기 위해 풍부한 사설 교습에 의존했다. 미국 학교는 나중에 학생 등록금에 의존하고 대학과 연계가 결여되었다고 하여 '영리적'이라고 비난받았지만 이는 대부분의 영국 학교와 많은 대륙의 사설 학교들도 마찬가지였다. 변화를 갈망하던 남북전쟁 이전 시기의 개혁자들은 미국 오지의 영리 의학교들을 파리 의과대학 또는 아마도 빈의 학교와 비교하였지만, 이는 아주 작은 사과와 아주 큰 오렌지를 비교하는 것이었다. 대조적으로 신시내티에 있는 오하이오 의학교를 바이에른 밤베르크에 있는 실무 의학교나 글래스고에 있는 앤더슨 의학교와 비교했다면 그 대비는 훨씬 덜 현저했을 것이다.

의학 교과목으로서 생리학의 시작

생리학이라는 새로운 과학을 교실에서 교육할 때 병리해부학, 화학과 마찬가지로 미국 교수들은 종종 영국 동시대인들과 동일한 교과서와 교수법을 사용했다. 1850년 이전 어느 국가에서도 생리학은 실습교육 과정이거나 실험실 교육 과정이 아니었다. 존 워너[John Warner]는 "학생이 생리학을 프리셉터의 도서관에서 교과서를 읽거나 영리 의학교에서 강의를 듣고 배웠든 간에 그는 신체 기능에 관한 지식이 질병이해에 중요하다는 사실을 꾸준히 인식할 수 있었다"라고 썼다.[34] 비록 생리학 교육의 임상적 가치는 종종 의문스러웠지만, 장래 개업 의사의 권위와 준비를 어떻게든 강화해 준다는 믿음으로 의학교육 과정에서 거의 누락되지 않았다. 일찍이 1765년에 존 모건은 미국 최초 의과대학에 생리학을 포함할 것을 촉구했다. 많은 초창기 해부학 교수들은 내과학 교수들과 마찬가지로 교육 과정에 신체 기능에 관한 토론을 포함했다. 영국에서와 마찬가지로 19세기 초 미국의 생리학 교육 과정은 소화, 호흡, 혈액 순환 및 기타 기능에 대한 지식 탐구와 함께 일부 신체의 화학 작용^{body chemistry}에 관한 연구로 국한되었다.

미국과 영국에서 생리학 교육량은 교수의 관심에 따라 다양했지만, 에든버러에서 훈련받은 로블리 덩리슨*과 같은 사람의 지도하에서 유럽 대륙과 동등한 수준의 훌륭한 교육을 받을 수 있었다. 1837년에 덩리슨은 학생들에게 생리학이 "의학 지식의 진정한 기초다"라고 말했다. 그는 영국 교육의 가장 큰 약점은 "살아있는 몸에 대한 지식"이 아니라 "마치 시체에 대한 지식이 의학 공부의 유일한 기초인 것처럼 해부학을 가르친다는 것"이라고 덧붙였다.[35] 그의 생리학 교과서는 이후 사반세기 동안 거의 십만 부가 팔렸다. 몇몇 경우, 특히 펜실베이니아 대학에서 학생들은 졸업에 필요한 의학 논문을 위해 살아있는 동물을 사용하여 조잡한 생리학 실험을 수행하기도 했다.[36]

19세기 초 영국의 생리학 교육은 대륙보다는 미국의 교육에 훨씬 더 가까웠다. 영국에서 생리학 교육은 프랑스나 독일에서보다 훨씬 더 오랫동안 해부학의 일부로 남아 있었고, 나중에는 동물생체 해부 반대 정서의 물결을 일으킨 일상적 동물실험을 하지 않았다. 런던 병원과 스코틀랜드 대학, 사설 해부학교에서 생리학 교육은 기껏해야 교육의 작은 일부였다. 제임스 파젯은 1834년 가이 병원에서 들었던 해부학과 생리학 종합 강의의 '생리학 파트'는 "그 당시에도 미미

---

* Robley Dunglison(1798~1869): 영국 출신의 미국 의사, 의학교육자. 영국과 파리에서 의학 훈련을 받은 후 버지니아 대학에서 미국 최초로 의학 분야의 전임 교수로 지냈다. 미국 생리학의 아버지라 불린다.

했다"라고 회상했다. 10년 후 그가 가이 병원에서 이 주제에 대한 최초의 강사로 임명되었을 때 아무도 그의 임명에 반대하지 않았는데, "누구도 이 주제를 이전에 공부하지 않았기 때문"이었다고 그는 말했다.[37] 1839년 요하네스 뮐러*의 연구를 주로 논한 생리학의 새로운 작업들에 대한 영국의 긴 리뷰는 '잉글랜드 학교'의 느릿느릿한 실용성과 상식 기반 경험주의 그리고 실험 거부를 옹호하면서 "자연과학인 생리학은 실험과 관찰만으로 발전할 수 없다"라고 주장했다.[38]

이때쯤 런던의 병원들과 에든버러에서도 최초의 생리학 전임 교수 임명이 이루어졌다. 런던 대학만이 1836년 독일식 교육을 받은 윌리엄 샤피**를 임명하면서 생리학 교육의 전통적인 패턴을 깨기 위해 진지하게 노력했다.[39] 샤피는 해부학과 결합한 자신의 교육 과정에 실험 조사의 개념을 도입했다. 그는 수업 시간에 동물실험을 수행한 영국의 선구자였다.[40] 그는 독창적인 연구자는 아니었지만 다른 이들에게 생리학에 대한 지속적인 관심을 자극하여 나중에 쉐퍼[E.A. Schäfer]와 같은 과학자들로부터 '영국 현대 생리학의 아버지'로 불렸다.[41] 조셉 리스터***는 나중에 이렇게 썼다 "유니버시티 칼리지 학생이었을 때

---

* Johannes Peter Müller(1801~1858): 독일의 생리학자, 비교 해부학자. 베를린 대학에서 해부학 및 생리학 교수직을 지내며 많은 연구 업적과 함께 후학 생리학자들을 양성하였다. 1833~1840년에 걸쳐 펴낸 《Handbuch der Physiologie des Menschen》은 19세기 가장 영향력 있는 생리학 교과서가 되었다. 생리학은 자연에 대한 철학과 경험적 사실을 결합해야 한다고 주장하였다.

** William Sharpey(1802~1880): 스코틀랜드의 해부학자이자 생리학자. 에든버러 대학에서 수학한 후 외과의가 되었고 이후 파리 오몔 디유에서 뒤퓌트랑으로부터 수술 기법을 배웠다. 에든버러에서 계통해부학을 강의하였고 1836년 런던 대학의 해부학 및 생리학 강좌 책임자로 임용되었다. '영국 생리학의 아버지'라 불린다.

*** Joseph Lister(1827~1912): 영국의 의과학자이자 외과의. 수술에서의 소독법 창시자로 유명하며, 근대 수술의 혁신을 주도하였다.

나는 샤피 박사의 강의에 깊이 끌렸으며 생리학에 대한 사랑이 샘솟았고, 이는 결코 나를 떠나지 않았다."[42] 그러나 다른 사람들은 1850년 이전 영국에서 가장 중요한, 영감이 충만했던 샤피의 교육에 관해서도 이는 전적으로 강의에 의존하면서 "실무교육 수준에서는 어떠한 노력도 없었다"라고 묘사했다.[43]

한편, 대륙에서 생리학 교육은 이 주제에 관한 불분명하고 강의 위주인 영국과 미국의 교육에서 크게 벗어나 있었다. 프랑스와 독일의 생리학 교육은 보다 독립적이고 실험적인 성격을 띠고 있었다. 1820년대에 이르러서는 모든 생물체의 유기적 기능에 관한 학습을 정상 해부학의 우위와 실용화로부터 해방시키려는 움직임이 활발하게 전개되었다. 영국이나 미국과 달리 대륙의 연구자들은 제럴드 게이슨Gerald Geison의 말처럼 '효용의 멍에'에 매달리지 않았으며, 새로운 생리학의 유용성 부족을 그다지 걱정하지 않았다.[44] 프랑스 과학 아카데미, 콜레주 드 프랑스, 자연사 박물관, 수의학 학교, 병원, 에콜 드 메디신 밖의 사설 교습에서 생리학은 지원과 인정을 받았고 프랑스는 생리학 연구에서 초기에 선도적인 역할을 할 수 있었다. 1820년에는 살아있는 동물에 대한 실험이 일상적이어서 외국 방문객에게 충격을 주기도 했다. 영국인 존 크로스는 "실험을 향한 비샤식 취향은 생체 해부 마니아를 양산하였다"라고 적었다.[45] 역사가 존 레쉬John Lesch는 1820년에 프랑스에서 이 주제에 대한 실험 연구를 하고 있는 17명 학자들의 인상적인 목록을 작성하였다.[46]

그러나 새로운 생리학 교육은 의학의 공식 수업에 서서히 스며들었다. 프랑스 교수들은 기껏해야 실험적 관심을 위한 작은 작업 공간에 의존하였고 그곳에 일반 의대생은 거의 없었다. 의학 교수들에게는 재정 및 실험실 지원이 제공되지 않았다. 한 영국 외과 의사는 1834년 의회위원회에 "적절한 생리학 교육 과정은 실험으로 가르치는 것입니다. 그러나 파리 의과대학에는 별도의 생리학 교수가 있어도…… 그들은 실험생리학이 없습니다." 라고 말했다.[47] 그러므로 이 새로운 과학에서 프랑스의 업적 중 많은 부분이 의학교육의 공식구조 바깥에서 이루어졌다.

그 자신이 파리 의과대학 출신이면서 이 분야에서 인정받는 리더였던 프랑수아 마장디*는 자신의 선구적인 교육 과정을 개인적으로 또는 콜레주 드 프랑스에서 가르쳤으나 평범한 의대생과는 거의 접촉하지 않았다. 일부 학자들의 의견에 따르면, 프랑스는 혁명의 유산이었던 과학 연구와 의학교육 사이의 첨예한 구분으로 인해 '새로운 학생들을 과학적 탐구에 입문시킬 기회가 부족'하여 고통을 겪었다.[48]

역사가들은 왜 생리학이 라인강 건너편에서 그렇게 다르게 발전했는지에 대해 오랫동안 논쟁해왔다. 하지만 교육적으로는 교육 클리닉을 독일 대학에 일찍 통합한 것이 프랑스나 영국에서보다 교육 과정 변경 작업을 훨씬 더 쉽게 만들었음이 분명해 보인다. 때로는 새로운 과목이 독일 의학 커리큘럼에 더 많은 자원과 공간을 요구함에 따라 긴장이 심해졌지만 임상의와 과학을 지향하는 교수의 관심은 모두 일반적으로 수용되었다. 예를 들어, 프로이센에서는 책임 부서가 의학교육에 대한 실천적 이해와 이론적 이해를 조화시키기 위해 열심히

---

* Francois Magendie(1783~1855): 프랑스의 생리학자이자 해부학자. 실험생리학의 개척자로 여겨지며, 척수 신경의 기능적 차이를 처음 연구하였다. 스코틀랜드의 해부학자 찰스 벨과 함께 척수 전방 신경은 운동을, 후방 신경은 감각을 담당한다는 것을 발견하였다. 당시로서는 파격적인 동물 해부와 실험을 통해 많은 생리학 및 해부학적 발견을 하였으나 동시에 많은 논란을 야기하였다.

일했다.[49] 1820년대 초, 체코의 생리학자 얀 푸르킨예**는 담당 부서의 협조 아래 브레슬라우 대학교^University of Breslau에서 의대생을 위한 실험을 수행하고 있었다.[50] 훨씬 이전에 1821년 본 대학 카탈로그에 따르면 본에서는 마이어^A.C. Mayer 교수가 의대생들에게 인간 생리학 과정을 가르치고 있었고, '학생들은 교수의 감독 아래 동물 실험에 참여하고 일련의 주목할 만한 실례들을 목격할 기회'를 가졌다.[51] 비슷한 시기에 프라이부르크에서 칼 슐츠^Carl Schultze가 유사한 혁신을 도입하고 있었다.[52] 뷔르츠부르크에 있는 바이에른 대학도 1825년에 '생리학 강의에 필요한 동물 생체해부법'을 마련했다.[53]

1820년대 후반까지 상당수의 독일 대학이 생리학을 '실험적' 학문으로 가르치고 있었다.[54] 1830년대에 요하네스 뮐러가 베를린에서 생리학을 가르치기 시작하면서 변화의 속도가 빨라졌고, 푸르킨예는 의대생과 고급 연구원들이 현미경 연구와 화학 연구를 할 수 있는 별도의 생리학 연구소를 세워줄 것을 프로이센 정부에 요청했다. 1836년 푸르킨예는 그러한 교육 실험실에서만 생리학이 "자신의 학문적 위상을 세울 수 있다"라고 주장했다.[55] 9장에서 더 자세히 설명한 바와 같이 이 시기에 독일에서 일어나고 있던 일은 의대생에 대한 실험실 교육의 시작 그리고 그들에게 의학을 실험과학으로 묘사하려는 최초의 시도였다.[56]

다른 과학, 특히 화학은 의학에 대한 이해를 재구성하는 데 도움

**   Jan Evangelista Purkinje(1787~1869): 체코의 실험생리학 개척자이며 조직학, 태생학, 약물학 분야에서 뇌, 심장, 시각에 대한 근대적 이해를 넓히는 데 기여하였다. 큰 신경세포인 'Purkinje cell'을 발견하였다.

이 되었지만 커리큘럼에 미치는 영향은 병리학 및 생리학에 비해 아직 미미했다. 약품은 의사의 주요 무기였기 때문에 그 화학 성분은 대부분의 의과대학에서 오랫동안 연구 주제였다. 1810년 무렵에는 강단식 강의, 때로는 간단한 시연이 수반되는 의화학 교육 과정이 의학교육의 필수 요소가 되었다. 혈액, 소변, 타액 및 기타 체액의 화학분석뿐만 아니라 소화, 호흡 및 배설과 같은 유기적 기능에 대한 화학의 적용에도 관심이 높아졌다.[57] 19세기 초에 많은 프랑스 과학 연구 기관과 독일 대학에서 화학 실험실이 추가되었고 '동물 화학' 과정이 의과대학생과 비의과대학생 모두에게 제공되었다. 그러나 1840년대가 되어서야 화학이 일부 예외를 제외하고는 병리해부학과 생리학이 의학교육에 미치는 영향과 동일한 종류의 영향을 미치기 시작했다. 마찬가지로, 식물학은 약학에 지니는 중요성 때문에 대부분의 의과대학에서 계속 가르쳤지만 새로운 과학처럼 학생들의 관심을 유발하지는 않았다.

의학 연구와 국가적 차이

임상교육의 출현으로 야기된 의학교육의 차이는 새로운 의과학들의 도입을 통해 1830년까지 확대되었다. 이 시기 유럽과 북미를 여행하는 주의 깊은 관찰자는 1800년 이후 커리큘럼의 많은 변화와 의사 훈련에 있어 커지는 국가 간 격차에 충격을 받았을 것이 분명하다. 전반적으로 의학교육은 모든 국가에서 더욱 실무적이고 과학적으로 되어가고 있었다. 중요한 독일의 예외를 제외하고는 대학에서는 점점 더 적게 연구되었고 교실 밖에서는 점점 더 많이 연구되었다. 의과대학은 번성하여 이제 독일과 미국의 많은 작은 마을에서 찾아볼 수 있지만 프랑스와 영국에서는 거의 전적으로 도시에 있었다. 대륙에서 죽어가고 있던 도제 제도는 여전히 영어권 국가에서 실질적인 경험을 쌓는 주요 수단으로 남아 있었다. 내과 및 외과 교육이 거의 모든 곳에서 함께 꾸준히 성장했지만 변화의 속도는 영국에서 훨씬 더 느렸다. 그리고 새로운 과학에 관한 연구는 영국에서는 비공식적으로 수행되었으며 1830년대까지 프랑스에서는 병원과 전문 기관에서, 독일에서는 대학에서 추구되었고 북미에서는 거의 추구되지 않았다.

그 여행자는 의학교육이 영국에서는 증가하는 과학 교육, 특히 실무교육에 대한 수요를 충족시키기 위해 빠르게 움직이는 런던의 병원과 사설 학교로 상당 부분 이동하는 것에 주목했을 것이다. 영국의 오래된 의학 수련 중심지인 에든버러 대학교의 상대적 중요성은 줄어들었고 여러 지방 도시에서 자체 의과대학을 조직하기 시작했다. 새로운 과학을 강조한 영국 최초의 의과대학은 1820년대 후반 런던에 설립되었다. 그리고 영국 정부는 약제사-진료의에게 통일된 교육 표준을 요구하기 위한 첫발을 주저하며 내디뎠다.

해협을 건너면 이 여행자는 혁명 세대의 개혁 대부분이 혁명 이후 의학 분야의 기틀로 온전히 남겨졌음을 발견했을 것이다. 〈메디컬 가제트Medical Gazette〉의 보고에 따르면, 해협을 건너 대륙으로 간 방문자가 보기에는 프랑스의 의사 수련 시스템은 너무 중앙 집중화되고 불안정하며 좋은 의사를 생산하는 데 효과적인 지속적 요소elements de durée가 매우 부족하였다.[58] 강력한 국가의 지도하에 고도로 구조화된 교육 및 과학 프로그램은 파리를 의학 연구의 주요 장소이자 해부학 사설 수련 및 경험의 세계적 중심지로 만들었지만, 영국인이 보기에 일반의 교육은 무시되었다. 프랑스를 방문한 영국인 앨리슨WP Allison은 일기에서 '프랑스의 과학'은 자신의 조국에서 본 것과 대조적으로 "파리에서는 학교, 연구소, 야심과 경쟁에 의해 강요되는 일종의 온상이다. 유용한 기술과 그에 따라오는 부에서 보상을 찾지 않으며 국가 산업과 분리되어 있고 국가 자원에 기여하지 않는다"라고 적었다.[59]

한편 몽펠리에와 스트라스부르의 옛 센터는 에든버러의 학교와 마찬가지로 그들의 학생들에 대한 영광을 많이 잃었고 다수의 실무형 의학교가 이제 일반개업의의 필요성을 채우고 있었다. 나폴레옹이 만든 단일한 프랑스 대학을 대체하기 위해 이 이급 의학교를 지역 대학으로 만들려고 노력했으나 1817년에 실패했다.[60]

대조적으로, 더 멀리 동쪽에서 분열되어 있던 독일은 중부 유럽 전역에 퍼져 있는 수많은 대학의 혜택을 받았다. 오랫동안 의료행위의 표준을 설정하는 데 주정부가 강력한 역할을 했으며, 구조적으로 의학에 대한 과학적이고 실무적인 교육을 제공한 독일 주에서는 1830년까지 등록 의사 수와 함께 자연과학 연구에 관한 관심이 증가했다. 프랑스에서와 마찬가지로 독일의 실무형 의과대학은 대도시 외부에서 의사의 상당수를 계속 공급했다.

마지막으로 이 의료 여행자는 다른 어떤 나라보다 빠른 속도로 의과대학을 설립하는 북미의 모험가적인 사업의 물결에 감명을 받았을 것이다. 미국의 주정부와 중앙정부 모두 서유럽의 어느 정부보다 의료 규제에 관심이 적었다. 그러나 미국의 학술 의학교육은 학습 기간은 더 짧았지만 유럽 학교를 따라 밀접하게 패턴화되었으며, 임상 경험을 획득하려는 욕구는 산재된 채로 있었지만 유럽의 어느 나라만큼이나 강하고 분명했다.

제5장 원주

1   Karl von Pfeufer, "Uber den gegenwartigen Zustand der Medicin," *An-nalen der sttidtischen Allgemeinen Krankenhäusern in München* 1 (1878): 395—406. 이 논문은 원래 Pfeufer가 1840년 취리히에 교수직으로 취임하면서 제출한 것이다.

2   Friedrich Fritze, *Uber die Schwierigkeiten und Annehmlichkeiten des mediz-inischen und chirurgischen Studiums* (Magdeburg: Faber, 1833), 6.

3   Pauline M. H. Mazumdar, "Anatomy, Physiology, and Surgery: Physiol-ogy Teaching in Early Nineteenth-Century London," *Canadian Bulletin of Medical History* 4 (1987): 122. Russell C. Maulitz, *Morbid Appearances: The Anatomy of Pathology in the Early Nineteenth Century* (Cambridge: Cambridge University Press, 1987)도 볼 것.

4   Johanna Blektr, "Medical Students-To the Bed-Side or to the Laboratory? The Emergence of Laboratory-Training in German Medical Education, 1870-1900," in *Clinical Teaching, Past and Present*, vol. 21, ed. H. Beu-kers and J. Moll (Amsterdam: Clio Medica, 1987-88), 35.

5   Minutes, medical college, March 9, 1835, St. Bartholomew's Hospital Archive, London.

6   Rapport à la faculté de médecine sur les examens, leur ordre et leurs époques, 1817, AJ[16] 6358, Archives nationales.

7   Charles E. Rosenberg, "The Therapeutic Revolution: Medicine, Meaning, and Social Change in Nineteenth-Century America," in *The Therapeutic Revolution: Essays in the Social History of American Medicine*, ed. Morris J. Vogel and Charles E. Rosenberg (Philadelphia: University of Pennsylvania Press, 1979), 20.

8   Maulitz, *Morbid Appearances*, 74. 에서 인용.

9   John Greene Crosse, *Sketches of the Medical Schools of Paris* (London: J. Callow, 1815), 43. Emphasis in original.

10   Maulitz, *Morbid Appearances*, 75, 101; Johannes Steudel, "Medizinische Ausbildung in Deutschland, 1600-1850," in *Et Multum et Multa: Festgabe für Kurt Lindner*, ed. Sigrid Schwenk et al. (Berlin: Walter de Gruyter, 1971), 412.

11   *Medical Intelligencer: or Monthly Compendium of Medical Knowledge* 3 (1822): ix.

12   Charles Newman, *The Evolution of Medical Education in the Nineteenth Century* (Oxford: Oxford University Press, 1957), 86-88.

13   Russell C. Maulitz, "Intellectual Migration: The Case of Pathological Anatomy," paper delivered at joint meeting of the British History of Science and History of Science societies, Manchester, July 13, 1988, p. 4.

14   House of Commons, Select Committee on Anatomy, *Report* (London: House of Commons, 1828), 7-8.

15   Russell C. Maulitz, "Channel Crossing: The Lure of French Pathology for English Medical Students, 1816-36," *Bulletin of the History of Medicine* 55 (1981): 492.

16   House of Commons, Select Committee on Medical Education, *Report*, 3 vols. (London: House of Commons, 1834), 2:80.

17   Senate Records, April 26, 1830, University of Glasgow Archive.

18   Minutes of Senatus, October 4, 1831, University of Edinburgh Archive.

19   Wilhelm Wagner, *Uber die medizinal-Anstalten und den jetzigen Zustand der Heilkunde in Grossbritannien und Irland* (Berlin: G. Reimer, 1825), 4.

20   List of Students in the Medical Classes, Session 1, 1832-33, medical fac-

ulty correspondence, student registers, etc., University Archive, Science Library, University College London.

21 Robert Carswell to dean of Faculty of Medicine, February 20, 1838, ibid., File 90-111. 카스웰은 이 편지에서 엘리엇슨[Elliotson] 교수의 〈Lancet〉 서신에 관하여 인용하며 비난하고 있다.

22 Susan C. Lawrence, "Science and Medicine at the London Hospitals: The Development of Teaching and Research, 1750-1815" (Ph.D. diss., University of Toronto, 1985), 446. 에서 인용.

23 Diana Berry and Campbell Mackenzie, Richard Bright, 1789-1858: *Physician in an Age of Revolution and Reform* (London: Royal Society of London, 1992), 118.

24 Robert Carswell to Council of University of London, December 21, 1827, college correspondence file 300-311, University Archive, Science Library, University College London.

25 Thomas Fawdington, *A Catalogue descriptive chiefly of the Morbid Preparations contained in the Museum of the Manchester Theatre of Anatomy and Medicine, Marsden Street* (Manchester: Harrison and Crosfield, 1833), iii-iv, Manchester Collection, Rylands Library, University of Manchester.

26 John Thomson to George Aitchison, October 29, 1831, Royal College of Physicians of Edinburgh.

27 Steudel, "Medizinische Ausbildung," 412.

28 Karl Schmiz, *Die medizinische Fakultät der Universität Bonn*, 1818-1918 (Bonn: R. Marcus and E. Weber, 1920), 81.

29 Wolf-Ingo Steudel, "Die Innovationszeit von Prüfungsfächern in der medizinischen Ausbildung in Deutschland" (med. diss., University of Kiel, 1973). 를 볼 것.

30 Johannes Pantel and Axel Bauer, "Die Institutionalisierung der pathol-
ogischen Anatomic im 19. Jahrhundert an den Universitaten Deutsch-
lands, der deutschen Schweiz und Osterreichs," *Gesnerus* 47 (1990): 316,
table 6.

31 Russell C. Maulitz, "Pathology," in *The Education of American Physicians:
Historical Essays*, ed. Ronald L. Numbers (Berkeley and Los Angeles: University
of California Press, 1980), 128-29.

32 Daniel Drake, *An Introductory Discourse to a Course of Lectures on Clinical
Medicine and Pathological Anatomy* (Louisville: Prentice and Weissinger, 1840),
9-10. 강조는 원문.

33 *Medical Intelligencer* 3 (1822): xvii.

34 John Harlcy Warner, "Physiology," in *The Education of American Physi-
cians: Historical Essays*, ed. Ronald L. Numbers (Berkeley and Los Angeles:
University of California Press, 1980), 48. 미국 생리학에 대한 이후의 논의 상
당 부분은 pp. 50-59 Warner의 이 주제에 관한 생각을 따르고 있다.

35 Robley Dunglison, *The Medical Student; or, Aids to the Study of Medicine*
(Philadelphia: Carey, Lea & Blanchard, 1837), 157-58. 강조는 원문.

36 Edward C. Atwater, "'Squeezing Mother Nature': Experimental Physiol-
ogy in the United States Before 1870," *Bulletin of the History of Medicine*
52 (1978): 321-22.

37 James Paget, *Memoirs and Letters* (London: Longmans, Green, 1902), 46, 120-
21.

38 *British and-foreign Medical Review* 5 (1839): 87, 99.

39 그의 성취와 각기 다른 종류의 강좌 교육에 대한 준비 상황은 1836년 7
월 29일 런던 대학위원회에 보낸 그의 편지에 열거되어 있다. William
Sharpey Papers, University College London Archive, college correspon-

dence, Medical Faculty, 3678-94.

40   L. S. Jacyna, ed., *A Tale of Three Cities: The Correspondence of William Sharpey and Allen Thomson* (London: Medical History supplement, Wellcome Institute for the History of Medicine, 1989), xix.

41   D. W. Taylor, "The Life and Teaching of William Sharpey (1802-1880): 'Father of Modern Physiology' in Britain," *Medical History* 15 (1971): 126.

42   Ibid., 141.

43   Henry Sewell, "Henry Newell Martin," Johns Hopkins University Bulletin 22 (1911): 329.

44   Gerald L. Geison, "Social and Institutional Factors in the Stagnancy of English Physiology, 1840-1870," *Bulletin of the History of Medicine* 46 (1972): 41.

45   John E. Lesch, *Science and Medicine in France: The Emergence of Experimental Physiology, 1790-1855* (Cambridge, MA: Harvard University Press, 1984), 80. 에서 인용.

46   Ibid., 84.

47   House of Commons, Select Committee, Report, 2:216.

48   William Coleman and Frederic L. Holmes, eds., *The Investigative Enterprise: Experimental Physiology in Nineteenth-Century Medicine* (Berkeley and Los Angeles: University of California Press, 1988), 13.

49   Richard L. Kremer, "Between Wissenschaft und Praxis: Experimental Medicine and the Prussian State, 1807-1848," in *"Einsamkeit und Freiheit" neu besichtigt: Universitätsreformen und Disziplinenbildung in Preussen als Modell für Wissenschaftspolitik im Europa, des 19. Jahrhunderts*, ed. Gert Schubring (Stutigart: Franz Steiner, 1991), 156.

50 Jan Purkyne, "A Brief Report on the Origin and Present Condition of the Institute of Physiology in Breslau, 30 August 1841," in Vladislav Kruta, "J. E. Purkyne's Account of the Origin and Early History of the Institute of Physiology in Breslau (1841)," *Scripta Medica* 39 (1966): 3.

51 *Jahrbuch derpreussischen Rhein-Universität* (Bonn, 1821), 434 ff. See also *Vorlesungen auf der königlich preussischen Rhein-Universität Bonn im Sommerhalbjahr* 1822 (Bonn, 1822), 4.

52 E. Th. Nauck, "Bemerkungen zur Geschichte des physiologischen Instituts Freiburgi. Br.: Paul Hoffmann zum 65. Geburtstag," *Bericht der naturforschungs Gesellschaft zu Freiburg in Br.* 40 (1950): 148-49; Eduard Seidler, *Die medizinische Fakulät der AlbertLudwigs-Universität Freiburg im Breisgau* (Berlin: Springer, 1991), 119-20.

53 Instruction für die anatomischen Anstalten an der Universität zu Wurzburg, 1825, Anatomisches Institut Papers, Universität Würzburg, Bayerisches Hauptstaatsarchiv, Munich, Bd. I, MS., MK 11401.

54 Hermann F. Kilian, *Die Universitaeten Deutschlands in medicinisch-naturwissenschaftlicher Hinsicht* (Amsterdam: B. M. Israel, 1966). This work was originally published in 1828.를 볼 것.

55 Kremer, "Between Wissenschaft und Praxis," 165.

56 독일 의학교육의 생리학 도입에 관한 전체적 논의는 다음을 볼 것. Hans-Heinz Eulner, *Die Entwicklung der medizinischen Spezialfächer an den Universitäten des deutschen Sprachgebietes* (Stuttgart: Ferdinand Enke, 1970), 46-65.

57 André Bescher, "L'enseignement de la chimie en médecine au début du XIXe siècle" (med. diss., University of Lyon, 1959).

58 *Medical Gazette* 13 (1833-34): 724.

59   W. P. Allison, Travel diary, London and France, 1825, Allison Papers, 11/53, Royal College of Physicians of Edinburgh. 강조는 원문.

60   Robert Fox, "Scientific Enterprise and the Patronage of Research in France, 1800-70," *Minerva* 11 (1973): 450.

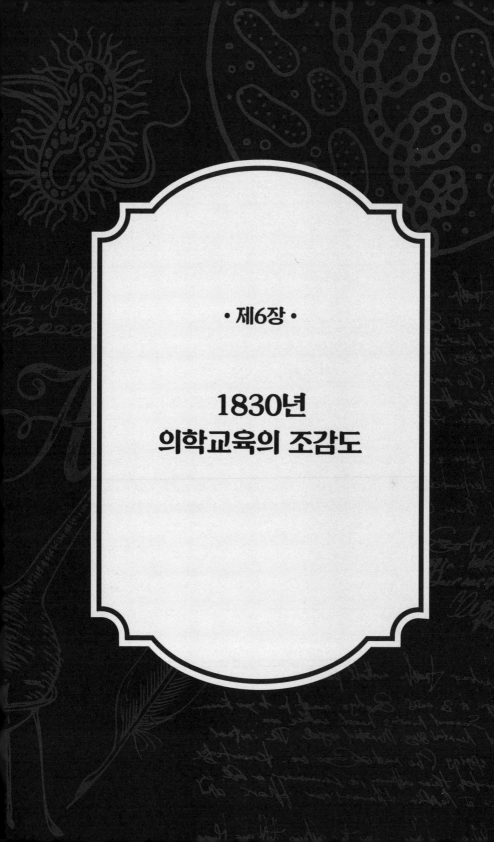

· 제6장 ·

1830년
의학교육의 조감도

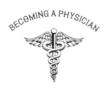

1830년까지 대서양 양안에서 의학 수련에 진행된 변화는 이전 반세기의 정치적, 사회적 변화에 크게 빚지고 있었다. 오랜 혼란과 갈등을 야기한 구세기의 정치 혁명 이후 19세기 초에는 모든 국가에서 반동과 통합, 새로운 산업 성장과 도시의 확산, 교역의 확장과 성장 및 번영, 고도의 정치적 격동이 뒤따랐다. 어떠한 국가도 급속한 인구 변화, 번창하는 자본주의 기업, 민주주의 물결의 확산, 도시 산업혁명의 악영향에 가장 노출된 이들을 돕기 위한 개혁가들의 노력으로부터 영향을 받지 않을 수 없었다.

유럽과 미국 중산층의 부상과 더 많은 의료서비스와 더 높은 수준의 의술 능력에 대한 요구는 의학 훈련에 필연적인 영향을 미쳤다. 특히 영국 산업도시의 지속적인 성장은 가난한 사람들의 공중보건과 의료에 심각한 문제를 양산했다. 1831년 런던의 인구는 이미 150만

명에 육박했고 나머지 인구의 거의 절반이 5,000명이 넘는 도시에 살고 있었다.[1]

이러한 조건에서 가장 수요가 많은 의사는 새로운 실용 과학에 대한 지식과 실무형 의학의 기술을 결합한 의사였다. 새로운 과학 연구는 점점 더 일반인들에게 믿음을 주었고 의사에게 더 확실한 진단과 더 나은 실병 과정에 대한 이해를 주었으며 의시의 실무 기술은 환자에게 최상의 치료를 보장했다. 예를 들어, 실무형 과학으로서의 의학은 대중들에게 대학의 고루한 인문학적 의학과 조악한 초기 실무학교의 경험주의 모두로부터 중요한 발전을 이룬 것으로 보였다.

클리닉의 승리와 새로운 과학의 부상은 함께 의학교육에 새로운 자신감을 만들어냈다. 학교 자체가 점점 더 비슷해지고 있었다. 이제 의학 교수들은 졸업생들이 진료하도록 허용하기 전 진료소나 병원에서의 많은 실무 경험 또는 적어도 감독하의 견습 과정을 당연한 것으로 주장했으며, 각국의 실무학교들은 일반진료에 가장 유용한 것으로 간주되는 과학을 여러 겹의 과정으로 추가하였다. 일부는 의료 수련 수준이 상호 다르게 이루어질 필요가 있는지 의문을 제기하였고, 대중을 치료하는 모든 사람을 위한 공통된 교육 표준을 채택할 것을 촉구하기 시작했다. 어바인 라우든은 영국 의사의 새로운 이상을 "만능 의사"이며 "의학의 모든 지식분과를 망라할 수 있는 동시에 약을 처방하고 나눠줄 수 있는 일반개업의"라고 썼다.[2]

1830년 이후 영국 등지에서 의사 수련을 보다 체계적이고 일관된 방식으로 만드는 운동은 중요한 전환점을 이루었다. 그러나 변화를 만드는 이들의 노력을 다루기 전에 우선 이번 장에서는 1830년경 주요 국가들의 실제 의학교육의 상태를 살펴보고자 한다.

독일의 의학교육 사업

규모 면에서 독일의 의학교육 사업은 전체적으로 볼 때 다른 어떤 국가보다 작았다. 1830년 독일어권 대학, 실무학교, 군사학교에 공식적으로 등록한 의학생의 수를 합리적으로 추산하면 6,000명이 넘을 것이다. 이 중 절반 이상이 대학에서 공부하고 있었다.[3] 대학의 교육 과정은 점점 더 면허 취득과 진료를 위한 표준 경로가 되고 있었다. 의학사 학위 취득 요건과 진료 면허의 요건은 프랑스와 비슷했다. 프랑스에서와 마찬가지로 대학에 입학하려면 어디에서나 인문학 김나지움(대학 예비학교)의 졸업장이 필요했다.

1830년 독일에서 의학교육 과정은 일반적으로 4년이 걸렸다. 첫 해에는 식물학, 화학, 물리학, 동물학, 해부학으로 시작하여 둘째 해에는 생리학, 약학, 병리학, 병리해부학을 배웠다. 마지막 2년은 고급병리학, 외과학, 조산학, 안과학 및 대학 병원의 실습 클리닉으로 마무리하였다. 그러나 프랑스의 제도와 달리 학생들은 4년 이후 자신의 국가 면허 시험 준비 여건에 따라 교육 과정을 선택하는 상당한 자유가 주어졌다.

(프랑스의 상황과 달리) 대학생은 진료를 위해 의학사 학위를 취득할 필요는 없었다. 하지만 대학생은 의학사 학위를 취득하기 위해 라틴어로 실시되는 일련의 추가 시험을 통과해야 했으며, 라틴어로 학위논문을 작성하고 심사를 받아야 했다. 반면에 주 면허 시험에는 실무 기술 시험이 포함되어 있었으며, 응시생들은 '실무에 맞게 훈련되었을 뿐 아니라' '완전한 교양인[literary man]'이라고 간주되었다.[4]

프로이센은 점차 의학교육 시스템을 조직하는 다른 독일 주의 모델이 되었다. 1810년과 1818년에 베를린과 본에 설립된 두 개의 새로운 대학은 의학의 자연과학을 열렬히 옹호한 신임 교육문화부 장관 칼 줌 알텐슈타인Karl zum Altenstein의 특별한 지원을 받았다. 할레, 브레슬 라우, 쾨니히스베르크와 같은 오래된 프로이센 대학은 상대적 중요성 은 쇠퇴했지만 여전히 유럽 대륙의 주요 학교 중 하나였다. 그 밖에도 바이에른 주는 뷔르츠부르크, 에를랑겐 그리고 (1826년 이후) 뮌헨의 3 개 의과대학을 지원했다. 바덴 주는 합스부르크 영토 밖에서 가장 오 래된 독일 의과대학인 합스부르크 대학뿐만 아니라, 독일 의학의 번 영하는 서부 전초기지인 프라이부르크 대학을 자랑하였다.

라이프치히, 예나, 튀빙겐, 마르부르크, 킬, 로스토크, 스위스의 독 일어 대학, 특히 빈과 프라하에서는 다양한 수준의 의과대학을 발견 할 수 있었다. 대체로 1830년대 초까지 24개 의과대학과 30개의 실무 학교가 독일권 유럽 전역에 산재했다.[5]

1830년 훨씬 이전의 관찰자들 다수는 독일 대학에서 의학의 과학 적이고 학문적인 기반을 향해 일어나고 있는 중요한 변화에 주목했 다. 예를 들어, 1808년 한 프랑스의 유럽 대학 조사 보고서는 '훌륭한 시설'이 라인강 전역에서 발견된다고 기술하였고 그들의 다양한 과학 적 제안들, '고위급' 교수의 '심오한 학식', 교육 조직의 '천재성'을 칭 찬했다. 저자는 이 모든 것들이 (독일 대학을) "…… 다른 국가들이 경 의를 표하는 기관이 되도록 만든다"라고 말했다.[6] 다른 기술들은 교수 연구 중요성의 증가, 의학 커리큘럼 주제의 급속한 분화, 정부가 자신 의 목적을 위해 뛰어난 인재를 채용하고자 경쟁하면서 학생과 교수의 이동이 증가하였음을 지적하였다. "대학교육은 전체적인 철저함과 과 학적인 내용 면에서 탁월해야 한다"라고 1830년대 초 의대생을 위한 독일의 한 전형적인 핸드북은 쓰고 있다.[7]

알텐슈타인과 같은 유력한 장관들은 의학계에 과학적 역량을 가진 사람들을 끌어들이고자 열의를 보였고 의학 교수진의 반대를 무시했다. 베를린 생리학 교수로 요하네스 뮐러를 임명하려는 데에 교수진이 항의하자 야콥 헨레*는 "고위급 관료들은 아카데믹 라이프, 특히 의학 학습에 대폭 변화가 있기를 희망한다"라고 썼다.[8] 같은 해 아마도 실무적인 학습을 강조한 내과-외과학회의 지도자인 마그데부르크의 프리드리히 프리체Friedrich Fritze는 학생들에게 새로운 과학 정신이 독일 전역을 휩쓸고 있고 실무형 의사들에게도 '축복받은 여신, 위로자, 병들고 약한 자의 조력자'가 되었다고 열정적으로 말하였다.[9]

헤르만 킬리안Hermann Kilian이 광범위한 지역을 여행하고 나서 1828년 보고한 바에 따르면, 독일의 모든 대학 중에서 베를린이 과학 연구 분야에서 단연코 가장 종합적이고 풍부했다. 29명의 의학 교수진 중에는 유서 깊은 임상 의사 크리스토프 후펠란트, 안과 의사 칼 페르디난드 그라페**, 산과 의사 엘리아스 폰 지볼트Elias von Siebold, 해부학자 카를 루돌피, 식물학자이자 생리학자인 슐츠C.H. Schultz가 있었다. 킬리안에 따르면 슐츠는 현미경 사용에 대해 '매우 경험이 풍부한 관찰자'였다.[10] 학장 루돌피가 4개년 학습 계획을 당국에 제출했을 때, 교수진들 사이에서는 과학 교육 과정과 실습교육 과정 사이의 상대적 비중에 관하여 길고도 뜨거운 논쟁이 이어졌다.[11] 1828년에 제공된 25개 교육

---

* Friedrich Gustav Jakob Henle(1809~1885): 독일의 병리학자. 요하네스 뮐러의 제자로 조직학 발전에 많은 영향을 미쳤으며, 전염설을 옹호하였다. 신장의 'loop of Helne'를 발견한 것으로 잘 알려져 있으며, 근대 의학의 발전에 크게 기여하였다.

** Karl Ferdinand von Gräfe(1787~1840): 바르샤바 출신의 독일 외과의. 베를린 대학 안과 분과 책임자를 지냈다.

과정에는 소아과, 정신과 및 성병에 대한 새로운 과정이 포함되어 있었다.[12]

프로이센 정부가 1818년 새로 획득한 라인 지방을 다스리기 위해 본에 새로운 대학을 열었을 때 베를린이 그 모델이었다. 본 대학은 처음부터 '프랑스의 영향(즉, 의학교육의 전문성과 의학교육은 의사만 해야 하고 실무를 가르쳐야 한다는 실용성에 대한 강조)을 근절할 필요성'과 자연과학을 강조했으며, 이는 '이 작은 대학 도시에서' 가장 잘 수행되었다.[13] 킬리안은 베를린의 뒤를 이어 본이 과학 및 의학 분야에서 가장 높은 순위라고 기록하였다.[14]

본 대학은 의학 교수진 규모는 베를린보다 작았으나 생리학의 요하네스 뮐러, 의학의 프리드리히 나세*, 해부학의 마이어와 같은 유망한 학자들을 끌어들였다. 초창기 때부터 '의과학 및 학생 학습', 병리해부학, 인간과 비교생리학, 인간과 동물의 감각생리학, 수면 및 그 장애와 같은 아직 흔하지 않은 과목에 관한 교육 과정을 제공하였다.[15] 생리학 하나만으로도 임상 의사, 해부학자, 산부인과 의사, 약학자 모두가 5개의 다른 과정을 개설하였다.[16] 다른 독일 대학과 마찬가지로 클리닉에서의 실습도 커리큘럼의 필수 부문으로 규정하였다. 나세는 본에 있는 유명 의료 클리닉을 이용하여 학생들에게 청진, 타진 및 현미경 사용에 대한 실습 지침을 제공하였고 환자 진단 및 치료에 대한 직접적인 책임을 할당하였다.[17]

이후 개혁가와 역사가들은 19세기 초 독일의 과학적 사고에서 철

---

* Christian Friedrich Nasse(1778~1851): 독일의 내과 의사이자 정신과 의사. 1819년부터 본 대학의 교수를 역임하였다.

학의 역할과 의학에 대한 영향에 대해 많은 설명을 남겼다. 후속 세대에게 요한 피히테, 프리드리히 셸링 그리고 그 추종자들이 주장한 자연철학**은 과학적 의학의 발전을 가로막은 모호하고 사변적 추론의 전형으로 보였다. 일부 의사들을 포함하여 낭만주의 철학자들은 정신과 물질 사이의 양극성을 강조하고 인간 유기체 구성과 자연세계 구조 사이의 유사성을 탐구하였고, 이는 과학의 합리적이고 경험적인 속성과 대립하는 것처럼 보였다. 그러나 당대 많은 학자들과 동시대 의학계 인사들의 관점에서 볼 때 철학적 사변과 의학적 교지 사이의 갈등은 실제보다 과장된 것이었다.

사실, 자연철학에 대한 의학계의 광범위한 관심은 과학적 또는 실용적인 주제를 가르치는 데에 놀라울 정도로 직접적인 영향을 미치지 않았다. 이 시기 독일 대학의 의학교육 과정을 자세히 살펴보면 셸링 지지자와 비판자들 사이의 격렬한 논쟁은 거의 흔적을 찾을 수 없었다. 예를 들어, 요한 샤프로트Johann Schaffroth가 그의 특수병리학 및 치료학 강의에서 셸링의 아이디어를 전도하고자 한 경우를 제외하고는, 프라이부르크에서 셸링의 아이디어에 대한 논쟁은 의학교육에 거의 영향을 미치지 않았다. 하이델베르크에서는 칼 아우구스트 힘리를 제외하고는 영향이 훨씬 적었다.[18] 울리히 트롤라Ulrich Tröhler에 따르면, 괴팅겐 대학의 의학 교수진은 낭만적인 사변적 의학의 물결에 "영향을 받지 않았다."[19] 킬리안은 독일 대학의 과학 및 의학교육에 대해 포괄적으로 조사하고 다른 어떤 나라보다 독일에서 과학이 더 깊은 뿌

** 존 로크나 아이작 뉴튼 등 자연을 일종의 기계로 바라보는 기계론적 철학에 맞서 자연 전체가 거대한 유기체라는 주장을 하는 독일의 관념 철학.

리를 내렸다고 강조하면서 그가 조사한 기관의 철학적 차이나 갈등에 대해 전혀 언급하지 않았다.[20]

더군다나 이미 언급된 병리해부학, 실험적 생리학 및 다른 과학의 초기 발전은 독일에서 자연철학의 영향이 절정에 달했던 시기에 일어났다. 어떤 면에서 사물의 근본적인 본질에 대한 이러한 사변적 추론은 과학적 사고의 뿌리에 대한 진지한 검토를 촉진하고 의학 교수들이 단지 실무형 의학의 교사가 되는 것이 아니라 독립된 학자와 사유자가 되도록 자유롭게 해줌으로써 과학 발전에 긍정적인 자극제가 되었을 것이다.[21]

프랑스 시스템: 비교와 대조

1830년경 프랑스의 의학교육 시스템을 독일의 시스템과 비교하면 그들 사이의 많은 유사점과 차이점에 충격을 받을 것이다. 모든 차이에도 불구하고 두 시스템은 사실상 영국이나 북미의 의학교육보다 서로 훨씬 더 가까웠다. 양국 모두 영미권에서보다 자연과학이 의사 양성에 있어 훨씬 더 강력한 역할을 하게 되었다. 둘 다 학문적으로 교육받은 의사와 지역에서 봉사하는 실무형 학교에서 교육받은 의사의 수련을 계속 날카롭게 구분하였다. 둘 다 영국이나 미국보다 도제 제도를 실용적인 경험을 얻는 수단으로 훨씬 적게 사용했다. 둘 다 비록 형태는 다르지만, 의학 학습의 핵심으로 교육 클리닉을 높이 평가했다. 둘 다 수 세기 동안 내려온 내과와 외과의 교육상의 분리를 극복했다. 그리고 마지막으로 이전 반세기 동안의 강력하고 간섭주의적인 정부에 많은 빚을 졌다.

더욱이 프랑스의 교육사업 규모는 독일권 주를 합친 것 다음으로 두 번째였다. 아마도 1830년 프랑스에서는 3개 의과대학, 22개의 에콜 스콩데르, 9개의 육해군 의학교에서 3,500명 이상의 학생들이 등록했을 것이다.[22] 공식 의학생을 넘어 수백 명—어떤 때에는 수천 명—의 학생과 졸업한 의사가 1820년대와 1830년대 파리로 몰려들었다. 이미 파리의 의과대학은 앞서 설명한 것처럼 세계 최초의 졸업 후 의과대학으로 칭송받고 있었다.

두 체제 간의 대조점은 18세기 이후로 커진 차이점에 있었다. 혁명에서 살아남은 파리, 몽펠리에, 스트라스부르의 학위 수여 의과대학 3개보다 독일어권에서 학위를 수여한 24개 대학이 수적으로 능가하였다. 독일 학교는 지역 전체에 더 널리 분산되어 규모가 더 작았고, 종종 더 개인화된 교육을 제공했으며, 학문적 재능을 가진 인재를 두고 서로 치열하게 경쟁했다. 반면에 프랑스에서는 다수의 교육 병원이 있는 거대한 파리 대학이 논쟁의 여지없이 프랑스 과학 및 의학 교육의 핵심이자 영혼이었다.

더욱이 파리에서는 교육 당국과 병원 당국 사이에 분명한 구분이 있었지만 1830년 독일 대학은 그렇지 않았다. 자연과학 교육 과정, 특히 실험실 실험과 동물실험을 필수로 하는 교육 과정이 의학 공부에 점점 더 중요해지면서 보통의 의과대학생과 프랑스 과학은 많은 부분이 분리되었고 의학교육 과정에 이러한 과정을 도입하는 것이 독일보다 훨씬 더 어려웠다.

독일에서와 마찬가지로 1830년 프랑스에서는 개업의가 되려는 사람들 가운데 실무학교가 아닌 의과대학에 등록하는 비율이 늘어나고 있었다. 1840년대에는 상황이 더욱 급격히 바뀌어 프랑스 의사 5명 중 3명이 의과대학에서 교육을 받았다.[23] 의술을 수행할 권한을 부여하는 의학사 학위 요건은 인문계 고등학교 졸업과 4년간의 의과대학 공부였다. 1836년 이후에는 의학 공부를 하기 전에 고등학교(리세)에서 학사 학위를 취득해야 했다.[*]

비록 수업에서 출석을 요구하지 않았고 프랑스 학생들은 사설 교습으로 공식 교육 과정을 자유롭게 보충할 수 있었지만, 이들에게 16개의 과목으로 엄격하게 규정된 커리큘럼에 대한 선택의 여지는 거의 없었다. 공부의 순서는 독일에서처럼 첫해에는 해부학, 생리학, 화학, 식물학, 위생 및 외과병리학으로 진행되었다. 2년 차에는 임상 및 외과수술을 추가하여 이 과목의 더 많은 과정을 수강할 수 있었다. 그런다음 3년 차에는 내과 및 외과 클리닉, 병리해부학 및 약물학을 공부했다. 그리고 마지막 해에는 조산학을 포함하여 더 많은 클리닉으로마무리했다. 독일 학생들과 달리 프랑스 학생들은 1학년 때부터 아침을 병원에서 보냈다. 총 5개의 까다로운 시험(일부는 라틴어와 실습 포함)이 2학년 말에 시작되었고, 4학년의 마지막 시험 후에 프랑스어 또는라틴어로 된 논문이 학생 본인 부담금으로 출판되었다(140부).[24]

1815년 나폴레옹 제국이 무너지자 혁명 시대의 급진적 변화에 대한 반발이 프랑스에서 일어났지만 1830년에는 대부분 소진되었다. 그러나 1820년 무렵 많은 이들이 파리 통제의 속박을 풀고, 지방 대학을 소생시키거나 교수와 고급 학생들을 위한 연구 시설을 만들기를 희망하면서 흥분감과 '지적 해방'의 감각이 라인강 전역에서 일어나기 시

---

[*] 프랑스 혁명 이후 수립된 프랑스의 교육체제는 리세(Lycées)와 콜라주(Collèges)로 나뉜다. 리세는 1802년 나폴레옹이 수립한 주요한 중등교육 제도였으며 프랑스어, 라틴어, 고전 그리스어 및 과학을 가르쳤다. 콜라주는 11~15세, 리세는 15~18세가 다니며 바칼로레아를 준비하는 것이 특징이다.

작했다.

독일과 달리 프랑스 과학자들은 연구를 수행할 공간이 부족했다. 로버트 폭스의 설명에 따르면 프랑수아 마장디는 다른 연구 동료들과 마찬가지로 자신의 선구적인 연구를 위한 검소한 시설로 콜레주 드 프랑스의 "작은 벽장little closet을 구했지만, 이는 연구 목적에 부적합할 뿐만 아니라 축축하고 건강에 좋지 않았다."[25] 많은 연구 지망생들은 마장디의 작은 공간조차 부족했다. 그러나 변화에 대한 희망은 1820년대와 1830년대의 계속되는 정치적 혼란 속에서 급진파와 보수파, 반체제적인 학생과 보수적인 관료들, 구식 외과의와 내과 교수진 간의 대립으로 산산조각이 났다. 1822년 몇 달 동안 파리 의과대학 전체는 일련의 학생 소요로 문을 닫았고, 그 결과 11명의 교수가 자리를 잃었다.[26]

프랑스 개혁가들은 에너지의 대부분을 구체제의 외과 기구와 여타 개별 기관을 복원하려는 사람들의 위협을 물리치는 데 사용하였다.** 보수적인 외과의 카롱J.C. Caron에 따르면 구 파리 외과 칼리지Paris College of Surgery는 혁명의 시대 내과 패컬티에 의해 '침략'을 받고 '점령'되었으나 학생들에게 실무형 의학이나 새로운 의과학을 가르치는 데 '거의 쓸모없는 것'으로 판명되었다.[27] 왕이 총애하는 마르케J.T. Marquais가 복권된 왕을 위해 준비한 보고서는 혁명이 초래한 파괴와 무정부 상태를 비난하고 파리 외과 칼리지와 왕립외과아카데미 두 기구 모두

** 프랑스 혁명은 앙시앵 레짐 체제의 길드 전문직 중심의 의료 체제를 혁파하고 새로운 자율 경쟁 의료 체제가 수립되는 데 큰 영향을 미쳤다. 내과의와 외과의가 통합되었으며 병원의 운영 역시 정부 주도하에 이루어졌다. 프랑스 혁명 이후 의료 전문직은 길드 중심으로 양성되는 것이 아닌 정부의 면허 체제하에 양성되는 방향으로 나아갔다.

의 복원을 촉구했다. 그는 의과대학 세 곳은 특히 파리에서 현재 교육을 받고자 하는 엄청난 수의 학생들 앞에서 '무력'하며 그들을 가르칠 교수, 실험실 또는 임상 시설이 충분하지 않다고 주장했다. 마르케는 오직 왕만이 21년 동안 견디기 어려운 혼란에 빠진 프랑스의 내과와 외과를 구할 수 있다고 주장했다.[28]

그러나 새로운 개혁 노력과 마찬가지로 구체제의 의학적 '영광'을 회복하려는 캠페인은 1815년 이후 거의 성공하지 못했다. 파리 내과 패컬티Paris Faculty of Medicine는 비판에 포위되고 내외부의 압력에 비틀거렸으나 맹공격을 이겨냈고, 1830년에는 프랑스에서 가장 강력한 의료 기관이 되었다. 실제로 당시 조지 와이즈는 "내과 교수직은 귀족성ennoblement과 밀접하게 관련되어 있는 것 같다"라고 썼다.[29]

영국의 의학교육 개요

파리 패컬티가 반대자들을 물리치고 독일에 새로운 대학과 자연과학이 등장하던 같은 시기에, 섬나라 영국도 의사 양성 시스템에서 중요한 변화를 겪고 있었다. 1830년대 초 중앙정부는 약제사 교육을 규제하는 최초의 일반법을 통과시켰다. 대륙의 대학을 모델로 한 새로운 의학교가 런던에서 시작되었다. 영국 전역에 12개의 지방 의학교가 설립되었다. 그리고 스코틀랜드 대학들은 강도 높은 재심사와 정부의 조사를 경험하고 있었다.

1830년 영국과 아일랜드 전역에서 약 3,000명이 넘는 학생들이 대학 의과대학, 병원 의학교 및 사설 교육 기관에 등록했다.[30] 대륙의 경향과 달리 대학 의과대학에 등록하는 학생의 비율은 감소하고 있었고, 증가하지 않았다. 영국에서 정식 의학 공부 기간은 일반적으로 유럽보다 훨씬 짧았으며 면허 요건은 더 불확실하고 다양했다. 의학에 필요한 예비 교육은 라틴어와 자연과학의 피상적인 지식부터 옥스퍼드나 케임브리지의 학사 학위까지 다양했다.

1830년대 중반 영국 일반개업의의 대부분을 구성하는 약제사를 위한 공식 학습 기간은 2년 반가량이었다. 1815년 약제사법은 변화를 향한 상충되는 압력 속에서 의회에서 통과되었으며 해부학, 생리학, 화학, 약물학 및 의학 실습에 대한 최소 요구사항을 설정하고 6개월의 병원 참관을 요구했다. 그러나 이 시기의 영국 (및 미국) 의학교육의 가장 두드러진 특징은 계속해서 사설 견습생 제도에 크게 의존했다는 점이다. 외과의 대가나 약제사에게 고용되어 보내는 시간은 조직화된 임상 수련이 대체하면서 감소하고 있었지만, 진료를 시작하는데 필요한 경험을 습득하기 위해 여전히 견습 기간은 불가결했다. 실제로 약제사법은 진료 면허를 취득하기 위해 5년의 견습 기간을 요구했다.

영국에서 진료의와 내과 및 외과 약제사에 대한 면허 제도의 고유한 특징은 진료 면허를 부여할 수 있는 권한을 부여받은 광범위한 지역 및 전문직 기구였다. 영국과 아일랜드에는 런던의 왕립내과의사회와 같은 9개의 의료 조합체와 스코틀랜드, 잉글랜드, 아일랜드 전역에 산재한 10개의 대학을 포함하여 19개의 면허 부여 기관이 있었는데, 그중 다수는 관할권이 중복되고 요구사항이 다양했다. 진 피터슨 Jeanne Peterson에 따르면 "의사들은 대학 학위와 다양한 형태의 의사 면허, 때로는 이들의 조합을 가지고 진료했으며 때로는 전혀 없는 경우도 있었다." 1830년 영국에서 개업의의 수련은 옥스퍼드와 케임브리지의 고전적인 대학 공부에서 지방 병원의 일련의 교육 과정과 '약제

사 가게의 빗자루와 앞치마 견습'에 이르기까지 다양하였다.[31]

왕립의사회가 여전히 주장하는 외과 의사, 내과 의사, 약제사 사이의 오래된 구분은 사실상 실제로 사라지고 있었다. 이제 대부분의 약제사들은 외과 자격을 원했고 외과 의사들도 마찬가지로 내과의 경험을 원했다. 런던의 왕립외과의사회 회장은 1830년대 초의 상황을 설명하면서 수술에만 전념하는 외과 의사는 200명을 넘지 않았으며 그중 70%가 런던에 있다고 추정했다.[32] 에든버러에서 열린 교수진 토론 보고서는 의료 전문직의 양대 분야를 진료하는 것은 이제 "대영제국 대부분 지역의 관행"이라고 적었다. "내과 학위를 취득한 대다수는 이제 외과 학위를 취득하는 것도 바람직하다고 생각합니다."[33]

특히 약제사가 드물었던 스코틀랜드에서는 "공공에 대한 봉사가 …… 모든 분야에서 치유 기술을 발휘하는 일반개업의를 요구하도록 만들었다." 스코틀랜드인들은 대부분 스코틀랜드에서 교육을 받고 있는 '일반의 교육에 대한 독점'을 런던의 약제사협회Society of Apothecaries에 부여한 약제사법의 시행을 크게 우려했다.[34] 이 협회의 5년 견습 기간의 요구 조건은 특히 곤란했는데, 이는 스코틀랜드 대학들이 오랫동안 커리큘럼에 실습 기간을 포함했기 때문이었다.

그러나 새로운 법안의 약점이 무엇이었든 간에—그리고 연구자들은 아마도 영국 의학의 변형과 계급적 차이를 다루는 데 있어 이 법이 실패하였음을 너무 강조했을 것이다—약제사법은 사실 영국 의학 수련에서 중요한 변화를 표시했다.[35] 처음으로 영국 의회는 국가의 일반개업의 수련에 개입했다. 정부의 추가 지원으로 협회는 1815년 이후 그러한 의사에 대한 교육 요건을 높이고 의학교육 과정 및 임상 경험의 순서를 규제하기 위해 꾸준히 움직였다.

1815년 이후 약제사법의 기준을 충족하기 위해 새로운 교육 사업체가 설립되었다. 1830년까지 이미 7개의 의학교가 영국의 지방 도시에 문을 열었다.[36] 새로운 교수진은 그들의 교육을 인정해달라는 신청을 심사 기구에 쏟아냈다. 맨체스터의 조셉 조던은 약제사협회가 투표 결과 "[런던]에서 해부학 공립 교수가 하는 것과 마찬가지로 그의 해부학 강의에 대한 학생들의 출석 증명서를 인정하기로" 하면서 일찌감치 승리를 거두었다.[37] 1828년 이 협회 서기는 맨체스터에서 이루어진 수련을 칭찬하며 "어떠한 심사대에 선 젊은이도 맨체스터에서 전적으로 교육을 받은 사람보다 모든 면에서 더 나은 자격을 갖추지 못했다"라고 말했다.[38] 곧 맨체스터 의학교는 이 도시의 왕립요양원에서 다양한 주제의 임상 강의를 제공하였다.[39]

다른 지방 학교들은 승인된 프로그램을 구축하고 런던의 실무형 의학교육에 대한 독점을 깨는 데 성공했다. 리즈의 한 전형적인 모험은 1831년 한 진취적인 의사 그룹이 '외과의 칼리지College of Surgeons와 약제사 홀Apothecaries Hall에서 시험을 볼 수 있는 교육 과정'을 만들겠다고 발표하면서 시작되었다.[40]

영국의 지방 및 사설 의학교는 런던의 병원 부설 학교와 함께 영국 국민 대부분을 진료하는 일반개업의를 대륙보다 훨씬 덜 조직화된 방식으로 공급했다. 1834년까지 영국에는 13개의 지방 의학교가 있었을 뿐만 아니라 글래스고 시에만 추가로 5개의 의학교가 있었고 런던 학생은 9개의 병원과 6개의 사설 의학교에서 강의를 선택할 수 있었다.[41] 이러한 실무학교의 필수과목은 대륙의 이급 의학교의 필수과목과 광범위하게 일치했으며 임상 수련을 제외하고 당시 미국 전역에 퍼진 '시골 의학교'와 일치했다. 미국과 대륙에서와 마찬가지로 영국의 실무학교는 라틴어, 문법 및 자연과학의 기초를 넘어서는 예비 의학교육이 거의 필요하지 않았다. 그들은 해부학, 생리학, 화학, 약물학, 내과·외과 실습, 때로는 산과학과 같은 표준 강의 교과목을 제공했다.

예를 들어 1830년경 리옹, 잘츠부르크, 신시내티의 유사한 학교와 리즈의 실무학교를 비교해보면 놀랍게도 거의 차이가 없음을 알 수 있다. 1831년에 리즈에 있는 새로운 학교의 7명의 교수진은 방금 열거된 모든 과정을 가르쳤고, 그들이 '유럽 대륙과 미국에 있는 모든 대도시'의 예를 따를 뿐이라고 단언했다.[42] 두 개의 강의가 지역 진료소에서 진행되었지만 학생은 대부분의 임상 경험을 미국에서처럼 견습 수련 기간에 얻을 것으로 기대하였다.

교수진이 정식 의과대학 교육이 이루어지는 것처럼 언급한 리옹에서는 임상 수련이 에콜 스콩데르 3년 과정에서 중요한 부분이었다. 그러나 생리학과 병리학을 별개로 교육하는 것을 제외하고는 8명의 교수가 제공하는 학술 강좌는 리즈와 동일하였다.[43] 7명의 전임 교수로 교수진이 구성된 잘츠부르크의 실무학교는 리옹과 리즈에서 제공되는 교육 과정과 본질적으로 동일한 과정을 3년 동안 가르쳤다.[44] 마지막으로, 신시내티의 의학교는 임상 수련이 부족하고 기간이 짧다는 점에서 리즈와 비슷했지만(대륙의 9개월 또는 10개월에 비해 4개월이었다) 제공 범위와 교수진 규모는 다른 학교와 비슷했다.[45]

예를 들어 모든 실무학교는 크기가 거의 같고, 유사한 과정을 제공하고, 동일한 문제(특히 해부학 수업을 위한 사체 조달)가 많았고, 유럽과 미국의 시골 및 소도시 개업의들 다수를 교육했으며, 대학에서 훈련받은 의사들의 경시를 받았다. 후자의 정치적 영향력과 의료 시장에서의 점유율은 특히 유럽에서 높았다. 영국과 미국의 학교를 다른 나라의 의학교와 구분하는 것은 사설 계약에 대한 임상 경험의 의존도가 더 높은 것뿐이었다. 실제로 영국과 미국에서 학업 기간이 더 짧았던 한 가지 이유는 학생들이 남은 기간 병상에서 또는 병원에서 교육을 받을 것이라는 기대 때문이었다.

런던에서는 1800년에서 1830년 사이에 학생들에게 체계적인 교육을 제공하는 병원 부설 의학교수가 3배로 증가했다. 점점 더 많은 병원이 점점 더 많은 학생과 교사를 수용하기 위해 강의실과 교실을 제공했다. 처음으로 교육은 병원 이사회의 중요한 책임이 되었다. 그러나 제공된 교육은 질적으로 매우 다양했으며 학생들 대부분은 하나 이상의 병원에서 교육 과정을 계속해서 이수했다. 최근 한 학자의 말에 따르면, 런던의 학업 도식은 여전히 "초창기이고 구조화되지 않았으며 주로는 해부-외과적 성격"이었다.[46]

대도시 학교 중 가장 규모가 큰 성 바르톨로뮤 병원 의학교는 1830년대 초 실무적인 특성을 강조하는 프로그램을 공표했다. 1835년 카탈로그에 따르면, 예를 들어 내과 영역의 클레멘트 휴[*] 경의 강의는 '병원 환자 증례에 대한 임상 관찰'로 설명되었고 외과는 윌리엄 로렌스[**]가 '병원 증례가 허용하는 한 임상적으로 설명된 강의'에서 가르쳤다. 조산학 교수도 마찬가지로 "자격을 갖춘 학생들은 추가 비용 없이 분만에 참여할 수 있는 충분한 기회를 갖게 될 것"이라고 발표했

[*]   Clement Hue(1779~1861): 영국의 의사. 성 바르톨로뮤 병원 의사로 근무하였다.
[**]   William Lawrence(1783~1867): 영국의 외과 의사. 왕립런던외과의사회 회장을 지냈다.

다. 심지어 '실험 준비와 반복을 위한' 화학 실험실과 '의학물리학' 교육 과정을 위한 '광범위한 설비'에 대한 언급도 있었다.[47] 1834년에는 '병리학 극장'과 함께 해부학과 화학 분야의 수련을 위한 새로운 시설이 추가되었다.[48]

가이 병원에서는 유명한 삼두 의사 브라이트, 애디슨 및 호지킨이 광범위한 추종자를 끌어들였다. 브라이트는 학생들에게 타진과 청진을 가르치고 환자의 혈액과 소변 표본을 채취하고자 노력했다. 그의 전기 작가들에 따르면, 그의 회진에 동행한 사람들은 "성실하게 뒤를 따라가기보다는 보고 행동해야 했다."[49] 가이 병원에서 제공된 교육 과정은 이 시기의 기본적인 내용을 모두 포괄하였고, 추가로 '실험 철학'과 생리학의 별도 교육 과정을 제공하였다.[50] 가이 병원과 성 토머스 병원 사이의 긴밀한 연결은 1825년에 끊어졌고 후자는 이제 신입생을 놓고 치열하게 경쟁했다.[51]

에든버러와 독일 대학을 본떠 런던에 대학 연계 의학교를 세우려는 노력은 당대의 가장 혁신적인 변화였다. 이는 영어권 의학교육의 압도적으로 실용적 성격을 겨냥하였다. 초기 공표에서는 영국 의학이 유럽 대륙에서와 같이 이론과 실천을 통합해야 할 필요성이 시급한 요구사항으로 언급되었다. 1827년의 성명서에 따르면 '영국의 모든 일반진료행위'는 '학위를 취득하지 않고 전문직의 단일 분야에만 국한되지 않는 일반개업의라고 불리는 사람들'의 손에 달려 있었다. 이 성명서는 독자들에게 옥스퍼드와 케임브리지가 여전히 영국 성공회 신도를 제외한 모든 이들에게 닫혀 있고 학생 대부분이 학비를 재정적으로 감당할 수 없었으며 어떤 경우에도 진정으로 전문적인 의학 과정을 제공하지 않았다는 점을 상기시켰다.[52] 한편 런던에서는 "각기 다른 의학교에서 교육을 받으며 …… 가장 결함이 많았다."[53] 그 창립자들은 높은 수준의 준비 교육, 가장 최신의 의과학을 제공하는 커리큘럼, 교수진이 관장하는 병원이 필요하다고 주장했다.

창립자들의 눈에는 프랑스가 아닌 독일이 분명한 모델이었다. 그들은 독일의 해부학, 생리학 및 병리학 교육을 런던 교육 과정의 비틀거리는 불확실성과 대조했다. 할레의 저명한 비교 해부학자인 요한 프리드리히 메켈은 런던 교수진의 열렬한 구애를 받았지만 결국 거절했다. 해부학자 그랑빌 패티슨*은 프랑크푸르트와 할레로 가서 그들의 해부학 컬렉션을 조사하였다.[54] 파리에서 심화 연구를 수행하던 로버트 카스웰이 병리해부학을 가르쳤고 생리학은 실험적 사고를 갖춘 찰스 벨**에게 배정되었는데, 그는 1830년 카탈로그에 따르면 영국에서 일반적인 형태와 '다소 다른 형태로' 그 주제를 가르칠 예정이었다.[55] 또한 외과와 내과는 새로운 사업에서 동등하게 관심을 받을 예정이었다. 신설 학교의 교수들은 동시대의 병원 학교 교수들보다 50% 더 많은 시간을 교수 업무에 할애할 것이라고 약속했다.[56]

창립자들은 에든버러에서는 소수의 학생만이 환자 병상에 접근할 수 있었다고 주장했다. 그와 달리 새로운 대학의 학생 모두에게는 병원에서 환자를 관찰하고 때때로 치료할 기회가 주어졌다. 패티슨은 1820년대 후반의 에든버러에 대한 "가장 수치스러운 고백"이라고 말

---

*   Granville Sharp Pattison(1791~1851): 스코틀랜드의 해부학자. 런던 대학 해부학 교수를 지낸 뒤 미국으로 건너가 뉴욕 대학 교수를 지냈다.

** Charles Bell(1774~1842): 스코틀랜드의 외과의, 해부학자, 생리학자, 신경학자. 'Bell's Palsy'를 발견하고 척수 신경에서 감각 신경과 운동 신경을 구분한 것으로 유명하다. 1829년 런던 대학의 의학교 수립을 도왔으나 곧 에든버러 대학의 외과학 교수 자리로 이동하였다.

하면서 "비록 몸을 움직일 만큼 열정적인 학생이 근육을 움직여 병상에 충분히 가까이 가는 데 성공했다 해도 …… 그 증례에 관한 논의가 끝날 때까지 그가 다시 성공하기는 어려웠다"라고 했다.[57] 런던은 분명히 다르고자 하였다.

　그러나 대학 창립자들이 구상한 원대한 계획은 그렇게 빨리 실현되는 것이 불가능했다. 운영 2년 차까지 약 300명의 학생들이 등록했지만 시설 부족, 중복된 교과목 배정, 교수 간 마찰, 높은 수업료, 스파르타식 학생 생활, 특히 교육 병원의 부족에 대한 불만이 빈번했다. 1832년 존 엘리엇슨* 교수는 만약 우리가 "실제 증상을 [학생들의] 손길에, 청각과 시야에 노출시켜야 한다면 …… 병원 없이는 의학교들 사이에 순위를 유지할 수 없다"라고 불평하였다.[58] 자체 병원이 없었기 때문에 교수진은 처음 6년 동안 빈약한 대학 진료소의 자원과 미들섹스 병원과의 느슨한 계약에 의존할 수밖에 없었다. 일부 교수는 위원회에 '전적으로 정부가 통제하지 않는' 병원보다는 병원 없이 운영하는 것이 더 낫다고 충고하면서 병원이 설립될 때까지 자신의 보수를 포기하겠다고 제안했다.[59]

　그러나 독일 모델식 학술 병원은 여러 방면에서 강렬한 반대에 부딪혔다. 한 시의회 의원은 그러한 병원의 설립이 "많은 동물적 성향을 불러일으킬 것"이며 "[이 나라에서] 내과와 외과 교육이 병원에 종속된 것이 아니라 교육의 목적에 병원이 종속되고 부차적이 된 첫 사례가 될 것이기 때문"이라고 경고했다. 엘리엇슨이 지적하듯 일부는

---

*　John Elliotson(1791~1868): 영국의 내과의. 런던 대학에서 임상 강의 도입을 주도하였으나 최면술 사용을 주장하면서 물러났다.

"병원이 실험과 수술을 위한 극장이 될 것"이라고 우려했다.[60] 교수진의 사직과 학생들의 등록 철회 위협 아래 처음으로 영국 병원의 통제권은 학술 당국의 손에 넘어갔고 교육은 전적으로 의학 교수진의 책임이 되었다.[61]

한편, 스코틀랜드 대학은 런던 학교와 지방 학교의 치열해지는 경쟁 앞에서 그들의 명성과 자율성에 대한 추가적인 위협에 직면했다. 특히 에든버러는 유럽 최고의 의과대학 중 하나라는 초기의 명성을 잃었다. 시의회는 점점 더 지역의 정치 상황에 영향을 받았으며, 의학 교수진에게 수업 과정을 확대하고 학생들을 도시로 끌어들일 수 있게 학계 외부의 많은 강사들을 인정하도록 압력을 가했다. 1824년 의회는 의과대학의 필수 커리큘럼에 반세기 동안 실질적인 변화가 없었다고 주장했다.[62] 에든버러의 명성을 만든 많은 유명한 교수들은 사라졌다. 대륙과 비교하여 의학 준비 요건이 결여된 것이나 의학 학습 기간이 짧은 것에 대한 불만이 커지고 있었다. 임상 강의는 '병원의 다른 병동으로부터 분리된 일부 병동'으로 제한되었다.[63] 내과와 외과 교육의 구분은 여전히 아프게 두드러졌다. 대규모 수업의 학생 수업료에 의존하면서 교수진의 변화에 대한 저항이 강화되었다. 에든버러의 교육과 프랑스와 독일의 변화하는 커리큘럼에 대한 불리한 비교가 일반화되었다.

대학 문제에 대해 시 행정부가 '짜증나게 개입하는' 마지막 에피소드라고 로버트 크리스티슨이 명명한 사건을 촉발시킨 것은 의대생에게 조산학을 필수 과목으로 만들겠다는 시 의회의 주장에 대항한 싸움이었다.[64] 시 의회는 교수진에게 비록 그들의 의견에 항상 가장 존중하는 경의를 표하지만 '대중과 의대생의 이익'에 가장 큰 관심을 기울이는 것은 시 의회의 의무라고 말하였다.[65] 이 이슈의 방향에 대한 대학 교수진의 거친 저항은 1826년 영국 정부에 의한 왕립위원회 설립으로 이어졌다.

그러나 왕립위원회의 권고안이 발표되기 전에도 교수진은 개혁 요구에 부응하기 위해 일부 조치를 취했다. 1824년에서 1833년 사이 에든버러 교수진은 의학교육을 4년 과정으로 만들고, 6개월의 병원 출석을 요구하고, 시험 언어를 라틴어 대신 영어로 대체하고, 의학교육 학습 결과를 등급화하기로 결정했다. 학습의 새로운 순서는 화학, 식물학, 해부학과 같은 기본 학습으로 시작하여 내과, 외과, 산과학 및 임상교육 과정으로 진행되었다.[66] 그러나 새로운 병리학 전임 교수, 더 엄격한 입학 요건의 설정, 외부 강사에 대한 공식적인 인정 등 위원회가 제안한 다른 변화에 대한 저항은 강했다.[67]

이 무렵, 에든버러는 "의학계에서 리더십을 상실했다."[68] 비평가들은 '에든버러 대학 의학부의 명성 하락'에 대해 공개적으로 글을 쓰고 있었다.[69] 글래스고 및 기타 스코틀랜드 학교 교육에도 이와 유사한 비판이 쏟아졌다. 1827년 왕립위원회 위원들이 왜 글래스고가 학생들에게 임상 강의를 필수적으로 듣게 하지 않는지 이유를 묻자, 총장은 "효율성에 대해 확신할 수 있는…… 임상 강의가 없기 때문입니다"라고 응답하였다.[70]

1830년 북미의 의학 수련

1830년 북미의 의료 현장은 영국의 의료 현장과 놀랍도록 유사했다. 미국에서는 도제 수련이 실무 학습의 주요 경로로 활용되었다. 새로운 의학교들은 영국보다 훨씬 빠른 속도로 미국에서 확산되었다.

수련을 위한 요구 조건은 과거 모국만큼 다양했다. 영국에서처럼 종합대학이나 단과대학, 혹은 다른 학교에서 교육을 받는 개업의의 비율이 빠르게 증가하고 있었다. 양국에서 교육은 거의 전적으로 유료 수업 방식으로 제공되었다. 프랑스의 새로운 임상 과학과 대륙의 실험적 연구는 주로 동부에 있는 일부 기관 외에서는 거의 반향을 일으키지 않았다.

요컨대 영어권 국가의 의학교육은 새로 구성된 실무용 과학 강의 교육 과정을 학생 주도로 수행하는 견습 프로그램이나 병원 수련 프로그램에 접목하는 것과 같았다. 유럽 대륙의 실무학교와는 본질적으로 상업적인 성격을 띠고 정부가 지원 또는 통제에서 제한된 역할을 수행한다는 점에서 달랐다. 미국 최초 의학교의 탄생을 목격한 라이넬 코츠는 그의 생애 동안 유럽과의 차이를 '정부와 의학 기관의 성격 사이의 명백하고도 자연스러운 연관성'에 돌렸다.[71]

물론 미국의 상황은 영국과 같지 않았다. 미국에는 런던처럼 병원이 밀집한 도시도, 영국 수도에서처럼 새로 생긴 대학도, 의학교육의 오랜 전통을 지닌 에든버러 같은 의학교도 찾을 수 없었다. 비록 많은 이들이 에든버러 시스템을 미국 환경에 적용하고자 노력했지만 실패하였다. 1830년에는 계속되는 미국 인구의 이동, 많은 지역의 빈약한 정착지, 유럽식 병원의 부족, 정부의 방임이 결합하여 소규모 독립 의학교가 급속하게 성장하였다. 그들 중 다수는 농촌 지역에 있었고 일반적으로 영국의 지방 학교보다 임상 기회가 적었으며 유럽 대륙보다 전임 교수진 교육이 적었다.

미국의 초기 의학교들과 필라델피아 대학 또는 하버드 대학과 같은 교육 기관과의 유대 관계는 1830년에 훨씬 느슨해졌으며 대부분의 신생 학교는 대학이나 병원과 일시적인 관계를 유지하는 것이 최선이었다. 더욱이 해외 실무학교와 달리 미국 학교의 졸업생들은 학위를 받자마자 추가 시험 없이 거의 즉시 진료할 수 있었다.

학생을 유치하려는 경쟁과 '잭슨 민주주의*'하에서 정부 당국의 학위 또는 면허 요건의 감소 내지 부재는 의대 졸업 요건을 낮추도록 작용하였고 동부의 명문 학교에서도 그러하였다. 그 결과 미국의 수련 프로그램 대부분은 영국에서 그랬던 것처럼 짧았고, 바쁜 의사들이 운영하였으며, 예비 교육이 거의 필요하지 않았고, 영국의 학교보다 변화하기 더 어려웠다. 미국의 의학교육 프로그램은 결국 영국에서처럼 도제의 실제 경험을 보완하려는 노력에 그 기원을 두고 있었고 조직화된 교육 체계로 대체하려는 노력이 아니었다. 1830년 개업의 대부분은 단 하나의 의학 강의도 듣지 않았다는 사실을 기억하는 것이 중요하다.[72]

이때까지 미국에는 두 개의 초기 종파 학교를 포함하여 25개의 의학교가 설립되었다. 인구는 프랑스의 절반도 안 되었지만 이 숫자는 가장 큰 유럽 국가의 의학 교수와 거의 같았다. 이 학교들은 1830년 약 2,200명의 학생들에게 교육을 제공하고 있었는데, 이는 견습으로만 공부하는 학생의 일부에 불과했다.[73] 죠셉 케트Joseph Kett는 급증하는 이들 학교를 "외부의 통제 없이 운영되었고, 빠른 분자적 특성을 [취해] 무작위로 이리저리 움직이고 서로에게 부딪쳐 우연히 동맹을

---

* 미국 대통령 앤드류 잭슨(Andrew Jackson, 1767~1845)과 추종자들이 실천한 정치사상으로 초기 미국에 큰 영향을 미쳤다. 참정권의 확대, 북미 대륙에 대한 미국의 영토 확장, 자유방임주의 경제 등을 특징으로 한다.

형성하고 더 작은 단위로 부서졌다"라고 묘사하였다.[74]

　미국 의학을 연구하는 학자들은 미국 의학의 장래 발전을 알고 있기에 19세기 초 의학교들의 많은 약점을 이렇게 설명한다. 그들의 조직은 빈약했고, 상업적 목적을 추구했다. 그들은 일부 지원자들을 거부했다. 그들은 학생들에게 동일한 4개월 교육 과정에 대해 이중으로 등록금을 지불하도록 요구했다. 그들은 일반적으로 요구되는 견습 수련을 평가하기 위한 노력을 전혀 기울이지 않았다. 그들은 유럽에서 흔히 볼 수 있는 종류의 임상교육을 거의 제공하지 않았다. 그들은 시험 없이 학생들을 졸업시켰다. 그리고 그들은 누가 진료를 해야 하는지를 결정하는 데 변호인이자 배심원 역할을 했다. 이제는 이 가혹한 고발을 유럽 상황과의 보다 현실적인 비교를 통해 누그러뜨릴 필요가 있다.

　19세기 개혁가들의 저술은 이후 기록에 큰 비중을 차지한다. 왜 19세기 개혁가들은 그렇게 미국 의학교육의 상황을 가혹하게 묘사하였을까? 부분적으로 그것은 단순히 국내 변화를 촉진하기 위해 다른 곳의 매우 높은 기준을 지적한 모든 국가 개혁가들의 전략이었을 수 있다. 그것은 의심할 바 없이 유럽 제도가 더 정교하고 발전했으며 미국 제도는 상대적으로 열등하다는 미국인들의 널리 퍼진 견해를 반영했다. 그러나 무엇보다도 미국 의학교육의 일반적인 상태를 유럽의 그것과 부정적으로 불공평하게 비교한 것은 자국 밖 의학교의 다양성을 널리 알지 못한 데에서 비롯되었다. 파리, 런던, 빈에 가본 사람들은 그들이 뒤에 남겨둔 자국 의학교와 가장 유사한 수많은 실무학교, 병원 프로그램과 도제 제도에 대해 별로 주목하지 않았다.

　1830년의 미국 학교는 영국 및 대륙의 실무학교와 개념 및 구조에서 근본적으로 다르지 않았으며 현대사에서 가장 큰 이주민 인구를 대상으로 했다. 최초의 의학교들은 창립된 지 얼마 되지 않았고 설립자 일부는 아직 살아 있는 경우가 많았다. 그토록 광활하고 정착민이 거의 없는 시골에서 의사 수요는 현실적이었다. 단축된 커리큘럼과 느슨한 요구 조건, 실습 경험에 대한 의존은 불과 40년밖에 되지 않은 공화국의 정치적·사회적 상황을 반영했다.

그럼에도 거의 모든 미국 학교는 아무리 작거나 고립되어 있더라도 유럽 학교와 동일한 기본 과정을 제공하려고 노력했다. 미국에서 학습 성과에 성적을 매기지 않았고 학생들이 2학년 때 같은 교육 과정을 반복했다면, 이러한 관행이 미국에만 국한된 것이 아니라는 점을 기억해야 한다. 나중에 윌리엄 헨리 웰치*는 의사를 교육하는 미국 시스템이 대부분의 역사를 통해 후진적이었음을 비난했지만 '시스템보다 나은' 의사를 배출하였음을, 그리고 그 시스템은 그 모든 장점과 단점에서 실제 영국과 유럽의 시스템과 크게 다르지 않았음을 인정했다.

미국 의학교육에는 늘 비판이 따라다녔다. 19세기 초 의사들은 자주 수련의 체계에 대해 불평하고 간청하고 항의하고 변호하였다. 1813년 연로한 벤자민 러시는 펜실베이니아 대학 이사들에게 이렇게 말했다.

---

*   William Henry Welch(1850~1934): 미국의 의사이자 병리학자. 미국의 존스 홉킨스 병원 설립 4인방 교수 중 한 명이자 초대 의대 학장으로, 존스 홉킨스 대학에서 근대적 의학교육을 도입하는 데 지대한 공헌을 세웠다. 1896년에 〈Journal of Experimental Medicine〉을 창간하였다.

우리 대학에서 학위를 받은 어떤 젊은이들이 반창고를 바르는 법, 궤양에 붕대를 감는 법, 사혈법을 할 줄 모른다고 믿을 만한 충분한 이유가 있습니다. 평생 도끼나 망치도 만져본 적 없고 2년 동안 조선술 강의만 들은 목수가 지은 배를 타고 바다를 건널 수 있겠습니까?[75]

그러나 러시의 요청은 영국과 일부 대륙 국가와 마찬가지로 의학교 졸업생들이 실제로 진료를 시작하기 전 도제로 일하거나 병원에서 근무할 것으로 기대받거나 실제로 요구된 사실에 기초한 것임을 분명히 해야 한다. 실제로 러시는 학교 문제에 대한 해결책으로 의학 과정을 3년으로 연장하여 학생들이 강의 사이에서 더 많은 시간을 교수진과 함께 의학의 실무적 측면을 익히면서 보낼 수 있도록 제안했다.

물론 모든 강사가 병상에서 가르치는 데 능숙하거나 신체 진단의 새로운 기술을 배웠거나 새로운 의학에 대해 잘 아는 것은 아니었다. 종종 그들은 수련을 받은 이후 기술을 업그레이드할 기회가 없었다. 그러한 최신 교육을 받으려는 학생들은 그러한 교육을 제공하는 미국의 몇 안 되는 곳으로 가거나 유학을 가야 했다. 1830년대에만 200명 이상의 미국인이 파리로 갔다.[76]

변화에 대한 제안은 1820년 이후 빠르고 활발하게 이루어졌다. 신시내티 개혁가 다니엘 드레이크는 새로운 '서부 의학교'에서 5개월의 교육을 제안했고 임상 의학교육을 받을 수 있는 병원을 계획했다.[77] 1827년 매사추세츠 주 노스햄프턴에서 열린 의료인 대회에서는 진료를 위한 최소한의 요구 조건에 합의하려고 했지만 이해관계가 서로 상충하여 그렇게 할 수 없었다. 필라델피아의 라이넬 코츠는 학생들에 대한 유럽 병원의 개방성을 '학생의 침입을 금하도록 만든 그런 법들'이 있는 미국의 상황과 대조하여 설명했지만 영국 병원의 의학 교육에 대한 많은 제한은 모른 체했다.

코츠는 또한 미국의 의예과 요구 조건의 결여와 대학 수준의 과학 교육 과정의 부재를 공격했다. "이 나라뿐만 아니라 영국의 의학교들은 현재의 이급 학교로 영원히 그대로 유지될 것입니다."[78] 그러나 거의 같은 시기에 스코틀랜드 존 톰슨^{John Thomson} 교수는 거의 정반대로 주장하면서 의학에 대한 예비 교육 요건이 실제로 미국보다 스코틀랜드에서 더 낮았다고 주장했다.[79] 각국의 웅변가들은 앞서 설명한 바와 같이 자국의 개혁운동을 강화하기 위해 타국의 자료와 정보를 상당 부분 선별적으로 활용하였다.

아주 작은 마을에 자리 잡은 미국의 시골 의학교들은 유럽에 실제 상응하는 학교가 없었지만 그럼에도 의학교육 사업의 중요한 부분이었다. 1830년 미국 모든 의학교의 절반을 차지한 이들 학교는 19세기 전반기에 수천 명의 농촌 청소년에게 체계적인 의학교육을 제공했다. 예를 들어, 켄터키의 트란실바니아^{Transylvania}에 있는 학교는 1826년에 235명의 학생을 기록했다.[80] 1834년에는 미국에서 가장 큰 의과대학 3개 중 2개가 서부의 작은 마을에 있었다.[81]

이 모든 학교는 법률로 의학 학위를 수여할 수 있는 권한을 부여받았고 그 결과 수혜자들은 일부 주, 특히 뉴욕에서 여전히 요구된 면허 시험에서 면제되었다. 그들은 또한 대서양 해안에서 멀리 떨어진 학교를 팽창하는 국가의 마을마다 열면서 학생들을 동부 도시에서 멀어지게 했다. 뉴욕의 페어필드(1812), 켄터키 주 렉싱턴(1817년), 신시내티(1819), 리치먼드(1825), 뉴욕 오번(1825)에서 새로운 사업체가 연달아 출범하였다. 동시에 결국 미국에서 비옥한 토양을 찾아낸 최초의 종파 의학교가 뉴욕(1825)과 오하이오 워싱턴(1830)에 설립되었다.[82]

북쪽 국경을 넘어 영국령 캐나다는 1824년 몬트리올과 토론토에서 의학교육에 대한 첫 번째 시도를 시작했다. 미국에서와 마찬가지로 이러한 초기 모험은 에든버러 졸업생이 주도하였고 스코틀랜드 도시의 교육 패턴을 밀접하게 따랐다. 이전에는 많은 캐나다인들이 의료 수련을 받기 위해 남쪽의 미국 학교로 왔다. 1826년 토론토의 한 의사는 "현재 의료인의 4분의 3 이상이 미국에서 교육을 받거나 강의를 들었다고 생각하면 우울합니다"라고 적었다.[83]

캐나다 학교의 졸업생에 대한 정부의 통제 정도는 처음부터 미국 학교와 달랐다. 임명된 의사들로 구성된 면허위원회는 19세기 초 캐나다 전역에 설립되었다. 캐나다는 미국에서 발생한 면허의 대대적인 포기를 경험하지 않았다. 예를 들어, 온타리오 주는 이미 1795년에 의사의 진료를 제한하는 효과적인 법률을 가지고 있었다.[84] 많은 캐나다인은 '면허법을 허술하게 집행하면 공화주의로 무장한 미국 돌팔이 부대와 사기꾼들에 의해 캐나다는 몰락할 것'을 정당하게 우려하였다.[85]

캐나다는 자유 독립 의학교들을 구분하는 데 모국의 모범을 따랐다. 영국과 미국에서 흔한 자유 독립 의학교들은 의학 학위를 수여할 수 있는 대학과 연계된 의학교와 구분되었다. 비록 미국에서 발전한 것과 유사한 독립된 학교들이 다수의 캐나다 도시에 설립되었지만 미국처럼 학위를 제공할 수 없었고 정부나 전문가 기구의 보다 엄격한 통제를 받았다. 그 결과 미국에서 자주 언급되는 의학교 간의 강한 라이벌 의식과 치열한 경쟁은 캐나다에서 훨씬 덜 심각하였다. 나중에

캐나다는 영국이나 미국보다 더 빨리 교육과 진료 자격에 대한 통일된 기준을 향해 나아갔다.[86]

영국에서와 마찬가지로 북미에서도 기존 의학교에서 제공되는 교육 과정을 보완하는 것을 목표로 원외 학교에서 의학 수련이 제공되었다. 사실 19세기 북미에서 조직화된 임상교육의 대부분은 그러한 학교에서 나왔다. 예를 들어, 1830년대 초 파리에서 돌아온 윌리엄 게하드^{William Gerhard}는 1817년에 설립된 필라델피아 의학 연구소에서 임상 의학에 관한 교육 과정을 제공했다. 1834년 100명 이상의 학생들이 이 연구소에서 교육 과정을 이수하였다. 같은 도시에서 조셉 워링톤^{Joseph Warrington}은 1828년 필라델피아 진료소에서 '산과학교'를 시작했다. 미래 진료의는 그곳에서 미국 어느 곳보다 출산을 관찰하고 조력하는 데에 많은 실무 경험을 얻을 수 있었다.

1820년대에는 더 북쪽에서 제임스 잭슨^{James Jackson}이 보스턴 사립 의과대학에서 학생들에게 '청진'이라는 새로운 기술을 가르치기 시작했다. 1831년 매사추세츠에서 해부법이 제정된 후 해부학과 외과가 학교의 교육 과정에 추가되었다. 이들과 그 외 원외 학교에서는 임상 및 해부학 교육 외에도 광범위한 의학 과목에 대한 강의와 퀴즈 수업을 광고했다. 1830년대 중반까지 보스턴은 원외 과정에 129명의 학생을 등록시켰다. 데일 스미스에 따르면 특히 보스턴, 필라델피아, 뉴욕에서 진행된 교육 과정에서 '프랑스 병원 의학의 아이디어와 관행'이 미국에 처음 소개되었다.[87] 미충족 수요를 충족하기 위한 사립학교 사업의 역할은 영국과 프랑스에서와 마찬가지로 미국에서도 중요했다.

1830년까지 모든 국가에서 다양한 개업의의 등급별로 의학 수련의 차이가 확연했다. 본 장에서 살폈듯이 국가 시스템은 조직, 목표 및 통제 정도가 달랐을 뿐만 아니라 나라 내에서도 학습 범위 차이가 엄청났다. 크건 작건 간에 모든 대서양 연안 국가에서 의사 교육에 일종의 공통 표준을 부여하려는 노력이 진행 중이었다. 일반적 목표는 나라마다 달랐지만 의학을 보다 실용적이고 과학적으로 만들고 진취적인 계층에게 보다 유용하게 만드는 데에 있었다. 지난 세기의 주요 질문 중 하나인 '의학이 학문인지, 실무인지'에 대한 답이 이제 나왔다. 둘 다였다. 새로운 질문은 각기 다른 국가적 상황 속에서 통합적 수련을 어떻게 가장 잘 조직하고 수행할 수 있는지의 문제였다. 이를 누가 결정해야 하는가? 그리고 그러한 결정을 내리는 데 있어 정부의 역할은 무엇이었을까?

제6장 원주

1   R. D. Lobban, *Edinburgh and the Medical Revolution* (Cambridge: Cambridge University Press, 1980), 26.

2   Irvine Loudon, *Medical Care and the General Practitioner, 1750-1850* (Oxford: Clarendon Press, 1986), 194-95.

3   이 추산은 특히 다음의 출처에 기댄다. Franz Eulenburg, *Die Frequenz der deutschen Universitäten von ihrer Gründung bis zur Gegmwart* (Leipzig: B. G. Teubner, 1904), 255, figure 8; "Zusammenfassung iiber die Anzahl der Studenten auf den Universitaten pro Sommer-Semester 1824," manuscript, Nachlass Altenstein, GSPJC, Merseburg 92, A VI, b, Nr. 21; 그리고 개별 대학과 실무형 학교의 불완전한 통계도 참고하였다.

4   이 단락은 다음 문헌의 요약에 기초한다. Joseph Leo-Wolf, "Medical Education in Germany," *American Medical Recorder* 13 (1828): 481-90. Leo-Wolf는 함부르크 출신 이민 의사였다.

5   Hermann F. Kilian, *Die Universitaeten Deutscklands in medicinisch-naturwissenschaftlicher Hinsicht* (Amsterdam: B. M. Israel, 1966), 1828년 본래 출판되었으며 베른과 취리히를 제외하고 1830년대 설립된 모든 대학에 대한 설명을 담고 있다. 독일 대학의 학생 분포에 대한 다른 당대의 기술로는 다음을 참조. Anonymous, The University of Göttingen at the Beginning of the Year 1835 (London: Robert Boswell, 1836), 18-22.

6   Charles Villiers, *Coup d'oeil sur Us universités* (Cassell, 1808), 12-24, 109-10.

7   Johann W. Arnold, *Hodegetik für Medicin-Studirende oder Anleitung zum Studium der Medicin* (Heidelberg: Karl Gerold, 1832), 38.

8   R. Steven Turner, "The Growth of Professorial Research in Prussia, 1818 to 1848—Causes and Context," *Historical Studies in the Physical Sciences* 3 (1971): 175. 에서 인용.

9   Friedrich Fritze, *Uber die Schwierigkeiten und Annehmlichkeiten des mediz-inischen und chirurgischen Studiums* (Magdeburg: Faber, 1833), 17.

10 Kilian, *Die Universitaeten Deutschlands*, 27-48.

11 Akten der medizinischen Fakultät zu Berlin, "Diskussion über einen 4-jährige Studienplan für Medizinstudenten," 73, E60, February 22, 1820, October 28, 1820, Humboldt University Archive, Berlin.

12 Ibid., "Tabellarische Uebersicht der zur gesamten Medicin gehörigen Leh-rvorträge," 1828, 137, El, Ll.

13 "Die Einrichtung der Universität zu Bonn," manuscript, Bd. l, GSPK, Merseburg, 76 Va, Sekt. 3, Tit. 1, Nr. 2.

14 Kilian, *Die Universitäten Deutschlands*, 169-72.

15 *Vorlesungen auf der Königlich Preussischen Rhein-Universität im Winterhalb-jahre* 1820-21 (Bonn, 1820).

16 Karl Schmiz, *Die medizinische Fakultät der Universität Bonn, 1818-1918* (Bonn: R. Marcus and E. Wcbcr, 1920), 62.

17 Ibid., 8-9,75-78.

18 다음에서의 논의를 볼 것. Ernst G. Kiirz, *Die Freiburger medizinische Fakultät und die Romantik* (Munich: Miinchener Beiträge zur Geschichte und Lit-eratur der Naturwissenschaften und Medizin, Nr. 17, 1929), 43-85; and Eduard Seidler, "Entwicklung naturwissenschaftlichen Denkens in der Medizin zur Zeit der Heidelberger Romantik," *Sudhoffs Archiv für Geschichte der Medizin* 47 (1963): 47-53.

19 Ulrich Tröhlcr, "250 Jahre Göttinger Medizin: Begründung-Folgen-Fol-gerungen," *Göttinger Universitätsschriften* 13 (1988): 21.

20 Kilian, Die Universitäten Deutschlands, esp. 1-26.

21　Thomas Broman, "University Reform in Medical Thought at the End of the Eighteenth Century," Osiris 5 (1989): 52-53, 다음도 참조. Timothy Lenoir, "The Göttingen School and the Development of Transcendental Naturphilosophie in the Romantic Era," *Studies in the History of Biology* 5 (1981): 111-12.

22　필자가 찾은 한에서 중등학교나 군사학교 의학도의 숫자 데이터의 단일 출처는 없다. 분산된 출처에 기반하여 나는 약 2,000명의 학생들이 1830년대 세 곳의 의과대학에 등록하였고 900명 이상이 중등학교에, 그리고 최소 400명가량이 군사학교에 등록했을 것이라고 추산한다.

23　George D. Sussman, "The Glut of Doctors in Mid-Ninctccnth-Ccntury France," *Comparative Studies in Society and History* 19 (1977): 293-98.

24　이 조건의 요약은 다음에 기반한다. Rene La Roche, "An Account of the Origin, Progress, and Present State of the Medical School of Paris," *American Journal of the Medical Sciences* 9 (1832): 355-63; S. J. *Otterburg, Deis medizinische Paris* (Carlsbad: Bielefeld, 1841), 6-9.

25　Robert Fox, "Scientific Enterprise and the Patronage of Research in France, 1800-70," *Minerva* 11 (1973): 449, 459.

26　전체 파일은 다음을 볼 것. "l'affaire Bertin" in the Archives nationales, AJ[16] 21.

27　Jean Charles Caron, *Demonstration rigoreuse du peu d'utilité de l'école de médecine* (Paris: Fillet, 1818).

28　J. Th. Marquais, *Rapport au roi sur l'état actuel de la médicine en France, et sur la necessité d'une réforme dans l'étude et l'exercise de cette science* (Paris: privately printed, 1814), 4-19.

29　다음의 두 논문을 볼 것. George Weisz, "The Medical Elite in France in the Early Nineteenth Century," *Minerva* 25 (1987): 150-70, esp. 159; and "Constructing the Medical Elite in France: The Creation of the Royal

Academy of Medicine, 1814-20," *Medical History* 30 (1986): 419-43. 이 시기에 의학에 영향을 미친 정치적 사건에 관한 매우 상세한 설명으로 다음을 볼 것. Paul Delauney, "Les médecines, la restauration et la révolution de 1830," *Médecine Internationale illustrée* supplements, January 1931 to May 1932 (16 installments).

30   이 추산은 다음의 출처들에 기초한다. Minutes of Senatus, December 12, 1835, University of Edinburgh Archive; John B. Hay, ed.; *Inaugural Addresses by Lords Rector of the University of Glasgow* (Glasgow, 1839), 187; William Brockbank, Notes on size of provincial schools, 1836, Manchester Collection, F4c, Rylands Library, University of Manchester; *Manchester Guardian* clipping, October 5, 1836, Manchester Collection, ibid.; Susan C. Lawrence, "Private Enterprise and Public Interests: Medical Education and the Apothecaries' Act, 1780-1825," in *British Medicine in an Age of Reform*, ed. Roger French and Andrew Wear (London: Routledge, 1991), 61, figure 2.2; and a letter from Susan Lawrence to me, July 1, 1993.

31   M. Jeanne Peterson, *The Medical Profession in Mid-Victorian London* (Berkeley and Los Angeles: University of California Press, 1978), 5.

32   House of Commons, Select Committee on Medical Education, *Report*, 3 vols. (London: House of Commons, 1834), 2:11.

33   Minutes of Senatus, April 24, 1830, University of Edinburgh Archive.

34   Ibid., April 23, 1825.

35   See Lawrence, "Private Enterprise and Public Interests," 47.

36   Stella V. F. Butler, "Science and the Education of Doctors in the Nineteenth Century: A Study of British Medical Schools with Particular Reference to the Development and Uses of Physiology" (Ph.D. diss., University of Manchester, 1981), 17, table II.

37　Secretary, Society of Apothecaries, to Dr. Hull, April 24, 1821, Manchester Collection, F492, Rylands Library, University of Manchester.

38　Report of Secretary, Apothecaries Hall, May 14, 1828, copy in Manchester Collection, F3a.

39　Edward Carbutt, *Clinical Lectures in the Manchester Royal Infirmary* (Manchester: Thomas Sowler, 1834), xix, copy in Manchester Collection, F4.

40　Leeds School of Medicine, Minutes of Council, June 6, 1831, Leeds University Archives.

41　Butler, "Science and the Education of Doctors," 17, table II; "Account of the Metropolitan Hospitals, Medical Schools, and Lectures" *Lancet* (1832-22): 3-11; Anderson's University, Board of Managers, Minutes, June 7, 1834, University of Strathclyde, Glasgow. Aside from the University of Glasgow and Anderson's University, these minutes list the Portland Street School, the College Street Medical School, and the Clinical School of Glasgow Royal Infirmary in Glasgow.

42　Leeds School of Medicine, Minutes of Council, June 6, 1831, Leeds University Archives; Leeds Mercury, August 27, 1831, quoted in S. T. Aiming and W. K. J. Walls, *A History of the Leeds School of Medicine* (Leeds: Leeds University Press, 1982), 14.

43　Christian Roche, "L'enseignement médical à Lyon de 1821 à 1877" (med. diss., University of Lyon, 1975), 21-22.

44　Anton E. Maier, "Die niederärztliche Ausbildung zu Salzburg im 19. Jahrhundert" (med. diss., University of Erlangen—Nuremberg, n.d.), 23-25. 다른 실무형 학교에서는 이 시기 그라이프스발트에서 7명의 교수진과 그라이프스발트 대학에서 4명이 파트타임으로 매년 40명의 학생들을 가르쳤다. Dietrich Forstmann, "Die medizinisch-chirurgische Lehranstalt zu Greifswald" (med. diss., University of Berlin, 1938), 23-26. 을 볼 것.

45 William F. Norwood, *Medical Education in the United States Before the Civil War* (Philadelphia: University of Pennsylvania Press, 1944), 310.

46 Paul K. Underbill, "Science, Professionalism and the Development of Medical Education in England: An Historical Sociology" (Ph.D. diss., University of Edinburgh, 1987), 463.

47 St. Bartholomew's Hospital, *Medical School session* 1835—36 (London: Adland, 1835).

48 House of Commons, Select Committee, *Report*, 3:54, pt. VI.

49 Diana Berry and Campbell Mackenzie, *Richard Bright, 1789-1858: Physician in an Age of Revolution and Reform* (London: Royal Society of Medicine, 1992), 118.

50 예를 들어 다음을 볼 것. Terms of Attendance on the Lectures, etc. in the Medical and Chirurgical School of Guy's Hospital for the Session of 1824-25, manuscript, Greater London Record Office, H9/GY/A209/2.

51 다음을 볼 것. Terms of Attendance on the Lectures and Practice of the Medical and Surgical School, St. Thomas's Hospital, for the Session of 1836 and 1837, ibid., H9/GY/A209/5.

52 *Statement by the Council of the University of London, explanatory of the "Nature and Objects of the Institution* (London: Longman, Rees, 1827)", 7-8, 37.

53 University College London, medical faculty minutes, March 5, 1828, College Record Office, University College London.

54 University of London, Council minutes, July 12, 1827, College Record Office, University College London.

55 University of London, Medical Classes, 1830-31 (London: University of London, 1830), 1.

56   *Second Statement by the Council of the University of London, explanatory of the Plan of Instruction* (London: Longman, Rees, 1828), 24.

57   Pattison to Council of University, December 18, 1827, University College of London Archive, college correspondence 312.

58   John Elliotson, *Address, delivered at the Opening of the Medical Session in the University of London* (London: Longman, Rees, 1832), 8.

59   Memorial drawn by Dr. Pattison respecting the Hospital, 1828, University College London Archive, college correspondence, medical faculty file, 1-4; medical faculty minutes, October 26, 1827, College Record Office, University College London.

60   William Tooke to Council, March 10, 1828, University College London Archive.

61   Committee of Management Report, July 2, 1832; Inquiries relating to Hospital, November 3, 1834, college correspondence, medical faculty, file 51-74, University College London Archive.

62   Remarks on the Memorial of the Town-Council of Edinburgh to the Right Honorable Lord John Russell, [1824], Royal College of Physicians of Edinburgh.

63   Christopher Lawrence, "The Edinburgh Medical School and the End of the 'Old Thing' 1790-1830," History of Universities 7 (1988): 277.

64   Robert Christison, *Graduation Under the Medical and Scottish Universities Act* (Edinburgh: Black, 1861), 28.

65   다음에서 인용함. Minutes of Senatus, May 19, 1824, University of Edinburgh Archive.

66   Ibid., December 18, 1824; Lobban, Edinburgh and the Medical Revolution, 42-43.

67 Some Remarks on a Communication from the Senatus Academicus to the Patrons at the University of Edinburgh, October 29, 1831, Royal College of Physicians of Edinburgh; Lisa Rosner, *Medical Education in the Age of Improvement: Edinburgh Students and Apprentices, 1760-1826* (Edinburgh: University of Edinburgh Press, 1991), 190-96.

68 Lawrence, "Edinburgh Medical School," 278.

69 다음을 볼 것. Anonymous, *An Examination into the Clauses of the Declining Reputation of the Medical Faculty of the University of Edinburgh and the Origin of another Class of Medical Professors, commonly called "Private Lecturers"* (Edinburgh: W. Burness, 1834). 이 팸플릿의 사본은 에든버러 왕립내과의 칼리지 라이브러리에 있다. 저자는 에든버러 대학의 하락을 부적격의 인물들의 교수직 임용, 시험의 특성, grinder를 고용하는 학생 학위 논문 작성, 학생들이 교육 과정의 불확실성에 '경도되었다는' 점을 지적한다.

70 Royal Commission, *Evidence, Oral and Documentary, taken and received by the Commission appointed by His Majesty George IV, July 23d, 1826; and re-appointed by His Majesty William IV, October 12th, 1830; for visiting the Universities of Scotland*, 4 vols. (London: His Majesty's Stationery Office, 1837), 2:166. 글래스고의 의학 졸업 요건은 에든버러의 그것과 유사하였다. Records of Senate, November 15, 1833, University of Glasgow Archive. 를 볼 것.

71 Reynell Coates, *Oration on the Defects in the present System of Medical Instruction in the United States* (Philadelphia: James Kay, 1835), 11.

72 Frederick C. Watte, *The Story of a Country Medical School: A History of the Clinical School of Medicine and the Vermont Medical College, Woodstock, Vermont, 1827-1856* (Montpelicr: Vermont Historical Society, 1945), 22.

73 학교 수와 등록 수에 관한 데이터는 다음에서 따왔다. Robley Dunglison, *The Medical Student; or, Aids to the Study of Medicine* (Philadelphia:

Carey, Lea & Blanchard, 1837), 292-306; and *Edinburgh Medical Journal* 26 (1826): 210-11.

74 Joseph F. Kett, *The Formation of the American Medical Profession: The Role of Institutions, 1780-1860* (New Haven, CT: Yale University Press, 1968), 65.

75 다음에서 인용함. George W. Corner, *Two Centuries of Medicine: A History of the School of Medicine, University of Pennsylvania* (Philadelphia: Lippincott, 1965), 63.

76 Russell M. Jones, "American Doctors and the Parisian Medical World, 1830-1840," *Bulletin of the History of Medicine* 47 (1970): 42.

77 Daniel Drake, *An Inaugural Discourse on Medical Education delivered at the opening of the Medical College of Ohio* (Cincinnati: Looker, Palmer, and Reynolds, 1820), 16-19.

78 Coates, *Oration*, 7, 19, 24.

79 톰슨의 관점에 관한 참고문헌은 다음의 의학교육 리뷰 논문에서 볼 것. *Edinburgh Medical Journal* 27(1827): 366.

80 Otto Juettner, "Rise of Medical Colleges in the Ohio Valley," *Ohio Historical and Archaetyical Quarterly* 22 (1913): 486.

81 Waite, *Story of a Country Medical College*, 10.

82 Frederick C. Waite, "American Sectarian Medical Colleges Before the Civil War," *Bulletin of the History of Medicine* 19 (1946): 150-52.

83 John J. Heagerty, *Four Centuries of Medical History in Canada*, 2 vols. (Toronto: Macmillan, 1928), 2:55-75.

84 T. H. Connor, "'A Sort of Felo-de-Se': Eclecticism, Related Medical Sects, and Their Decline in Victorian Ontario," *Bulletin of the History of Medicine* 65 (1991): 524.

85   Joseph F. Kett, "American and Canadian Medical Institutions, 1800-1870," *Journal of the History of Medicine and Allied Sciences* 22 (1967): 348^-9.

86   Ibid., 351-54; Connor, "'A Sort of Felo-de-Sc'," 524-25. See also N. Tait McPhedran, *Canadian Medical Schools: Two Centuries of Medical History 1822 to 1992* (Montreal: Harvest House, 1993), 4.

87   Dale C. Smith, "The Emergence of Organized Clinical Instruction in the Nine teenth Century American Cities of Boston, New York and Philadelphia" (Ph. D. diss., University of Minnesota, 1979), 123, table II. 이들 단락은 Smith의 유용한 연구 112-48쪽에 크게 기대고 있다.

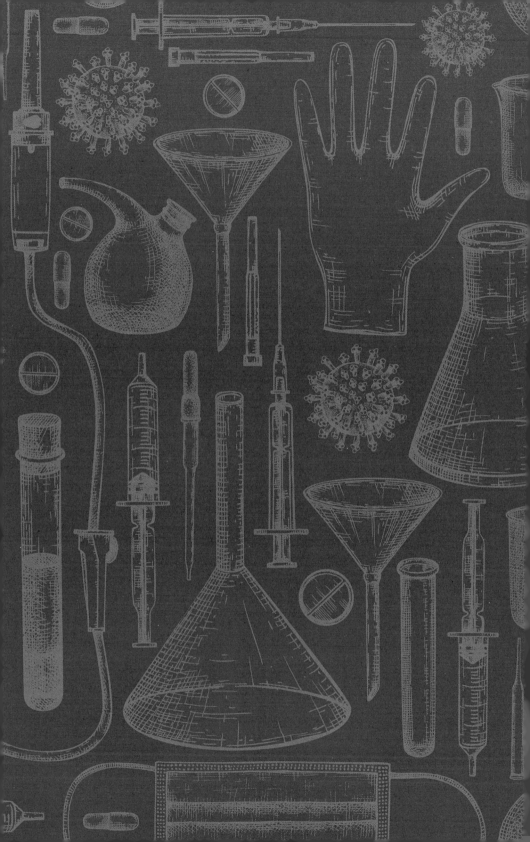

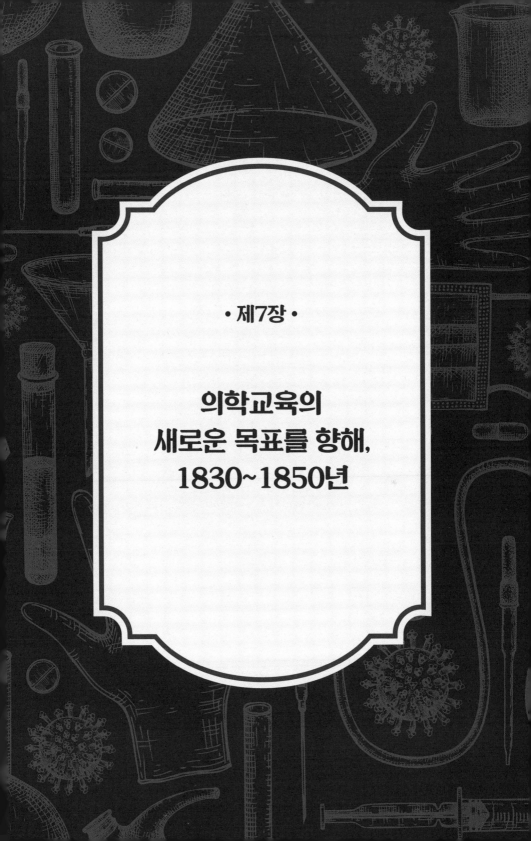

· 제7장 ·

의학교육의
새로운 목표를 향해,
1830~1850년

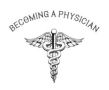

방금 설명한 바와 같이 1830년 무렵은 의사 수련에 대해 더욱 체계적이고 통일된 접근 방식을 만들기 위한 운동의 전환점이었다. 이후 25년 동안 대서양 연안 국가에서는 모든 진료의의 공통된 의학교육 표준을 만들려는 사람들과 이미 대부분에게 우세했던 다단계의 치료자 양성 시스템을 옹호하는 사람들 사이에 사투가 벌어졌다. 논쟁이 된 중요한 쟁점들은 다음과 같았다.

대학교육을 받은 의사의 도움을 거의 받지 못하는 농촌 인구를 돌보는 문제, 의사 교육에서 과학 및 학문 연구에게 더 큰 역할을 요구하는 문제, 전문직 교육에 관하여 결정을 내리는 데 있어 조직화된 의사 그룹의 위상 문제, 의학교육 기준을 설정함에 있어 정부가 수행하는 역할 문제 등이었다.

영국과 미국의 변화를 위한 투쟁

대영제국에서 변화를 둘러싼 갈등은 개혁가들, 주로 자유주의 휘그당원, 약제사-외과의, 스코틀랜드의 교사 및 개업의들이 전국에서 자유롭게 개업할 수 있는 일반개업의의 더 큰 권리를 인정받기 위한 수단을 얻으려는 노력에 집중되었다. 왕립의사회, 전통적인 대학, 현상 유지를 수호하는 다른 사람들이 그들과 맞서고 있었다. 영국에서 특히 민감했던 것은 할로웨이S.W.F. Holloway가 "의학계에서 가장 보수적인 기구들"이라고 부른 왕립내과의사회와 외과의사회의 견고한 권력이었다. 이들 기구는 자신들이 약제사를 제외한 다른 모든 의사의 자격을 승인할 수 있는 권한과 함께 의학에 대한 자유주의적이고 신사다운 교육의 중요성을 계속해서 옹호했다.[1]

영국의 모든 의료기구 중 가장 엘리트인 런던 왕립내과의사회 회원들은 대부분 옥스퍼드와 케임브리지 졸업생인 소수의 펠로우 및 더 많은 수의 전문직 자격licentiates 소지자로 양분되었다. 전문직 자격 소지자들은 진료는 할 수 있도록 허락받았지만 진지한 정책 토론에 참여하지 못했으며 도서관이나 박물관과 같은 의사회의 시설도 사용할 수 없었다. 1833년 49명의 런던 내과의들은 "펠로우들은 칼리지에 부속된 모든 조합 권한, 직위, 특권, 보수를 찬탈했다"라고 주장하며 탄원서에 서명했다.[2] 1834년 의회 청문회에서 왜 (내과의사회) 구성원이 동시에 약제사협회 또는 외과의사회의 회원이 될 수 없냐는 질문에 (내과의사회) 회장은 "그것은 영국 대학 동문으로서 같은 자리에 나란히 서게 될 교육받은 신사의 높은 명망을 훼손시킬 것입니다"라고 말했다.[3]

이러한 고압적인 선언은 늘어나는 일반개업의 무리를 격분시켰고, 동등한 대우에 대한 요구는 더욱 커졌다. 그들은 자신들의 진료에 대한 준비가 아카데미의 내과의와 적어도 동등하며 종종 더 잘 되어 있다고 주장했다. 개혁 저널인 〈란셋〉은 한 신랄한 사설에서 "치료술의 탁월함을 입증하는 주요 조건은 하나 또는 그 나머지 절반을 무시하고 있다"라고 말했다.[4] 왜 약제사들은 일반개업의의 새로운 부류의 전형으로 널리 환영받으면서도 동시에 그렇게 아카데미의 내과 의사들로부터 열등하다는 가차 없는 비난을 받을까? 한 저명한 학자의 의견에 따르면, 약제사들은 지속적으로 불쾌하게 "구식 약종상"을 상기시켰고 "약사와 일반개업의 사이의 구분을 모호하게 만들었다."[5] 대부분 외과의와 약제사 양쪽으로부터 면허를 받았지만 일반개업의의 지위는 여전히 일관성이 없었고 그들을 대변할 전문직 단체는 없었다. 일부는 다른 그룹과 마찬가지로 일반진료의를 위한 새로운 관립 조합이나 칼리지를 설립하기를 원했지만 대부분은 내과의와 외과의와 동등한 진료 권한을 부여하는 모든 진료의의 공통된 정부 자격증(레지스트리)를 추구했다.

이 시기 의학계의 저술과 교수진의 토론 기록은 의사회에 대한 광범위한 분노와 영국 정부의 '무관심과 방기'에 대한 분노가 커지고 있음을 확인시켜준다.[6] 해군 군의관 윌리엄 바렛 마샬William Barrett Marshall은 아직 학생이었을 때 런던 왕립내과의사회는 '악명 높은 규율'과 '혐오스러운 준칙'으로 점철되었다고 썼다.[7] 날카로운 혀를 가진 〈란셋〉 편집자 토마스 웨이클리는 정부가 변화를 위해 몰아붙여야 할 의무를 '범죄에 가깝게' 빙기하고 있다고 몰아붙였다.[8] 1839년 에든버러 대학의 의과대학 교수진을 포함한 모든 전문직 단체들은 정부에 '영국 영토의 모든 지역에서 일반개업의로 진료하고 의약품을 처방할 권한'으로 이어질 면허 취득을 위한 최소 학습 과정을 정할 것을 요청했다.[9] 글래스고에서도 마찬가지여서 도시 의사회는 이듬해에 '의료 행정Medical Jurisprudence, 교육 및 진료Education and Practice와 관련된 모든 문제를 통제할 전권을 갖춘 일관되고 책임 있는 의료 행정 시스템'을 청원했다.[10]

문제는 커지고 있었다. 1840년대에 영국에서 활동 중인 모든 의사의 80% 이상이 일반진료에 종사했다.[11] 이 시기 고뇌의 밑바닥에는 전문직 단체들이 인식하지 못한 새로운 진료 관계 구조가 모양을 갖추기 시작하였다. 의사는 일반개업의와 병원 자문의consultant로 나뉘기 시작했다. 대개 왕립의사회 소속으로, 더욱 학문적인 교육을 받은 내과의와 외과의는 런던의 병원 중심지 안팎에서 진료하는 데에 점점 더 집중하고 있었다. 교수 보수와 자문 비용이 특별한 사적 진료행위에 추가되어 그들은 엘리트 구성원으로 계속 활동할 수 있었다. 병원 밖의 환자에 대한 일상적인 치료는 훨씬 더 많은 수의 일반개업의에게 맡겨졌다.[12] 비슷한 분화가 지역 중심부와 농촌 지역에서 진행 중이었다. 변화를 지연시키고 경쟁자들의 열망을 견제하려는 노력의 성공으로 왕립의사회들은 영국 의료의 상층부에서 흔들리지 않는 발판을 유지할 수 있었다. 이 세기 중반에 어바인 라우든에 따르면 영국의 '현재 의사 전문직의 주요 구조'는 이미 자리를 잡았다.[13]

대서양을 건너 공통 표준을 향한 노력은 매우 느리게 따라잡고 있었다. 미국 의사들은 특히 동부 도시에서 영국의 '단일 관문'이나 독일의 '단일 기준Einheitsstannd'을 요구하는 유사한 압력들에 응답하여 의사 양성 시스템을 변경할 방법을 필사적으로 찾고 있었다. 그러나 미국 인구의 급속한 변화, 점점 더 많은 학교의 등장, 그들 사이의 치열한 경쟁, 정부의 자유방임적 태도로 인해 심지어 영국 상황과 비교했을 때도 어떤 종류의 일관된 기준에 대한 합의가 매우 어려웠다.

　더 나은 교육을 받은 의사들이 농촌 지역에 가려고 할 것인지에 관한 우려가 유럽의 주요 변화를 둔화시켰다면, 정착민이 점점 더 서쪽으로 이동하는 국가에서는 사실상 중단되었다. 실제로 많은 초기 면허부여법은 훨씬 더 느린 성장기에 제정되었으며, 확장의 시기이자 통제되지 않는 기업의 전성기였던 1830년대와 1840년대에는 주정부에 의해 폐지되었다. 일부 학교에서는 치열한 경쟁 탓에 학업 기간이 단축되었으며 입학 기준은 그게 무엇이었든 간에 4반세기 전보다 덜 제한적이었다.

대륙에서 개혁가들의 목표

　학술 및 전문 교육을 모두 포괄하는 의학교육의 공통 표준을 만드는 것도 대륙 개혁가들의 목표였다. 영국에서 운동을 주도한 것과 동일한 힘—일반개업의 숫자의 증가, 의학의 변화로 깨어난 새로운 희망, 도시와 인구의 확산, 경쟁하는 의사 집단 간의 치열한 대결, 의사 서비스에 대한 수요의 증가—을 프랑스와 독일 모두에서 느낄 수 있었다. 그러나 영국과 달리 대륙의 국가들은 상당 비율의 일반개업의를 공급하는 실무학교들을 설립했다. 인구 증가에 따라 이 개업의들의 유용성을 높이기 위해 이들 학교의 교육을 더 완전하고 더 과학적으로 만들 수 있을까? 혹은 더 광범위한 수련을 받는 대학 출신 내과의들이 도시뿐 아니라 시골에서도 진료하도록 해야 하나? 교육에 많은 투자를 한 이 집단이 그들을 가장 필요로 하는 작은 마을과 시골 지역에 갈 것인가? 영국(또는 미국)과는 상당히 다르게 이러한 문제들은 대륙 국가에서는 정부의 책임이었다.

독일과 프랑스에서는 일찍이 1820년대부터 이급 치료사를 폐지하자는 목소리가 높았다. 정부가 유연히 진료의들 간의 구분을 없애고 의료 전문직을 통합해야 한다는 압력이 커지고 있었다. 영어권 국가들이 정부의 방치 앞에서 개혁 경향이 하향세였다면, 대륙의 운동은 훨씬 더 높은 수준의 교육을 강제하는 데에 목표를 두었다. 프랑스와 독일 실무학교 비판가들은 이들 학교가 학력이 낮은 학생들을 입학시키고 전반적으로 수준이 낮아 전체 전문직의 경제적·사회적 직위를 끌어내리고 있다고 주장했다.

그러나 실무학교에는 강력한 옹호자가 있었다. 분명히 이들 학교 중 일부는 학문적 내용의 제공에 대한 열망이 더욱 강해지고 있었다. 특히 리옹, 보르도, 그라츠, 뮌헨 등 적지 않은 곳에서 대학 지위와 의학 학위 수여권을 요구했다. 1825년 프로이센의 논쟁에서 정부는 개업의의 자격과 예비 교육, 진료 허가 장소에 따른 구분을 지속해야 한다고 주장하였고 대륙의 다른 지역 역시 마찬가지였다. 프로이센의 보건교육부는 시골 의사를 대학교육을 받은 남성으로 대체할 때가 아직 아니라고 선언했다.

높아진 의사 서비스 요구 수준을 충족시키기 위한 서로 다른 종류의 진료의들 사이의 경쟁은 프랑스와 독일의 소도시와 마을로 확산되기 시작하였다. 독일의 대학 출신 의사들은 이제 많은 독일 주에서 법으로 요구하는 대로 내과뿐 아니라 일상적으로 외과와 산과 교육을 받고 있었고, 이는 그들에게 더 널리 유용하였다. 독일 대학의 의학교육 목표는 더 이상 학생들이 특권 계층 서비스에 들어갈 수 있도록 준비시키는 것이 아니라 더 광범위한 환자들을 진료할 능력을 제공하는 것이었다. 클라우디아 후어캄프는 "새로운 의사는 특권층의 세계와 그들의 생활 방식에 집착하는 것이 아니라 그의 실제 행동으로 더 많이 정의되었다"라고 적었다.[14]

1830년부터 1850년에 이르기까지 대륙에서는 의학교육을 규제하는 방법에 대한 질문이 점점 더 예리해지는 시기였다. 이제는 폭넓은 훈련을 받은, 높은 사회적 배경을 가지고 장기간 교육을 받은 대학 졸업자들이 과연 충분한 숫자로 시골 지역으로 이동할 것인지가 유일하게 사라지지 않는 불확실함으로 남았고 변화를 향한 운동을 방해하였다. 프랑스의 한 상원의원은 "마을 의사가 되는 것은 소르본 대학교 졸업생이 마을 사제가 되는 것, 과학 아카데미 회원이 마을의 학교 교사가 되는 것만큼이나 어울리지 않는 것"이라고 주장했다.[15] 1840년 부분적인 타협으로 프랑스의 일부 이급 의학교들은 '예비학교'로 전환되어 오피시에 드 상테를 위한 프로그램을 유지하는 한편, 학위 수여 대학으로 편입할 예정인 학생들에게 3년 과정 프로그램을 제공하였다.[16]

한편, 유럽과 미국 모두에서 학생들은 의학이 점점 더 매력적인 연구 분야임을 알게 되었다. 산업화 국가에서 급격히 인구의 증가와 더불어 부와 교육의 발전, 교통의 가속화, 의학의 진단과 증상 완화, 치료 능력에 대한 높아진 믿음이 겹쳐져 숙련된 의료에 대한 수요가 눈에 띄게 확장되었다. 1849년 미국의사협회American Medical Association, AMA 의 한 위원회는 의료 시장의 성장을 인정하면서 "지난 반세기 동안 의학 발전에 정통한 사람이라면 누구도 의학이 과학으로 급속히 확장되었음을 인성하는 데에 수저할 수 없다. …… 이제 [의학의] 판단과 견해는 …… 법, 신학 또는 윤리학보다 훨씬 더 확실해졌다……"라고 했다.[17] 교육을 받은 대중들 사이에서 의학의 유용성과 이후 잠재력에 대한 믿음이 커짐에 따라 정부와 교육자들에게 요구 조건을 높이고 순전히 실무 훈련만 받은 직급을 축소하라는 새로운 압력이 가해졌다. 환자에 대한 경쟁을 줄이려는 진료의의 경제적 이해관계는 자연스럽게 개혁에 대한 관심을 불러일으켰다. 의학에 대한 진입을 제한하려는 운동은 각국에서 서로 다른 형태를 띠고 서로 다른 그룹에 의해 주도되었으나 세기 중반까지 독일 각 주에서 가장 성공적이었고 프랑스와 영국에서는 덜하였으며 미국에서는 최소한의 영향만을 미쳤다.

독일, 단일 표준을 발전시키다

단일한 표준 의학교육을 추진하려는 시도는 특히 1840년대 정치적 격동기의 독일 주들에서 가장 성공적이었다. 1850년에 이르러 오래된 치료사들의 위계질서 대부분이 폐지되었고, 대학은 미래의 모든 진료의가 통과해야 하는 '단일 관문'이 되었다.[18] 1840년대 프로이센의 교육 논쟁 도중 개혁가 루돌프 피르호*는 독일 과학의 진전과 국가 인구를 진료하기 위해 더욱 잘 훈련된 의사가 필요함을 언급하며 고등교육 기관이 "단지 빵과 버터를 위한 공부를 위한 장소가 되길 멈추어야 하며, 미래 의사의 교육은 전적으로 대학에 맡겨져야 한다"라고 선언하였다.[19] 다른 독일 주들은 같은 '수준 향상' 정책을 채택하며 의학교육의 두 단계 체계를 종식시켰다.

---

*   Rudolf Ludwig Karl Virchow(1821~1902): 독일의 병리학자이자 인류학자. 근대 병리학의 창시자로 세포병리학을 발전시켰다. 1862년에 프로이센의 하원의원이 되어 진보당의 당수로서 비스마르크의 군국주의에 반대하였다.

1842년 바이에른은 마침내 밤베르크와 란츠후트에 있는 실무학교들을 폐쇄하였다. 3년 후 작센 정부는 미래의 모든 의사 교육은 대학이 담당해야 한다고 선언했다.[20] 독일에서 가장 큰 두 개 주인 오스트리아와 프로이센도 1850년대 초 대부분의 이급 진료의 교육을 즉각 종료하는 법안을 통과시켰다. 1848년에는 합스부르크의 실무학교 세 곳이 문을 닫았고, 다른 세 곳은 한동안 운영되었다. 그라츠에 있는 학교는 대학으로 전환되었다.[21] 프로이센에서는 브레슬라우, 그라이프스발트, 뮌스터, 마그데부르크에 있는 내과의-외과의 학교들이 1849년에서 1852년 사이에 모두 문을 닫았다.

세기 중반에 이르러서는 실험과 실험실 사용을 통해 과학을 숙달하고 의학교육의 기초를 다진다는 새로운 믿음이 독일만큼 발전한 곳은 없었다. 독일의 의학교육을 프랑스 및 영국의 의학교육과 구분했던 초기 차이점은 프랑스 혁명 당시 명백해졌고 1800년 이후 변화와 함께 더욱 커졌다. 실무학교가 독일에서 사라지자, 대학은 의학 분야에 과학 활동 지원을 추가하고 연구소를 지었으며 실험실에서 학생들을 가르치기 위해 준비하기 시작했다. 1849년 약리학자 필립 페부스 Philipp Phoebus는 "임상교육을 받는 누구라도 자연과학, 특히 물리와 화학에 대한 철저한 지식을 갖추지 못한다면 곡물 알맹이가 아닌 껍질을 파악하는 것"이라고 선언했다.[22]

9장에서 더 자세히 설명할 독일 의학의 과학 혁명의 많은 부분이 아직 도래하지는 않았지만, 1850년에 이미 의학교육이 다른 유럽 국가들과는 매우 다른 경로를 따르고 있다는 것이 분명했다. 이때까지 요하네스 뮐러와 요한 쉰라인은 베를린에서 의학교육에 대한 새로운 과학 기반 접근 방식을 개척했다. 생리학, 병리학, 약리학 같은 과거의 이론적인 과목들이 그곳과 다른 곳에서 실용적이고 실험적인 연구로 만들어지고 있었다. 그리고 의학에서 실험실 과정을 발전시키는 것을 시작하지 않은 독일 대학은 거의 없었다. 바덴에서는 이미 1858년부터 의사 면허에 실험실 과정을 요구하였다.[23]

쇤라인, 헨레, 뮐러, 루트비히 쿨랑*, 카를 분데를리히**, 빌헬름 로저*** 등 수십 명이 이구동성으로 의학이 정확하고 보다 신뢰할 수 있는 과학적 학문이 되고 있다는 확신을 표명했다. 쿨랑은 이미 1829년 학생들에게 제공한 가이드북에서 실무 학습만으로는 잘 준비된 의사가 되기에 충분하지 않다고 썼다. 그는 학생들에게 "의학은 과학이므로 대학에서만 배우고 가르칠 수 있다"라고 말했다.[24] 분데를리히와 로저는 "경험적이고 귀납적인 과학으로서 의학은 물리과학과 같은 동일한 방법으로 다루어져야 한다"라고 1842년 〈생리의학 아카이브Archive for Physiological Medicine〉의 서문에 적었다.[25] 의학교육자들 사이에 이러한 관점 변화가 컸기에 라이프치히 교수 칼 보크****는 1846년 그의 동료들이 다른 독일 대학에서 배우는 '생리학적 관점'을 결여하고 있어 학생들에게 모든 질병을 치료할 때 '맹목적으로 처방전을 나누어주도록'

---

*　Johann Ludwig Choulant(1791~1861): 독일의 내과의이자 의학사가. 드레스덴의 왕립내과-외과 아카데미에서 교육하였다. 행정가와 의학사가로서 업적을 남겼다.

**　Carl Reinhold August Wunderlich(1815~1877): 독일의 내과의이자 선구적인 정신과의사. 인간의 정상 체온을 측정한 것으로 알려져 있다. 튀빙겐 대학 교수로 임명되었다가 라이프치히 대학과 대학 병원 원장을 역임하였다.

***　Wilhelm Roser(1817~1888): 독일 외과의, 안과의. 튀빙겐 대학에서 의학사를 취득한 후 마르부르크 대학에서 외과 교수로 지냈다. 카를 분데를리히와 동료로 지내면서 생리학 저널을 창간하였다.

****　Carl Ernst Bock(1809~1874): 독일 내과의, 해부학자. 라이프치히 대학에서 수학하였고 병리해부학 분야의 교수로 임용되었다.

가르치고 있다고 비난하였다.[26]

독일의 의학교육 사업의 규모는 25년 전보다는 작았지만 여전히 유럽에서 가장 컸다. 1850년 독일어권 대학과 남아 있는 실무 및 군 의학교에서 의학을 공부하는 학생의 수를 보수적으로 추정하면 약 4,500명 정도였다.[27] 그러나 이들 의학교 입학생은 감소하고 있었는데, 실무학교가 쇠퇴하고 있었기 때문만 아니라 정치적 격동, 경제적 불안, 과학 이수 요건의 증가 그리고 너무 많은 의사가 배출되고 있다는 판단 때문이었다.[28]

독일 의학계 전반에 걸쳐 학급 규모는 일반적으로 대도시 학교가 의학교 입학생 대부분을 차지하는 프랑스와 영국의 학급보다 작았다. 예를 들어 세기 중반에도 여전히 명성 있는 대학이었던 할레의 경우 1845년에 수강생 수가 해부학은 12명에서 34명, 물리학은 36명에서 40명가량이었고 병리학은 18명에서 67명가량이었다.[29] 빈, 베를린, 뮌헨만이 의과대학에 200명 이상의 학생을 등록시켰지만 대부분의 대학은 100명 미만이었다.[30]

대조적으로 프랑스에서는 파리 대학이 1850년에 1,200명의 학생을 가르치고 있었다. 그 외에 수백 명이 몽펠리에와 스트라스부르에서 공부하고 있었다. 그리고 31개의 중등학교와 군의학교가 또 다른 1,000명의 학생들을 나누어 가졌다.[31] 영국의 수치는 좀 더 애매하고 신뢰할 수 없는 것으로, 1850년경 스코틀랜드와 아일랜드의 13개 의과대학에서 1,400명의 젊은이들이 의학을 공부하고 있었던 것으로 보인다. 11개의 런던 학교에 또 다른 1,000명, 13개의 지방 학교와 더 오래된 대학에 300~400명이 넘지 않았다.[32]

프랑스의 개혁 운동

프랑스의 교육자들 대부분은 라인강 저편에서 일어나는 의학교육의 변화에 거의 주의를 기울이지 않았다. 당시 인기가 절정에 달했던 프랑스의 임상교육은 조이 하비[Joy Harvey]의 말에 따르면 여전히 "오래된 전통에 충실"했다.[33] 스트라스부르의 예외를 제외하고 제공되는 교육 과정, 학위 요구 조건 및 커리큘럼 구성에 이르기까지 1830년 이래 변화된 것은 거의 없었다. 실험실 교육은 아직 프랑스 의과대학 커리큘럼의 필수적인 부분이 아니었다. 독일과 국경을 맞댄 스트라스부르의 교수진은 1830년대와 1840년대 독일식으로 임상교육을 재조직하고 '화학 병리학', 조직학 및 기타 과학 연구 과정을 도입하는 한편 독일 동료들과 긴밀한 관계를 유지하고자 반복적으로 노력하였다. 1867년 저명한 내과 의사인 샤를 쉬첸베르거[*]는 "스트라스부르 대학은 항상 …… 실험 학교, 실무학교이자 실증과학 학교였다"라고 설명했다.[34] 그러나 적어도 외부인에게 다른 곳의 프랑스인들은 독일의 교육 변화에 대한 보고에 무관심한 것처럼 보였다. 1840년 카를 분데를리히는 파리에 머문 후, 프랑스 의학의 '고립'과 자연과학에 대한 관심 부족으로 클리닉에서 본 것에 대한 학생들의 이해를 심화시키지 못한다고 적었다.[35]

실험실 교육과 연구에 대한 노출이 빠르게 독일 의학교육의 중요한 부분이 되었을 때, 프랑스 학교는 '확립된 진리의 전달과 새로운 지식의 습득 사이의 엄격한 구분'을 유지하는 데 더 많은 노력을 기울

---

[*] Charles Schützenberger(1809~1881): 알자스 지방 의사로 스트라스부르의 의학 교수직을 역임하였다.

이는 것 같았다. 이것은 독일 과학 자체가 프랑스 과학자들의 작업에 그토록 크게 의존하여 형성되었기 때문에 더욱 놀라운 일이었다. 분데를리히, 유스투스 폰 리비히[**], 알렉산더 훔볼트Alexander Humboldt를 포함한 많은 독일 대과학자들이 과학의 많은 부분을 파리에서 배웠다. 리비히가 파리에 유학한 이후 기센에 화학 교육 실험실을 열고 유럽과 미국 전역에서 수많은 학생들을 끌어들였을 때 소수의 프랑스 학생들(대부분이 알자스 출신)만이 라인강을 건너왔다.[36] 1850년대 초, 에를랑겐의 한 교수는 프랑스 의과대학이 전문성이 협소하여 초기 지방 독일의 실무학교와 유사하다며 "의사를 위한 대학 수준의 의학교육은 프랑스에서 결코 발판을 찾지 못했다"라고 비판했다.[37]

그러나 의학적 상상력에 대한 파리의 지배력은 세기 중반에도 여전히 강력했다. 특히 영국과 북미에서 졸업한 의사들은 실습 병동, 새로운 임상 전문 분야에 대한 강의, 수많은 사설 교습 및 모국에서는 접근할 수 없었던 거의 무제한의 해부 기회를 경험하기 위해 파리로 계속 쏟아져 들어왔다. 사실 1850년대 초에 그 어느 때보다 더 많은 미국 의사들이 파리에서 공부하고 있었다. 존 할리 워너John Harley Warner는 다른 방문객들에게도 적용되는 말로 "그들을 파리로 이끈 것은 압도적인 실무 경험에 대한 약속이었지, 그곳의 지적 활력이나 첨단 의과학을 목격할 기회가 아니었다"라고 썼다.[38]

1850년 무렵 독일 의사들은 졸업 후 교육을 위해 점점 더 비엔나

**   Justus Freiherr von Liebig(1803~1873): 독일의 과학자. 유기화학을 이론적으로 기초한 인물로 알려져 있다. 기센 대학의 교수로서 근대적 실험실을 지향하는 교육법을 고안하여 가장 중요한 화학 교육자가 되었다.

로 눈을 돌리고 있었지만, 다른 나라에서 온 의사들은 계속해서 파리로 향했다. 1853년 뉴저지 의사 조지 도안George Doan은 "지난겨울 비엔나에 온 미국인은 5명뿐이었는데, 파리는 300~400명을 자랑하고 있었다"라고 썼다. "파리는 '카르티에 라탱Quartier Latin*'의 모든 사설 강의실과 클리닉이 불편하리만큼 붐볐다. (……) 비엔나도 마찬가지지만, 많은 경우 알려지지도 개선되지도 않고 있다."

도안은 계속해서 비엔나는 파리의 모든 실무적 이점뿐만 아니라 '학생에게 의과학에 대한 자신감을 주는 스코다Skoda와 오폴져Oppolzer의 명쾌한 진단을 들을' 기회를 준다고 말했다.[39] 이 다뉴브강의 도시는 1855년 파리 의대 학장이 갑자기 병원에서 인턴에 의한 사설 교육을 중단한다고 선언한 이후 더 유명해졌다. 이 교육이 그동안 방문객들을 이끈 주요 요인이었다. 그 후 한 당대의 필라델피아 외과 의사가 정확하게 예측한 대로 비엔나는 '의학적 매력의 중심지'로서 파리를 빠르게 대체하기 시작했다.[40]

프랑스 의학교육자들은 독일 개혁가들이 효과적으로 사용했던 과학적 권위에 대한 호소가 부족하였고 단일한 의학교육 표준을 만들려는 노력에도 실패하였다. 20년이 넘도록 이급 학교의 열악한 교육과 의사의 과밀화 때문에 '이급 의학교'를 없애고자 한 투쟁은 지방의회 의원, 가톨릭교회, 오피시에협회, 시골 빈민의 건강을 우려한 이들에 의해 무력화되었다. 의사 고용을 확대하고 수련이 부족한 실무 의사를 없애기 위한 방법으로 지방에 유급 의사직 제도를 만들자는 제

---

* 대학생들이 많이 거주하는 파리의 대학가.

안 역시 수포로 돌아갔다. 1838년 정부위원회는 오피시에 드 상테 제도를 폐지하고 의과대학 과정을 5년으로 연장할 것을 권고했지만 이보고서는 실행되지 않았다. 파리 의대생들은 1834년 거의 모든 학생들이 서명한 청원서를 정부에 제출하여 이급 의학교 폐지 운동에 동참하였다.[41]

프랑스에서 공통된 (의사교육) 표준을 만들자는 운동에 저항한 사람들은 다른 나라에서도 등장한 동일한 주장, 즉 수많은 이들이 의료를 받지 못하게 될 것이며, 가난한 사람들이 의료직에 들어갈 기회를 박탈당할 것이라고 주장했다. 프랑스의 의학교육 감찰관인 알프레드 도네[Alfred Donne]는 이 사례를 간단하게 설명했다. "환자에는 '부유한 자'와 '가난한 자' 이렇게 두 부류가 있다. 한 쪽의 수요와 다른 쪽의 수요를 충족시킬 수 있도록 의사도 두 부류가 있어야 한다." 1845년 정부의 승인을 받은 의사들의 대규모 회합에서는 지방 학교를 폐지하자는 제안을 하였지만 역시 결과는 미미했다.[42] 이 무렵에는 약 40%의 '의학도'들이 이급 학교에 등록하고 있었다.[43]

그동안 21개의 이급 학교는 정규 의과대학 진학을 준비하는 사람들을 지도할 수 있는 '예비학교'로 전환되었다. 이곳에서 2년의 교육은 의과대학 1년에 해당하는 것으로 계산되었다.[44] 교수직과 시설이 늘어난 일부 개선된 학교들은 1850년 이후 의료계에서 볼 때 상당한 수준을 달성했다. 예를 들어 렌의 한 이급 의학교는 1854년에 16명의 교수진이 있었고 111명의 학생이 등록했으며, 과학 학교에 인접한 새로운 건물로 이전하였다.[45] 프랑스 당국의 견해에 따르면 이 무렵 비록 개업의들의 등급 구분은 날카롭게 남아 있었지만, 예비학교 교육은 '미래 의사들이 획득해야 할 것에 근접'했다.[46]

영국에서 안전한 일반개업의 만들기

자유주의적인 영국의 개혁운동은 프랑스보다 조금 더 성공적이었지만 독일만큼 전면적인 변화를 실현하는 데에는 훨씬 못 미쳤다. 1858년에 마침내 실현된 '의사등록법Medical Registration Act'은 모든 유면허 치료사(약제사, 외과의, 내과의 및 이들의 조합)의 등록을 의무화했으며 최소한의 기준을 설정하기 위해 '제너럴 메디컬 카운슬General Medical Council, GMC'을 설립했다. 이 법 제정은 영국 진료의 혼돈에서 질서와 어느 정도의 법적 평등을 가져오려는 반세기 노력의 절정이었다. 한때 오래된 면허 기구—특히 왕립의사회와 대학들—다수는 제한된 범위 이상의 진료를 허가할 수 없었지만, 이제 의료 면허는 왕국 전체에서 유효했다.

새로운 GMC는 의학 공부를 시작하기 전에 일반 교육 검증, 4년의 내과 및 외과 학습, 연령 21세 등을 포함하는 일반진료의 최소 권장 기준을 설정했다.[47] 이것은 아직 일반적이고 다소 모호한 권장사항에 불과했으나 집행하기는 어려웠다. 적합한 일반 교육이 의미하는 바가 무엇인가? 4년간의 학습은 어떻게 구성되는가? GMC 스스로 묻듯이, 4년 과정은 "4번의 겨울과 4번의 여름 학기를 의미하는가, 아니면 에든버러 조례가 규정하듯 6개월씩 4개 세션 또는 총 2년을 의미하는가?" 회의록에 따르면, 이들과 다른 사안들을 분명히 하라는 압박 아래서 GMC는 "그렇게 하는 것은 부적절하다고 여기는 것 같았다." GMC는 역사상 의회가 이렇게 "외형은 비대하나 실제 권력은 적은 기구"를 구성한 적이 없었다고 불평했다.[48] 이후 20년간 〈영국의학저널British Medical Journal, BMJ〉의 편집자의 눈에 검증 기구들은 "거의 예외 없이 …… 그저 GMC를 무시했다. '그것은 당신의 의견이고, 우리 의견은 아닙니다.'"[49] 따라서 1858년 법령은 최소한의 역량을 보장하기 위해 요구 조건을 조심스럽고 신중하게 조정하는 것을 의미했다.

세기 중반 영국에서 진료 면허는 요건이 그 어느 때보다 다양하게 남아 있는 19개 면허 기구 중 한 곳에서만 얻을 수 있었다. 예를 들어, 진료 권한이 부여되었던 에든버러 대학교의 의학 학위는 1850년대에는 '문학과 철학', 라틴어 지식, 병원에서의 1학기를 포함하여 의학 공부를 6개월씩 4학기 동안 공부했다는 '적절한 증명서', 라틴어 또는 영어로 된 학위논문을 요구했다.[50]

런던 대학은 1837년부터 기초 과학, 해부학 및 생리학, 임상 소개 분야에서 4년간의 단계별 의학 학습을 시작하기 전 학사 학위 또는 이와 동등한 학위를 요구하였다. ("실무 분과에 돌입하기 전에 배워야 할 전체 과학") 이후 병원 또는 진료소에서 2년간 실습하였다.[51]

반면에 영국에서 수여되는 대부분의 면허를 담당했던 약제사협회의 커리큘럼은 1850년까지 그리스어, 라틴어 및 수학 예비 시험을 의무화했으며, 5년의 도제 기간과 3번의 겨울 학기, 2번의 여름 학기 의학 공부 세션을 조건으로 하였다.[52]

런던의 학교들에서도 공부할 수 있는 범위 차이는 엄청났다. 1850년대까지 5개의 학교에서 임상 내과 및 외과 과정을 가르쳤지만 6개 학교는 그렇지 않았다. 조산학은 가이 병원에서만 임상 과목으로 제공되었다. 조직학 및 현미경 사용은 5개 학교에서만 졸업 요건에 포함되었다. 그리고 병리학 또는 병리해부학은 이제 한 학교를 제외하고 모든 학교에서 가르쳤다.[53] 세기 중반에 일반진료로 가는 가장 일반적인 경로는 여전히 약제사협회와 외과의사회 양자로부터 모두 면허를 받는 것이었다. 이즈음 '약제사apothecary'와 '약제사–외과의apothecary–

surgeon'란 구식 영어는 사용하지 않게 되었고 대부분의 진료의는 '의사doctor' 또는 '일반의general practitioner'라고 불리게 되었다.

실무교육을 받기 위한 수단으로서의 도제 제도는 미국에서와 마찬가지로 1850년에는 맹렬한 공격을 받았다. 이 무렵 거의 모든 교육자들은 그렇게 일상적이고 제한적인 경험을 익히는 데에 5년은 너무 긴 시간이라는 데에 동의하였다. 많은 이들은 도제와 마스터의 관계가 종종 무계획적이고 신뢰할 수 없으며 늘 면허 기구의 시야 밖에서만 이루어진다고 강조하였다. 그 자신이 도제 기간을 거친 런던의 교사 존 리데우트John Rideout는 이렇게 증언하였다. "나는 성년에 달한 이에게 도제 기간을 요구하는 것이 비효율적이라고 생각합니다. (……) 그리고 [그것을] 의무화함에 따라 인기가 더 떨어졌습니다."[54] 여전히 다른 사람들은 직업과 사회계층이 도제 제도에 연계되는 것에 분개했다.

대학 졸업생과 일반적으로 의과대학에서 공부했던 대륙의 방문자가 도제에 대해 표출하는 비하적인 견해에 대한 분노도 높았다. 예를 들어, 1840년 영국의 일반의에 대한 자신의 인상을 설명하면서 임상의 카를 폰 포이퍼는 그들을 과학자라기보다는 기술자에 더 가까운 '정식 공부를 하지 않은 노동자'로 묘사했다.[55] 1858년 법령 조건에 도제를 포함시키지 않음으로써 개혁가들은 성공적으로 이 관습을 소멸의 길로 밀어넣었다. 비록 이 관습은 여러 해 동안 지속되었지만 말이다.

미국의 변화를 위한 노력

19세기 중반 AMA의 보고서를 읽다 보면 개혁가들의 목표가 모든 대서양 연안 국가에서 얼마나 유사했는지가 떠오른다. 유럽과 사회적·정치적으로 대조적인, 원시적이고 불안정한 국가의 특성에도 미국의 개혁가들은 유럽과 마찬가지로 도제 수련을 끝내고 더 많은 예비 교육, 더 긴 학습 기간, 커리큘럼에 더 많은 과학 과목 추가, 일정 기간의 병원 수련 등을 요구하는 공통의 의학교육 표준을 촉구했다.

개혁가들이 비현실적이라고 여기는 비평가들의 격렬한 반대에도 불구하고 이들은 끊임없이 변화를 요구했다. 반대자들은 미국의 상황이 유럽과 크게 다르다는 점을 강조하면서 미국이 아직 단일 표준을 채택할 수 있는 어떤 것도 준비되어 있지 않다고 주장했다. 1843년 마틴 페인Martyn Paine은 "우리는 수단도 없고, 유럽의 입법 표준을 따를 여유도 없다"라고 항의했다. 미국 학생들은 '가혹한 가난 속에서 …… 유럽의 대단한 부와 그 속의 오래되고 부유한 기구들부터 생겨난 기준을 불합리하게 강요당한 나머지 그의 경력이 방해받지 않기를' 희망하며 자신의 길을 닦아야 했다.[56]

그러나 AMA는 첫 보고서에서도 최소 졸업 요건으로 6개월의 강의, 3개의 교육 과정, 각 의학교당 교수 7명 이상, 의무적 해부실습, 클리닉·병원 출석 등을 추진하기로 했다.[57] 이 새로운 협회는 1848년 '구식 교육 시스템'을 끝내기 위해 병동을 학생들에게 개방할 것을 병원 측에 간청했다. 1년 후 AMA는 커리큘럼을 등급화하면 '많은 것을 얻을 수 있을 것'이며 대학 클리닉이 병원 경험을 대체할 수 없다는 결론을 내렸다. 1850년대에 이르러 교육위원회는 '급격하게 잘못된' 프리셉터 제도의 폐지, 프랑스의 경쟁적 교수 임용 방식 채택, '생리학, 병리학, 현미경학 교육'을 요구했다.[58]

개혁 운동의 지도자 중 다수는 젊은 의학 교사였으며, 대서양 건너편보다 이곳에서의 변화가 훨씬 더 어려움을 인식했다. 결국 이곳에서는 유럽에서와 같이 국민의 건강을 보호하는 강력한 정부의 전통도 없었고, 영국에서와 같이 찔끔거리고 비록 느리기는 하지만 의학 교육이 국가적 표준으로 추진될 수 있는 단일 국가의 전통이 없었다. 플리니 얼Pliny Earle 박사는 AMA의 1848년 보고서에서 "유럽 정부, 그들의 제도, 국민의 명민함은 미국의 [그것]과 다르다"라고 썼다. "정치 윤리와 교육의 통제 및 방향은 같은 손에 달려 있다. (……) [그러나] 여기서는 그 제도와 방향을 민간사업에 맡긴다."[59]

30개의 주정부가 입법에 관해 각자의 결정을 내리는 이렇듯 불안정한 땅에서 어떻게 의사 수련에 대한 공통 기준을 생각할 수 있었을까? 1849년 주법에 대한 AMA 조사에서는 "법률이 폐지되었고 이제 현장이 모두에게 개방되었음(메인)" "현재 시행 중인 법률 없음(매사추세츠)" "법이 폐지된 1844년 이후 제한 없음(뉴욕)" "내과와 외과를 규제하는 어떠한 법률도 존재한 적이 없음(펜실베이니아)"과 같은 응답이 속출하였다.[60] 인구 밀도가 낮은 지역에 의사의 필요성이 대두되고 의학교가 확산되면서 개업의에게 면허를 부여하려는 초기 노력은 거의 완전히 사라졌다. 미국 의학교육의 변화는 의학교와 의학 단체들 사이의 자발적 협약을 통해서만 가능할 것이며 그렇지 않을 경우 전혀 불가능할 것이라는 점이 점점 더 분명해졌다.

AMA는 최소한의 교육 기준을 부과하는 데에 함께 합의하자고 개별 의학교에 청원에 청원을 거듭하였다. 그러나 의학교 자체가 너무 급속히 증가하고 있었고 이들 사이의 경쟁이 너무 치열해져서 단일 학교 또는 소수의 학교가 요구 조건을 높이는 것은 불가능해 보였다. 이제 사실상 독립된 칼리지가 된 하버드 의과대학조차도 4개월에서 6개월로 학기를 연장하려는 노력을 공개적으로 반대했다. 1849년 AMA에 제출한 교수진 답변에 따르면 "강의 교육 과정 기간은 ……

그 가치의 수단이 아니며" 보스턴처럼 사설 학원에서 개인 공부로 보충한다면 4개월의 "기본 원칙"과 "실용적 지식" 이수로 "학생들의 호기심 …… [그리고] 참여할 재정적 능력으로 충분히 충족시킬 수 있다"라고 적었다."[61] 이즈음 하버드 의과대학은 트레몽^{Tremont} 및 보일스턴^{Boylston} 의학교 같은 사설 학원(혹은 영리 의학교)과의 연계를 통해 모든 의도와 목적에서 연중 항시 운영되는 기관이 되었다.[62]

변화에 대한 하버드의 반대는 다른 학교와 마찬가지로 미국 의학교 강의실이 제한적이고 강단식 교육을 선호하였기 때문이 아니라 파멸적인 경쟁에 따른 두려움 때문이었다.[63] AMA의 촉구에 대한 응답으로 펜실베이니아 대학은 6개월 표준을 채택하고서 학생들을 즉각 잃었으며 빠르게 철회해야 했다. 이 역사적 순간에 미국 학교가 기준을 높이는 데에 성공했다면 '실제 개업의의 일부만이' 의학교에 진학하려고 애썼을 것이라고 역사학자 죠셉 케트는 주장했다.[64] 미국의 단일 기준 구축은 영국에서와 마찬가지로 당사자들 사이에 충분한 결속력이 구축되기 전까지 기다려야 했고 유럽 대륙 국가들처럼 정부의 보호 조치를 통해 구축할 수 없었다.

세기 중반 미국의 상황은 해외에서 공부한 적이 있는 디트로이트 외과 의사 시어도어 맥그로^{Theodore McGraw}가 영국에서 본 것과 "정확히 유사하다"라고 회상했다. 그는 두 나라 모두 도제 제도가 여전히 '퇴행적인 형태'로 번창하고 있다고 말했다. 의학교는 두 곳 모두 '병원에 부속된 실질적으로는 사설 학원'이었다. 양국의 정부는 의학교육을 '극도로 태만'하게 다루었다.[65] 동시대인들의 눈으로 보았을 때 영국의 의사 양성 시스템은 미국과 마찬가지로 의과대학 준비 요건이 불충분하고 학습 기간이 짧았으며 과학 훈련이 부족하고, 실무교육을 선호하였다.

영국의 변화를 위한 투쟁을 이끌고 조직하던 이들은 영국의 진료의 자신이었으며, 이것이 미국에서 개선이 이루어질 수 있는 유일한 길이라고 알프레드 스틸*은 말했다.[66] 뉴욕의 존 리비어John Revere 교수는 '기초 교육의 부족'으로 미국인들이 고통받는다면 "이 발언은 영국 진료의 대다수에게도 상당히 강력하게 적용된다"라고 주장했다. 리비어는 영국보다 미국이 정식 학업 기간이 짧았지만 '[미국] 지망자 대다수'는 학업을 완수하기 위해 필요한 최소 시간보다 "훨씬 긴 시간을 [소요]해야만 했을 것"이라고 적었다.[67] 미국에서는 실제로 강의는 2학기 이후에 무료인 경우가 많았고, 상당수 미국 학생들은 3학기 모두 이수할 수 있었다. 1844년 루이스빌에서 다니엘 드레이크는 학생들에게 "졸업하려면 세 과목의 교육 과정에 참석해야 합니다"라고 말했다. "나는 우리 학교가 모두 졸업하기 위한 3개 과정의 원칙에 따라 조직되지 않고 2개만 유급으로 둔 것이 가장 불행하다고 생각합니다."[68] 외과의 존 왓슨John Watson에 따르면, 뉴욕에서는 "대중 강연의 연간 학기는 실제로 말년에 7개월에서 8개월로 연장되었다."[69] 필라델피아에서는 1850년대 후반 10명의 개업의 중 7명이 최소 3년을 공부했으며, 그중 4명이 스스로 준비하는 데에 4년이 걸렸다.[70] 앞서 살펴본 바와 같이 하버드는 어느 정도 연중 내내 운영하는 기관이 되었다.

미국 서부와 남부의 새롭게 고군분투하는 학교들은 정착이 덜 된

---

* Alfred Stillé(1813~1900): 미국의 의사. 펜실베이니아 대학에서 의학사 학위를 받았고 이후 펜실베이니아 의과대학의 교수를 지냈다. 의사, 교수로 많은 존경을 받았고 AMA의 초대 서기관이었으며 이후 회장을 지냈다.

그 지역 환경에 자신들의 포부를 적용해야만 했다. 그러나 이들 중 대다수는 동부에서와 마찬가지로 2년 차 이후 무료 교육을 제공했으며 일부는 가을 학기 이전에 낮은 가격으로 '예비' 교육을 제공하며 학생들을 끌어들이기도 하였다. 예를 들어 오하이오 주 윌러비[Wiloughby]에 있는 한 작은 의학교는 1845년 13주 과정의 예비 학습 과정을 홍보했는데, 매일 신경계와 흉부질환의 신체 진단에 관한 한 개의 강의와 한 번의 강독회가 열렸다.[71] 더 서쪽에 위치한 시카고의 러시 의학교[Rush Medical College]에서는 1843년 학교를 설립한 직후 동부 학교를 능가할 수 있는 3년의 등급 과정 가능성을 논하기 시작했다. 마침내 1858년 논의가 결렬되었을 때, 10년 동안 교수진의 일원이었던 개혁가 네이션 스미스 데이비스는 일부 교수진을 이끌고 즉시 변화를 주도할 새로운 의학교 사업을 시작하였다.[72] 러시 의학교는 이에 대해 '더 길고 완전한 교육 과정'을 보장할 16주 과정의 '의학 예비학교'를 공표하였다.[73]

서부의 주도 움직임의 또 다른 사례는 미시간 주립 대학에서 나왔다. 1850년 그곳에서 의학과가 시작되었을 때, 그것은 대학의 핵심 부서가 되었다. 교수는 대학에서 고정 급여를 받았고, 의대생을 위한 별도의 화학 건물이 세워졌다. 대학 지도에 따른 임상 프로그램이 나중에 디트로이트에서 시작되었다.[74]

세기 중반까지 미국에서는 49개의 의학교가 종류별로 학생들에게 열려 있었고, 캐나다에서는 8개의 의학교가 문을 열었다.[75] 이때까지 캐나다 의학교에서는 3년의 공부, 1년의 병원 실습, 6개월의 견습 수련을 거치는 것이 표준 교육 과정이 되었다.[76] 미국에서 의학교육 사업의 규모는 영국과 프랑스를 합친 규모에 근접하였다. 11개의 미국 의학교 대부분은 수명이 짧았고 본초학, '절충주의 또는 동종요법적*' 성격을 지녔다. 필라델피아에서는 1850년 경 8개 학교 중 6개가 종파의학교sectarian였고 신시내티에서는 3개 학교가 19세기 중반까지 운영되었다.[77] 모든 학교에서 전임이든 비전임이든 교수진의 규모는 일반적으로 7명이었다. 1849년 AMA는 유럽 학교가 "미국보다 교사 수가 두 배 이상, 경우에 따라 네다섯 배 더 많다"라고 불평하였다.[78]

19세기 중반 의학 교수들

그러나 이것은 대륙의 대학에만 해당되는 것이지 영국과 프랑스의 많은 실무학교에는 해당되지 않는다. 이들 학교가 미국의 교육사업의 진정한 대응물이라 할 것이다. 1850년 신뢰할 수 있는 집계에 따르면, 오스트리아와 스위스를 제외한 독일 대학의 경우 대학의 의학 교수들의 총수는 315명으로, 각 학교당 평균 15명이었지만 실무학교는 그 절반에 불과했다.[79] 프랑스 의학교는 학위를 수여하는 학교나 이급 학교 모두에서 1865년에도 180명, 즉 학교당 평균 6명이었다.[80] 영국에서 정식 의학교육을 제공하는 학교의 교원 수는 필자의 추산으로 150명을 넘지 않았고 아마도 미국에서는 250명 이상—일부 중복을 허용하여 한 학교당 평균 7명—이 의학을 가르치고 있었다.

영국과 미국 학교의 교수들은 대륙의 교수들보다 하나 이상의 교수직을 맡을 가능성이 높았다. 영국에서도 세기 중반에 강사가 둘 이상의 학교에서 가르치는 것이 가능했고 미국에서는 교수가 매달 한

---

* '절충주의'는 약초요법과 물리요법을 혼합한 형태의 치료법이고, '동종요법(homeopathy)'은 매우 희석한 약물을 치료제로 사용하는 18~19세기의 의학종파(medical sect)로 정통의학(orthodox medicine)과 당대에 함께 기능하였다. 당시에는 정통의학의 치료 효과가 그리 높지 않았기 때문에 이런 의학 종파들이 번성하기도 했다.

학교에서 다른 학교로 이동하는 것이 일반적이었다. 예를 들어, 런던에서 윌리엄 카펜터**는 1850년 런던 대학에서 의료법규 과정을 가르쳤고 동시에 런던 병원 의학교에서 생리학을 가르쳤다. 미국에서 잘 알려진 존 들라마터John Delameter는 그의 특이한 열정으로 유명했는데, 1837년 5개 의과대학에서 교직을 맡았다![81]

프랑스와 독일에서는 국가가 교수의 급여를 지급했지만 영어권 국가에서는 거의 전적으로 학생 등록금에서 나왔다. 영국과 미국의 교수진 회의에서는 수업료를 어떻게 나눌 것인지에 관한 토론이 자주 있었다. 1849년 러시 의학교의 한 교수는 다음과 같이 적었다. "돈은 나누어지지 않고 앞으로도 그럴 것이다. (……) 경영진은 입학금 및 졸업 비용으로 빚을 갚았다고 말한다. 그러나 빚은 그들 자신에게 돌아가고 있다."[82] 리버풀에서 같은 해 교수진은 각 강사가 학생들로부터 받는 모든 기니 중 1실링을 공동 비용으로 충당할 것에 동의하였다. 한편 런던 병원의 교수들은 강사에게 일반 비용으로 연간 25파운드를 지급할 것을 결정하였다. 리즈의 교수진은 1860년 흑자가 난 것을 발견하고 각 참가자에게 30파운드의 배당금을 선언하였다.[83] 이러한 결정과 숙의들은 영국과 미국 학교에서는 일상적이었다.

때때로, 특히 런던에서는 교육과 상담의 조합이 매우 유리했다. 조심스럽게 보관된 제임스 파젯의 회계 장부에 따르면 그가 성 바르톨로뮤에서 외과 의사로 일하면서 연간 100파운드, 왕립외과의사회에서 강의료로 20파운드, 기관장으로 근무하며 50파운드와 관사 사용,

---

**   William Benjamin Carpenter(1813~1885): 영국의 내과의, 생리학자. 런던 대학의 초기 수립에 많은 역할을 수행하였다.

검시관으로 일하면서 100파운드, 사설 강습생으로부터 1인당 7기니, 자문 진료로부터 30파운드 이상을 벌었다. 그 자신의 계산에 따르면, 그의 수입은 반세기 이상 연간 평균 425파운드(상당한 액수)였다.[84]

19세기 중반 의학 교수의 지위는 대륙과 영미의 의학교육 시스템 사이의 차이가 벌어지는 것을 반영했다. 유럽 대륙의 교수는 일반적으로 소득을 얻을 수 있는 추가 기회가 있는 보수가 좋은 공무원으로 자신을 바라보았으며 스스로를 교육 연구 및 상담을 포함한 업무를 수행하는 전일제 전문가로 여겼지만, 영국 또는 미국 교수들은 자신의 진료가 주된 관심사였고 교실 밖에서 학생들을 가르치거나 연구할 시간이나 관심이 전혀 없었다.

가르친 내용과 방법에서도 차이가 컸다. 의학교육의 핵심은 클리닉이며 병상 옆에서 유용한 '보조' 과학 훈련으로 보충될 것이라는 초기의 공감대는, 독일 유럽에서 의학은 기본적으로 실험실에서 가장 잘 학습되는 실험과학이라는 새로운 견해로 바뀌고 있었다. 지금까지 클리닉과 실험실 사이의 갈등, 실무 학문으로서의 의학과 자연과학으로서의 의학 사이의 갈등은 독일에서도 조용했다.

바로 앞의 의학교육 전환은 의료계의 많은 이들에게 놀라움으로 다가왔고 반세기 전 임상 교수법으로의 전환을 연상시키며 새로운 논란을 불러일으켰다. 오랫동안 프랑스 병원 모델에 종속되어왔던 독일 유형의 의과대학 교육은 의사들이 질병을 이해하고 치료하는 마지막 장벽을 허물 수 있는 모든 것을 정복하는 유혹적인 과학의 새로운 신비를 창조했다. 그러나 실험실 교육법의 도입과 확산을 더 자세히 살펴보기 전에, 우리는 다시 한번 19세기 중반 의학을 공부하는 학생들의 삶과 경험에 눈을 돌릴 것이다.

제7장 원주

1 S. W. F. Holloway, "Medical Education in England, 1830-1858: A Sociological Analysis," *History* 49 (1964): 323.

2 Petition of the Undersigned Physicians, Practicing in London, manuscript, W. P. Allison Papers, Royal College of Physicians of Edinburgh Library.

3 House of Commons, Select Committee on Medical Education, *Report*, 3 vols. (London: House of Commons, 1834) 1:18.

4 *Lancet* 7 (1842-43): 721.

5 Irvine London, *Medical Care and the General Practitioner, 1750-1850* (Oxford: Clarendon Press, 1986), 196.

6 *Lancet* 2 (1837): 507.

7 William B. Marshall, *An Essay on Medical Education* (London: Burgess and Hill, 1827), 74.

8 *Lancet* 2 (1837): 508.

9 몇몇 의학 분과에서 진료의의 교육과 혜택에 관한 제안들은 대학의 내과·외과 교수들, 에든버러의 왕립내과의사회와 외과의사회 사이에서 1839년 3월에 합의되었다. Minutes of Senatus, April 2, 1839, University of Edinburgh Archive. 에든버러 그룹의 의장 윌리엄 우드William Wood 는 런던 대학의 의학 교수진의 지원을 구하였으나 나는 그에 관한 대답 기록을 찾지 못했다. William Wood to William Rothman, registrar, November 15, 1838, Faculty of Medicine minutes, November 21, 1838, Department of Paleography, University of London Library.

10 Minutes, March 6, 1840, Glasgow Faculty of Medicine, Royal Society of Physicians of Glasgow Archive.

11   Paul K. Underhill, "Science, Professionalism and the Development of Medical Education in England: An Historical Sociology" (Ph.D. diss., University of Edinburgh, 1987), 151.

12   Ivan Waddington, "General Practitioners and Consultants in Early Nineteenth-Century England: The Sociology of an Intra-Professional Conflict," in *Health Care and Popular Medicine*, eds. John Woodward and David Richards (New York: Holmes & Meier, 1977), 164-88. Noel Parry and José Parry, *The Rise of the Medical Profession: A Study of Collective Social Mobility* (London: Groom Helms, 1976), 104-30.

13   Loudon, *Medical Care and the General Practitioner*, 3.

14   이 단락과 선행 단락에 대해서 나는 다음에 기댔다. Claudia Huerkamp, *Der Aufstieg der Arzte im 19.Jahrhundert: Vom gekhrten Stand zum professionellen Experten: Das Keispid Preussens* (Göttingen: Vandenhoeck & Ruprecht, 1985), 22-59.

15   Robert Heller, "Officiers de Santé: The Second-Class Doctors of Nineteenth-Century France," *Medical History* 22 (1978): 32.

16   Jacques Léonard, *La vie quotidienne du médecin de province au XIXe siècle* (Paris: Hachette, 1977), 33.

17   "Report of Committee on Education," *Transactions of the American Medical Association* 2 (1849): 361.

18   Huerkamp, *Aufstieg der Arzte*, 58.

19   Rudolph Virchow, "Dcr medicinische Unterricht," *Die medicinische Reform*, no. 12, 1848: 77-79.

20   Carl Bock, *Auch ein Votum in Betreff der Medicinalreform in Sachsen* (Leipzig: Reclam, 1846), n.p., in Aktcn der medizinischen Facultät, VI, 59a, University of Leipzig Archive.

21 Anna D. von Riiden, "Medicina Graecensis: Das medizinisch—chirur-
gische Studium in Graz (1782-1862)" (med. diss., Technical University of Mu-
nich, 1978), 29-30.

22 Philipp Phoebus, *Uber die Naturwissenschaften als Gegenstand des Stadi-
ums, des Unterrichts und der Prüfung angehender Arzte* (Nordhausen: Adolph
Büchting, 1849), 4.

23 Arleen Tuchman, "Experimental Physiology, Medical Reform, and the
Politics of Education at the University of Heidelberg: A Case Study," *Bul-
letin of the History of Medicine* 61 (1987): 203.

24 Albert Steiner, *Ludwig Choulant und seine "Anleitung zu dem Studium der
Medicin"* (*1829*) (Zurich: Juris Druck & Verlag, 1987), 32.

25 Carl Wunderlich and Wilhelm Roser, "Uber die Mängel der heutigen
deutschen Medicin und liber die Nothwendigkeit einer entschieden wis-
senschaftlichen Richtung in derselben," *Archiv für physiologische Heilkunde*
1 (1842): ii.

26 Bock, *Auch ein Votum.*

27 이 추산은 다음에 기초한다: 오스트리아와 스위스 외부 독일 주들
에 관해서는 W. Lexis, *Die deutschen Universitäten*, 2 vols. (Berlin: A.
Asher, 1893), 1:121, table 1; 오스트리아에 관해서는 Johannes Conrad,
The *German Universities for the Last Fifty Years*, trans. John Hutchinson
(Glasgow: David Bryce, 1885); 그리고 스위스 및 실무형 학교, 군사학교에
관해서는 나의 추산이다.

28 Georg Heincmann, "Die Studierenden der Medi/.in in Deutschland am
Anfange des 20. Jahrhundcrts," *Klmisches Jahrbuch* 10 (1903): 223-24.

29 Verzeichnis der auf der königlichen vereinten Friedrichs-Universität Hal-
le-Wittenberg für das Winter Semester 1845/46 nach dem Lections-Cat-
aloge angekündigten und wirklich zu Stande gekommenen Vorlesungen,

manuscript, GSPK, Merseburg, 76, Va, Sekt. 8, Tit. 7, No. 2, vol. X.

30   Lexis, *Die deutschen Universitäten*, 1:120-21, table 1.

31   "Report of Committee on Medical Education," *Transactions of the American Medical Association* 2 (1849): 265; George Weisz, *The Emergence of Modern Universities in France, 1863-1914* (Princeton, NJ: Princeton University Press, 1983), 49, table 1.6; F. H. Arneth, *Uber Geburtshilfe und Gynaekologie* (Vienna: Wilhelm Braumiiller, 1853), 21.

32   "Report of Committee on Medical Education," 262; 그리고 나의 추산 이다.

33   Dr. Harvey가 나에게 그녀의 원고를 보내주었고 나는 그녀에게 빚을 졌다. "'Faithful to Its Old Traditions': Paris Clinical Medicine from the late 1840s to the Third Republic."

34   See Christian Sifferlen, "Contributions à l'histoire de la facultè de mèdecine" (med. diss., University of Strasbourg, 1968), 11.

35   Carl A. Wunderlich, *Wien und Paris: Bin Beitrag zur Geschichte und Beurteilung der gegenwärtigen Heilkunde in Deutschland und Frankreich, 1841*, ed. H. M. Koelbing (Stuttgart: Hans Huber, 1974), 37.

36   Robert Fox, "Scientific Enterprise and the Patronage of Research in France, 1800-70," *Minerva* 11 (1973): 464.

37   J. M. Leupoldt, *Uber ärztliche Bildung und Bildungsanstalten* (Frankfurt am Main: Heyder & Zimmer, 1853), 26.

38   나는 워너 교수가 그의 논문 "Paradigm Lost or Paradise Declining? American Physicians and the 'Dead End' of the Paris Clinical School" 사본을 전해 준 데에 빚을 졌다.

39   George H. Doane, "Comparative Advantages of Vienna and Paris, as Places for Medical Study, with some Remarks on the Operation of Extraction

for the Removal of Cataract," *New Jersey Medical Reporter* 7 (1854): 18.

40 Warner, "Paradigm Lost," 41.에서 인용.

41 Robert Heller, "Officiers dc Santé: The Second-Class Doctors of Nine-teenth-Century France," *Medical History* 22 (1978): 30; Paul Broca, *Correspondence*, 1841-1857, 2 vols. (Paris: privately printed, 1886), 1:129. 이 답신의 사본을 빌려준 Paul Broca의 손자 P. Monad-Broca 교수에게 감사를 전한다.

42 Jacques Léonard, *La médecine entre les savoirs et les pouvoirs* (Paris: Aubier, 1981), 85-86, 213-17.

43 E. Perrin de la Touche, *L'enseignement médical à Rennes* (1800-1896) (Rennes, 1896), 37. 중등학교에 등록한 이 다수는 이들 세 학교 중 하나에서 자신의 학업을 끝내고자 계획하였다.

44 *Almanach général de médecine pour la ville de Paris*(Paris, 1853), 127-41.

45 Touche, *L'enseignement médical à Rennes*, 38-43.

46 Charles Coury, *L'enseignement de la médecine en France des engines a nos jour* (Paris: Expansion scientifique francais, 1968), 124. 오피서를 제거하려는 싸움은 다음 또한 참조할 것. George Weisz, "The Politics of Medical Professionalization in France, 1845-1848," *Journal of Social History* 12 (1978): 3-30; George D. Sussman, "The Glut of Doctors in Mid-Nine-teenth-Century France," *Comparative Studies in Society and History* 19 (1977): 287-304.

47 J. N. L. Poynter, "Education and the General Medical Council," in *The Evolution of Medical Education in Britain*, ed. F. N. L. Poynter (London: Pitman, 1966), 197.

48 "Minutes of the General Council of Medical Education and Registration, June 1861," *Edinburgh Medical Journal* 7 (1861): 163, 171.

49   House of Commons, Select Committee on Medical Act, *Special Report from the Select Committee on Medical Act* (*1858*) ······ *together with the Proceedings of the Committee, Minutes of Evidence, Appendix, and Index* (London: House of Commons, 1879), testimony of Ernest Hart, 265.

50   "Regulations of Universities, Colleges, and Examining Boards, in Scotland and Ireland," *Lancet* 2 (1856): 345.

51   Minutes, Committee of the Faculty of Medicine, May 30, July 4 and November 27, 1837, University of London Library, paleography room.

52   Charles Newman, *The Evolution of Medical Education in the Nineteenth Century* (Oxford: Oxford University Press, 1957), 107-8.

53   Ibid., 108-9.

54   House of Commons, Select Committee on Medical Registration and Medical Law Amendments, *First and Second Reports; together with the Minutes of Evidence and Appendix* (London: House of Commons, 1848), 45.

55   Karl von Pfeufer, "Ubcr den gegenwärtigen Zustand der Median," Annalen der städtischen Allgemeinen Krankenhäuser in München 1 (1878): 404. 이 문헌은 그의 1840년 취리히 대학의 취임 강연을 재발간한 것이다.

56   Martyn Paine, "Medical Education in the United States," *Boston Medical and Surgical Journal* 29 (1843): 332.

57   *Boston Medical and Surgical Journal* 40 (1859): 303. 의 요약.

58   *Transactions of the American Medical Association* 1 (1848): 246; 2 (1849): 341, 351; 4 (1851): 17; 7 (1854): 60; 9 (1856): 254.

59   Ibid., 1 (1848): 236.

60   Ibid., 2 (1849): 326-28.

61 "Practical Views on Medical Education submitted to the Members of the American Medical Association by the Medical Faculty of Harvard University," *Boston Medical and Surgical Journal* 42 (1850): 481-84. 이 보고서는 Jacob Bigelow, Walter Channing, John Ware, John B. S. Jackson, Oliver Wendell Holmes, Henry J. Bigelow, and E. N. Horsford. 의 서명을 받았다.

62 Thomas F. Harrington, *The Harvard Medical School: A History, Narrative and Documentary*, 3 vols. (New York: Lewis, 1905), 2:498.

63 다음을 볼 것: Thomas S. Huddle, "Looking Backward: The 1871 Reforms at Harvard Medical School Reconsidered," *Bulletin of the History of Medicine* 65 (1991): 343-51; Huddle, "Science, Practice, and the Reform of American Medical Education" (Ph.D. diss., University of Illinois, 1988), 25-4:8.

64 Joseph F. Kett, *The Formation of the American Medical Profession: The Role of Institutions, 1780-1860* (New Haven, CT: Yale University Press, 1968), 69.

65 Theodore A. McGraw, "The Medical Schools of the Last Half-Century," *Journal of the Michigan State Medical Society* 14 (1915): 515.

66 Alfred Stillé, *Medical Education in the United States: An Address delivered to the Students of the Philadelphia Association for Medical Instruction* (Philadelphia: Isaac Ashmead, 1846), 18-27.

67 John Revere, *An Introductory Lecture on the Comparative State of the Profession of Medicine, and of Medical Education, in the United States and Europe* (New York: University of the City of New York, 1846), 7-14.

68 Daniel Drake, *An Introductory Lecture on the Means of Promoting the Intellectual Improvement of the Students and Physicians of the Valley of the Mississippi* (Louisville: Prentice and Weissinger, 1844), 9.

69 John Watson, *A Lecture on Practical Education in Medicine, and on the*

Course of Instruction atthe N.T. Hospital (New York: J. and H. G. Langley, 1846), 9.

70   Leo J. O'Hara, "An Emerging Profession: Philadelphia Medicine", 1860-1900 (Ph.D. diss., University of Pennsylvania, 1976), 97-98.

71   *Annual Announcement of the Willoughby Medical College*, 1845-46, 5.

72   1858년 2월 러시 의과대학 교수진의 회의록에 따르면 다니엘 브레이나드Daniel Brainard 의장이 부재한 가운데 투표하였고 기간을 9개월로 늘리고 학생을 주니어와 시니어 등급으로 나누었다. 주니어 등급 학생들은 기본 아카데믹 공부를 하였고 임상교육과 병원 실무는 시니어 등급에게 부과되었다. 브레이나드가 돌아오면서 이 결정은 철회되었다. Faculty Minutes, Rush Medical College, Rush-Presbyterian-St. Luke's Medical Center Archive.

73   Ernest E. Irons, *The Story of Rush Medical College* (Chicago: Rush Medical College, 1953), 15-20; Nathan S. Davis, *Inaugural Address delivered at the Opening of the Medical Department of Lind University* (Chicago, 1859), 17.

74   Horace W. Davenport, *Doctor Dock: Teaching and Learning Medicine at the Turn of the Century* (New Brunswick, NJ: Rutgers University Press, 1987), 4-13.

75   *Transactions of the American Medical Association* 2 (1849): 281; Frederick C. Waite, "American Sectarian Medical Colleges Before the Civil War," *Bulletin of the History of Medicine* 19 (1946): 148-66; John J. Heagarty, *Four Centuries of Medical History in Canada*, 2 vols. (Toronto: Macmillan, 1928), 2:55.

76   R. D. Gidney and W. P. J. Millar, "The Reorientation of Medical Education in Late Nineteenth-Century Ontario: The Proprietary Medical School and the Founding of the Faculty of Medicine at the University of Toronto," *Journal of the History of Medicine and Allied Sciences* 49 (1994):

53-54.

77   Martha Tracy, untitled manuscript on medical education in Philadelphia, 1931, Archives and Special Collections on Women in Medicine, Medical College of Pennsylvania, C-4; "Nineteenth Century Medical Colleges in Cincinnati," Cincinnati Historical Society가 엮은 목록이다.

78   *Transactions of the American Medical Association* 2(1849): 277.

79   Conrad, *The German Universities*, 193.

80   George Weisz, *The Emergence of Modern Universities in France, 1863-1914* (Princeton, NJ: Princeton University Press, 1983), 28. 예비 의학교의 교수진 숫자는 1840년에 6명으로 규정되었고, 2명의 겸직 자리가 추가되었다. Almanach géneral, 27-28.

81   Minutes of Medical Council, London Hospital Medical School, June 4, 1850, London Hospital Medical School Archive; Jonathan Forman, "A Brief Historical Sketch of the College of Medicine of the Ohio State University," *The Ohio State University College of Medicine: A Collection of Source Material Covering a Century of Medical Progress* (Blanchester, OH: Brown Publishing, 1934), 506. Willoughby, Dartmouth, Fairfield, Franklin, and Geneva 등의 학교였다.

82   Graham N. Fitch to John McLean, January 29, 1849, Society of Medical History of Chicago manuscripts, John Crerar Collection, University of Chicago.

83   Minutes, Royal Infirmary School of Medicine, February 24, 1849, University of Liverpool Archive; Minutes of Medical Council, May 31, 1847, London Hospital Medical School Archive; Minutes of Council, Leeds School of Medicine, July 30, 1860, Leeds University Archive.

84   James Paget, autobiographical notes, Western Manuscript Collection, Wellcome Institute for the History of Medicine Library, London.

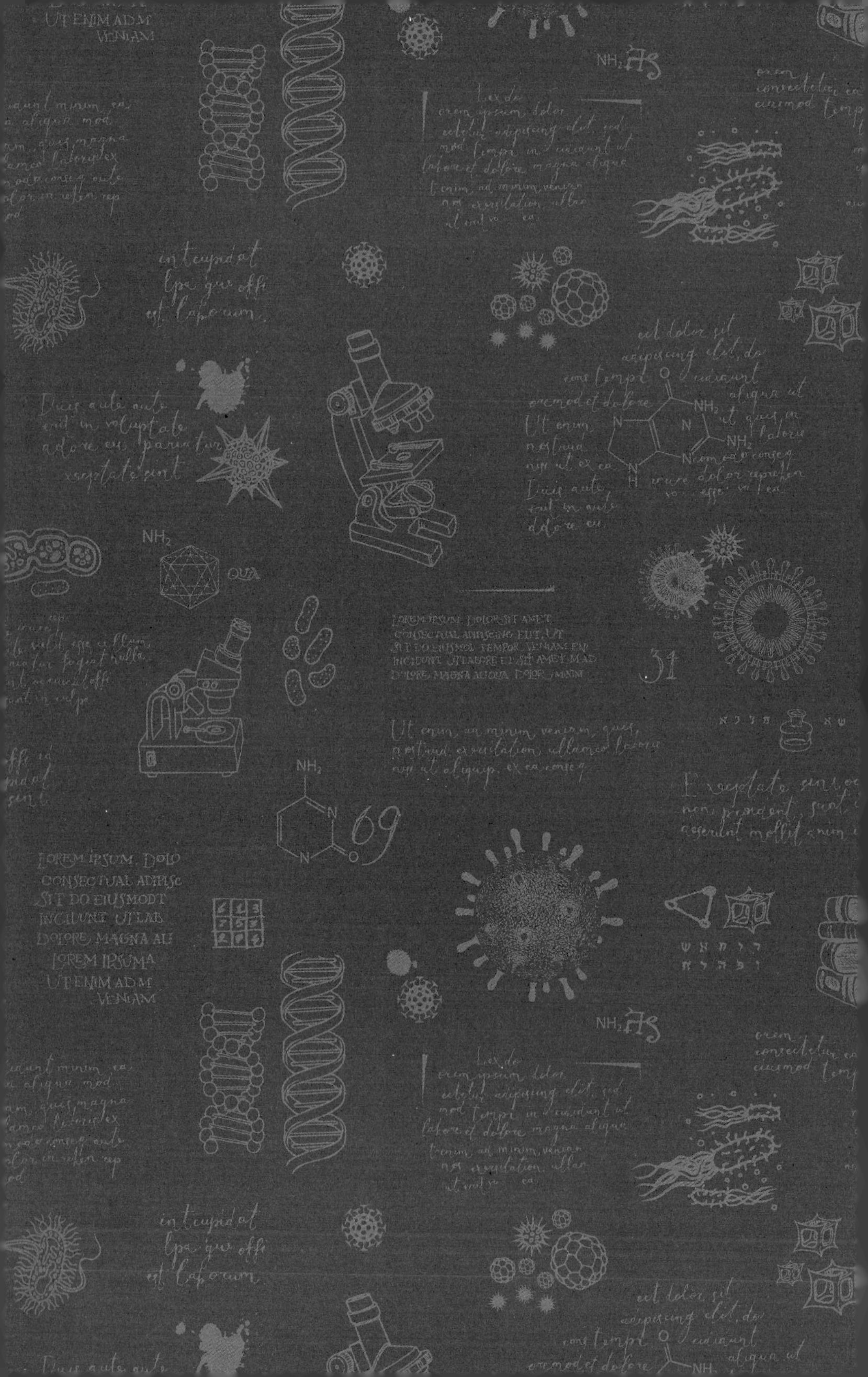

LOREM IPSUM DOLO
CONSECTUAL ADIPISC
SIT DO EIUSMODT
INCIDUNT UT LAB
DOLORE MAGNA AU
LOREM IPSUMA
UT ENIM AD M
VENIAM
NH2
69
34

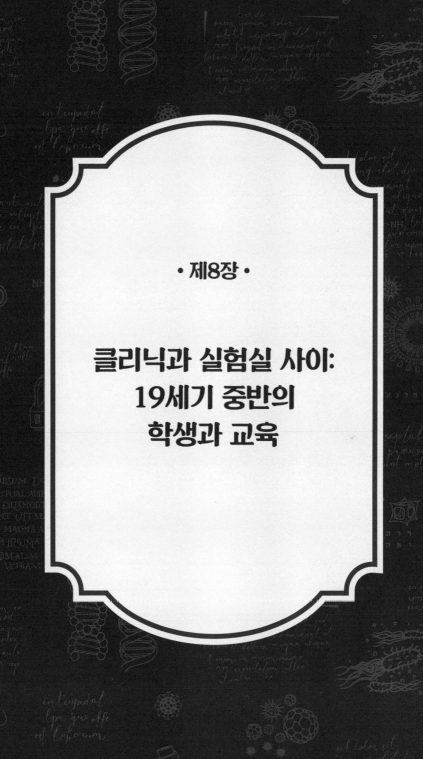

· 제8장 ·

클리닉과 실험실 사이:
19세기 중반의
학생과 교육

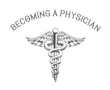

의학교육의 단일한 표준에 대한 모멘텀에도 불구하고 의학에 접근할 수 있는 문은 19세기 중반에도 놀라울 정도로 열려 있었다. 이 시기 이후부터 정부와 전문직 협회는 과학 및 임상 지식과 대중의 건강 보호라는 명목으로 광범위한 예비 교육을 받고 더 긴 기간의 학습에 대한 재정적 부담과 기타 부담을 감당할 능력이 있는 사람들로 의학에 대한 진입을 꾸준히 제한하였다.

하지만 1850년에는 실무학교에서 훈련받거나 프리셉터로부터 의학을 배우는 것과 같은 (가격도 저렴한) 우회로가 대서양 양편의 국가에서 여전히 존재하였다. 대학의 사전 교육 없이도 입학을 허가했던 유럽 대륙의 '이급 의학교'뿐만 아니라, 영국과 미국에서 대학보다 한참 낮은 수준의 교육을 제공하던 일반개업의를 위한 학교 또한 학생들에게 열려 있었으며 빠른 속도로 성장하고 있었다. 1854년에 맨체스터의 조셉 조던은, 서민들을 위한 "지방 의학교의 설립은 국가적으로 중요한 의미를 지닌 사건"이라고 선언하였으며, "(영국에서) 외과 칼리지가 설립된 이래 이보다 더 큰 변화는 없었다"라고 하였다.[1] 아마도 조던은 몰랐겠지만, 10년 전에 뉴욕의 교수였던 마틴 페인은 학생들에게 "서민층에 속하는 다수의 학생을 받아들일 수 있는 지방 의학교만큼 중요한 기관은 없다"라고 이야기하면서 비슷한 견해를 피력하였다.[2] 페인과 동시대에 뉴욕에 있었던 존 리비어에 따르면, 영국과 미국 모두에서 "개업의 상당수가 대체로 사회의 서민층에서 배출되고 있었으며, 지적으로 발전할 수 있는 기회를 누리지 못하였다."[3]

의학 준비 과정의 사회적 차별

대학에 입학한 이들과 실무 의학교육을 받은 이들 사이의 사회적인 차이는 반세기 전만큼이나 확연하였다. 미국에서 흔히 그랬던 것처럼, 본질적으로 대학이 아닌 곳에서 교육을 마치고 의학 학위를 받은 경우조차 페인은 '강의료와 졸업장이 저렴한' 지방 학교 졸업생과 '몇 달러 차이로 우월한 교육을 받은 의료계의 귀족층'을 구분하였다.[4] 후자의 집단은 유럽에서 대학교육을 받은 의사와 같이 대학의 교양학부 등에서 충분한 사전 교육을 받았으며 대부분 동부 도시의 명문 의학교 졸업생들이었다. 19세기 중반 필라델피아 의학교의 한 학생은 "야망이 크고 부유한 이들에게 도시의 교육 자원은 풍요로웠다"라고 썼다. 1860년까지 필라델피아의 의료 전문직 절반 이상은 '상류층' 출신이었는데, 이조차도 50년 전과 비교하면 감소한 수치였다. 하지만 시내 유수의 병원에서 근무하는 의사들은 여전히 런던에서처럼 의사, 성직자, 전문직과 상인 계층 출신이었다.[5]

한편, 스펙트럼의 반대편에 있는 버몬트 주 벌링턴의 시골 의학교 학생 중에 입학 당시 대학 학위가 있는 이는 50명 중 한 명에 불과했으며, 그 학장은 이 학교가 '입학에 필요한 학문적인 장벽이 없다'는 사실을 자랑하였다. 이후 시대의 한 관계자는 이 학교 학생의 입학 요건에 관해 "많은 수의 학생들이 잘 읽고 쓰지 못한다고 했다"[6]라고 언급하였다. 1850년대 저명한 의사들의 사회적 출신에 관한 연구에 따르면 국가 전체적인 차원에서 상당수가 전문직, 사업가, 지주 가문 출신이었다. 이 혜택받은 그룹의 5분의 2 정도는 대학 교양학부liberal arts college에서 학사 학위를 받았다.[7] 마찬가지로 파리에서 공부했던 약 수백 명의 의사도 이 그룹에서 나왔다.

교양 교육이나 전통적인 교육을 받지 못한 이들은 자신이 의사로서 역량이 부족하다는 비난에 민감하였다. 1849년 러시 의학교의 한 졸업생은 "(교양학부) 대학을 졸업하지 않더라도 누구나 최소한 존경할 만한 의사가 될 수 있다는 사실은 자명하다"라고 역설하였다. 그는 의학을 공부하던 경험을 언급하며 "대학교육이나 세상에 대한 지식, 성실한 교육자나 좋은 책, 돈이나 영향력이 있는 친구들 없이도 2년보다 짧은 시간 안에 주변 의사들의 절반보다 더 완전한 수련을 받을 수 있었다"라고 하였다.[8]

진료를 위한 준비를 대학 혹은 실무학교에서 마친 이들 사이에 명확한 구분이 없었던 영미권 국가에서는 교양 교육의 이수 여부가 여전히 의사들의 계급에 대한 주요 지표가 되었다. 영국과 미국의 명망 있는 의사들은 여전히 고전 교육, 좋은 예의범절, 상류층과 관계를 맺을 수 있는 능력이 전문직의 고귀함을 추구하는 의사에게 중요하다고 주장하였다. 그들은 또한 교양 교육에 더하여, 건강과 질병의 과정을 더 잘 이해하기 위해 자연과학에 대한 폭넓은 교육도 필요하다고 주장하였다. 미국에서는 새로운 AMA 교육위원회 위원장이 1853년 동료들에게 '우아한 언어, 섬세한 예의범절, 까다로운 취향'은 야심 있는 의사에게 없어서는 안 될 요소들이라고 말하였다. 그는 이러한 요소들은 좋은 교육 기관이나 대학에서 고전을 공부함으로써 가장 잘 습득할 수 있다고 이야기하면서 "인문학을 교육에 포함하고 입학 요건에 자연과학을 포함하기 위해 이러한 과목에 관한 규정을 확대해야 한다"라고 동료들에게 주장하였다.[9] 이러한 공부가 학생을 더 좋은 의사뿐만 아니라 더 좋은 시민으로 만들 것이라는 주장은 자주 등장하였다.

대서양 건너편의 '은발의 연설가" 토마스 애디슨은 자신의 학생들에게 "최고의 의학교육 과정"은 항상 "라틴어와 그리스어로 된 고전 교육을 통하여 고대 작가들의 글을 자세히 살펴보고 그러한 풍요를 누리지 못하는 이들이 선망하는 장점을 얻도록 한다"라고 이야기하였다.[10] 교양 교육을 받은 의사는 미국에서보다 한층 더 지도층이자 상류층의 일원으로 공인되었다. 벤자민 브로디는 젊은 헨리 에이클랜드의 아버지에게 "아이를 옥스퍼드로 보내서 미래의 직업에 관하여 관심을 가지도록 하지 말고 의회에 들어가는 것처럼 행동하도록 하라"고 조언하였으며, "학위를 받고 나서 그를 나에게 보내면 다음 할 일을 조언하겠다"라고 하였다.[11] 미국의 한 저명인사에 따르면, 영국과 미국 모두에서 가장 존경받는 의사 계층은 "존경받는 가문과 연결되어 있고, 개인 재산이 있으며, 기본 교육을 잘 받은 이들이었다."[12]

유럽 대륙에서는 이급 개업의와 대학교육을 받은 의사 사이의 구분이 더 명확했다. 앞장에서 언급하였던 것처럼, 1850년까지 프랑스와 독일에서 이급 개업의officiers, Wundarzte를 없애려는 강력한 움직임이 있었다. '정체성의 위기'라고 일컬어지는 현상이 유럽 대륙의 의료종사자들을 괴롭히고 있었다.[13] 1830년 후반 프랑스의 이급 의학교에 대한 설문을 마친 후에 파리 의과대학 학장은 대학 출신 의사들을 대변하며 "이제는 단 하나의 의사 계층만이 필요하다"라고 선언하였다.[14] 시골 의학교 학생들은 그들의 부족한 문해력과 부실한 과학 소양, 나쁜 예의범절, 하류층의 언어 구사로 인해 여전히 무시당했다. 대다수의 경우 그들은 여전히 시골의 작은 마을 출신이었고 가난한 농부, 장인, 상점 주인의 자식이었다. 1849년까지 그들은 프랑스 의학교에 입학한 학생의 거의 40%를 차지하였으며, 이제 그들 중 상당수는 학위를 주는 학교에서 공부를 계속하고자 계획하였다.[15] 의학교와 이급 의학교의 졸업생을 모두 받았던 스트라스부르의 의료 센터에서 1858년에 한 교수진은 오피시에 드 상테의 수가 급격히 감소하고 있는 사실에 '만족하면서' 이를 기록하였다.[16]

반면, 프랑스와 독일 대학에서 수련을 받은 이들은 정부와 대중으로부터 엘리트 지도층으로 대접받았다. 영국에서의 비슷한 부류처럼 그들의 가문 배경은 대부분 중상 계층이었으나, 이제는 많은 수가 사회의 중류층 혹은 그 이하 계층에서 나오고 있었다. 예를 들어, 할레 대학에서는 1852년에 의학을 공부하는 학생의 51%가 고위직 정부 관료, 교수, 종교인, 의사, 장교의 자녀들이었으나 최소한 4분의 1은 하위직 관료, 농부, 장인의 자식들이었다.[17] 괴팅겐에서는 같은 해에 비슷한 비율의 의학도들이 '학술적인 교육을 받지 않은 채' 농부, 교사, 관료의 가정 출신이었다.[18] 튀빙겐의 의학교에서는 더 많은 수의 학생들이 더 낮은 지위의 관료와 수공업자(무두장이, 시계공, 밧줄 제작공, 마차 제작자) 계층 출신이었다고 기록되었다.[19] 라인강 건너편에서도 의학도들의 가정 배경의 분포는 비슷하였다. 1865년 프랑스 의학도의 25%는 아버지의 직업을 공무원, 장인, 상점 주인, 농부라고 응답하였다.[20]

언제나 교양 교육의 상징이었던 의학 수업에서 라틴어의 사용은 영미권의 옥스퍼드와 케임브리지를 제외하고는 그 어느 곳보다 유럽 대륙의 대학에서 훨씬 더 길게 유지되었다. 1840년대에도 상당수의 강의가 여전히 라틴어로 진행되었으며, 이후 사반세기 동안 일부 유인물도 라틴어로 인쇄되었다.[21] 베를린에서는 유명한 요하네스 쉴라인이 독일어로 강의하기 위하여 대학 당국과 강제로 협상해야만 했다.[22] 1856년에는 학위논문을 라틴어나 독일어 중 하나로 작성할 수 있었으나, 여전히 라틴어가 '권장' 언어였다.[23] 심지어 1860년까지도 하이델베르크의 의학 학위 후보생들을 위한 구술 수술 시험을 양쪽 언어로 시행할 수 있었으며, 프랑스에서는 라틴어로 된 시험이 1862년까지 공식적으로 중단되지 않았다.[25]

1850년경의 여성과 의학교육

사회적 계층의 장벽과 부족한 학교 외에도 많은 이들이 종교, 성별, 인종 등의 이유로 의학교육에서 배제되었다. 영국에서는 개종하지 않는 개신교 신자와 가톨릭 신자들은 오랫동안 명문 대학 입학이 허락되지 않았다. 러시아와 독일 주를 포함한 여러 국가에서는 유대인에 대한 심한 차별이 있었다. 예를 들어, 프로이센에서는 19세기 동안 의학과 다른 학문 분야에서 유대인 학생과 교사의 많은 수로 인한 잠재적인 '위협'에 대한 집중적인 논의가 이루어졌다.[26] 비록 비엔나와 다른 유수의 대학에서 유대인 학생과 교수진에 대한 산발적인 반발이 지속되었지만, 유대인이 교사가 되는 것을 금지한 1822년 프로이센의 행정 명령은 점차로 완화되었으며 마침내 1847년에 철회되었다.

미국에서 아프리카계 미국인은 노예에서 해방된 이들조차도 최소한의 공식적인 수련을 받는 것이 거의 불가능하였다. 노예들은 아플 때면 동료 노예의 도움을 구하였으며, 그들 중 일부는 민간요법에 대한 특별한 기술과 지식으로 명성을 쌓았다. 가끔 흑인 치료사는 농장 주인으로부터 다른 노예들을 치료하는 책임을 부여받기도 하였으며, 심지어 일부는 백인을 치료하기도 하였다. 흑인 여성들은 노예와 백인 여성의 출산을 모두 도왔다.[27] 자유인 흑인 중에서는 소수만이 독학을 하거나, 노예 폐지론자나 퀘이커교도 의사의 조수를 하면서 의학을 배우는 데 성공하였다. 1850년 이전에 열다섯에서 스무 명이 채 안 되는 숫자의 자유인 흑인이 미국 의학교에 입학했으며, 대여섯 명도 안 되는 아주 소수의 흑인만이 파리, 글래스고 또는 유럽 대륙의 다른 도시에서 공부할 수 있었다.[28] 1852년에 리버풀 의학교의 한 교수는 신랄한 편지를 보내 한 젊은 아프리카계 미국인의 수업료 면제를 요청하면서 "그 학생은 피부색 때문에 미국의 학교에서 교육받는 것을 거부당했으며" 이러한 이유로 그 가족이 영국으로 이주하여 "인간으로서 권리가 보장되는 사회에서 생계와 존경받을 수 있는 지위를 위한 기회를 보장받고자 하였다"라고 설명하였다.[29]

경제 형편이 어렵거나 특정 종교 또는 인종에 속한 이들은 대학 출신의 의사가 되기 어려웠는데, 많은 여성들은 경제 형편이나 교육적인 성취에 상관없이 의학을 공부할 기회를 거절당했다. 1850년에 정식으로 설립된 세계 어느 의학교에서도 여성에게 지속적으로 개방된 곳은 없었다.[30] 2년의 강의실 수업과 실무교육을 제공했던 유럽 대륙의 조산사 학교를 제외하고는 여성에게 열려 있는 의료 분야의 공식적인 교육 프로그램은 없었다. 앞에서 언급되었듯이, 영국이나 미국에서 남편이 사망한 후에 그 일을 물려받는 경우가 드물게 있었으나 이러한 전통도 점차 줄어들었다. 미시건 주의 마가렛 캐논 오스본 Margaret Cannon Osborn이 여성을 위한 세미나에서 배웠던 것처럼 아주 극히 일부의 여성이 프리셉터로부터 의학을 배웠으나, 이러한 경우에 대한 기록은 드물었다.[31] 1847년에 엘리자베스 블랙웰*의 입학을 허가하여 국제적인 명성을 얻었던 뉴욕 주의 제네바 의학교는 그녀가 졸업하자마자 다시 문을 걸어 잠갔다. 1850년에 보스턴에서 공식적인 의학 수련을 받지 않고 오랫동안 진료에 종사하던 한 여성의 입학을 하버드 대학이 거절하였는데, 이는 '다른 학생들이 하버드를 떠나서 예일 대학으로 가버릴까 교수들이 걱정했기 때문'이었다.[32]

여성 의사의 존재에 대한 세기 중반의 반응은, 짧게 말해서 충격과 불신이었다. 병원이나 클리닉, 심지어는 남성 해부학이나 여성질환에 대한 강의에서조차 여성의 존재는 당시 통용되던 여성의 사회적인 행동 규범을 위반하는 것이었다. 1849년에 미국 유수의 의학저널 편집장은 엘리자베스 블랙웰의 졸업을 '희극'이라고 비난하면서 "여성은 분명히 다른 분야에서 다른 임무를 수행하도록 창조되었다"라고 주장하였다. 그는 "그녀가 자연의 이치와 세상의 공통된 합의에 따라 남성에게 위임된 영예와 의무를 열망하도록 인도된 것은 참으로 유감

---

*   Elizabeth Blackwell(1821~1910): 미국 최초의 여의사로 알려졌다. 사회 개혁가로도 활동하였으며, 여성에 대한 의학교육의 기회를 확대하는 데 선구적인 역할을 하였다.

스러운 일"이라고 적었다.[33]

가족과 노동 시장에서 여성의 전통적인 관계와 역할에 변화를 일으키던 유럽과 미국의 경제적인 혁명에도 불구하고, 의학 수련을 받고자 했던 여성들의 초기 시도는 다른 어떤 분야보다도 완강한 반대에 부딪혔다. 과연 여성들은 전문직 수련을 받을 만한 지적인 능력을 갖추고 있는가? 그들은 격무에 견딜 수 있을 만큼 신체적으로 강인한가? 임무에 대한 끊임없는 집중을 필수적으로 요구하는 직업에서 임신과 생리는 극복할 수 없는 장애물이 아닌가? 해부학에 관한 공부나 인체 해부가 여성의 특별한 감성을 망치는 것은 아닐까? 혼성 강의실에서 그들의 존재로 인하여 강사들이 예민한 주제에 대하여 자유롭게 토의하는 것을 제한하거나 학생들이 여성을 당황스럽게 할 만한 질문을 피하는 것은 아닐까? 이후 사 분의 삼 세기 동안 모스크바에서 에든버러, 보스턴에서 샌프란시스코에 이르기까지 이 너무도 익숙한 질문들이 끊임없이 반복적으로 제기되었다.

아무튼, 의학은 학문 중에서 가장 거칠고 품위가 떨어지는 영역으로 오랫동안 악명을 지니고 있었다. 학생들의 극히 어린 나이와 삶의 거친 환경, 무덤 도굴, 인체에 대한 빈번한 불경 등이 한데 모여 거칠고 난폭한 행동을 유발하였으며, 이로 인해 당국과 대중의 비난을 받았다. 거친 표현과 성적인 풍자는 해부학 실습에서와 마찬가지로 강의실에서도 흔하게 발생하였다. 실제로 교수들은 해부학 부위를 가르치기 위하여 거친 농담을 활용하였다.

빅토리아 시대 초기에 이처럼 야만적인 환경에 내던져진 여성의 처지를 상상하기 위해서는 의학 공부를 숙고하는 젊은 여성의 가족이 얼마나 걱정하고 싫어했는지를 이해할 필요가 있다. 보스턴의 선구적인 여성 의사였던 매리 자크레스카*의 아버지가 베를린에서 보낸 편지에 다음과 같이 적었다. "네가 만약에 젊은 남자였다면 나의 만족과 자부심을 표현할 말을 찾기가 어려웠을 것이다. 하지만 너는 약한 여성이 아니냐. 내가 해 줄 수 있는 것은 슬퍼하고 우는 것뿐이다. 오, 내 딸아! 이 불행한 길에서 어서 돌아오렴."[34] 뉴욕의 발행인이었던 조지 퍼트넘George P. Putman은 딸이 의사가 되기를 원한다고 들었을 때, 의학은 여성이 추구하기에는 '혐오스러운 일'이라고 반응하였다.[35] 영국에서 젊은 엘리자베스 가렛Elizabeth Garret의 사업가 아버지는 같은 질문을 받았을 때 다음과 같이 고함을 질렀다. "그런 생각 전부가 혐오스럽다. 한순간도 견딜 수가 없다."[36] 이 시기 유럽이나 미국의 어떠한 여성도 이처럼 뻔뻔하고 비인간적인 직업을 갖는 것을 권장 받지 못했다.

가족과 대중, 동료 의사들의 격렬한 반대에도 불구하고 1850년 후반까지 미국에서 상당히 놀라운 숫자의 여성들이 의학을 공부할 수 있었다. 엘리자베스 블랙웰은 1859년에 약 300명의 여성이 "어느 곳인가의 의학교를 졸업하였다"라고 추정하였다.[37] 초기 여성 의사들은 어떠한 사람이었으며, 스스로 어떻게 의사직을 준비할 수 있었을까? 미국과 이후 유럽에서 기록이 남아 있는 대부분의 여성 의사들은 부유한 중산층 가정의 딸들이었다. 그들은 주변에서 일어나는 경제적인 변화와 그들이 직면한 도전과 기회에 매우 예민했다. 많은 이들이 신앙심이 깊었고 노예제, 무절제, 그들을 둘러싼 악습을 폐지하기 위한

---

* Marie E. Zakrzewska(1829~1902): 보스턴에서 활약한 선구적인 여의사. 베를린에서 출생하였으며 조산사였던 어머니의 영향으로 의학에 관심을 가지게 되었다. 'New England Hospital for Women and Children'을 설립하였으며, 많은 여성에서 의학교육의 기회를 제공하였다.

개혁운동에 적극적으로 참여하였다. 대부분은 여성의 권리를 신장하기 위한 움직임을 의식하고 있었고, 일부는 여성 운동에 삶의 상당한 기간을 참여하였다. 일부는 1848년 뉴욕 세네카 폴스에서 열린 여성 활동가 집회에 참석하였는데, 여기서 여성의 독립선언이 채택되었다.

많은 여성 의사에게 의학 수련의 개방은 여성에게 새로운 기회를 확대하려는 개혁운동의 극적인 시범 사례였다. 대부분 여성의 건강과 위생 문제에 관심을 가졌으며, 여성 의사들이 여성 신체의 원리를 둘러싼 무지와 미신의 장막을 걷어내는 데 기여할 것이라고 믿었다. 1854년에 신시내티의 30세 여성 의학도는 "나는 그동안 억압받고 고통받았던 인류의 일부, 즉 여성에게 도움이 되는 일을 하고 싶다"라고 적었다.[38]

그렇다 하더라도, 이러한 여성들이 의학을 공부할 수 있는 곳을 어떻게 찾을 수 있었을까? 19세기 중반에 미국의 정치적인 분위기와 때로는 상당히 전적으로 미국적이었던 두 기관, 즉 종파주의 의학교 sectarian school와 여성 의학교의 존재에서 그 답을 찾을 수 있다. 19세기 중반의 자유방임적이고 진취적인 환경의 미국에서는 충분한 이유와 정치적인 지지가 있는 어떤 그룹의 시민이라도 특권 얻기를 희망할 수 있었다. 교육 표준을 높이려는 노력을 하지 않는다고 개혁가들로부터 종종 비판받았던 정부의 느슨한 정책으로 인해 여성(이후에는 흑인)이 별도 학교에서 교육을 받는 사회적 실험이 가능해졌다.

실용적인 과학에 대한 훈련과 더불어 동종요법, 절충의학, 수치료, 자연요법과 같은 과목을 교육했던 종파주의 의학교는 그들의 헌장에 의해 의학 학위를 줄 수 있는 자격을 부여받았다. 비록 그 학교들은 다수의 의사로부터 멸시를 받고 정규 학교보다는 숫자도 적었으며 그들

끼리의 치열한 경쟁에도 취약하였지만, 여성과 권익과 관련된 유명한 보건 개혁과 종종 연관되었으며 처음부터 그들의 경쟁자에 비해 여성에게 더 개방적이었다. 여성 의사를 위한 별도의 의학교는 오히려 유럽의 어느 여성에게도 아직 가능하지 않던 정규 교육에 접근할 수 있는 합법적인 수단을 부여하였다. 미국 여성은 남성과 마찬가지로 임상 경험이 풍부한 교사나 여성 의사 밑에서 도제로 일하며 영국이나 대륙의 실무학교에서와 같은 의학 수련을 받으며 진료를 할 수 있었다.

1850년부터 1870년 사이, 미국 주요 도시에 4개의 여자 의학교가 설립되었다. 그들은 여성이 출산하거나 아플 때 여성이 도와야 한다는 주장에 대해 영향력이 큰 남성들의 중요한 지원을 구했다. 보스턴 여자 의학교의 설립자로서 논란의 중심에 있던 사무엘 그레고리*는 "이처럼 여성이 의료적 도움을 받아야 할 때 반대 성별에 의존해야 하는 나라는 세계 어디에도 없다"라고 적었다.[39] 그는 미국에서 조산사의 부활을 촉구하였고 남성 의사에 의한 산과 진료를 개탄하였다. 1848년에 설립된 그의 학교는 위생, 생리학, 조산학, 여성질환에 국한하여 교육하였다. 1852년까지 온전한 의학교육 과정이 시행되지 않았고, 이후에도 2년 가까이 여성에게 의학 학위를 부여하지 않았다.

한편 필라델피아에서는 1850년에 여성을 위한 온전한 의학교육 과정이 제공되었다. 그레고리의 학교보다 훨씬 더 강한 조직이었던 펜실베이니아 여자 의학교는 퀘이커교의 자선과 이 도시의 강력한 영성 운동의 지원을 받았다. 특히 퀘이커교도였던 초창기 교수 중 일부

---

*   Samuel Gregory(1813~1872): 1848년에 세계 최초의 여성 의학교인 'New England Female Medical College'를 설립하였다.

는 이미 여학생을 조수로 받고 있었다. 이사회는 한 공식적인 선언문에서 "우리의 목적은 단순히 여성들을 진료 의사로서 준비시키는 데에만 있지 않고, 그들에게 오랫동안 배제되었던 과학의 길을 열어주기 위함이다"라고 말했다.[40] 이 시기에 여성을 위한 다른 의학교는 뉴욕(1865)과 시카고(1879)에서 시작하였다.

미국의 선구적인 여의사들은 기존 대학이 여학생을 받아주기를 지속적으로 청원했지만, 동시에 여학교를 강화하고 여학생들에게 기회가 된다면 외국으로 나갈 것을 권하였다. 1860년대까지 소수의 유럽 클리닉과 병원은 자국 여성들에게는 의학교육을 금지하면서도, 추가 학습을 원하는 미국에서 졸업한 여의사들이 단기간 체류할 수 있도록 해주었다. 모국에서 의학교육의 종류를 불문하고 별도 학교와 병원에서 강제로 분리된 교육을 받은 것은 이후 몇 세대의 여의사들에게 쓸쓸한 자부심으로 남게 되었다. 더 좋은 의과대학에서 공부하지 못하고 더 큰 병원에서 임상 경험을 얻지 못했기 때문에, 많은 여성은 여자 의학교의 장점을 과장하였으며 적대적인 세상으로부터 보호받기 위해 서로 더 가까워졌다. 버지니아 드라츠먼Virginia Drachman이 쓴 내용에 따르면, 뉴잉글랜드 여성아동병원의 초기 인턴들에게 분리주의는 심지어 그들이 수련을 마친 후에도 "그들의 전문적인 삶의 거의 모든 면에 영향을 주었다."[41]

블랙웰이 제네바 의학교에 입학하고 20년이 지난 후에 미국은 교육 기관의 자유 덕분에 여성 의학교육의 선두에 나선 것처럼 보였다. 유럽의 대학이나 실무 의학교는 단 한 명의 여학생도 졸업시키지 않았기 때문이다. 여성 졸업생의 숫자가 매우 성공적으로 늘어나는 현상은 의료계에 지속적인 압력으로 작용하였다. 이제 여의사는 환자를 두고 남성 의사와 경쟁하였고, (여성이 그러리라 잘못) 예상되었던 의료적 문제를 거의 범하지 않았으며, 공적으로 저명한 친구들을 얻었고, 의학계 진입을 위해 싸웠으며, 병원사용특권*을 위하여 끊임없이 청원하였고, 교육계 지도자와 남성 교수진에게 왜 그들의 학교는 여학생을 받지 않는지 지속적으로 문제를 제기하였다. 이러한 노력의 궁극적인 효과는 결국 여성을 가로막는 장벽에 상당한 균열을 내는 것이었다.

반면에 유럽에서는 의학 교수와 기존 의사들이 여성을 지속적으로 배제하였으며, 분리주의 혹은 여성 의학교의 설립이 가능했던 미국의 상황을 개탄하였다. 로스탁의 빌헬름 폰 제헨더^{Wilhelm von Zehender}교수는 미국과 유럽의 의사들과 교신하면서 "미국의 여성 의사들은 높은 평가를 받지 않는다"라고 적었다. 그는 미국 정부가 "교육과 의사의 면허에 전혀 책임지지 않으며, 그 결과 끔찍한 수준의 의학교와 소위 말하는 대학에서 짧은 기간의 수업 후에 남녀 모두에게 학위를 주었다. 하버드 대학과 같은 소수의 학교는 더 높은 기준을 설정하였으며, 이 대학에서 여성의 입학은 절대적으로 금지되었다"라고 첨언하였다.[42]

의학도의 삶

여자 의학교에서 학생의 삶은 보통 의학교의 난폭한 환경보다는 덜 거칠고 규율이 잡혀 있었다. 예를 들어 심지어 엘리자벳 블랙웰의

---

*   hospital privilege: 개업의가 자기 환자를 병원에 입원시켜 치료할 수 있는 특권.

입학을 신랄하게 비판했던 저널에 따르면, 제네바 의학교에서 그녀가 남학생들에게 미친 영향은 "긍정적이었으며 그녀가 있을 때는 훌륭한 예의가 지켜졌다"라고 하였다.[43] 이와 유사한 반응은 이후에 취리히, 파리, 그 외 여성 교육에 선구적이었던 다른 학교에서도 보고되었다. 여성들은 일반적으로 더 성숙하거나 잘 절제할 수 있었을 뿐만 아니라, 독신 생활의 위험과 해부학 실습실과 병원 대강당의 거친 분위기로부터 보호가 필요하다고 거의 보편적으로 여겨졌다. 많은 이들이 교수진의 경계 어린 눈초리 아래에서 대학 근처 하숙집의 숙소를 함께 사용하였다. 교육을 받는 동안 종종 가족 중 한 명이 그녀들을 돌보러 오기도 하였다. 여학생들은 남학생들이 참여한 도시의 클리닉이나 병원에는 거의 출입할 수 없었기 때문에 대신 프리셉터-교사의 재량에 따라서 때때로 사설 병실을 방문하는 것에 의존해야 했다.

엘리자벳 블랙웰이나 그녀의 여동생 에밀리처럼 인맥이 좋은 여성들은 해외로 유학을 나감으로써 일정 수준의 임상 경험을 얻을 수 있었다. 필라델피아 의학교의 졸업생 중 한 명이었던 메리 퍼트남 자코비Mary Putnam Jacobi에 따르면 1862년까지 여성 병원이 없었던 이 학교에 다닌 학생들은 12년 동안 "환자를 볼 기회가 거의 없는 채로" 수업을 들어야 했는데, 이는 "미국이 아닌 다른 나라였다면 터무니없는 일로 여겨졌을 것이다."[44] 여학생들은 실제로 남성을 공식적인 행사나 이후 진료실에서 만났을 때 종종 희롱이나 조롱을 받곤 했다. 필라델피아에서 첫 번째 여학생이 졸업했을 때 500명의 남학생과 그들의 친구들이 강당으로 쏟아져 들어와서 시장은 50명의 경찰을 동원하여 복도를 차단하고 평화를 유지해야만 했다.[45]

1850년대에 들어서는 모든 학생의 삶이 변하고 있었다. 반세기 전과 비교하여 유럽과 미국의 평균적인 학생은 더 나이가 많았으며, 라틴어보다 과학을 더 많이 공부하였고, 수업료와 면허 비용의 상승에 직면해 있었으며, 공부를 위해 더 많은 기간을 보냈고, 훨씬 더 엄격한 시험을 치러야 했지만 많은 동시대인들에게는 여전히 주변부의 사회적 존재로 여겨졌다. 여학생들은 종종 남학생들보다 나이가 많거나 결혼한 경우가 많았고, 의학 공부를 시작하기 전에 학교 교사 등의 직업 경험이 있는 경우도 많았다. 놀랄 만한 수의 남학생과 여학생들이 정식 의학 공부를 시작하기 전에 이미 중년의 나이였다. 1850년 맥길 대학 졸업생 중 한 명은 다음과 같이 회고하였다. "높은 비율의 학생들이 거의 중년이거나 중년 이상이었다. 실제로 그들 중 일부는 결혼한 가장이었다."[46]

이제는 거의 모든 의학교에서 학생이 학위를 받기 위해서는 최소 21세여야 했다. 로버트 허드슨의 연구에 따르면 19세기 중반에 미국 의사 특정 그룹의 평균 졸업 나이가 24세였다.[47] 새롭게 개교한 미시건 의과대학에서는 대부분의 학교보다 더 높은 입학 요건을 요구하였는데, 1850년에 입학한 학생들의 나이가 18세부터 31세까지였으며, 대부분 23세가 넘었다.[48] 이 시기 유럽의 대학에 관한 단편적인 자료에 따르면, 마찬가지로 의학도의 나이가 성숙해지고 있었다. 예를 들어, 튀빙겐에서는 1850년대와 1860년대에 의학교 졸업생의 평균 나이가 24세였으며, 10명 중 한 명은 35세가 넘었다.

비록 그 전 시기의 학생들보다 나이가 많았지만, 19세기 중반의 의학도는 여전히 미성숙하고 무절제했으며 다투기 좋아하고 다루기 어려운 존재라는 악명에 시달렸다. 한 보고서에 따르면 "해부학 실습실에서 장애물 달리기, 라틴어 시험에서의 부정행위, 술집 여급 유혹하기, 새벽 3시까지 퍼마시기 등이 영국 의학도의 전형적인 활동이었다."[50]

런던과 다른 곳들에서 일어난 일련의 사건들은 의학도의 폭력적이고 무절제한 보편적인 이미지를 확고하게 하였다. 예를 들어, 1836년에 가이 병원의 학생들이 성 토머스 병원의 수술장에 입장이 거부되었을 때, 그들은 강당에 들어가려고 무거운 오크 문을 부수기 전에 문지기를 폭행하고 높은 난간 너머로 던져버릴 뻔하였다.[51] 1845년에 든버러에서 일어난 한 전형적인 사건에서는 화학 수업 중에 눈싸움이 벌어져 4명의 학생이 정학('고향 앞으로')을 당한 일도 있었다.[52] 1855년에 맨체스터 학생들의 도박과 음주에 관하여 확인되지 않은 일련의 '극단적인 조치'가 취해질 수 있다는 경고가 있었다.[53] 1850년대 런던대학 교수진의 기록에는 병원에서의 '시의적절하지 않은 장난', 병실에서 커다란 목욕통을 끌고 다니는 일, 실험실에서 권투 장갑을 끼고 싸우는 일, 강의실 벽을 부수는 일, '폭동'이나 단체로 주정을 부리는 일, '가장 어울리지 않는 언어 사용' 등에 관한 보고로 가득 차 있다.[54]

북미 의학교의 의학도에 대한 대중의 이미지도 거의 나을 것이 없었다. 프레드릭 웨이트는 세기 중반 클리블랜드 의학도의 난폭한 평판은 최소한 일부라도 인체 해부에 대한 보편적인 태도로부터 기인한다고 설명하였다. 그는 "대중은 모든 의학도를 잠재적인 시체 도굴꾼으로 간주하고 그들을 금기시되는 사회 계층으로 치부하며, 결과적으로 학생들을 이 평판에 부응하여 살도록 만들었다"라고 적었다.[55] 그것이 사실이든지 아니든지 간에, 의학도가 주정꾼이고 미성숙하며 불손하다는 평판은 19세기 중반 이후에도 지속되었다. 그들에 대한 혹평이 1856년 필라델피아의 한 신문에 실렸는데, 남부에서 온 시골 학생들을 다음과 같이 묘사하였다. "우리가 지금까지 본 것 중에 가장 거칠고, 야만인처럼 머리가 길며, 지팡이 칼, 단도, 리볼버, 유행에 맞지 않는 복장, 심한 욕설, 폭음, 거친 언어, 씹는 담배, 흥건하게 침을 뱉는 등 …… 의학도는 경멸스러운 무리다."[56] 이러한 묘사가 미국과 영국 학생의 다수에게 적용될 수는 없더라도, 그들에 대한 지속적인 나쁜 평판은 극복하기가 매우 어려웠다.

반면, 유럽에서는 학생들의 행동에 대한 우려가 상당 부분 그들의 정치 활동에서 비롯된 경우가 훨씬 더 많았다. 나폴레옹 이후의 보수적이고 때로는 억압적인 분위기에서, 대륙의 학생들은 자유주의 혹은 급진주의와의 연관성을 자주 의심받았다. 프랑스와 독일 양쪽에서 의학도는 그들의 신념을 향한 돌파구를 특별히 열정적이고 공격적으로 찾는다고 여겨졌다. 영국의 한 관찰자의 설명에 따르면, '소란스럽고 선동적인' 파리 의학도들 때문에 1820년대에 의학교가 문을 닫고 교수진이 숙청되었다.[57] 파리와 몽펠리에, 지방 의학교에서 발생한 학생 소요는 1830년대와 1840년대, 특별히 1830년과 1848년의 봉기* 즈음과 그 이후에 지속적으로 보고되었다.[58]

비슷한 소요는 독일 주에서도 보고되었다. 1819년에 보수적인 작가 아우구스트 폰 코체부**가 살해된 후 발생한 광범위한 무질서 중에 여러 명이 의심을 받았고 그중 일부는 체포되었다. 1820년대에는 본

---

* 1830년의 7월 혁명과 1848년의 2월 혁명. 7월 혁명의 결과 부르봉 왕조가 무너지고 루이 필립이 왕위에 올랐으며, 2월 혁명의 결과 왕정이 폐지되고 공화정이 수립되었다.

** August von Kotzebue(1761~1819): 독일의 보수주의 극작가. 극렬 민족주의자인 대학생 카를 잔트에 의해 1819년에 살해당했다.

대학의 여섯 명의 교수와 학생이 정치적인 모임을 가졌단 이유로 조사를 받았다. 1833년 뮌헨에서는 11명의 의학도가 '초자유주의' 때문에 체포되었다. 1840년대와 1850년에 걸쳐서 베를린 당국은 모든 학생의 정치적 참여에 대하여 주의 깊게 감시하였는데, 그들 중 상당수가 의학을 공부하는 학생이었다.[59]

상당수의 교수와 학생들이 독일의 억압을 피해 취리히의 새롭고 자유로운 대학으로 망명하였는데(1833년), 그곳은 쉰라인, 헨레, 카를 루트비히***, 칼 에발트 하세Karl Edwald Hasse와 같은 정치적인 반체제 인사들에게 '폭풍이 몰아치는 바다 위의 평화로운 섬' 같은 곳이었다.[60] 1851년에 투옥된 이후 자유민주주의자 아브라함 야코비Abraham Jacobi는 다른 경로로 미국으로 망명하였다.[61]

열악한 숙소와 정치적인 활동 외에도 의학교에서의 일상적인 삶은 어떤 기준으로도 매력적이지 않았다. 대다수 학생에게 일상은 끝없이 반복되는 붐비는 강의의 연속이었고, 교사들이 병실 회진을 할 때 자리를 잡기 위한 쟁탈전이었으며, 해부학 실습실에서의 길고 종종 고통스러운 시간이었고, 늦은 시간까지 책과 씨름해야 했으며, 사회적인 교류는 거의 없는 고독과의 싸움이었다. 미시건의 학생이었던 제임스 램James Lamb은 1853년에 아내에게 다음과 같이 편지를 썼다. "내 인생에서 이처럼 바빴던 적은 없었소. 이 저녁 시간에 당신과 함께 있고 싶지만, 나는 책과 함께 있는 것으로 만족해야만 하오. 배울 것이 얼마나 많은지 당신은 상상하기 어려울 것이오. 내가 절반도 채

*** Carl Ludwig(1816~1895): 독일의 생리학자. 연구자와 교육자로서 그의 업적은 초기 생리학의 이해와 발전에 크게 기여하였다.

배우기 전에 시간이 다 지나가 버릴까 두렵소."[62] 서쪽 더 멀리 일리노이의 학생이었던 사무엘 윌리어드^Samuel Willard^는 의학 공부를 마치면서 가족들에게 다음과 같이 편지를 썼다. "나는 때때로 비참하게 좌절하곤 합니다. 책임감이 때로는 나를 너무 무겁게 짓눌러서 마치 내가 명예롭게 달아날 수만 있다면 그러기를 바라는 것처럼 느껴지기도 합니다."[63]

한 학생에 의해 묘사된 1850년 즈음 루이스빌 의학교의 일상은 6시간의 강의, 2시간의 해부학 실습, 특히 임상 강의를 들을 때 좋은 강의실 자리를 찾기 위해 위층과 아래층을 계속 오르내리는 일로 차 있었다. 관리인이 문을 열자마자 "우리는 좌석 등받이를 뛰어넘어서 아래로 뛰어 내려갔으며, 그곳에는 시범을 보일 시체가 눕혀져 있는 회전 테이블 앞에 교수가 서 있었고 때로는 학생들 앞에 수술받을 환자가 누워 있기도 했다." 해부학 실습실에서는 각 그룹이 6명의 학생으로 구성되었으며 "학생들은 검은색 아마포로 된 앞치마를 두르고 보통 검은색 모자를 썼으며, 좁은 책상 위에 시체가 누워 있었고 학생들은 그 주변으로 높은 의자에 둘러앉아 일부는 해부하고 일부는 해부학 책을 큰 소리로 읽었다."[64]

교육 과정의 변화

비록 학교별로, 나라별로 교육 과정이 매우 다양했지만 이제는 대부분 새로운 과학 분야의 강의와 실습 등을 포함하였고 내과, 외과, 진료, 약제, 치료, 산과 등의 전통적인 수업과 임상 혹은 병원 강의를 일부 제공하였다. 대학에서 의학 학위를 받기 위해 걸리는 기간은 합스부르크 지역에서는 이제 5년이었고 프랑스, 독일 주, 스코틀랜드에서는 4년이었으며, 반면에 미국에서는 2년간의 수업과 3년간의 프리셉터 기간 후에 학위가 수여되었다.

50년 전과 비교했을 때 근본적인 차이는 학습 기간이 더 길어지고, 자연과학 과목의 권한이 늘어났으며, 학생들이 실무 활동에 참여하는 시간이 증가했다는 점이다. 심지어 의료 기관이 제한적이었던 미국에서조차 학생들이 강의실보다 병원에서 프리셉터와 훨씬 더 많은 시간을 보낼 것이 기대되었지만, 완벽하게 실현되지는 못했다. 큰 도시에 살면서 경제적인 여유가 있는 사람들에게는 항상 사립학교가 존재했다. 그런 사립학교의 한 교장은 자신들을 프랑스의 '직업학교Ecole de perfectionnement'에 빗대었다. 1857년에 그는 학생들에게 의학교육은 '대학의 벽 안에서 시작되거나' 가두어져서는 안 된다고 조언하였다.[65]

영국에서도 마찬가지로 의학교 바깥의 사립 혹은 '주입식' 강의 또는 전통적인 도제에 대한 의존은 세기 중반까지 강하게 지속되었다. 한 영국의 자료에 따르면, 1850년대 도제의 경험은 과거 세대와 '아주 크게 다르지는 않았는데' 다만 이제는 5년간의 실습 중에 의학교에서 2번의 기간 동안 공부할 수 있도록 학생을 놓아줘야 한다는 구체적인 규정이 마련되었다.[66] 1850년 즈음에 미국에서 3년 기간의 사설 교습에 관한 전형적인 계약서는 학생들이 '4개월 또는 8개월 동안 어느 의학교에서든지 강의를 들을 수 있도록' 허락하는 규정이 포함되었다.[67]

국가에 상관없이 교육에 대한 의학도들의 공통적인 불만이 있다면, 그것은 의학교의 담장 안에서 혹은 감독하에 더 많은 실무적인 훈련을 받고자 하는 욕구였다. 학생들 스스로가 임상 경험과 강의실에서 배운 이론을 통합하고자 추구하는 중요한 원동력이었다. 심지어 실무에 대한 강조로 널리 알려진 런던의 병원 학교에서도 학생들은 병상에서 잘 구성된 직접 경험의 기회가 거의 없는 것에 대하여 자주 비판하였다. 런던 대학이 병원 없이 개교했을 때, 학생들은 대체 병원으로 지정된 미들섹스 병원이 '완전히 부적절'하다며 격렬하게 저항하였다.[68] 별도의 병원 지정에 반대하면서 도시의 모든 병원이 대학의 '임상 학교'이기를 희망한 교수 중 한 명이었던 찰스 벨은 '의학도들의 동요된 상태'에 대하여 동료들에게 경고하였다.[69]

임상교육의 부족이나 그 자체에 대한 학생들의 저항과 불만에 대한 보고는 1830년대와 1840년대에 런던의 저널에 정기적으로 나타났다. 1842년 〈란셋〉 사설에서 "교사들의 불규칙한 출석, 계약 불이행, 불완전한 강의, 다수 병원에서의 환자 기록 부재"[70] 등 런던 학생들의 걱정에 대하여 언급하고 있다. 웨스트민스터 병원 학교에서는 1845년에 일군의 학생들이 이사회에 '학생으로서 의무에 따라' 병원의 형편없는 수술 교육과 '외과 의사의 수술 지식과 능력의 철저한 결핍'에 대하여 항의하였다.[71] 가이 병원의 진취적인 학생들은 '탐구 정신을 함양하기 위하여' 스스로 '임상 모임'을 구성하여 체계적인 방식으로 증례를 기록하고 토론하였다. 모임은 어찌나 성공적이었던지, 1939년에 한 병원 이사회의 구성원은 이를 찬양하면서 "학생들이 어떠한 의료 당국의 도움도 없이 현재와 같은 수준으로 모임을 키울 만큼 충분히 인내할 것이라고 생각한 사람은 거의 없었다"라고 언급했다. 한 학생의 표현에 따르면, 이제는 동료들로부터 특정 증례와 의무를 배정받은 가이 병원의 학생들에게 이는 '모든 병실의 침상에서 침상으로 헤매는 일의 끝'이자 '그의 작업을 시작하거나 이끌 적절한 방법을 확

고히 하는' 수단을 의미하였다.[72]

　　모든 지역의 학생들에게 '너무 많은 강의와 불충분한 환자 경험'은 흔한 후렴구처럼 돌아다니고 있었다. 스코틀랜드 글래스고의 학생들은 '병상에서 이루어지는 교육의 굉장한 장점'에 관하여 주장하며 1851년 대학위원회에 탄원하여 임상 의학과 외과학에 정년 보장 교수직을 확보하였다.[73] 1840년 베를린의 교수진은 "학생들이 이론 강의에 반대하며 수술을 관찰하거나 임상 강의에 참여하는 것을 선호한다"라고 불평하였다.[74] 파리의 학생들은 강의와 실무교육 사이의 불균형에 대하여 불만스러워했다고 널리 알려졌다. 1844년 독일의 한 방문자는 "프랑스인은 자신들의 시스템에서 실무교육이 부족한 것을 깨닫고 있다"라고 주장하였다.[75] 미국 학교의 경우 학생들의 우려는 만성적이었으며, 실용적인 의학을 배우는 방법을 지속적으로 찾았다.

　　19세기 중반 특히 미국 동부의 도시에 있는 병원에서 제공된 임상교육은 거의 다 큰 강당에서 이루어지는 강의 형태였으며, 그곳에 예정된 수술이나 의학 시술의 일부로서 환자가 등장하였고 토론이 이뤄졌다. 임상 시연은 강의실에서 벌어지고 있는 교육과 종종 완전히 무관하게 진행되었다.[76] 오하이오에 있는 윌로비 의학교와 같은 작은 학교들은 자신들의 클리닉에 관한 과장된 주장을 하기도 했는데, 윌로비 학교는 각 학생이 "타진과 청진 등을 개인적으로 교육받을 수 있다"라고 공지하였다.[77]

　　미국의 어떠한 교사도 그가 가르치는 임상 혹은 병원 환경에 대한 굳건한 통제 권한을 가지고 있지 않았다. 프리셉터의 교육도 마찬가지로 의학교의 일상적인 교육과 무관하게 진행되었다. 이러한 조건에서 너무나 많은 학생이 진료에 대한 일종의 체계적인 가이드를 갈구했다는 것은 작은 경이다. 1848년에 의학교육에 관한 AMA의 보고서를 작성한 의사들처럼, 학생들은 "실용적인 시연과 임상교육에 기반을 두지 않는 모든 의학교육 시스템을 결함과 오류로 인식하였다."[78]

여기저기에서 몇몇 미국 학교들은 짧은 기간 동안 병원 교육과 강의실 교육을 통합하려고 시도하였다. 예를 들어, 1850년에 설립된 뉴욕 의학교는 학술적인 교육 제공에 더하여 학생들을 위한 '병상 교육'에 전문화되었다고 주장하였다. 그곳에서 가르쳤던 독일 망명객 아브라함 야코비로 인해 그곳은 미국에서 강의실에 교육과 연관된 임상교육을 정기적으로 제공한 첫 번째 학교라는 신용을 얻었다.[79]

뉴올리언스에서는 로버트 그레이브스를 숭배했던 에라스무스 페너Erasmus Fenner가 1856년에 '세계 어느 곳보다도 학생들을 잘 가르쳤던 독일에서 추구하던 것과 유사하게' 자선 병원의 임상교육 시스템을 만들려고 하였다. 그는 뉴올리언스 의학교의 7명의 교수가 "병원의 병동에 대한 완전한 통제권을 가지고 있었다"라고 했다.[80] 그가 방문했던 북부 도시에서는 임상 수련을 의학교의 궤도 안으로 끌어들이려는 노력이 매우 허약하다고 비난하였다. 예를 들어 보스턴의 매사추세츠 종합병원은 기부금은 넉넉히 받았지만 의학적 관찰의 장소로는 제한적이었고, 뉴욕의 벨뷰 병원은 강의와 학생 모두를 배제하였다.[81]

마침내 미시건 대학에서 1857년에 디트로이트 인근에 학생들을 위한 체계적인 임상 훈련 장소를 개설하려는, 거의 주목받지 못한 노력이 있었다. 교수들은 12주 동안 '병동을 천천히 걸으면서 환자의 병상 옆에서 철저한 교육'을 하기로 했다. 게다가 이러한 실질적인 경험을 '학생들이 관찰한 증례가 묘사된 실질적인 주제에 관한 체계적인 임상 강의'와 연계하기로 하였다.[82] 국가적인 개혁 시도의 주요 인물이었던 지나 피처[Zina Pitcher] 교수는 "오스트리아나 프로이센처럼" 이론 과정을 마친 학생들을 소그룹으로 나눠서 "환자를 검진하고 증례 보고서를 작성하며, 병상 옆에서 교수와 특정 증례를 놓고 토론할 수 있도록 하였다."[83] 이후에 미시건 대학은 교수진의 관리하에 부속 병원을 건립하였다.

특히 독일에서는 의학교육 과정에서 과학과 이론을 더 많이 강조하게 되면서 실용적인 훈련에 대한 추가적인 위협으로 여겨졌다. 이제는 거의 모든 의학교가 생리학, 생화학, 병리해부학 및 다른 새로운 과목에 대한 교육을 제공하였으며, 독일에서는 연구소와 학생들을 위한 실험 과목이 여러 분야에서 생겨났다. 19세기 중반에는 독일 모든 주의 의학교에서 현미경을 이용한 과목이 개설되었다.[84] 1850년의 의학교 목록에 대한 분석에 따르면 새롭고 전문적인 과목이 넘쳐났는데, 하이델베르크의 대사생리학이나 '혈액생리학', 뮌헨의 '조직의 현미경 관찰'과 '실험생리학', 베를린의 비교생리학, 동물을 대상으로 약물의 효과를 보는 실험적인 연구 등이 있었다.[85]

의학을 바라보는 생리학적인 관점은 비록 서유럽과 미국의 의학교육자에게는 일반적으로 저항의 대상이었지만, 중부 유럽에서는 급격히 입지를 다지고 있었다. 학습 기간이 더 늘어나지 않는 이상, 학생들이 이 기술의 실질적인 핵심 요소들에 대하여 충분한 시간을 할애하기 어려울 것이라는 논쟁이 자주 일어났다. 많은 학생과 교수가 새로운 과학 학습이 일반진료에 얼마나 필요할지, 심지어 유용할지에 대하여 질문하였다. 이는 병상에서 위기에 직면할 때 어떠한 실질적인 도움이 될 것인가? 1863년에 에든버러의 제임스 사임[James Syme]은 많은 이들을 대변하여 의학교육 과정이 이미 새로운 과학으로 너무 붐벼서 학생들이 "어떠한 종류의 실질적인 공부에 대한 주의를 기울이는 데 필요한 시간이나 마음의 자유가 없다"라고 비난하였다.[86] 생리학 공부에 관하여 성 바르톨로뮤 병원의 한 교수는 "좋은 의사가 되는 데" 전혀 도움이 되지 않으며 "대다수에게는 오히려 방해가 되고 있다"라고 불평하였다. 그는 학생들이 "수백 시간의 강의에 무자비하게 짓눌려 있다"라고 했다.[87] 1850년에 미국에서도 마찬가지로 과학은 여전히 학생들의 관심에 '가장 주변'에 있었다.[88]

더 많은 교육 과정이 학생들에게 제공되거나 요구됨에 따라 공부의 바람직한 학습 순서를 놓고 혼란이 발생하였다. 학습 가능성을 향상하기 위하여 학생들에게 특정 순서로 과목을 수강하도록 요구하거나 최소한 과거에 비하여 더 지침을 주어야 할까? 일부 과목은 모든 학생이 듣도록 하고 일부 과목은 선택하도록 해야 할까? 의사가 되는 준비에 필수적인 과목이나 경험이 있을까? 필요한 모든 과목을 수용하기 위해서 학기나 전체 학습 기간을 더 늘려야 할까? 교수들은 자신들의 강의에 학생들의 출석에 대하여 얼마나 권한을 발휘해야 할까? 이러한 질문에 대하여 19세기 중반에 모든 국가와 때로는 모든 대학에서 뜨거운 토론이 이루어졌다.

프랑스에서는 진료 권한을 부여하는 의학 학위를 위한 요구 조건을 여전히 국가에서 규정하였으며, 일부 선택 과목을 제외하고는 들어야 하는 과목의 순서도 다른 어떤 국가에 비해서 더 확고하였다. 반면, 독일에서 학습의 패턴은 의학 학위를 위한 요구 조건과 면허를 위한 요구 조건에 따라 다르게 구성되었다. 면허를 위한 국가시험은 의학 학위를 위해 필요한 요구 조건과 종종 매우 다른 것을 요구하였다.

과목을 선택할 때 자신들의 선호를 따를 자유가 있었던 독일 학생들은 과목 선택과 순서에 상당한 차이가 존재했다. 독일에서는 자신의 속도와 자신의 방법으로 국가 면허시험을 대비하는 것은 학생 각자의 몫이었다. 하지만 일부 교수들은 그러한 '학술적인 자유'가 의학을 공부하는 학생들에게는 적용되어서는 안 된다고 주장하였으며, 학생들이 종종 형편없는 선택을 하고 과목을 순서대로 듣지 못한다고 주장하였다. 의학에서는 그러한 자유를 허용하기에는 위험이 너무 크다는 논란이 있었다.

많은 독일 대학들은 기초 과학으로부터 시작해서 병리학과 일반 내과학과 외과학 강의, 2년의 임상 공부로 마무리되는 "권장 교육 과정"을 발표하는 것으로 타협하였다.[89] 하지만 대학들 간의 차이는 컸고 학생들은 자주 권장 순서로부터 멀어졌다.

만약에 학생들이 그토록 학업의 자유를 누린다면, 어떻게 교수들이 자신의 강의에 대한 출석을 통제할 수 있었을까? 독일이나 프랑스 교수는 영국이나 미국의 교수처럼 자신의 학생들에게 시험을 치르거나 출석을 확인하지 못했다. 영국과 미국의 학교에서는 학생들을 위한 규칙은 엄격했고 지속적으로 시험을 치렀다. 예를 들어, 에든버러와 글래스고에서는 장기 결석에 대처하기 위해 교수진이 투표를 통해 '명백하게, 6개월 과정 중 최소한 12회 이상 실제 출석'을 정하였고, 런던 대학의 교수진은 '15회 강의마다 최소 한 번씩' 학생들에게 시험에 응시할 것을 요구했다.[90] 마찬가지로 미국에서 AMA 교육위원회 의장이었던 카벨J. L. Cabell은 1851년에 '전날에 있었던 강의에 대한 탐색 시험을 매일 볼 것'을 주장하였다.[91]

반면, 과목에 일정한 순서를 부여하는 것은 영국과 특히 미국의

학교가 처한 조건에서는 거의 불가능한 일이었다. 1838년에 존 에버크롬비John Abercrombie는 에든버러의 환경에 대하여 "과목의 정상적인 순서를 요구하는 것은 불가능하다"라고 적었다.[92] 미국에서는 학위를 주지 않는 몇 개의 학교(특히 보스턴의 보일스턴 의학교)를 제외하고는, 두 번째 학기에 첫 학기에 들었던 같은 과목을 반복하는 관례가 19세기 후반까지 지속되었다.[93] 개혁가 다니엘 드레이크는 "우리 학생들을 주니어와 시니어로 나누는 것은 현실적이지 않다"는 것을 인정하면서도, 학생들에게 첫 학년에는 이론 과목에 집중하고 두 번째 학년에는 더 실용적인 공부를 위해 남겨두라고 충고하였다.[94]

일부 근거에 따르면, 어느 정도 미국 학생들은 실제로 그 순서대로 자신의 학습을 구성하려고 시도하였다. 모든 학생이 아무 생각 없이 두 해에 걸쳐서 같은 과목을 듣지는 않았다. 예를 들어, 1840년 중반의 전형적인 학생이었던 애브너 웹Abner Webb은 화학, 해부학, 약물재료학, 일반병리학, 내과학의 이론과 실제를 첫 학기에 들었으며, 두 번째 학기에는 화학과 약물재료학을 반복하는 것에 더하여 병리해부학, 산과학, 외과학을 들었다.[95]

빠르게 변하는 교육 과정에 더하여, 영국과 미국 학생들은 시체를 해부하거나 분만 조력을 연습할 수 있는 기회를 찾는 일과 같은 익숙한 문제에 여전히 직면해 있었다. 반세기 전과는 반대로 해부학과 조산학은 의사가 일반진료에 입문하는 데 있어 단지 바람직할 뿐만 아니라 필수적인 것으로 여겨졌다. 남자 조산사나 해부학 수업에서 시신을 절개하는 일에 대한 빅토리아 시대의 감성은 여전히 학생과 교수들을 괴롭혔다. 유럽에서 독일의 국가와 프랑스는 1850년까지 교육 목적으로 무연고 시체의 사용을 관리하는 법이 통과되었고, 라인강 양쪽에서 의학도와 조산사 모두 산과 클리닉을 사용할 수 있었다. 하지만 영국과 특히 미국 학생들은 완전한 해부나 골반 진찰을 경험하지 못하거나 분만하는 여성을 보지 못한 채로 졸업하는 경우가 가끔 있었다. 예를 들어, 1846년 오하이오에 있는 프리셉터와 계약을 맺은 학생은 계약에 의거하여 멘토를 따라서 '분만 조력이나 예민한 부인과 질환'을 보는 것이 금지되었다.[97]

영국에서는 1832년에 해부법이 제정됨으로써 시신을 구하는 것이 어느 정도 쉬워졌으나, 많은 작은 학교들은 여전히 만성적인 부족을 보고하였다. 런던의 성 바르톨로뮤 병원 학교는 1833년에 4개월 동안 구빈원에서 46구, 병원 자체에서 22구를 확보할 수 있었으나 리즈의 교수진은 1864년까지 여전히 시체 부족을 애석해하였으며 '해부용 시신 공급을 촉진하기 위한 준비성을 고려하여' 지역 구빈원의 원장에게 매년 5파운드를 지불하였다.[98] 리즈의 학생들은 해부학 실습실의 '가장 불건전한 환경'에 대하여 불평하였고, 교수진도 이에 동의하며 실습실 규모가 너무 작아서 "한 번에 한 구 이상 해부할 수가 없다"라고 관리위원회에 이야기했다.[99]

미국 학생들에게는 의학교에서 시체를 활용할 수 있도록 하는 효과적인 법안의 부재로 상황이 더 좋지 않았다. 세기 중반에 거의 모든 학교가 적든 많든 간에 어느 정도 지역 공동묘지에서 경비가 없는 시체를 찾는 학생이나 시연자들, 피고용인들의 수완에 의존하였다. 특히 노예나 자유민인 아프리카계 미국인의 시체가 취약한 목표가 되곤 하였나. 이 시대의 학교 중에 한밤중의 공동묘지 약탈, 분노한 시민들, 반대자들의 폭력적인 공격 등 '공포 이야기'가 없는 곳이 없었다. 1870년대에 앤아버Ann Arbor의 학생은 해부 목적으로 두 구의 살해된 총잡

이 시신을 미시건으로 가져오기 위해 '서부 개척'을 떠난 동료에 대하여 놀라워하며 그의 어머니에게 편지를 보냈다.[100]

19세기 중반에 모든 국가에서 학생들의 삶은 놀랄 만큼 유사하였다. 이제 강의는 종종 토요일을 포함하여 매일 4시간에서 6시간 정도였고, 클리닉과 해부는 학교와 국가에 따라 2시간에서 4시간 정도였으며, 학생들은 각자의 방에서 나머지 시간을 공부하며 보냈다. 독일 대학에서는 학생이 하루에 6시간에서 8시간 정도 강의실이나 클리닉에 앉아 있는 것은 드문 일이 아니었으며, 과정 중의 일부는 반복해서 듣는 것이었다. 프랑스의 학생은 일상적인 강의, 클리닉, 다양한 기간의 병원 방문을 포함하여 매 학기 최소한 4개의 과목을 수강해야 했다. 런던 병원 수업은 아침 9시부터 밤 8시까지 일정이 잡혀 있었지만, 장기 결석이 만연하였고 출석은 저조하였다. 1863년에 미시간 대학의 한 전형적인 학생은 해가 뜰 때 일어나서 8시까지 공부하고, 3시간 동안 해부하고, 4시간 동안 강의를 듣고, 집에 와서 다시 공부하였다.[101] 이처럼 시간에 대한 학생의 강한 압박감에 젊음, 사회적 고립, 진료를 시작하는 것의 불안이 더해져서 여가에 일부 학생들의 일탈 행동을 자초했다고 볼 수도 있다.

교실 밖의 삶

거의 모든 학생은 교실과 클리닉 바깥의 삶에 대하여 지루하고 단조롭다고 묘사하였다. 사교적인 기분 전환을 위한 시간이 있는 사람은 거의 없었지만, 예외도 알려졌다. 1860년대 런던 학생들에 관한 보고서는 다음과 같이 적고 있다. "대강당을 제외한 모든 극장은 공부하는 학생에게 일반적으로 금단의 열매다."[102] 의학교에서 학생들을 위한 즐거운 일은 아주 드물었다. 리버풀에서는 학생들이 도서관과 독서실을 즐겨 사용하였는데, 교수가 이용하고자 할 때는 떠나야 했다.[103] 특히 런던을 포함하여 많은 학교에서는 학생들이 절반은 사교적이고 절반은 전문적인 협회나 모임을 스스로 만들었다. 일부 런던의 협회들은 서로 모여서 도시 전체의 '조합' 혹은 '런던의학생협회'를 구성하였다.[104] 미국 학교 또한 비슷한 협회가 존재하였다.

프랑스에서는 '지역 당국의 허가와 학장에 대한 보고 없이' 학생들이 어떠한 조직을 구성하는 것도 법으로 금지되어 있었으나, 순수하게 사교적인 조직과 의학적인 목적을 가진 모임은 보통 어렵지 않게 허가받았다.[105] 독일 학생의 경우, 특히 그가 부유한 집안 출신이라면 보통 유명한 친목회 중 하나에 가입하였는데, 이는 동지적 활동, 음주, 결투, 의대생들이 종종 참여했던 민족주의 정치로 이루어진 격렬한 사교 생활을 제공하였다. 콘라트 야라우쉬는 영국에 비하여 "독일에서는 정규 및 비정규 교육 과정 모두 놀랄 정도로 규제를 받지 않았다"라고 적었다.[106]

특히 영국과 미국에서는 지역 학교들이 도시의 매력에 끌리는 젊은 학생들에 대한 부모의 두려움을 악용하였다. 1837년 맨체스터 의사 존 데이비스John Davis의 주장에 따르면, 그러한 학교들은 "가족과 같은 사회의 모든 장점과 부모와 같은 감독의 모든 장점을 제공하였다." 런던에 가는 것은 "새싹에게 영향을 주는 마름병과도 같다"라고 경고하였다.[107] 브리스톨의 한 교수는 "젊은 청년에게 현대 바빌론(런던)에 살기를 강요하는 것은 가장 잔인한 일이었다"라고 주장하였다.[108] 미국에서는 심지어 오하이오의 작은 마을 월로비에 있는 지역 의학교조차, 학교가 위치한 마을이 "상당수 도시에는 항상 존재하는 악덕과 방

탕으로부터 완전히 자유롭다"라며 학부모들을 안심시켰다.[109]

실제로 도시에 사는 학생들은 교수 중 한 명과 함께 기숙사에서 지내거나 최소한 다른 학생들과 함께 지낼 것을 가족으로부터 촉구받았다. 하지만 교수의 집에서 숙박하는 것은 도시보다는 시골 학교에서 더 흔한 일이었다. 상당수 런던 학생들은 실제로 커다란 거실과 별개의 침실이 있는 하숙집을 함께 공유하였지만, 여력이 되는 학생들은 대부분 자신의 숙소를 구하였다.[110]

성 바르톨로뮤 병원의 제임스 파젯이 촉진한 학생 숙소의 새로운 발전은 학생들을 수용하기 위하여 병원이 소유한 집을 사용하는 것이었다. 성 바르톨로뮤 병원은 1842년에 30명의 학생을 수용하기 위해 6개의 거주지를 '학교 시설물'로 사용하는 것을 승인하였다.[111] 옥스퍼드와 케임브리지의 거주형 대학을 모델로 한 이 새로운 형태의 숙소는 적절한 설비, 식당, 낮은 비용, 학생 규율 등을 강조하였다. 파젯은 첫 번째 '사감'이 되었으며 학생 숙소를 위한 지도 및 안내 프로그램을 확립하였다. 그는 이 프로그램이 시작된 이래 1849년까지 이 학교에 '이끌린' 학생의 수가 두 배로 증가하였음을 보고할 수 있었다.[112] 기숙사에 있는 학생들뿐만 아니라 다른 학생들도 사감으로부터 지도와 도움을 받기 위해 방문하였다. 파젯은 이 기억을 회상하며 "과정 중에 있는 거의 모든 학생에게 조언하는 것이 서서히 사감의 의무가 되었다"[113]라고 기록하였다.

다른 학교들도 성 바르톨로뮤 병원의 방식을 따라갔다. 예를 들어, 킹스 칼리지는 1850년에 '의학도의 공부와 행동에 대해 감독할 거주하는 의학 교수'의 서비스에 대하여 공지하면서, 이 교수가 15명의 학생 그룹을 매주 3번씩 만나면서 '독서와 필기 계획에 관한 조언'을

제공할 것이라고 설명하였다.[114]

수업뿐만 아니라 기숙사와 숙박비는 많은 학생에게 걱정거리였다. 반세기 전과 비교하여, 의학교에 다니는 것은 상당히 비용이 많이 들었다. 학습 기간은 일반적으로 훨씬 더 길어졌고 개별 과정의 비용은 거의 모든 곳에서 올랐으며, 더 많은 책과 기구가 필요했고, 숙소와 식사 비용은 일반적으로 그들의 아버지와 할아버지 시절에 비해 더 비싸졌다. 그 시기의 남아 있는 편지와 일기에 잘 나타나 있는 것처럼, 유럽과 미국 모두 덜 풍족한 가족 출신들에게 생활비를 버는 일은 각별한 근심이었다. 1862년에 앤아버에서 데이비드 랜킨[David Rankin]은 아내에게 쓴 편지에 "학교에서 내가 쓰는 비용이 25달러 정도 되는데 내가 예상했던 것보다 조금 더 많네. 내가 모든 것을 미리 알았더라면 신시내티로 갔을 텐데"라고 했다.[115] 다른 3명의 학생과 함께 '클럽에 들어감으로써' 랜킨은 취사가 가능한 1주일에 50센트짜리 방을 구할 수 있었으며, 식비를 1주일에 70센트로 유지하였다.[116] 당시 안내 책자에 따르면, 빈 대학에서 학생 3명 중 2명은 '빈민'으로 분류되었으며 어떤 종류든 장학금을 받고 있었고 학점 없이 청강생으로 강의를 들어야만 했다.[117]

의학 학자금 개혁은 1848년에 독일 봉기에 참여한 학생들의 구호가 되었다. 하지만 프로이센 관료였던 요세프 헤르만 슈미트[Joseph Hermann Schmidt]는 "충분한 돈이나 인맥이 없는 사람은 의학 공부와 거리를 두는 것이 좋다"라고 냉정하게 반응하였다.[118] 이 시기 프랑스 모든 의학교의 기록에는 경제적 결핍 때문에 수업료 면제 요청을 포함하는 입학 지원서가 담겨 있다.[119]

프랑스의 의학교육 비용은 유럽에서 가장 저렴하기로 소문나 있었다. 1847년의 추정에 따르면, 4년제 학위 수여 학교의 수업료는 비교적 저렴한 비용인 1,100프랑(당시 대략 200달러)이었으나, 파리 라탱 지구의 방세는 한 달에 40프랑 가까이 되었고 음식값도 그와 비슷하였다.[120] 당시 안내 책자에 따르면, 파리의 미국 학생은 수업료로 한 달에 50달러, 혹은 1년에 600달러 정도를 지출할 것으로 예상되었다.[121] 반면에 오피시에 드 상태가 되기 위해서 학생은 3년 동안 단지 700프랑만 지출하면 되었고 지방의 생활비는 더 저렴했다.[122] 라인강 건너편에서는 생활비를 포함한 의학 학위의 최소 비용이 3,000탈러 Thaler(현재 2,000달러) 정도로 계산되었다.[123] 많은 독일 및 비엔나 학생들은 교수의 보수나 일부 다른 비용에 대한 감면을 받을 수 있었다.

진 피터슨에 따르면, 1860년에 런던에서 견습 비용, 강사료, 책값 등 '최소한의 예산'에 따른 숙박료를 합치면 250파운드(약 1,200달러) 정도 되었으며, 지방에서의 교육은 그보다 20퍼센트 정도 적은 비용으로 가능했다.[124] 1843년 성 바르톨로뮤 병원의 학생들에 대한 설문 조사에 따르면, 대부분 방세로 매주 9~16실링을 냈으며, 석탄값으로 2~4실링, 저녁 식사를 위해 매일 9~15펜스를 지출하였다.[125] 19세기 중반에 평균(최소한이 아닌) 비용에 대한 최근 추정에 따르면 런던에서 의학 공부를 하는 비용은 500~1000파운드 정도였는데, 이는 서구 사회에서 가장 높은 비용이었다.[126] 1858년에 다른 런던 학교들의 최소 수업료를 일부 학교만 받고 있었던 금액인 100기니까지 올리려던 성 바르톨로뮤 병원의 노력은 실패로 돌아갔다.[127]

반면에 미국 학비는 유럽의 그 어느 곳보다도 저렴하였다. 영국의 비용에 익숙했던 외과 의사 존 왓슨에 따르면, 뉴욕에서조차 런던에서는 연간 수백 달러의 비용이 들었을 병원 참관 비용이 "말하기에

민망할 정도로 단지 8달러에 불과하였다."[128] 윌리엄 프레드릭 노우드 William Frederick Norwood의 연구에 따르면, 나라 전체적으로는 견습, 수업료, 숙박과 식사를 포함한 의학교육의 전체 비용은 200달러에서 400달러 사이였다. "시골 의학교에서는 의복을 뺀 모든 것을 150달러 이하로 얻을 수 있었다"라고 그는 적었다.[129] 오하이오 주 콜럼버스에 있는 스탈링 의학교는 1849년에 숙박과 식사를 포함한 한 학기 등록금이 92~100달러라고 광고하였다.[130]

하지만 특히 여름 과정과 의학교의 외부 교육 기회를 최대한 활용하는 경우, 미국 일부 도시의 교육 비용은 1,000달러 가까이 올라갈 수 있었다.[131] 대부분의 학교에서는 소수의 가난한 학생들을 위하여 장학금이 제공되었으나, 의학을 공부하는 대다수의 미국 학생들은 스스로 전체 비용을 마련해야 했다.

19세기 중반에 의학을 공부하는 일은 점점 더 부담스러운 일이 되었다. 미국에서건 유럽에서건 비용이 많이 들었으며, 각자의 삶에서 3년, 4년 혹은 그 이상으로 개인의 헌신을 수반하였다. 점점 기간이 늘어나고 있는 준비 교육이 필요하였고, 자연과학에 대한 어느 정도의 지식을 요구하였으며, 대중과 전문 기관으로부터 점점 더 규제를 받게 되었다. 이제 미래 의학도들에게 더 많은 부담을 안겨줄 의학교육의 교육학적 혁명 즉, 실험실 교육의 등장과 확산이 학생들을 기다리고 있었다.

제8장 원주

1   Speech at distribution of prizes at the School of Medicine, Chatham St.,
    March 1854, in Manchester Collection, F3a, Rylands Library, University
    of Manchester.

2   Martyn Paine, "Medical Education in the United States," Boston Medical
    and Surgical Journal 29 (1843): 333. Emphasis in original.

3   John Revere, An Introductory Lecture on the Comparative State of the
    Profession of Medicine, and of Medical Education, in the United States
    and Europe (New York: University of the City of New York, 1846M7), 7.

4   Paine, "Medical Education," 332-33.

5   Leo J. O'Hara, "An Emerging Profession: Philadelphia Medicine, 1860-
    1900" (Ph.D. diss., University of Pennsylvania, 1976), 41, 49, 321, table 7.

6   Martin Kaufman, "How Prospective Doctors Spent Their Days: Medical
    Student Life at the University of Vermont, 1854-1900," Vermont History
    43 (1975): 274-75.

7   Robert P. Hudson, "Patterns of Medical Education in Nineteenth Centu-
    ry America" (master's thesis, Johns Hopkins University, 1966), 183, table 37.

8   William Mathews to John McLean, March 1, 1849, Society of the Histo-
    ry of Medicine of Chicago Collection, Joseph Regenstein Library, Univer-
    sity of Chicago.

9   Zina Pitcher, "Report of the Committee on Medical Education," Transac-
    tions of the American Medical Association 6 (1853): 93-95.

10 Notebook of George Newport Pickstock, October 1, 1849, Wills Medical
    Library, Guy's Hospital, London.

11 James B. Atlay, Sir Henry Wentworth Acland (London: Smith, Elder, 1903),

76.

12   Revere, Introductory Lecture 8.

13   Jacques Leonard, La médecine entre les savoirs et les pouvoirs (Paris: Aubier Montaigne, 1981), 84.

14   Christian Roche, "L'enseignement médical à Lyon de 1821 à 1877" (med. diss., University of Lyon, 1975), 13.

15   Jacques Léonard, La vie quotidienne du médecin du province nu XIXe siécle (Paris: Hachette, 1977), 32.

16   Report on Work of Faculty at Strasbourg, 1858-59, manuscript, Archives nationales F174453.

17   Fritz K. Ringer, Education and Society in Modern Europe (Bloomington: Indiana University Press, 1979), 301, table VI.

18   Claudia Huerkamp, Der Aufitieg der Arzte im 19 Jahrhundert: Vom gelehrten Stand zum professionellen Experten: Das Beispiel Preussens (Gottingen: Vandenhoeck & Ruprecht, 1985),68, table 4.

19   Dieter Grossman, "Die medizinischen Promotionen in Tübingen, 1850-1869" (med. diss., University of Tubingen, 1976), 69.

20   George Weisz, The Emergence of Modern Universities in France, 1863-1914 (Princeton, NJ: Princeton University Press, 1983), 24, table 1.2.

21   1867년의 공식 의학교육 공지를 보라. 예컨대 in GSPK, Merseburg, 76 Va Sekt. 2, Tit. VII, Nr. 1.

22   이 정보는 베를린의 Johanna Bieker 교수로부터 얻었다. Letter to me, April 18, 1994.

23   "Bekanntmachung betreffend einige Anderungen in der Vornahme der

medizinischen Facultatsprüfungen," 1856, Kuratorial Registratur, University of Gottingen Archive, med. 6.

24 Akten der medizinischen Fakultat, 1860, University of Heidelberg Archive, III, 4a, 103, p. 16.

25 Charles Coury, "Medical Education in France from the Beginning of the 17th Century to Our Day," 23, unpublished manuscript, Institut fur die Geschichte der Medizin, University of Vienna.

26 다음 파일을 참조. "Die Vorkchrungen gegen den grossen Andrang junger Leute zu dem Universitäts-Studium, respektive zum Staatsdicnste, sowie gegen das Uberviegen des Judentunis," GSPK, Merseburg, 76, la, Sekt. 1, Tit. I, Nr. 7; and "Zulassung von Juden zu akademischen Lehrämtern," Akten der medizinischen Fakultat zu Berlin, University Archive, Humboldt University, 1411, D 14.

27 Todd L. Savitt, Medicine and Slavery: The Diseases and Health Care of Blacks in Antebellum Virginia (Urbana: University of Illinois Press, 1978), 171-84.

28 Harold E. Farmer, "An Account of the Earliest Colored Gentlemen in Medical Science in the United States," Bulletin of the History of Medicine 8 (1940): 604-12; M. O. Bousfield, "An Account of Physicians of Color in the United States," Bulletin of the History of Medicine 17 (1945): 64-66. Herbert M. Morais, The History of the Negro in Medicine (New York: Association for the Study of Negro Life and History, 1967).

29 William P. Powell to medical faculty, May 5, 1852, Royal Infirmary School of Medicine Records, University of Liverpool Archive. 교수진은 이 요청을 1852년 5월 29일 3대 2의 투표로 승인하였다.

30 여성에 관한 이 부분은 다음 내 책을 축약한 것이다. To the Ends of the Earth: Women Search for Education in Medicine (Cambridge, MA: Harvard

University Press, 1992), 6-27.

31 Osborn에 대해서는 다음을 참조. Frances A. Rutherford, "Women Physicians of Michigan," Michigan State Medical Society Journal 9 (1913): 483-84.

32 Harriot K. Hunt, Glimpses and Glances; or Fifty Years Social, including Twenty Years Professional Life (Boston: John P. Jewett, 1856), 265-69.

33 Boston Medical and Surgical Journal 40 (1849): 1.

34 Agnes C. Victor, ed., A Woman's Quest: The Life of Marie E. Zakrzewska, M.D. (New York: D. Appleton, 1924), 140.

35 Ruth Putnam, ed., Life and Letters of Mary Putnam Jacobi (New York: Putnam, 1925), 121.

36 Jo Manton, Elizabeth Garrett Anderson (New York: Dutton, 1965), 73.

37 Cited in Mary Putnam Jacobi, "Women in Medicine," in What America Owes to Women, ed. Lydia Hoyt Farmer (Buffalo: National Exposition Souvenir, 1893), 3

38 Mary Wright Pierson to correspondent, December 11, 1854, "Physicians, U.S." box, folder 35, Sophia Smith Collection, Smith College, Northampton, MA. 84. 39. Samuel Gregory, Letter to Ladies, in Favor of Female Physicians for their own Sex (Boston: Female Medical Education Society, 1850), 37.

40 Gulielma F. Alsop, History of the Woman's Medical College, Philadelphia, Pennsylvania (Philadelphia: Lippincott, 1950), 19.

41 Virginia G. Drachman, Hospital with a Heart: Women Doctors and the Paradox of Separatism at the New England Hospital, 1862-1969 (Ithaca, NY: Cornell University Press, 1984), 66-67.

42 Wilhelm von Zehender, Uber den Beruf der Frauen zum Studium und zur praktischen Ausbildung der Heilwissenschaft (Rostock: Stiller'sche Hof- und Univcrsitatsbuchhandlung, 1875), 18-19.

43 Boston Medical and Surgical Journal 37 (1847): 405.

44 Mary Putnam Jacobi, "Woman in Medicine/ in Woman's Work in America, ed. Annie Nathan Meyer (New York: Holt, 1891), 162.

45 Olive Branch, January 17, 1852, in New England Female Medical College Scrapbook, Countway Library, Harvard Medical School.

46 John J. Heagerty, Four Centuries of Medical History in Canada, 2 vols. (Toronto: Macmillan, 1928), 2:67.

47 Hudson, "Patterns of Medical Education," 50, table 4.

48 Student Register, 1850-71, Michigan University Medical School Records, Box 135, Bentley Historical Library, University of Michigan.

49 Grossman, "Medizinische Promotionen in Tübingen," 71-72.

50 M. Jeanne Peterson, The Medical Profession in Mid-Victorian London (Berkeley and Los Angeles: University of California Press, 1978), 40.

51 London Times, December 22, 1836, clipping in folder "Students, Lecturers, Curricula," St. Thomas Medical School, Greater London Record Office, HI/ST/K/o/27.

52 Minutes of Senatus, March 13, 1845, University of Edinburgh Archive.

53 Minutes of meetings of Lecturers, February 28, 1855, Manchester Royal School of Medicine and Surgery, Manchester Collection, F4fxviii (copy), Rylands Library, University of Manchester.

54 Minutes of Medical Faculty, 1853-57, College Record Office, University

College London.

55   Frederick C. Waite, "A Century and a Quarter of Medical Education in
      Cleveland," unpublished manuscript, 1938, Cleveland Health Historical
      Sciences Library.

56   Philadelphia City Item, n.d., quoted in Medical and Surgical Reporter 1
      (1856): 139-40.

57   Royal Commission, Evidence, Oral and Documentary, taken and re-
      ceived by the Commissioners appointed by His Majesty George IV, July
      23d, 1826; and re-appointed by His Majesty William ZV, October 12th,
      1830, for visiting the Universities of Scotland. 4 vols. (London: His Majes-
      ty's Stationery Office, 1837), 1:351.

58   Files on "Student Disorders," Archives nationales, F17 4451 and AJ16
      6685.

59   "Verhaftungen und Untersuchungen gegen den stud. med. Carl Franz
      Joseph Bader in Berlin," GSPK, 77, Tit. 21, Lit. B, Nr. 1, Merseburg;
      "Die Untersuchung gegen einige Professoren und andere Personnen der
      Universitat Bonn wegen geheimen politischen Verbindungen," 2 vols,
      1820-25, GSPK, 76 Va, Sekt. 3, Tit. IV, Nr. 5; "University, Aufsicht auf
      Studieriende," 1832M7, Bayerisches Hauptstaatsarchiv, Minn 45820,
      Munich; "Die Beteiligung von Professoren und Lehrern an politischen
      Umtreiben," 1849-65, GSPK, 76,1, Sekt. 24, Nr. 7.

60   Elaine Schwobel-Schrafl, Was verdankt die medizinische Fakultüt Zurich
      ihren aus läudischen Dozenten? 1833 bis 1863 (Zurich: Juris Druck & Verlag,
      1985), 47.

61   Abraham Jacobi, "Memoiren aus Preussischen Gefkengnissen," Aufsätze,
      Vorträge und Reden, 2 vols. (New York: Stettiner, Lambert, 1893), 1:1-46.

62   James Lamb to Sarah Lamb (transcript), January 15, 1853, James Lamb

Papers, Bentley Historical Library, University of Michigan.

63 Quoted in John K. Crellin, "American Medical Education: For Teachers or Students?" in History of Medical Education, ed. Teizo Ogawa (Tokyo: Saikon, 1983), 6.

64 Manuscript autobiography of Charles H. Hentz, 103M, copy in Kornhauser Library Historical Collections, University of Louisville.

65 Edward Parrish, Summer Medical Teaching in Philadelphia: An Introductory Lecture (Philadelphia: Mcrrihew & Thompson, 1857), 3, 19.

66 J. S. Beveridge, "The Medical Apprenticeship," 1854, manuscript, University of Edinburgh Archive.

67 See the contract of Lyman W. Trask and Amaziah Moore in Frederick C. Waite, "A Contract for Private Medical Teaching in Northern Ohio in 1846," Ohio State Medical Journal 33 (1937): 545-47.

68 Resolution adopted by medical students of the University of London, October 30, 1829, college correspondence, file 3337B, University College London Archive.

69 Charles Bell to Council, November 6, 1829, University College London Archive.

70 Lancet 1 (1842): 266.

71 Minutes, medical committee, November 15, 1845, Westminster Hospital, Greater London Record Office, H2/wh. 고소한 외과 의사도 위원이 었던 이 위원회는 그 학생은 그런 결정을 하기에 '부적합'하다는 결론을 내렸다.

72 General Reports of the Clinical Society, October 12, 1839, Wills Medical Library, Guy's Hospital.

73　Senate Records, May 1, 1851, University of Glasgow Archive.

74　Hans H. Simmer, "Principles and Problems of Medical Undergraduate Education in Germany During the Nineteenth and Early Twentieth Centuries," in The History of Medical Education, ed. C. D. O'Malley (Berkeley and Los Angeles: University of California Press, 1970), 181.

75　Hugo Sonnenkalb, Die medicinische Fucultüt zu Paris (Leipzig, 1844), 38.

76　Dale C. Smith, "The Emergence of Organized Clinical Instruction in the Nineteenth Century' American Cities of Boston, New York and Philadelphia" (Ph. D. diss., University of Minnesota, 1979), 158.

77　Announcement Concerning the Opening of the School and Courses of Lectures, Willoughby Medical College of Columbus, 1847, reprinted in Ohio State University College of Medicine, A Collection of Source Material Covering n Century of Medical Progress, 1834-1934 (Blanchester, OH: Brown, 1934), 78.

78　"Report of the Committee on Medical Education," Transactions of the American Medical Association 1 (1848): 246.

79　Abraham Jacobi, "The New York Medical College, 1782-1906," Annals of Medical History 1 (1918): 370-71.

80　Erasmus D. Fenner, "Introductory Lecture delivered at the Opening of the New Orleans School of Medicine," New Orleans Medical News and Hospital Gazette 3 (1856): 599.

81　Erasmus D. Fenner, "Letters from the North," New Orleans Medical and Surgical Journal 3 (1846): 198-202.

82　Alonzo B. Palmer, "Reform in the Medical Schools-Instruction at Detroit," Peninsular Journal of Medicine, and the Collateral Sciences 4 (1857): 603-4.

83   Zina Pitcher, "On Clinical Instruction," *Peninsular Journal of Medicine and the Collateral Sciences* 5 (1858): 393-400.

84   Konrad Klass, "Die Einfuhrung besonderer Kurse für Mikroskopie und physikalische Diagnostik (Perkussion und Auskultation) in dem medizinischen Unterricht an deutschen Universitaten im 19. Jahrhundert" (med. diss., University of Gottingen, 1971), 14, table.

85   *Anzeige der Vorlesungen, welche im Winterhalbjahr 1850-51 auf der Grossherzöglich Badischen Ruprecht-Carolinischen Universität zu Heidelberg* gehalten werden sollen (Heidelberg: C. F. Winter, 1850), 8; *Verzeichnis der Vorlesungen an der Königlichen Ludwig-Maximilians-Universitat zu Munchen im Sommer-Semester 1850* (Munich: Weiss, 1850), 10-12; *Verzeichnis der Vorlesungen, welche von der Friedrich-Wilhelms-Universitat zu Berlin im Winterhalbjahre vom October 1850 bis zum 5. April 1851 gehalten werden* (Berlin, 1850), 3-6.

86   James Syme, "Observations on Medical Education," *Edinburgh Medical Journal* 9 (1864):583.

87   P. M. Latham, "A Word or Two on Medical Education: and a Hint or Two for Those who think it needs Reforming," *British Medical Journal* 1 (1864): 141-42.

88   John Harley Warner, "The Fall and Rise of Professional Mystery: Epistemology, Authority and the Emergence of Laboratory Medicine in Nineteenth-Century America," in *The Laboratory Revolution in Medicine*, ed. Andrew Cunningham and Perry Williams (Cambridge: Cambridge University Press, 1992), 129.

89   At Heidelberg in 1854, for example, the "study plan" listed specific courses for each of the eight semesters of study: Term 1: physics, inorganic chemistry 7, dissection; Term 2: botany, organic chemistry, practical chemistry, zoology; Term 3: special pathology, materia medica, dissec-

tion, histology; Term 4: medical botany, pathology, medical diagnosis and pathological anatomy, beginning medical clinic; Term 5: surgery and bandaging, obstetrics, pharmaceutical chemistry, medical and surgical clinics; Term 6: medical, obstetrical, ophthalmological, and women's and children's diseases clinics; Term 7: policlinic, legal medicine, hygiene, psychiatry; Term 8: clinics. Akten der medizinischen Fakultat, III, 4a, 97, 30-31, University of Heidelberg Archive.

90   "Notice to Lecturers and Students," Surgeons Hall, Edinburgh, November 29, 1836, medical faculty correspondence, miscellaneous file, University College of London Archive; Minutes, Medical Faculty, University of Glasgow, October 31, 1856, University of Glasgow Archive; Minutes, Medical Faculty, November 23, 1837, paleography room, University of London Library. The wording of the rule on attendance taking is from the University of Edinburgh; an identical rule was approved by the Glasgow faculty.

91   J. L. Cabell, "Report of the Committee on Medical Education," Transactions of the American Medical Association 7 (1851): 62. 92. John Abercrombie to J. A. Clark, October 15, 1838, Royal College of Physicians of Edinburgh.

93   On grading in the private schools, see Smith, "Emergence of Organized Clinical Instruction," 203.

94   Daniel Drake, "Medical Colleges," Western Journal of the Medical und Physical Sciences 5 (1831): 11-12.

95   S. Camp, "Abner Webb, Jr.: A Doctor, 1821-1874," typescript, Cleveland Historical Sciences Library.

96   See the comments by J. C. Reeve, Class of 1849, in Minutes, Western Reserve University Medical Alumni Association, June 12, 1901, p. 134, Cleveland Historical Sciences Library.

97 Contract of Lyman W. Trask and Amaziah Moore, in Waite, "Contract for Private Medical Teaching," 546.

98 Record of Bodies Dissected, 1832-33, manuscript, St. Bartholomew's Hospital Archive; Minutes of Council, Leeds School of Medicine, July 2, 1864, Leeds University Archive.

99 Minutes of Council, Leeds School of Medicine, July 17, 1863, Leeds University Archive.

100 Charles Tufts to mother, October 1, 1876, Bentley Historical Library, University of Michigan.

101 Simmer, "Principles and Problems," 180; Amédée Arnette, Guide générale de l'étudiant en medecine (Paris: Victor Masson, 1874), 11-13; Albert Smith, The London Medical Student (London: Routledge, Warne, & Routledge, 1861), 2; Stillman Smith to cousin, December 6, 1863, Stillman Smith Papers, Bentley Historical Library, University of Michigan.

102 R. Temple Wright, Medical Students of the Period (Edinburgh and London: William Blackwood, 1867), 114.

103 Henry A. Ormerod, The Early History of the Liverpool Medical School from 1834 to 7S77(Liverpool: C. Tilling, 1954), 40.

104 Wright, Medical Students^ 113.

105 Amette, Guidey sec. 146.

106 Konrad H. Jarausch, Students, Society, and Politics in Imperial Germany: The Rise of Academic Illiberalism (Princeton, NJ: Princeton University Press, 1982), 240.

107 John Davis, The Annual Address delivered … on Opening of the Session of the Royal School of Medicine and Surgery, Pine Street (Manchester: Love and Barton, 1837), 22-23.

108 Clipping from Bristol medical publication, no name or date, c. 1848, in Minutes of Council, Leeds School of Medicine, August 5, 1848, Leeds University Archive.

109 Annual Announcement of the Willoughby Medical College, Session of 1845-46, 5.

110 Wright, Medical Students, 128-29.

111 Minutes, General Court, October 11, 1842, St. Bartholomew's Hospital Archive.

112 Ibid., November 1, 1849.

113 Stephen Paget, ed., Memoirs and Letters of Sir James Paget (London: Longmans, Green, 1902), 125.

114 King's College, London, Calendar for 1850-51 (London: John W. Parker, 1850), 121.

115 David Rankin to wife, October 23, 1862, David Rankin Papers, Bentley Historical Library, University of Michigan.

116 Ibid., October 27, 1862, January 16, 1863.

117 Wilhelm Herzig, Das medicinische Wien:für Aerzte und Naturforscher (Vienna: Wilhelm Braumiiller, 1848), 14-15.

118 Joseph Hermann Schmidt, Die Reform der Medicinal-Verfassung Preussens (Berlin, 1846), 106.

119 "Demandes d'inscription," Archives nationales, AJ16 6375.

120 Amette, Guide, 18; Leonard, Vie quotidienne 29.

121 L. J. Frazee, The Medical Student in Europe (Maysville, KY: Richard H. Collins, 1849), 117.

122 Amette, Guide, 33.

123 Friedrich Graevell, Uber die Reform der Medicinal-Verfassung Preussens: tin kritischer Uberblick (Leipzig, 1847), 72.

124 Peterson, Medical Profession, 74, table 7.

125 Minutes, General Court, March 9, 1843, St. Bartholomew's Hospital Archive.

126 Paul K. Underhill, "Science, Professionalism and the Development of Medical Education in England: An Historical Sociology" (Ph.D. diss., University of Edinburgh, 1987), 219. Another estimate of £650 to educate a general practitioner in 1858 is in "Medical Education/ Westminster Review 70 (1858): 141-42.

127 Minutes, medical college, May 8, 1858, St. Bartholomew's Hospital Archive.

128 John Watson, A Lecture on Practical Education in Medicine, and on the Course of Instruction of the N.T. Hospital (New York: J. & H. G. Langley, 1846), 18.

129 William F. Norwood, Medical Education in the United States Before the Civil War (Philadelphia: University of Pennsylvania Press, 1944), 393-94.

130 Starling Medical College, Catalogue of the Officers and Students for the Session of 1849-50 (Columbus, OH: Scott & Bascom, 1850), 15.

131 "Students' Expenses," Medical and Surgical Reporter 1 (1858): 26.

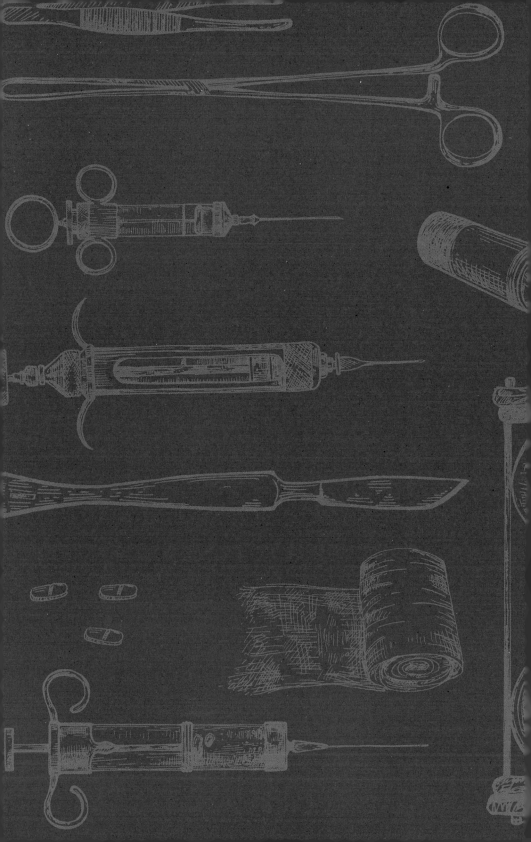

실험실 교육의 확산,
1850~1870년

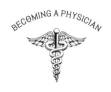

알베르트 폰 쾰리커*는 이렇게 회상하였다. "실습을 위한 공간이 부족하여 헨레가 단지 대여섯 개의 현미경을 가지고 아주 간단하면서도 그 진귀함 때문에 경외감을 들게 한 것들(상피세포, 피부 각질, 섬모 세포, 혈액 미립자, 고름 세포, 정액, 해체된 근육, 인대, 신경, 연골 조직, 뼈의 단면 등)을 보여주고 설명했던 대학 건물의 길고 좁은 복도가 여전히 눈에 선하다."

쾰리커와 1830년대와 1840년대의 다른 학생들의 회상에서 현미경을 교육에 활용했던 초창기에 학생들이 느꼈던 일종의 흥분과 모험심을 엿볼 수 있다. 하지만 그 당시에 어디에서건 현미경이나 다른 실

---

* Albert von Kölliker(1817~1905): 스위스와 독일에서 활동한 선구적인 해부학자, 생리학자, 조직학자. 특히 신경계 조직학의 발달에 기여하였다.

험실 기자재를 직접 개인적으로 사용한 경험을 가진 학생은 거의 없었으며, 실제로 그러한 경험이 평범한 의대생에게 중요하다고 생각한 교사도 많지 않았다. 1830년대 후반 현미경이 개선되면서 현미경을 교육적인 목적으로 사용하는 것을 고려할 수 있게 되었지만, 교육적인 장점에 대한 의문은 여전히 남아 있었다. 만약에 의사가 현미경을 사용하는 데 능숙하고 간단한 화학 검사를 할 수 있다면 환자를 볼 때 어떤 가치가 있을까? 이제는 '실험실'이라고 부르는 특별한 장소에서 연구하는 사람들에게 새로운 화학과 생리학이 제공하는 장점에 관하여 물어보는 사람은 없었지만 '실험실에서의 실용적인 경험이 단지 소수의 엘리트만이 아닌 모든 학생에게 중요하다는 믿음'은 의학교육의 진정한 교육학적인 혁명을 만들었다.[1]

임상교육을 향한 이전의 변화처럼 현미경의 사용을 포함한 실험실 교육으로의 전환은 천천히 그리고 산발적으로 일어났으며, 직전 과거에 뿌리를 두고 있었고 실용적인 용도로 정당화되었으며, 각 나라의 다양한 교육적·정치적 환경으로부터 영향을 받았다. 프랑스에서 동시대에 일어난 과학적 발전과 파리의 병원에서 학생들에게 제공된 훌륭한 기회들 때문에 당대와 후대의 찬미자들이 임상교육에서 프랑스의 성취를 재구성하였던 것처럼, 독일 실험실의 탁월한 교육학적인 시도와 연구 업적은 방문자와 후대 작가들에 의해 지나치게 칭송받았다. 양쪽의 경우 모두 엄청난 규모의 교육학적 변화가 이를 목격한 모든 이들에게 강한 인상을 남겼다. 수년 후에 토머스 헨리 헉슬리*가 읊조

---

*　Thomas Henry Huxley(1825~1895): 영국의 생물학자. 비교해부학을 전공하였으며, 찰스 다윈의 진화론을 열렬하게 지지하였다.

리기를 "가난에 찌든 삼류 독일 대학이 우리의 훌륭하고 부유한 기관 10개가 한 것에 비해 매년 더 과학적인 교육과 연구를 수행하고 있다는 것이 밝혀졌다."[2]

왜 독일인가?

그 일은 어떻게 일어났는가? 독일 대학에서는 실험실 교육의 개념이 온화하고 비옥한 토양을 찾았지만 프랑스와 영국의 학교에서는 왜 그러지 못하였는가? 의학 아카데미와 같은 곳에서 '실험실 과학 발전에 우호적인 환경'이 처음 태동한 곳도 결국 파리였다.[3] 사실 19세기 전반에 가장 중요한 의학적 발견의 일부도 프랑수아 마장디와 클로드 베르나르**, 콜레주 드 프랑스 실험실 동료들의 업적이었다. 하지만 앞의 장에서 언급된 것처럼, 영국이나 미국과 마찬가지로 프랑스에서는 세기 전반의 사건들이 공식적인 의학교육을 전통적인 대학과 전문화된 과학 기관으로부터 점점 더 멀어지게 하였다.

과학 공부와는 반대로, 이제 영국 해협 양쪽에서 의학은 큰 병원의 병동에서 가장 잘 수행할 수 있는 전문적인 활동으로 추구되었다. 의학의 이론과 실무 수련을 모두 제공했던 18세기 영국, 특히 에든버러의 대학은 이제 상대적으로 쇠퇴하고 있었으며, 1792년에 해체되었다가 법학, 의학, 신학의 전문적인 학습을 위한 지역 센터 혹은 리세 졸업생과 교사를 위한 작문과 과학의 시험 기관으로 재편성된 프랑

** Claude Bernard(1813~1878): 프랑스의 생리학자. 마장디의 후계자였으며 근대 실험 의학의 창시 자로 여겨지고 있다. 췌장의 소화 기능, 간의 당 합성 기능, 혈관 신경계의 역할 등 다양한 발견을 통해 근대 실험 의학의 발전에 크게 기여하였다.

스의 대학들은 의과대학을 제외하고는 의사 양성에 거의 역할을 하지 않았다.[4] 영국에서는 19세기 중반에 왕립위원회의 결정에 따라 옥스퍼드가 "의과대학이 되는 것을 완전히 중단하였다."[5] 이와 유사하게 미국에서도 의학교육은 심지어 19세기 초반에 비해서도 대학의 과학 프로그램과 더 멀어졌다.

반면에 이 비슷한 시기에 독일 대학은 많은 의학 실무학교들을 제치고 의학 학습의 강력한 국가 기관이자 지배적인 장소가 되고 있었다. 역사가 하인리히 폰 지벨Heinrich von Sybel에 따르면, 프랑스 학생들이 "교수들이 의사 전문직을 위한 최종 결과물을 배출하는" 의학 전문학교에 다니고 영국 학생들이 옥스퍼드에 다녔다면, 기껏해야 "일반 교육을 제공하는 한 단계 높은 고등학교에서" 배운 것에 반하여 독일 학생들은 양쪽 전통을 모두 물려받아서 "과학과 학문에 가능한 한 심도 있는 경험을 제공하는" 종합대학에 다녔다.[6] 독일 밖에서 과학/문학 학습과 의학 수련 사이의 분리는 임상교육의 긴 전성기에는 상대적으로 중요하지 않았으나, 실험 과학의 방법론에 대한 지식과 의학에의 적용이 의학교육 과정에 통합됨에 따라 심각한 장애물이 되어갔다.

독일에서는 인문학자들, 과학자들, 의사들 모두 대학에 공동의 근거지를 두고 있는 이유로 학습을 위한 종합적인 기관을 만들기 위해 19세기 초반부터 함께 노력해왔다. 조셉 벤 데이비드는 나폴레옹에게 패배한 이후에 "독일인들은 오직 국가적인 철학과 문학의 전례 없는 번성으로부터만 마음의 위안을 찾을 수 있었다"라고 썼다. 독일의 지식인들과 관료들은 개혁의 필요를 인정하면서도 프랑스의 예처럼 단과대학을 그랑제콜이나 전문화된 실무학교로 쪼개자는 제안을 거부하고 대신 대학을 보다 유용하게 만들고 특히 예술과 과학 단과대학을 프랑스의 권위 있는 기관과 동등하게 만들고자 추구하였다.[7]

나폴레옹 시대 이후에 후기 독일 공국들은 그들의 흔들린 문화적인 정체성을 되살리고 제조업, 무역, 수송의 성장을 장려하는 데 필요한 기술과 능력을 촉진하고자 모든 수준의 교육을 개선하는 것을 목표로 삼았다. 과학, 기술, 특히 더 나은 측정과 조사 방법론에 관한 관심이 이보다 더 권장된 적은 없었다. 예를 들어, 프로이센의 공공 학교 시스템은 1812년에 전통적인 공부와 과학 공부의 2단계 시스템으로 재구성되었으며, 현대 언어들과 다른 실용적인 주제와 더불어 물리학과 다른 과학을 더 강조하였다. 또한 일부 교사들도 학생들에 대한 실험실 교육의 전조라고 할 수 있는 과학에서 실용적인 문제들을 학생들에게 소개하기 시작하였다.[8] 바덴의 입법자들은 마찬가지로 중고등학생들을 위한 자연사, 과학, 수학에 관한 새로운 과정의 개설을 결정하면서 알린 터크만^{Arleen Tuchman}이 설명한 것처럼 "경제 발전에 필요한 기술을 교육하는 것"이라고 주장하였다.[9]

영국과 프랑스와는 대조적으로, 독일의 교육 당국은 증가하는 숫자의 더 잘 준비된 학생들을 바탕으로 이제는 대학과 의학 수업에서 더 높은 수준의 과학에 대한 준비와 교육 능력을 요구하였다. 이는 이어서 대학에서 더 높은 수준의 과학 지식을 소개할 수 있게 하였다. 게다가 오랫동안 교육과 연구를 결합하는 것을 권장받았던 독일 교수들은 다른 국가에 비하여 월등히 더 높은 수준의 대중적, 재정적 지원을 만끽하였다. 프로이센과 그 주변에서 처음에는 인문학과 역사학, 다음에는 과학, 의학, 법학에서 교수의 역할이 '실무자 훈련에서 학자와 연구자의 교육'으로 재정의되었다.[10]

그 결과 뛰어난 교수와 유망한 학생들을 확보하기 위한 대학 사이의 경쟁은 국가의 중요한 의무가 되었다. 총 28개나 되는 독일어권 대학을 망라한 전체 그룹은 학생들, 명성, 재정적인 지원을 원하는 기관으로 끌어오기 위한 학술적인 재능의 입찰장이 되었다. 특히 과학과 의학 분야의 교수 자리는 주로 1830년 이후에 엄청나게 늘어났다. 이 당시 독일의 전형적인 교육 당국의 문서를 읽어보면 유능한 학자를 초빙하기 위한 학술적인 협상의 전략과 에티켓이 얼마나 일찍 확고하게 자리 잡았는지 알 수 있다.

예를 들어, 1840년대 후반 쾨니히스베르크의 생리학자 한 명을 임명하기 위한 수많은 프러시아어 편지와 각서—헤르만 폰 헬름홀츠[*]가 에밀 뒤부와 레몽[**], 에른스트 폰 브뤼케[***]와 다투고 요하네스 뮐러와 카를 루트비히, 그 외 주요 인물들이 관여했던 경쟁—는 학술적인 음모, 예의 바른 요구, 제안과 역제안, 정부 기관의 정치 등의 결정체라고 할 수 있다. 생리학자 알프레드 폴크만[****]은 정치적으로 의심받았던 루트비히에 관하여 쓰면서, 일찍이 헤센에서 시위에 참여했던 것은 젊은 시절의 무분별함에서 나온 행동이라고 두둔하였으며, 이제 루트비히는 "오직 프로이센의 헤게모니만이 당시 무정부주의와 위협

---

[*] Hermann von Helmholtz(1821~1894): 독일의 생리학자이자 물리학자. 인체의 시각과 청각 연구에 선구적인 역할을 하였다.

[**] Emil DuBois-Reymond(1818~1896): 독일의 생리학자. 신경 활동 전위를 발견하였으며, 실험적 전기생리학의 창시자로 알려져 있다.

[***] Ernst von Brücke(1819~1892): 독일의 의사이자 생리학자. 헤르만 폰 헬름홀츠, 에밀 뒤부와 레몽과 함께 독일생리학회를 설립하였다.

[****] Alfred Volkmann(1801~1877): 독일의 생리학자이자 해부학자. 주로 신경계와 시각에 관해 연구하였다.

적인 공산주의를 멈출 수 있다"는 것을 이해한다고 책임자를 안심시켰다.[11] 브뤼케는 교수 자리에 왜 자신이 가장 적절한지 주장하면서 "높고 영광스러운 과학을 향한 젊은 학생들의 영혼을 북돋을" 쾨니히스베르크로 가고자 하는 자신의 열망을 표현하였고, 동시에 곧 결혼할 예정이며 그의 약혼녀가 "최고조로 협박하고 있어서" 더 많은 돈이 필요하다고 고백하였다.[12] 1846년에 괴팅겐의 교수였던 월터 페리Walter Perry는 유능한 인재에 대한 경쟁의 유익한 영향으로 인하여 대학에 놀라운 활동과 산업이 꽃피웠다고 설명하였다.

19세기 초반 독일에서 의학교육을 방해했던 같은 요인들—대학에 전문직 교육의 발판을 유지하기 위한 몸부림, 강의실과 진료실 사이의 긴장, 작은 규모의 수많은 그리고 널리 퍼져 있는 의학교들, 개별 공국들의 엄격하고 다양한 규제들, 순수하게 실용적인 학문에 비하여 이론적인 모색에 관한 명성 등—이 이제는 독일 의학교육의 중요한 장점을 제공하는 것으로 보였다. 세기 중반의 교육적인 발전은 과거와의 날카로운 단절과는 거리가 멀었으며, 대학에서의 전문직 교육의 공간을 둘러싼 몸부림과 학술적인 활동에 있어서 큰 규모의 대중적인 활용이 필요하다는 독일 관료들의 주장이 수십 년간 지속되어 온 결과물이었다.

대부분 계획되지 않았고 종종 역사적 상황과 개인적인 성격의 우연한 역할에 의존했던 새로운 실험실 교육은 진료실의 발전에서도 그러했던 것처럼, 독일에서조차 불균등하게 받아들여졌으며 이미 확립된 방법의 언청난 관성과 기득권을 극복해야 했다. 반세기에 걸친 기간 동안 독일에서는 서서히 대학에서 새로운 지식을 발견하는 과정으로서 과학이 이처럼 전문화되고 유망한 직업이 되었다. 1850년까지 분열되었지만 번영하고 있는 야망과 자랑이 가득한 국가의 정치적, 사회적 조건 아래에서 치열하게 경쟁하는 학술적 세계가 서서히 성장하였다. 가장 중요한 것은, 세기 중반 의학교육은 유일하게 그 국가에서만 개업가보다 거의 독점적으로 대학 교수의 손에 달려 있었다.[14]

실무교육의 확장으로서의 실험실

독일 의학교의 첫 번째 교육 실험실은 필연적으로 학생들과 국가의 실용적인 기술에 대한 기여로 인해 정당화되었다. 교육 진료실 설립의 성공적인 사례를 바탕으로 의학교육자들은 이제 실험실에서의 경험도 유사하게 실용적인 의학 지식을 학생들의 저장소에 추가하는 것으로 묘사하였다. 1848년에 튀빙겐의 임상가 빌헬름 그리징거Wilhelm Griesinger는 "연구의 목적에 대하여 스스로 친숙해지고, 감각을 날카롭게 하고 기구를 실제로 다루는 것이 교육의 주요 과제로 여겨져야 한다"라고 선언하였다.[15] 결국 한 세기 이상 해부학 교육은 특별히 기구를 갖춘 방에서 이뤄졌는데, 그곳에서는 인체 해부를 통한 실천적 학습이 의학 지식의 주춧돌이라고 여겨졌다. 의용 식물학도 마찬가지로 식물원을 활용하여 실용적으로 가르쳤다. 의학도들이 기본 체액과 의약 물질의 화학 조성이나 신체 부위의 역동적인 기능을 같은 방법으로 배우지 못할 이유가 무엇인가?

만약에 간단한 '실험'과 동물의 활용이 건강하거나 질병이 있는 인체의 작용을 더 잘 이해하는 데 필요하다면, 이와 비슷한 이유로 이전에 학생들을 병원 진료실이나 병실로 데려온 것과 같이 이러한 것들을 가르칠 수 있는 곳으로 학생들을 데려올 현실적인 방법을 고안해야 할 것이다. 1849년에 약리학자 필립 페부스가 조언하기를 "과학 분야의 실천적 활동은 미래 의사들의 감각과 이해를 날카롭게 하고 판단하고 결정을 내리는 연습을 제공하며, 다른 어떤 활동보다도 더 빠르게 관찰력을 발전시킨다." 더구나 체액과 분비물에 대한 검사, 약물의 품질에 대한 검사, 혈액에서 독극물 검출, 청각 문제의 음향적인 원리를 이해하는 등과 같이 '진료에 도움이 될' 검사나 조사를 할 수 있게 해 준다.[16]

교수에게 있어 연구와 새로운 지식을 발견하는 장소로서 실험실의 가치는 학생 교육의 중요성에 대한 선호에 밀려 경시되었다. 예를 들어 브로츠와프, 베를린, 본에서 생리학 교육의 초기 기관들은 학생들을 가르치기 위한 주된 목적으로 설립된 것이나 마찬가지였다. 자율적인 기구를 설립하고 강당, 실험실, 준비실을 완비하는 것은 "생리학 강의를 보완하고 학생들에게 실험과 관찰의 실제 경험을 제공할 것"이라고 주장하였다.[17]

과학 실험실의 경우 학생들의 존재는 필수적이었다. 윌리엄 콜먼 William Coleman과 프레데릭 홈즈 Frederic Holmes의 판단에 따르면 "수많은 의학도의 참여가 없었더라면 우리가 잘 알고 있듯이 연구 기관들은 관대한 공공의 지원을 받지 못했을 것이다."[18] 1840년대까지 바덴 공국에서는 헨레의 장려에 의해서 평균적이거나 '재능이 떨어지는' 학생들에게 실용적인 실험 교육을 확산하는 것이 국가와 의학교 모두의 주요 목표였다. 사실 1850년까지 독일 전역에 걸쳐 확산된 새로운 의학 기관은 "일상적인 진료를 진로로 계획하고 있는 평범한 재능의 학생에게 실험실 교육을 세공하도록 기획되었다."[20]

독일 의학계의 지도자들도 역시 실험실 교육을 의학 이론과 실제 진료 사이의 커져가는 간극을 좁혀줄 방법이라고 여겼다. 1846년에 루돌프 피르호는 과학의학회에 다음과 같이 이야기하였다. "과학과 실무적인 의학 사이의 간극이 너무 커서 학술 의사는 아무것도 할 줄 모르고, 개업의는 아무것도 아는 것이 없을 정도다." 그는 실험실에서 과학 방법론을 배움으로써 학생은 '모든 세상에 접근할 수 있는' 보편적인 언어와 실험의 활용을 배우는 것이라고 지적했다.[21] 피르호가 기관장으로 임명된 직후에 적은 기록에 따르면, 프로이센 정부는 베를린에 별도의 기생충학 연구 기관과 실험실을 세움으로써 의학 이론 교육과 의료 실무교육 사이의 '거대한 단절'을 잇는 커다란 한 걸음을 내딛고 있었다.[22]

다른 영향력 있는 교육자들도 그들의 과학 연구의 실용적인 적용을 강조하였다. 기센의 작은 대학에 있었던 유스투스 폰 리비히는 에르푸르트의 혁신적인 약학 기관에서 시행하고 있는 실용적인 교육을 알고 있었으며, 1827년에 약학 학생들에게 이론적인 강의와 약종상 가게에서의 경험에 더하여 '실험 화학'을 가르치겠다는 계획을 발표하였다.[23]

상당수의 미국인을 포함하여 이후 사반세기 동안 기센으로 몰려든 대부분의 학생들은 약학, 농업, 위생, 제조, 교육, 의학 분야에 리비히가 실험적인 화학을 실용적으로 적용하는 것에 이끌렸다.[24] 1851년에는 미국인 벤자민 실리만Benjamin Silliman은 리비히의 '작업 실험실'을 방문하여 20~30명의 학생들이 '화학 시약과 용기, 많은 사람이 참여하는 수많은 작업에 필연적으로 동반되는 무질서'에 둘러싸여 특정 프로젝트를 '실제로 수행'하고 있는 것을 발견하였다.[25] 리비히의 과학 교육과 유용한 연구의 성공적인 결합에 영향을 받아서 바덴 공국은 로베르트 분젠이 이끌게 될 하이델베르크의 새로운 화학 연구 기

관을 적극적으로 지원하였다.[26]

토양 분석이나 산업 공정에서 화학에 대한 실험실 교육의 실용적인 장점은 자명할 수 있겠지만, 생리학처럼 무척이나 이론적인 과목을 가르치는 데 실험실의 실용적인 활용은 무엇이었을까? 의사가 질병을 이해하거나 환자의 고통을 치유할 능력에 영향을 주는 그런 공간에서 무엇을 할 수 있을까? 특히 의학 훈련이 상당히 실무적으로 변한 곳에서 가르치는 당대의 많은 의학교육자들은 당시까지 의학에 거의 가치를 생산하지 않는 생리학 실험실 같은 비싼 사업을 시작하는 것에 의문을 제기하였다. 더 긴 안목을 누릴 수 있었던 후대의 역사학자들 또한 이러한 우려에 동의하면서, 전형적으로 생리학과 같이 '과학적인 의학'이 치료적 결과에 영향을 보여주기 전에 어떻게 엄청나게 발전하였는지 이유를 찾으려고 하였으나 그 이유를 알 수 없는 경우가 많았다. 사실 독일에서조차 상대적으로 1860년 전에는 평범한 의학도는 그가 받은 실험실 훈련의 실용적인 용도를 거의 찾을 수 없었다.

의학도들에게 과학에 대한 실험실 교육을 하는 이들이 항상 주장하던 바는, 학생들이 실험실 기구를 사용하면서 얻게 되는 기술과 미래를 위한 과학적 의학의 거대한 가능성이었다. 진료실이나 강의식 수업만으로는 오랫동안 머물러 있던 치료법의 테두리에서 의학을 벗어나게 할 수 없다고 여겨졌다. 1849년에 루트비히가 뒤부와 레몽에게 적어 보내기를, "6년 동안 학생으로서 의료인의 오랜 구닥다리를 헤쳐 나간 후에 나는 자연과학을 공부하기로 하였다."[27]

생리학과 다른 실험과학을 진료에 적응하고 미래에 활용할 수 있을 것이라는 약속은 의학교육자들 사이에 굉장한 열정을 불러일으켰다. 일부는 생리학 실험을 수십 년간 파리와 비엔나의 임상교육이 초래한 '치료 허무주의therapeutic nihilism*'를 끝낼 수 있는 수단이라고 여겼다. "실험 약리학과 연결된 병태생리학을 실용적인 의학에 직접적으로 활용하는 것은 의학 세계에서 탁월한 위치를 선점하고 있던 임상가들을 대체하고자 하는 이들의 표어가 되었다"라고 한 학자는 적었다.[28] 당대의 조사에 따르면, 1866년까지 16개의 독일 대학은 약물의 치료적 속성을 가르치고 조사하고자 이미 독립적인 약리학 기관을 설립하였다.[29]

물리학, 화학, 생리학 연구의 부산물로 창조된 새로운 진단 기구 또한 임상적인 유용함이 있는 것으로 보였다. 예를 들어 헬름홀츠가 눈의 구조를 더 잘 보기 위한 기구를 개발했을 때나, 분데를리히가 체온 변화의 측정을 위한 체온계의 실용적인 활용을 시연했을 때, 많은 이들에게 그러한 실용적인 활용이 정상 신체 과정에 관한 실험적인 연구로부터 흘러나올 것이라는 점을 시사하였다. 분데를리히는 의학 연구가 증명할 수 있는 사실과 시험할 수 있는 가설에 기반함으로써 '비이성적인 의료 치료법과 무용한 물질의 효용'에 대한 오래된 어설픈 믿음이 실험으로부터 도출되고 과학적으로 증명 가능한 치료법으로 대체될 것이라고 선언하였다.[30] 그는 질병에 접근하는 유일한 올바른 방법은 신체의 정상 기능의 변이로서 여기는 것이며, 이는 오직 실험적인 생리학을 통해 이해될 수 있는 반면에 질병의 효과적인 치

---

* 19세기 중엽의 의학사상으로 병리학의 발전에 따라 어느 정도의 질병 진단은 가능해졌으나 특별한 치료법이 없었고, 그때까지의 치료법은 이득보다는 해를 주는 것이 대부분이었기에 차라리 아무런 치료도 하지 말자는 주장이다. 19세기 후반 세균학의 발전과 백신, 항독소, 항균제의 등장으로 인해 이와 같은 허무주의는 사라졌다.

료는 과학에 기반한 약리학을 통해서만 나올 수 있다고 주장하였다. 1877년까지 루돌프 피르호는 "이제 모든 치료 교리는 생물학, 즉 실험과학이 되었다"라고 선언하였다.[31]

실험실 교육의 확산, 1850~1870년

의학생을 가르치기 위해서 실험실이 도입된 곳 어디에서나, 학생들에게 실용적인 기술을 가르치고 기구를 사용하기 위하여 큰 비용 지출이 정당화될 수 있었다. 독일의 실험실 교육은 'übungen' 또는 '실용 연습'이라고 불렸으며, 영국과 미국에서 실험실 교육은 변함없이 '실용 화학' 또는 '실용 생리학' 과목으로 기술되었다. 마찬가지로 1855년에 릴의 과학 학교에서 루이 파스퇴르**도 한 의원에게 '교수진의 희망'은 학생들에게 실험실에서 실용적인 기술을 가르치는 것이라고 말하였다.[32]

하지만 최초의 실용적인 수업은 자주 큰 규모로 이뤄졌고 학생과 교사의 직접적인 접촉은 제한적이었으며 수업과의 연계가 거의 이뤄지지 않았다. 이전에 진료실 교육이 과밀하고 비인격적이며 다른 교육과 연계가 이뤄지지 않는다는 비판이 이제는 독일 실험실에서의 교육을 묘사하는 데 사용되었다. 실험실에서 학생이 흔치 않은 기술이나 적성을 보여주면 종종 나머지 학급에서 분리되어 교수 자신의 실험실에서 일하도록 초대받았다. 기록에 따르면, 요하네스 뮐러는 150명의 학생이 있는 실험실에서 학생 한 명을 부르곤 하였다. "헤르 닥

** Louis Pasteur(1822~1895): 프랑스의 화학자이자 미생물학자. 로베르트 코흐와 함께 세균학의 아버지로 불리며, 질병과 미생물의 연관관계를 밝혀냈고 저온 살균법과 여러 백신을 발명했다.

토르, 위층에 있는 내 실험실에 합류하지 않겠나? 그곳에서는 여기의 혼란에서 벗어나 훨씬 더 잘 일할 수 있을 것이라네."[33] 그리하여 많은 수의 의학도에게 실용적인 기술을 가르치는 기관의 목적을 잘 지키면서 이와 동시에 우수한 학생들에게 실험과 연구의 기술을 훈련시키는 초창기의 비공식적인 시스템이 시작되었다.

1850년 후반까지 특히 화학과 생리학에서 학생들에 대한 실험실 교육은 독일 학계에서 광범위하지만 불균등하게 확산되었다. 이 시기에 이르러 생리학은 거의 모든 대학에서 중요하고 독립적인 과목이 되었지만, 연구 기관이나 해부병리학을 가르치는 것은 아직 독일어권 대학의 3분의 1에서만 발견할 수 있었다.[34] 바덴에서 의학과 과학 기관에 대한 주정부의 지출은 1848년에서 1860년 사이에 15,000플로린에서 183,000플로린으로 증가하였으며, 바바리아에서는 650플로린에서 100,000플로린으로 증가하였다.[35] 프러시아에서는 의학과 과학 교육을 위한 자본 지출과 운영 경비가 심지어 더 가파르게 증가하고 있었다.[36] 해부학 실습실 등 일부 오래된 시설들은 재건축하거나 교체되었다.[37] 1860년까지 대학의 과학에 대한 독일 공국의 총 지출은 영국의 지출보다 4배 이상 많았다.[38]

그 사이 다수의 독일 공국에서는 의학교육 과정의 일부로서 생리학, 물리학, 화학, 해부학의 실험실 교육을 필수적으로 요구하였다. 예를 들어, 바바리아는 1858년에 법률을 제정하여 '최소한 1년'의 의학 공부 이후에 이러한 과목에 대한 시험을 의무화하였으며, 프로이센도 1861년에 비슷한 요구사항the tentamen physicum을 신설하였다.[39]

프랑스의 교육 실험실

독일 의학계 전반에 실험실 운동이 확산해감에 따라 다른 국가에서도 동시에 첫 발판을 마련하기 시작하였다. 프랑스에서는 교육 실험실이 오랫동안 에콜 노르말, 콜레주 드 프랑스, 에콜 폴리테크니크 등 파리에 있는 센터의 작은 연구 기관의 일부였으나, 이제는 스트라스부르, 릴, 칸느 등의 지역 도시에서도 더 발견할 수 있었다. 하지만 이러한 기관들은 독일의 기관과는 상당히 달랐는데, 의학도의 정규 교육과 거의 연결되지 않았기 때문이다. 여기에는 아직 '많은 의학도'나 '관대한 공공 지원'과 같이 라인강 너머에서 실험실 교육을 그토록 선호하게 만들었던 것들이 없었다. 심지어 최고의 프랑스 시설에서조차 교사들은 주임 교수에게 배정된 시설과 기금만 사용할 수 있었으며, 루이 파스퇴르의 조수의 말에 따르면 "일하고 싶을 때는 조용한 강의실 구석에서 최선을 다해 준비하고, 언제든지 강의 시간에는 기구를 치울 준비가 되어 있었다."[40] 19세기 중반 프랑스 실험 의학에서 잘 알려진 그 누구도—마장디, 베르나르, 파스퇴르—의과대학 교수직을 가지고 있지 않았다.

1837년의 한 정부위원회와 1840년 화학자 장바티스트 뒤마Jean-Baptiste Dumas의 매우 비판적인 보고서에 의해 제기된 변화의 필요는 정부와 교육계에 널리 인정받지 못했다. 1852년에 교육부 장관 이폴리트 포르툴Hippolyte Fortoul은 라인강 너머의 발전에 대하여 커져가는 우려를 기각하면서 보편적인 호소력과 '과학의 언어로서의 프랑스어의 적합성' 덕분에 과학에서 프랑스의 우위는 지켜질 것이라고 주장하였다.[41] 임상의학에서 현미경의 유용함에 관하여 1850년대 중반에 의학회 회원들 사이에서 1년 가까이 진행된 토론은 아무런 결론을 내리지 못하고 종료되었다.[42] 1857년 파리 의학교의 임상의학 교수였던 아르망 트루소Armand Trousseau는 학생들에게 화학과 물리학을 "의학에의 적용까지 이해할 정도"만 알면 된다고 말했으며, "보조적인 과학"의 학습 시간이 확대되는 것에 대하여 "심히 개탄한다"라고 하였다. 그는 "여러분, 과학을 조금 줄이고 (의술의) 기예를 더 늘립시다"라고 말했다.[43]

1860년대가 되어서야 파리의 정책 입안자들 사이에 의학도를 위한 실험실 교육에 대한 중요한 관심이 일어났다. 라인강 너머에 프러시아가 이끄는 강력한 통일 국가의 커가는 위협에 일부 자극을 받아 독일의 의학교와 실험실에 대한 정부와 민간의 활발한 조사가 이뤄졌으며, 프랑스에서 더 위대한 과학 연구를 촉진하기 위한 노력이 시작되었다. 처음으로 일부 프랑스 학생들이 라인강 너머에서 추가적인 훈련을 받기 위해 고국을 떠났다. 하지만 영국과 미국에 비하면 그 숫자는 매우 적었다. 1860년에 독일에서 돌아온 프랑스 유학생은 그가 본 것, 특히 의학교의 '교육 방법'과 연구 기관에 대해 찬양하면서도 프랑스의 교육을 '독일화'하기를 원하는가에 대해서는 민감하게 반응하였다. 그는 프랑스가 '오직 우리의 전통과 국가적인 인재들을 지키는 그런 기관'만을 선택해야 한다고 이야기하였다.[44] 이는 감탄을 하면서도 동시에 국가적인 자부심에 위협이 되는 경쟁적인 시스템을 바라보는 프랑스인의 전형적인 조심스러운 반응이다.

1863년에 파리 의과대학 학장은 학교에 변화를 가져오고자 병리학자이자 임상가였던 지기스문트 자쿠드Sigismond Jaccoud를 보내서 의학을 가르치는 독일 시스템을 배워오게 하였다. 자쿠드의 보고에 따르면, 그가 발견한 것은 '놀랍도록 빠른 속도로' 일어난 교육의 '진정한 지적 혁명'이었다. 그는 특히 파리에 학생과 권한이 상당히 집중되어 있는 것에 반하여, 독일 의학 훈련이 탈집중화한 것에 충격을 받았다. 하지만 모든 학교는 효과적인 의학교육의 양대 기초인 실험생리학과 병리학에 대한 헌신에 있어서는 비슷하였다. 그가 발견한 학생들은 환자들의 진료에 적극적인 역할을 행하는 것과 마찬가지로 과학적인 실험도 스스로 수행하였다. 이처럼 진료실과 실험실 모두에서 두드러지게 실용적인 독일 교육의 특징이 그에게 가장 인상적이었다.[45]

교육부 장관이었던 빅토르 뒤리Victor Duruy는 1860년 초에 교육 과정을 개선하기 위하여 조심스럽게 움직였다. 가르치는 과목이 늘어났고, 아그레제agregés라고 불렸던 풋내기 강사들에게 새로운 교육 의무가 부여되었다. 내부와 외부 실습생뿐만 아니라 모든 의학도는 일정 시간을 교육 클리닉에서 보내야 했다. 하지만 실험실 교육은 증가하는 관심에도 불구하고 프랑스 의학교에서는 규정이 아닌 예외로 남아 있었다.

1860년대 중반까지 프랑스에서 연구를 위한 더 많은 기회와 교육을 위한 더 나은 시설에 대한 요구가 의학 및 대중 언론에 보도되었다. 베르나르와 파스퇴르의 엄청난 명성은 과학이 어떠한 방법으로든지 프랑스 의학교육법의 더 많은 부분을 차지해야 한다는 믿음에 기여하였다. 젊은 외과 의사였던 레옹 르 포르Léon Le Fort는 1866년에 독일을 방문하고 나서 교육과 연구를 모두 촉진하기 위해 독일에서처럼 과학 교육의 완전한 탈중앙화와 의학교육의 단일한 표준을 요구하였다.[47] 잘 알려진 화학자이자 알자스 출신인 아돌프 뷔르츠Adolf Wurtz는 본의 훌륭한 새로운 실험실에 압도되었으며, 2백만 프랑이 소요되는 본의 또 다른 건물에 대한 계획에 비하여 과학에 대한 파리의 빈약한 지출과 프랑스 수도의 대조되는 환경에 대해 불평하였다. 그는 프랑스 의학교육이 경쟁하기 위해서는 비슷한 실험실들, 더 많은 교수, 더 많은 숫자의 임상 교수가 필요하다고 말했다.[48]

1868년에 파스퇴르는 "프랑스가 과거 영광의 그늘에서 잠자고 있을 때, 독일은 거대하고 풍부한 실험실로 뒤덮이게 되었다. 매일 새로운 실험실을 볼 수 있다"[49]라고 경고했다. 프랑스 과학자들이 점점 더 경쟁자들의 시스템을 과학 기관에 돈을 미친 듯이 들이붓는 일종의 '마법사의 제자'[*]처럼 바라보았다는 점은 흥미로운 일이다.[50]

심지어 이급 의학교에서조차 변화의 경향은 만들어지고 있었다. 리옹에서는 1868년에 시 당국에 의해 독일의 상황을 조사하기 위해 파견되었던 학교 교장이 독일의 학생들은 "프랑스에서처럼 모든 교육을 수업이나 책을 통해서만 받아야 하는 저주에서 벗어났으며, 이제는 실험실이라는 새롭고 더 풍부한 수단을 가지고 있다"라고 보고하였다. 그는 리옹의 위원회에 독일의 우월함은 전적으로 "실용적인 교육 시스템" 덕분이라고 말했다. 그는 추가적인 보고서를 통해 프랑스에서 자연과학을 단지 임상의학에 '보조적인' 것으로 바라보는 관행은 이제 중단되어야 하며, 이제는 과학 공부가 의학에 '근본적인' 것임을 인식해야 한다고 언급하였다. 그는 실험실의 "정밀한 연구가 임상 관찰에 통합되어야 한다"라고 주장하였다.[51] 비록 1870년 이전에 20년간 이 학교와 다른 학교에서 실제 변화의 범위는 그다지 크지 않

---

[*]   1797년에 발표된 괴테의 발라드. 마법사가 여행을 간 사이에 그의 제자가 마법 주문을 사용해서 빗자루를 움직이게 만들어 물을 나르게 하는데, 이후 마법을 해제하는 주문을 잊어버린다. 빗자루는 계속 물을 나르고, 제자는 이를 멈추려고 도끼로 빗자루를 조각낸다. 그러나 빗자루는 쪼개진 조각마다 다시 온전한 빗자루로 살아나서 더 빨리 물을 퍼다 날라 제자가 물에 빠져 죽으려는 찰나에 스승 마법사가 돌아와서 겨우 사태를 진정시킨다.

앗지만, 변화를 위한 준비는 분명히 커지고 있었으며 1870년 프랑스의 패배 이후에 만연한 혁명적인 분위기 속에서 빠르게 작용하였다.

영국-미국의 교육과 실험실

영국-미국에서 실험실 교육을 받아들이는 데에는 프랑스에서만큼이나 저항이 있었다. 결국 런던과 지방의 실무학교에 서서히 설 자리를 잃었던 잉글랜드와 스코틀랜드의 오래된 대학들만 독일 대학과 같은 방식으로 과학과 실용적인 교육을 결합하려는 시도라도 하였다. 게다가 영국과 미국의 의학교육자들은 독일에서 높아지는 의과학의 명성에 대하여 프랑스인들만큼 깊은 인상을 받았지만, 변화의 시급한 필요에 대한 감각에 있어서 동기가 부족하였고 과학의 빈약함으로 인한 국가적인 손실에 대한 두려움이 훨씬 더 적었다.

1840년대에 영국인들은 독일 과학의 실용적인 교육이 어떻게 일어나고 있는지 배우려는 열정이 그 누구보다도 많았다. 1856년까지 기센에만 59명이 방문하여 루트비히 밑에서 화학을 공부하였다. 그들 중 하나였던 호프만은 왕립화학원에 영국 최초로 교육 실험실을 설립하였다.[52] 1848년까지 영국의 주요한 과학자들—찰스 라이엘Charlse Lyell, 찰스 배비지Charles Babbage, 데이비드 브루스터David Brewster—은 옥스퍼드와 케임브리지에 과학 교육을 획기적으로 바꾸고 독일의 방법을 영국에 도입하라고 요구하였다.[53]

하지만 영국에서의 결정적인 변화의 장애물은 어떤 면에서 프랑스보다 더 만만치 않았다. 세기 중반에 영국에서 교육받은 모든 의사의 80% 이상이 대학이나 탄탄한 준비학교와의 연계 없이 훈련을 받았다. 영국 대학들은 과학에 관한 '실무적인' 훈련의 필요에 관해 거의 주의를 기울이지 않은 오래된 인본주의적이고 고전적인 교육관에 강하게 헌신하였다. 인체 해부에 대한 국가적인 반감 또한 이미 대륙에서는 학생과 교사들에 의하여 일상적으로 이루어지던 종류의 실험도 하기 어렵게 하였다.[54]

1853년에 에를랑겐의 교수였던 뢰폴트[J. M. Leupoldt]의 주장에 따르면, 평균적인 영국 실무 의사는 '부실한 일반 교육'을 마치고 '비슷한 교육을 받은 약제사나 외과의'와 함께 몇 년을 보내고, 병원이나 의학교에서 하나 이상의 의학 수업을 듣고, 마침내 '약제사나 외과의 그룹이 출제한 그리 어렵지 않은 시험'을 통과한다. 그는 그 과정에서 '종합적이거나' '철저하거나' '과학적인' 것은 아무것도 없다고 하였다.[55]

영국인의 눈에 실험과학은 실무 의사에게는 기껏해야 미심쩍은 가치가 있을 뿐이었고, 결과적으로 실험실 경험이나 심지어 시연을 요구하는 과정은 드물었다. 1868년에 가이 병원의 윌리엄 걸[William Gull]은 의학을 과학적으로 이해하는 것의 이득을 칭찬하면서도 동시에 '우리의 사고에 너무나 화학적이거나 물리적인 한계를 받아들여 의학을 배신하는 일이 없도록 과학의 편에 서는 공격으로부터' 의학 공부를 보호할 필요에 대하여 경고하였다.[56] 실무 병원 학교에서 여전히 생리학 공부는 해부학과 결합해 있었으며, 모든 교수는 과학 훈련을 거의 받지 않은 보통의 임상가들이었다. 1852년에 뒤부아 레몽이 독일 방문을 마치고 영국으로 돌아와서 루트비히에게 편지를 보내 "영국에는 생리학이 존재하지 않는다"라고 적었다.[57] 킹스 칼리지의 로버트 벤틀리 토드[Robert Bentley Todd]나 유니버시티 칼리지의 윌리엄 샤피와 같은 능숙한 현미경학자들은 학생들에게 조심스럽게 시연을 보여주고 일부 경험을 제공하기는 했지만, 독일 방식의 실험실을 제공한 것은 아니었다.

역사가 제럴드 게이슨에 따르면, 1840년 이후에 대륙에서 더 많은 변화가 일어남에 따라 영국 의학교육의 "특이성은 더욱 명백해졌고 심지어 더 심해졌다." 생리학과 화학의 실험실 교육—독일과 프랑스에서도 점점 더 과학과 의학 발전에 필수적인—은 1860년대 후반까지 영국 의학교 어느 곳에서도 제공되지 않았다. 생리학 별도의 주임 교수나 실험실도 이와 유사하게 1870년까지 사실상 알려지지 않았다.[58] 파스퇴르의 말을 연상하듯이, 토머스 헨리 헉슬리는 "오직 완전히 실용적인 것들이 영국에서는 쇠락할 것이다. (……) 이 시대의 과학자는 죽 한 그릇을 위해 자신의 타고난 장자 권리를 팔아버린 에서*와도 같다"라고 불평하였다.[59]

하지만 헉슬리는 너무 어두운 그림을 그리고 있었다. 독일 교사들도 마찬가지로 의학교육 과정에 실험실 과학을 도입하기 위하여 현실적인 전략을 쓸 수밖에 없었다. 그들 또한 저항과 정치적인 장애물에 맞닥뜨렸다. 게다가 영국에서는 변화의 가장 선두에 서 있는 이들을 포함하고 있는 GMC가 교육 과정에 과학의 역할을 확대하는 방향으로 조심스럽게 움직이고 있었다. 1864년에 GMC는 "자연 과학에 관한 학습을 수행하려는 노력을 긍정적으로 보고 있다"라고 발표하였다.[60] 5년 후에 GMC는 '좋은 의학 수련에 꼭 필요한' 화학 실험 과목과 생리학 과목에서 현미경의 사용을 지지하였다. GMC 보고서의 부록에서 벤자민 브로디는 모든 학교에서 '최소한 1년은 실험실에서' 화

---

* 구약성경 창세기에 나오는 이삭의 두 아들 에서와 야곱의 이야기. 이삭은 죽 한 그릇에 자신의 장자권을 동생 야곱에게 팔아넘겼다.

학을 가르쳐야 한다고 주장하였다.[61] 비록 진료 수행을 위한 요구사항은 여전히 전통적인 강의실 수업과 임상 과정에 집중하였지만 변화에 대한 압력이 분명히 가중되고 있었다.

1870년 이전에 새로운 교육법에 대한 가장 큰 관심은 에든버러와 런던에서 찾을 수 있다. 런던 유니버시티 칼리지에서 윌리엄 샤피의 조수였던 조지 할리George Harley는 일찍이 1857년부터 학생들에게 실용적인 생리학과 조직학 과목을 가르치고 있었다. 그는 그해 학장에게 "직접적인 실험을 통해 각각의 중요한 생리학적 사실을 증명하는 것은 꼭 필요하다"고 말했으며, 이를 위해서는 기구와 시약을 위한 상당한 지출이 필요했다. 실용적인 교육 방법은 '매우 제한적인 숫자의 학생들'에게만 적용할 수 있어서 비싼 비용은 '수업이 더 커지는 것을 예방할 것'이라고 주장하였다. 본질적으로 할리는 '학생들이 샤피 교수에게 충분히 설명을 들은 모든 사실'에 대하여 학생에게 증명하는 것이 자신의 의무라고 여겼다.[62]

유니버시티 칼리지의 실용적인 수업은 작은 규모로 유지되었고 (1857년에 할리의 수업에는 오직 12명의 학생만 있었다) 독일과 비교하면 지원도 부족했지만, 수업은 시작되었고 1860년대에 더 많은 실용적인 수업이 추가되었다. 1870년까지 대학은 요록의 특정 부분을 '실용적인 학문을 위한 교실'에 할애하였는데, 현미경과 '다른 필요한 기구' 등을 사용할 수 있는 존 버던 샌더슨*이 가르쳤던 생리학 실험과 '고학년 학생들'을 위한 실용 해부학 실습실과 '넓은 화학 실험실'을 포

---

* John Burdon Sanderson(1828~1905): 영국의 생리학자. 런던과 옥스퍼드에서 교수로 근무하면서 생리학 연구와 교육에 힘썼다.

함하였다.[63]

존 휴 베넷[**]이 1862년부터 '실용 생리학'을 가르쳐왔던 에든버러에서도 비슷한 진화가 일어났다. 과정이 시작되고 3년 이내에 학생들은 '현미경과 생리학 연구에 필요한 기구의 실제 시연을 통하여' 생리학 학위를 위한 시험을 보았다.[64] 독일 대학과 가장 유사하였던 에든버러 대학은 비록 당대에는 제대로 인정받지 못하였지만, 의학의 과학적 발전을 위한 환경을 제공하여 최소한 1870년까지는 영국에서 가장 조화로운 곳이었다.[65]

여기저기에서 다른 의학교도 1860년대 말까지 제한된 실험실 활동 기회를 제공하였다. 맨체스터의 일부 학생들은 오웬스 대학의 실험실을 사용할 수 있었는데, 그곳에서는 로스코[H. E. Roscoe]가 '영국에서 가장 크고 아마도 가장 좋은 화학 학교'를 짓고 있었다.[66] 런던의 킹스 칼리지에서도 생리학 실험실이 열렸는데, 이곳에서 윌리엄 러더포드[***]가 "의과학 교육의 기본으로서 생리학의 발전을 위해 헌신하고 있었다."[67] 이보다는 조금 더 소박한 노력이 가이, 성 바르톨로뮤, 성 토머스 병원 학교에서 진행되고 있었다.

리버풀에 있는 의학교 또한 '다양한 실용적인 수업을 확대하기 위한' 방안 중 하나로 1869년에 '생리학 수업과 연계된' 조직학 시연자를 임명하였다.[68] 심지어 글래스고의 앤더슨 의학교는 1870년 가을

[**] John Hughes Bennet(1812~1875): 영국의 의사이자 생리학자 및 병리학자. 백혈병을 혈액질환으로 처음 기술하였으며, 폐 조직에서 증식하는 'aspergillosis'를 최초로 기술하였다.

[***] William Rutherford(1839~1899): 스코틀랜드의 의사이자 생리학자. 런던 킹스 칼리지와 에든버러에서 생리학을 가르쳤다.

에 '실험실의 실용 화학'이라는 저녁 수업을 공지하였다.[69] 옥스퍼드와 케임브리지에서는 자연과학 수업과 장학금이 점점 더 의학 학생들에게 개방되었다. 옥스퍼드의 레기우스 의학 교수였던 헨리 에이클랜드는 과학 활동에 관한 대학의 명성을 회복하는 데 도움이 될 실험실과 전시관을 설치할 과학박물관을 짓는 일에 앞장섰다.[70]

물론 개혁가들은 이러한 노력을 미미하다고 경시하였으며, 역사가들 또한 일반적으로 그들의 의견을 따랐다. 예를 들어, 논란의 여지가 많은 헉슬리는 영국에서 의학교육을 개혁하기 위한 지원의 팽창을 무시하면서, 1870년에 런던 학생들에게 영국 교육은 대륙에 비하여 절망적으로 뒤떨어져 있고 생리학을 여전히 '그저 책이나 풍문에 관한 것인 양' 가르치고 있다고 말했다.[71] 미국의 윌리엄 헨리 웰치가 10년이나 20년 후에 그랬던 것처럼, 헉슬리는 마치 그와 동료들이 희망적인 변화의 조짐도 없는 백지 위에 글을 쓰는 것인 양 교육 방법에 관한 개혁의 대의를 옹호하였다. 1871년에 버던 샌더슨이 내린 판단—"이미 너무 많은 것들이 성취되어서 앞으로 십수 년 정도 열심히 노력한다면 다시 독일과 대등해질 것이라 할 수 있다"—이 다소 과하게 긍정적이었지만, 헉슬리나 다른 개혁가들의 우울한 선언보다는 아마도 더 진실에 가까웠을 것이다.[72]

그럼 미국은 어떠했을까? 1850년 이후 독일에서 일어난 교육 혁명을 목격한 이들에게 자신의 나라에서 의학의 실험실 교육의 미래는 영국에서 그랬던 것만큼이나 멀게 보였을 것이다. 1876년 말 웰치는 스트라스부르에서 이렇게 썼다. "미국에는 이러한 실험실 과목 같은 것들이 없고 뉴욕에서는 생리학을 오직 강의로만 배우는데, 여기에서는 모든 실험을 하고 과목을 실용적으로 배울 수 있는 훌륭한 생리학 실험실이 있다."[73] 이때까지 사반세기 동안 수많은 미국인들이 중부 유럽의 의학교와 클리닉으로 유학을 왔다.

그들 중 대부분은 선배들이 파리에 갔던 것처럼, 증가하는 전문과의 진단과 치료법을 배우기 위해 비엔나와 베를린의 임상 중심지로 갔다.[74] 비록 직접 경험한 사람은 거의 없었지만 필연적으로 많은 이들이 독일 교육에서 점증하는 실험실 활용에 관해 알게 되었다. 일부는 실험실 학습의 실용적인 적용을 배우기 위해 수많은 사설 과정에 참여하여 자연과학을 향한 변화의 교육적 중요성을 체감하기도 하였다. 헨리 잉거솔 보우디치*는 1859년 비엔나에서의 경험에 대하여 다음과 같이 기술하였다. "그 경험은 내가 기대한 것 이상이었다. 나는 특정한 사실보다는 이전에 거의 또는 전혀 알지 못했던 더 계몽된 세계관을 많이 배우게 되었다."[75] 마찬가지로 디트로이트의 외과 의사 테오도르 맥그로Theodore McGraw는 1860년대 초 독일에 오랫동안 체류한 뒤에 돌아와서 고국과의 교육법 차이를 보고 경악했으며, 더 많은 미국 학교들이 (화학) 실험실 과정을 의학의 졸업 요건으로 요구하는 미시건 대학의 예를 따르지 않는 것을 애석해하였다.[76]

존 콜린스 워렌John Collins Warren의 표현에 따르면, 1865년 남북전쟁이 끝날 때까지 일단의 미국인들이 비엔나와 다른 독일 도시를 꾸준히 방문하여 '그곳에 있는 미국 학생들의 그룹'에 합류하였다.[77] 워렌 그 자신도 산과학, 피부과학, 청진기, 후두경에 관한 사설 교육 과정에 등록하면서 동시에 병리해부학의 실험실 과정을 신청하였다.[78]

---

*   Henry Ingersoll Bowditch(1808~1892): 미국의 의사이자 하버드 의대 교수. 근대 임상의학의 발전에 기여하였다.

독일 유학에 대한 워렌과 같은 미국인들의 초기 반응은 고국의 현실을 반영하는 것이었다. 그들의 관심은 압도적으로 임상에 관한 것이었고 비엔나와 베를린의 장점에 초점이 맞춰져 있었다. 예를 들어, 선구적인 미국의 안과의사 하스켓 더비Hasket Derby와 에드워드 홈즈Edward L. Holmes는 1860년대 초에 비엔나의 유명한 클리닉, 병원 입원실에 대한 용이한 접근, 학생들이 직접적인 경험을 얻을 수 있는 전례 없는 기회에 대한 감상을 열정적으로 작성하였지만 둘 중 누구도 학생을 위한 실험실 교육을 언급하지는 않았다.[79] 이 시기 미국 의학교들은 영국에서 과학 과목과 실험 교육을 지연시켰던 똑같은 제약—진료 의사의 양성이라는 목적, 자연과학 학부나 교양학부와의 단절, 바쁜 임상가들에 대한 교육의 의존, 학생 수업료에 대한 의존—아래에서 운영되고 있었다.

양쪽 국가에서 변화에 대한 저항은 또한 진료에 있어서 실험실 교육의 활용에 대한 심각한 의구심과도 연관되었다. 학생과 국가 모두를 위한 실험실 교육의 실용적인 활용에 대한 독일의 논쟁은 경쟁적이고 자유방임적이며 교육적으로 분열되어 있는 영미권에서는 비중 있게 다뤄지지 않았다. 어느 국가도 아직 의학을 위한 철저한 교육이나 과학적인 준비를 요구할 수 없었다. 사실 미국에서는 의학교 입학 요건이 너무 낮아서 1858년에 미국의사협회 교육위원회는 심지어 현재 존재하는 생리학 이론 강의도 '훌륭하고 너무 중요하지만' 학생들이 그것을 소화할 수 있을 정도의 교육적인 배경과 시간이 있다면 10배는 더 가치가 있을 것이라고 선언하였다.[80]

영국과 미국에서 생리학은 대부분 공식적인 강의와 학생들에게 직접 관찰의 기회를 주는 시연의 보완을 통해 가르쳐졌다. 미국과 캐나다에서 영국처럼 학생들이 해부학과 생리학에서 사용하는 기구를 배우는 현미경 수업은 드물지 않았다. 예를 들어, 버몬트 주의 우드스탁에 있는 의학교에서는 이르게는 1849년에 '모든 학생이 대부분의 기본적인 구조물과 일부 주요한 생리학적 현상에 익숙해질 수 있도록' 무색수차 현미경이 사용되었다.[81]

하지만 미국 환경에서 학생들에게 직접 실험할 수 있게끔 허락하는 것이 현실적이거나 심지어 유용하다고 믿는 교육자는 거의 없었다. 1871년에 외과 의사 헨리 비글로[*]는 다음과 같이 설명하였다. "이러한 교육이 진단이나 치료로 이어질 것이라는 이유로 교사가 무지한 학생의 시간을 즐겁고 매혹적인 실험에 사용할 권리는 후견인이 피후견인의 돈을 불확실한 가치의 주식이나 증권에 투자할 권리보다도 더 적다."[82]

실험실 활동을 수행한 소수의 교사에 의한 연구는 자신의 연구실이나 집에 있는 작업실에서 각자의 비용으로 진행되었다. 클라우드 버나드, 존 돌턴[John Dalton], 위어 미첼[Weir Mitchell]과 같이 실험실에서 활동했던 미국인들은 다른 이들에 비하여 실험이나 심지어 인체 해부를 수업에서 활용하는 경향이 있었지만, 영국의 의학교육자와 마찬가지로 실험실 교육을 미국 의학교의 현실적인 선택으로 생각하지 않았다.[83]

그럼 어떻게 영국과 북미에서 1870년대에 실험실과 과학적인 교육을 선호하는 방향의 흐름이 시작되었을까? 프랑스에서도 첫 주요

---

[*]   Henry Jacob Bigelow(1818~1890): 미국의 외과 의사. 하버드 의대에서 외과 교수로 근무하였으며, 'Bigelow maneuver' 등 새로운 외과 기술 발달에 기여하였다.

단계는 새로운 대학을 세우고 의학교육의 과도한 중앙 집중화를 느슨하게 하고, 의학에서 과학과 임상 교육을 다시 통합하고, 독일 경쟁자들의 모델과 같은 교육 실험실을 짓는 것이었다. 프랑스의 3공화국, 남북전쟁 이후의 미국, 통일된 독일제국, 정치적·경제적으로 정점에 있던 빅토리아 시대 대영제국의 서로 다른 정치적 환경에서 의학의 과학적인 기초를 강화하기 위해 거의 동시다발적으로 일어난 움직임에는 어떤 공통적인 충동이 깔려 있었을까? 1870년대의 분기점과 뒤이은 교육 과정을 둘러싼 싸움이 바로 다음 장의 주제다.

제9장 원주

1 Arleen M. Tuchman, "From the Lecture to the Laboratory: The Institutionalization of Scientific Medicine at the University of Heidelberg," in The Investigative Enterprise: Experimental Physiology in Nineteenth-Century Medicine, ed. William Coleman and Frederic L. Holmes (Berkeley and Los Angeles: University of California Press, 1988), 74-75. Tuchman 은 Kolliker의 다음 책에서 이를 인용하였다. Albert von Kolliker, Erinnerungen aus meinem Leben (Leipzig, 1899), 8.

2 Cited in Gerald B. Webb and Desmond Powell, Henry Sewall, Physiologist and Physician (Baltimore: Johns Hopkins University Press, 1946), 47.

3 John E. Lesch, "The Paris Academy of Medicine and Experimental Science, 1820-1848," in The Investigative Enterprise: Physiology in Nineteenth-Century Medicine, ed. William Coleman and Frederic L. Holmes (Berkeley and Los Angeles: University of California Press, 1988), 101.

4 Peter Lundgreen, "The Organization of Science and Technology in France: A German Perspective," in The Organization of Science and Technology in France, 1808-1914, ed. Robert Fox and George Weisz (Cambridge: Cambridge University Press, 1980), 311.

5 "Extracts from Report of Her Majesty's Commissioners … Universities and Colleges of Oxford, 1852," in The Universities in the Nineteenth Century, ed. Michael Sanderson (London: Routledge & Kegan Paul, 1975), 93.

6 Heinrich von Sybel, Vorträge und Aufsätze (Berlin: A. Hofmann, 1875), 45-6.

7 Joseph Ben-David, The Scientist's Role in Society: A Comparative Study (Englewood Cliffs, NJ: Prentice-Hall, 1971), 112.

8 Kathryn M. Olesko, "Physics Instruction in Prussian Secondary Schools

Before 1859," in Science in Germany: The Intersection of Institutional and Intellectual Issues, vol. 5, ed. Kathryn M. Olesko (Osiris, 1989), 95-108.

9   Arleen Tuchman, "Experimental Physiology, Medical Reform, and the Politics of Education at the University of Heidelberg: A Case Study," Bulletin of the History of Medicine 61 (1987): 205.

10   R. Steven Turner, "The Growth of Professorial Research in Prussia, 1818 to 1848- Causes and Context," Historical Studies in the Physical Sciences 3 (1971): 138.

11   Emil DuBois-Reymond to minister, April 22, 1849, GSPK, Merseburg, 76 Va, Sekt. 11, T. T. IV, Nr. 13.

12   Ernst Brücke to minister, August 14, 1847, ibid.

13   Walter C. Perry, German University Education: The Professors and Students of Germany, 2nd ed. (London: Longman, Brown, Green, and Longmans, 1846), 12.

14   Paul K. Underhill, "Science, Professionalism and the Development of Medical Education in England: An Historical Sociology" (Ph. D. diss., University of Edinburgh, 1987), 524.

15   Wilhelm Griesinger, "Referat über das medicinische Unterrichts-Prüfungswesen in Württemberg" [1848], Gesammelte Abhandlungen 2 (1872): 151.

16   Philipp Phoebus, Uber die Naturwissenschaften als Gegenstand des Studiums, des Unterrichts und der Prüfung (Nordhausen: Adolph Büchting, 1849), 2-9, 34-35.

17   Richard L. Kremer, "Building Institutes for Physiology in Prussia, 1836-1846," in The Laboratory Revolution in Medicine, ed. Andrew Cunning-

ham and Perry Williams (Cambridge: Cambridge University Press, 1992), 101.

18 The Investigative Enterprise, 11.

19 Ibid., 90-91.

20 Timothy Lenoir, "Laboratories, Medicine and Public Life in Germany, 1830-1849," in The Laboratory Revolution in Medicine, ed. Andrew Cunningham and Perry Williams (Cambridge: Cambridge University Press, 1992), 15.

21 Rudolph Virchow, "Uber die Standpunkte in der wissenschaftlichen Medicin," Archiv für Pathologische Anatomie und Physiologic 1 (1847): 5, 17.

22 Virchow to minister, May 22, 1856, GSPK, Merseburg, 76 Va, Sekt. 2, Tit. IV, Nr. 40.

23 Frederic L. Holmes, "The Complementarity of Teaching and Research in Liebig's Laboratory," in Science in Germany: 777f Intersection of Institutional and Intellectual Issues‚vol. 5, ed. Kathryn M. Olesko (Osiris, 1989), 127-28.

24 예컨대 다음을 참조. Margaret W. Rossiter, The Emergence of Agricultural Science: Justus Liebig and the Americans, 1840-1880 (New Haven, CT: Yale University Press, 1975).

25 Benjamin Silliman, Visit to Europe in 1851, 2 vols. (New York: Putnam, 1854), 2:293-94.

26 Tuchman, "Experimental Physiology," 206.

27 Ludwig to DuBois-Reymond, June 14, 1849, in Two Great Scientists of the Nineteenth Century: Correspondence of Emil DuBois-Reymond and Carl Ludwig, ed. Paul F. Cranefield (Baltimore: Johns Hopkins University Press, 1982), 39.

• 제9장 • 실험실 교육의 확산, 1850~1870년

467

28   Underhill, "Science, Professionalism and the Development of Medical
      Education in England," 529.

29   Edith Heischkel, "Schauplätze pharmakologischer Forschung und Lehre
      im Jahre 1866," Medizinhistorisches Journal 1 (1966): 113.

30   Carl Wunderlich and Wilhelm Roser, "Uber die Mangel der heutigen
      deutschen Medicin und über die Nothwendigkeit einer entschieden
      wissenschaftlichen Richtung in derselben," Archiv fur physiologische Hei-
      lkunde 1 (1842): ii.

31   Rudolf Virchow, Disease, Life and Man: Selected Essays, ed. L. J. Rather
      (Stanford, CA: Stanford University Press, 1958), 10.

32   Nicole Hulin, "L'organisation de l'enseignement scientifique au milieu du
      XIXe siécle," Revue du palais de In decouverte 13 (1985): 59.

33   From Münchener medizinische Wochenschrift 81 (1934): 62, quoted in
      Timothy Lenoir, "Science for the Clinic: Science Policy and the Forma-
      tion of Carl Ludwig's Institute in Leipzig," in The Investigative Enterprise:
      Experimental Physiology in Nineteenth-Century Medicine, ed. William
      Coleman and Frederic L. Holmes (Berkeley and Los Angeles: University of Cali-
      fornia Press, 1988), 146.

34   Christiane Borschel, "Das physiologischc Institut der Universitat Gottin-
      gen 1840 bis zur Gegenwart" (med. diss., University of Gottingen, 1987), 98;
      Irmgard Hort, "Die pathologischen Institute der deutschsprachigen Uni-
      versitaten (1850-1914)" (med. diss., University of Cologne, 1987), 63-64; Hans-
      Heinz Eulner, Die Entwicklung der medizinischen Spezialfücher an den
      Universitäten des deutschen Sprachgebietes (Stuttgart: Ferdinand Enke, 1970),
      93.

35   Horst W. Kupka, "Die Ausgaben der süddeutschen Lander für die mediz-
      inischen und naturwissenschaftlichen Hochschul-Einrichtungen, 1848-

1914" (med. diss., University of Bonn, 1970), 136-37, 156-57.

36 Frank R. Pfetsch, Zur Entwicklung der Wissenschaftspolitik in Deutsch-
land, 7750-2924 (Berlin: Dunckcr & Humblot, 1974), 53-54.

37 Wilhelm Lexis, Die deutschen Universitäten, 2 vols. (Berlin: A. Asher,
1893), 2:192.

38 Pfetsch, Entwicklung der Wissenschaftspolitik, 339.

39 Acta des Königlich akademisches Senats, das Studium der Medicin, G.I.
96, University of Munich Archive; Claudia Huerkamp, Der Aufstiqg der
Arzte im 19 Jahrhundert (Gottingen: Vandenhoeck & Ruprecht, 1985), 102.

40 E. Duclaux, "Le laboratoire de M. Pasteur," in Le centenaire de l'école
normale, quoted in Robert Fox, "Scientific Enterprise and the Patronage
of Research in France, 1800-70," Minerva 11 (1973): 459.

41 Hippolyte Fortoul, "Discours, 12 August 1852," Fortoul Papers, Archives
nationales, 246 AP 19, cited in Harry W. Paul, The Sorcerer's Apprentice:
The French Scientist% Image of German Science, 1840-1919 (Gainesville:
University Presses of Florida, 1972), 6-7.

42 Ann LaBerge and Mordechai Feingold, eds., French Medical Culture in
the Nine- teenth Century (Amsterdam: Rodopi, 1994), 3.

43 Quoted in Charles Coury, "The Teaching of Medicine in France from the
Beginning of the Seventeenth Century," in The History of Medical Edu-
cation, ed. C. D. O'Malley (Berkeley and Los Angeles: University of California
Press, 1970), 158.

44 Dr. Gallavardin, Voyage midicul en Allcma^ne (Paris: J. B. Bailliere, I860),
164.

45 Sigismond Jaccoud, De l'organisation des fucultés de médecine en Alle-
magne (Paris: Adrien Delahye, 1864), 4-25.

46   George Weisz, "Reform and Conflict in French Medical Education, 1870-1914," in The Organization of Science and Technology in France, 1808-1914, ed. Robert Fox and George Weisz (Cambridge: Cambridge University Press, 1980), 63-64.

47   Leon Le Fort, La liberté de la pratique et la liberté de l'enseignement de la médecine (Paris: Victor Masson, 1866), 23, 28-31.

48   Adolf Wurtz to minister of education, April 8, 1868, Archives nationales, F17 4020, cited in Paul, Sorcerer's Apprentice, 8.

49   Louis Pasteur, "Le budget de la science," Revue des cours scientifique de la France et de Petranger 9 (1868): 137. Another important contemporary critique of conditions in France vis-a-vis Germany is in Paul Lorain, De la réforme des études médicales par les laboratoires (Paris, 1868).

50   Paul, Sorcerer's Apprentice.

51   Alexandre Glenard, Rapport pour Vannee scolaire 1867-68, Ecole préparatoire de médecine et de pharmacie (Lyons: Vingtrinier, 1868), 7; ibid., 1868-69, 17-20.

52   Rainaid von Gizycki, "Centre and Periphery' in the International Scientific Community 7 : Germany, France and Great Britain in the 19th Century," Minerva 11 (1973): 483.

53   Ibid., 486.

54   Gerald L. Geison, "Social and Institutional Factors in the Stagnancy of English Physiology, 1840-1870," Bulletin of the History of Medicine 46 (1972): 35-45

55   J. M. Leupoldt, Uber arztliche Bildung und Bildungsanstalten (Frankfurt am Main: Heyder & Zimmer, 1853), 29-30.

56   Cited in Kenneth D. Keele, The Evolution of Clinical Methods in Medi-

cine (Springfield, IL: Thomas, 1963), 104.

57   DuBois-Reymond to Ludwig, August 2, 1852, in Two Great Scientists, 73.

58   Geison, "Social and Institutional Factors," 46-52.

59   Leonard Huxley, ed., Lift and Letters of Thomas Henry Huxley, 2 vols. (London: Macmillan, 1900), 1:66.

60   General Medical Council, Report of the Committee on Professional Education (1864) (London: General Medical Council, 1864), 5.

61   General Medical Council, Report of the Committee on Professional Education (1869) (London: General Medical Council, 1869), xi, xvii, 17.

62   George Harley to Dean Jenner, March 11, 1857, Faculty of Medicine correspondence, file 243-61, University College London Archive.

63   University College, London, Calendar, session MDCCCLXX-LXXI (London, 1870), 83-85.

64   Minutes of medical faculty, June 28, 1865, University of Edinburgh Archive.

65   Geison, "Social and Institutional Factors," 56-57. An anecdotal account of the beginnings of British physiology by Michael Foster, "Reminiscences of a Physiologist," can be found in Colorado Medical Journal 6 (1900): 419-29.

66   D. S. L. Cardwell, "The Development of Scientific Research in Modern Universities: A Comparative Study of Motives and Opportunities," in Scientific Change, cd. A. C. Crom-bie (New York: Basic Books, 1963), 669.

67   Steven W. Sturdy, UA Co-ordinated Whole: The Life and Work of John Scott Haldane" (Ph.D. diss., University of Edinburgh, 1987), 80.

68 Minutes, Liverpool Royal Infirmary Medical School, December 11, 1869, University of Liverpool Archive.

69 Records, Anderson's University Medical School, session 1870-71, University of Glasgow Archive.

70 Charles Newman, The Evolution of Medical Education in the Nineteenth Century (Oxford: Oxford University Press, 1957), 279.

71 Thomas H. Huxley, uOn Medical Education," in Thomas H. Huxley, Critiques and Addresses of Thomas Henry Huxley (New York: D. Apple ton, 1887), 61.

72 J. Burdon Sanderson, "Physiological Laboratories in Great Britain," Nature 3 (1871): 189.

73 William H. Welch to sister, June 18, 1876, Welch Papers, Alan M. Chesney Medical Archives, Johns Hopkins University.

74 Thomas N. Bonner, American Doctors and German Universities: A Chapter in International Intellectual Relations, 1870-1914 (Lincoln: University of Nebraska Press, Landmark edition, 1987), 71-73.

75 Letter of May 30, 1859, in Life and Correspondence of Henry Ingersoll Baivditch, 2 vols. (Boston: Houghton Mifflin, 1902), 1:316.

76 Theodore A. McGraw, "The Medical Schools of the Last Half-Century," Journal of the Michigan State Medical Society 14 (1915): 516.

77 John Collins Warren to mother, October 16, 1867, Warren Papers, Massachusetts Historical Society.

78 John Collins Warren to J. M. Warren, October 8, 1866, ibid.

79 Hasket Derby, "Medical Advantages of Vienna for American Students," Boston Medical and Surgical Journal 63 (1860): 51-53; Edward L.

472

Holmes, "Clinical Instruction in the Hospitals of Vienna," Boston Medical and Surgical Journal 67 (1863): 520-23.

80　James R. Wood, "Report of the Special Committee on Medical Education," Trans-actions of the American Medical Association 11 (1858): 559-60.

81　Frederick C. Waite, The Story of a Country Medical College (Montpellier: Vermont Historical Society, 1945), 114. Emphasis is in original.

82　Henry J. Bigelow, "Medical Education in America," Proceedings of the Massachusetts Medical Society 11 (1874): 219-20.

83　Robert G. Frank Jr., "American Physiologists in German Laboratories, 1865-1914," in Physiology in the American Context, 1850-1940, ed. Gerald L. Geison (Bethesda, MD: American Philosophical Society, 1987), 13-15.

$4\pi r^2$
$\tfrac{4}{3}\pi r^3$

Cylinder
$A = 2\pi r(r + h)$
$V = \pi r^2 h$

Cube
$A = 6a^2$
$V = a^3$

실험실 대 클리닉: 교육 과정을 둘러싼 투쟁, 1870~1890년

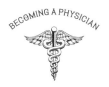

1870년 이후 의학에서 과학의 가장 매력적인 부분은 당시까지 실험실 의학에서의 놀라운 성취였다. 지난 수십 년 동안 특히 프랑스와 독일에서 실험 과학자들의 노력으로 인체의 생리학적, 화학적 구성과 기능에 대한 더 정교한 이해가 가능하였으며, 아픈 환자를 진단하기 위해 점점 더 많이 사용되는 새로운 검사, 도구, 기술들을 생산하였다. 1870년 이전에 발효와 상처의 고름에서 세균의 역할이 증명되었으며, 이제는 세균이 다수 특정 질환의 원인으로 등장하였다. 이러한 발견은 이어서 외과에서의 엄청난 에너지 폭발로 이어졌고, 결과적으로 공중보건 업무의 새롭고 더 많은 기반을 제공하였으며, 약리학적 치료법 모색에 새로운 낙천주의를 주입하였고, 신중한 예방접종을 통한 질병 예방의 새로운 가능성을 열었다. 사실상 의학지식의 변화에 영향을 받지 않은 의학 교육 과정은 없었으며, 질병의 새로운 관점을 교육하기 위하여 십수 개의 새로운 과정이 개설되었다.

비록 아직은 치료에 대한 영향은 거의 없었지만 새로운 관점은 학생들이 꼭 익혀야 할 것으로 여겨졌다. 이후의 일부 비판과는 반대로, 의학은 항상 인간의 질병에 대한 단순한 '치료'의 적용 이상의 것이었다. 현재와 마찬가지로 지난 수천 년 동안 질병에 대한 이해, 그 기원과 원인, 질병의 전파, 예방, 예후 및 완화는 의사를 찾는 주요한 이유가 되었다. 특히 1870년 즈음 과학은 오래된 질병을 이해하는 데 상당한 진척을 이루었고, 질병을 조절하고 완화하며 가끔은 그것을 치료하는 데로 나아가고 있었다. 치료법 변화의 느린 속도에도 불구하고 이 시기의 의학에 과학은 중요했을까? 실제로 특히 많은 질병의 치료에 관한 일상적인 진료행위는 학생들이 배운 것들에 의해 바로 영향을 받지는 않았다.

1870년대의 축

이 시기의 속사포 같은 발전은 이전의 모든 의심을 날려버릴 실험에 기반한 저항할 수 없는 의과학이라는 비전을 만들었다. 의학을 개선하고 더 나아가 인간의 삶을 개선할 가능성이 명확하고 무한해 보였기 때문에 이제는 더 이상 실험실 훈련과 과학 공부를 실용적인 활용 그 자체만으로 정당화할 필요는 없어 보였다. 모든 국가의 의사들은 공개적으로 의학을 '과학'으로 이야기하기 시작하였으며, 수학이나 천문학과 같은 과학에만 적용되었던 용어에 새로운 권위가 부여되었다.

그 열정은 전염성이 있었다. 비단 독일에서만이 아니라 대서양 건너편의 모든 곳에서 의학의 미래에 대한 새로운 희망이 생겼다.

1872년 런던의 가이 병원에서 학생들은 '독창적인 연구'를 수행할 가능성에 대해 이야기하였으며 '과학을 하고자 하는 모든 이들, 즉 의학도'에게 더 많은 과학 공부가 불가결하다는 것을 엄숙하게 결의하였다.[1] 같은 해에 저 멀리 캔자스에서는 실무 훈련을 받은 의사들이 "현대의 과학적인 방법은 달라서 모든 사실이 구체화될 때까지 모든 사실을 수집하고 가능하다면 실제 실험을 통해 설명하며 현상의 법칙에 대하여 토의한다"[2]는 것에 동의하였다. 위치토에서는 일군의 의사들이 매일 두 시간 동안 모여 각자의 현미경을 들고 와서 병리 조직을 공부하고 토의하였다.[3]

의학에서 과학의 가능성에 대한 열정은 당시 산업화가 진행 중인 국가의 부가 급속히 증가하고 수련을 잘 받은 의사에 대한 요구가 급격하게 증가하던 시대와 일치하였다. 실험실 훈련의 막중한 비용은 그 혜택과 비교하여 한때 그랬던 것처럼 더 이상 그렇게 큰 부담이 아닌 것처럼 보였다. 모든 주요 국가에서 교육의 수준도 오르고 있어서 의학 학습을 위하여 특히 과학에서 더 높은 수준의 준비를 고려하는 것이 이제는 실현 가능하였다.

18세기 후반의 혁명적인 소요가 교육 개혁의 비옥한 토양이 되었던 것처럼, 대서양 건너편 국가들에서 다수의 정치적인 위기는 긴박감과 과거의 방식과 기관에 대한 재고의 필요성에 기여하였다. 1870년 프로이센에게 당한 치욕적인 패배로 인하여 쓰라린 좌절을 겪었던 프랑스는 교육과 과학의 힘을 재건하는 방법을 필사적으로 찾고 있었나. 두이 파스뵈르, 에르네스트 르낭Ernest Renan 그리고 다른 이들은 프랑스와의 전쟁에서 이긴 것은 독일 대학이었다고 선언하였다.[4] 이제는 통일되었고 상당히 산업화가 진행되었으나 불확실한 미래에 직면한 독일은 제국의 통치 구조를 만드는 방향으로 나아갔는데, 다른 변화 중에서도 그 안에는 의사가 되기 위한 공부, 진료 자격, 새로 점령한 스트라스부르에 새로운 모델 대학 신설이 포함되어 있었다. 미국에서는 길고 지독한 내전(남북전쟁)과 경제의 주요한 전환이 전국 철도망을 따라 나라를 재건할 기회를 제공하였다. 1870년대 말까지 미국에서 사회적이고 제도적인 변화의 흐름이 고등교육을 휩쓸고 있었는데, 이는 의학 수련에도 상당한 의미가 있는 것이었다.

독일 대학의 절정기

그들의 조직, 정신, 교수 및 과학적인 업적에 있어서 독일 대학은 1870년대에 영향력의 최고점을 찍었다. 여기에는 독창적인 연구와 의학교육에 관한 명성에 있어서 독보적이었던 교육자들—생리학의 루트비히, 뒤부아 레몽, 브뤼케, 플뤼거^{Pflüger}; 생화학의 호페-자일러, 보이트^{Voit}, 퀴네^{Kühne}; 병리학의 피르호, 레클링하우젠, 콘하임^{Cohnheim}, 웨이거트^{Weigert}, 클렙스^{Klebs}; 내과학의 프레리히스, 트라우베^{Traube}, 분데를리히, 쿠스마울^{Kussmaul}, 외과학의 폴크만, 랑겐베크, 코허^{Kocher}, 빌로스; 전문 분과의 그라페, 알트^{Arlt}, 헤브라^{Hebra}, 폴리처^{Politzer}, 마이네르트^{Meynert}—이 있었다.

외국 방문자들은 교수 자리에 대한 광범위한 지원을 장려하고 주 당국에서 최종 결정을 하기 전에 종종 연구 업적에 의거하여 최고의 자격을 갖춘 후보자들을 지명하는 방식으로 중요한 자리에 교수 임용을 하는 독일의 방식에 대한 빛나는 기억을 가지고 돌아갔다. 방문자들은 또한 적극적이고 종합적인 이론 및 실무 의학 시험과 다른 나라에서는 낯선 교육에 관한 교수들의 자율성에 놀랐다. 하버드의 외과 의사였던 헨리 비글로는 이렇게 말했다.

"한마디로 의학교는 실제로 의사를 임명하고 의사에 의해 운영되었고 가장 확실한 교수, 가장 광범위한 명성, 가장 많은 학생을 보장하는 시스템이었으며 최종적인 보상으로서 최고 직위의 영구적인 정년을 보장하였는데, 이러한 것들이 근대 독일 의학교육의 대단한 성공 요소들이다."[5]

독일 공국들을 독일 제국으로 통일하는 데 성공한 비스마르크의 승리는 의사를 위한 교육적인 준비에 관해 공국마다 상이한 요건을 가지는 것에 종결을 가져왔다. 주로 프로이센 정부를 모델로 과학 공부에 대한 강조가 추가된 의학교육과 진료에 관한 새로운 국가적인 표준이 각 공국의 규제를 대체했다. 오스트리아를 격퇴하고 독일 북부 연맹을 결성한 직후에 제정된 1869년의 법령에 따라, 이제는 전통적인 김나지움gymnasium의 졸업장abitur과 내과와 외과 클리닉에서의 2개 학기와 4명의 신생아 분만 조력을 포함한 대학에서 4년간의 의학 공부가 독일 전역에서 국가 면허 시험을 보기 위한 최소한의 기준이 되었다.

국가 면허 시험은 이제 기초 의과학, 내과, 외과, 안과, 산과, 부인과에 관한 학생들의 지식을 평가하는 필기 및 실기 시험과 최종 구술 면접을 포함하였다. 한 번에 4명의 학생에게 치러진 기초 과학 시험은 즉석 질문에 대한 답변, 병리 표본의 준비, 조직학과 생리학 실습, 해부학과 생리학 표본 검사를 위한 현미경 사용의 시연 등을 포함하였다.

임상 과목에서는 학생들에게 8일 동안 6명의 환자(내과, 외과, 부인과에서 각각 2명씩)가 배정되어 환자의 진단, 치료와 처방에 대한 추천, 외과적 시술에 대한 지식에 대하여 질문을 받았다. 시신 또는 시신 일부에 대한 해부가 요구되었으며, 한편 시신에 대한 수술 시연은 '권장'되었다. 산과학에서는 시험 기간 동안 분만 한 건에 대한 책임을 부여하였으며, 해부학 모형을 가지고 분만 과정의 시연을 요구하였다.[6] 이처럼 일률적으로 높은 진료 기준은 20세기 이전에는 어떠한 나라에서도 찾아볼 수 없었다.

1872년에 스트라스부르의 과거 프랑스 의료 기관에 새로운 제국 대학을 개설하면서 독일의 과학적 의학의 힘을 보여주는 극적인 사건이 있었다. 독일의 우위를 과시하기 위한 본보기로서 시작된 새로운 의학교는 특히 과학에 대한 엄청난 자원이 제공되었으며, 대학과 함께 오토 폰 비스마르크 수상의 직접적인 감독 아래 있었다. 지역 주민들은 의학과 다른 분야—독일 당국이 경멸적으로 언급했던 직업학교 Fachschulen—의 기존 프랑스 학교는 해체되고 새로운 대학에 흡수될 것이라고 통보받았다.[7] 의학교가 성공하기 위해서는 대학과 마찬가지로 독일 모델을 그대로 따라 해서는 안 된다는 알자스의 임상가이자 독일을 흠모하였던 샤를 쉬첸베르거의 조언은 무시되었다. 실제로 새로운 기관의 존재 이유는 바로 '새롭게 획득한 알자스와 로렌 지방의 독일화에 기여할 것이라는 기대'였다.[8]

이전 프랑스 교수진을 고용하려던 독일의 노력은 대부분 실패로 돌아갔다. 오직 4명의 의학교육자만이 독일 교수진에 합류하였으며, 쉬첸베르거, 빅토르 스퇴베Victor Stoeber, 잘 알려진 외과 의사 외젠 뵈켈 Eugène Boeckel은 포함되지 않았다.[9] 공식적으로 황제로부터 직접 임명을 받은 새로운 의학 교수진은 독일 의과학의 정수를 대변하였다. 병리학을 가르치기 위해 프리드리히 폰 레클링하우젠*이 뷔르츠부르크에서 왔고, 해부학의 빌헬름 발데이어**가 브레슬라우에서, 생리학의 펠릭스 호페-자일러***가 튀빙겐에서, 약리학의 오스발트 슈미데베르크****가 도파트에서 왔다.[10] 윌리엄 헨리 웰치는 1876년에 스트라스부르에서 이렇게 썼다. "스트라스부르의 과학적 의학이 이제 어떤 독일 대학보다도 우수하다는 것이 제법 일반적으로 인정되는 것 같다."[11]

하지만 이 학교가 아무리 과학적인 의학을 배울 수 있는 세계적인 곳으로 알려지고 웰치 같은 외국 방문자에게 매력적인 곳이었다 할지라도, 쉬첸베르거가 예상했던 것처럼 지역 주민의 마음을 얻지 못하였다. 상당한 규모의 프랑스 교수진이 낭시의 새로운 프랑스 의학교로 합류하기 위하여 스트라스부르를 떠났을 뿐만 아니라, 새로운 학생의 4분의 1만이 알자스-로렌 출신이었다.[12] 명백하게 다른 곳과 마찬가지로 스트라스부르에서의 국가적인 경쟁은 근대 의학교육의 형성에 중요한 요인이었다.

프랑스 의학 수련의 재평가

1870년대는 독일에서보다도 프랑스의 교육자와 정부 관료들에게

---

*   Friedrich von Recklinghausen(1833~1910): 독일의 병리학자. 아들은 생리학자였던 하인리히 폰 레클링하우젠(Heinrich von Recklinghausen)이다.

**   Wilhelm Waldeyer(1836~1921): 독일의 해부학자. 신경계의 기본 단위인 '뉴런'을 명명하였으며, 'chromosome'을 명명하기도 하였다.

***   Felix-Hoppe-Seyler(1825~1895): 독일의 생리학자이자 화학자. 생화학과 분자생물학의 창시자로 여겨지며 해당 분야에 많은 업적을 남겼다.

**** Oswald Schmiedeberg(1838~1921): 독일의 약리학자. 1872년에 스트라스부르의 첫 번째 약리학 교수가 되었으며 이후 46년 동안 근무하며 많은 연구를 수행하였다.

의학교육에 대해 근본적으로 재평가하고 다시 생각하는 시간이었다. 스트라스부르의 잃어버린 대학을 대체하기 위하여 나폴레옹 시대 이후 최초로 낭시에 새로운 의학교가 설립되었으며, 과학과 의학을 향한 국가 정책의 주요한 개혁이 이뤄졌다. 새로운 공화국 정부는 특별히 과학의 모든 수준에서 '실용적인 활동'을 강화하고 독창적인 연구를 하는 이들에게 과학자로서의 진로를 제공해야 할 필요에 대하여 강조하였다.[13] 의학에서는 모든 개혁가가 과학과 실용적인 교육을 통합하여 프랑스에서 진료실과 실험실의 오래된 분리를 종식해야 할 필요에 대하여 원칙적으로 동의하였다. 병원 기반 교육과 나머지 의학교육과의 분리에 대한 비판이 1870년대에 빠르게 커졌다.[14]

독일 대학에서는 제공되었던 다양한 임상 전문분과를 프랑스에서 발전시키는 데 실패한 것에 대하여 특별히 비판이 일었다. 이는 졸업시험^{concours}의 영향과 병원 교육과 의학교육의 분리 때문이었다. 교수를 임용하는 프랑스 방식은 지속적으로 정밀한 조사를 받았으며, 레옹 르 포르가 "교수가 직업"이라고 적었던 독일 시스템에 비하여 불리한 것으로 비교되었다. 반면 프랑스에서는 "교수의 봉급으로는 파리는 물론 시골에서조차 살 수가 없었다."[15]

프랑스의 패배 직후에 변화를 위한 대학과 정부의 계획이 부지런히 수립되었다. 1871년에 파리 의학 교수진으로 구성된 위원회는 지난 제국 통치 때 시작되었던 교수진 선발 방식에 대한 광범위한 불만족에 관하여 보고하였다.[16] 다음 해 의회는 파리 주요 병원의 교수진이 운영하는 클리닉에 실험실을 개설하는 것을 승인하였다.[17]

오뗄 디유의 관리자들은 4개의 현미경, 분광기, 2개의 저울, 실험실 테이블, 8개의 체온계 및 잡다한 다른 것들을 포함하는 긴 목록의 필요한 기자재를 구매하고 직원을 고용하기 위한 6,790프랑을 즉각 요청하였다.[18] 새로운 시설이 계획되고 있는 리옹과 다른 도시에서는 독일에서처럼 미래의 진료실이 의학교 자리에 위치해야 하는지, 아니면 의학교와 실험실이 병원 근처로 옮겨야 하는지에 대한 논쟁이 일었다.[19] 모든 의학 교수진은 더 많은 실험실과 연구를 위한 더 많은 시설의 설치를 요구하였다.

의회의 일원이면서 과학의 강력한 옹호자이자 의료 개혁가였던 폴 베르Paul Bert가 이끄는 중요한 정부위원회는 1874년에 리옹과 보르도의 이급 의학교를 마침내 본격적인 의학교로 전환할 것을 성공적으로 권장하였다. 학생에 대한 관심 부족, 대형 강당과 진료실에서 교수와의 '통탄할 만한 괴리'에 대해 언급하면서 이 위원회는 모든 학교에 더 많은 교수, 학생과의 더 많은 교류, 시연과 실험의 더 많은 사용을 요구하였다. 이 위원회는 낭시에서 이미 그랬던 것처럼, 리옹과 보르도에서 의학과 약학 교수진을 '혼합된' 교수진으로 결합하는 것을 승인하였다.

베르는 리옹과 보르도를 확장된 의학교육의 사업 장소로 결정하면서 그곳의 우수한 과학과 수의학 교수진과 큰 규모의 병원 자원의 중요성을 강조하였다. 게다가 두 도시 모두 새로운 사업의 건축과 개시 비용을 위한 큰 규모의 재원을 약속받았다.[20] 베르가 이끄는 위원회가 지나쳤던 도시 릴은 가까운 파리 학교의 비싼 교육을 받을 수 없는 '북부 학생'들을 이유로 의학교 설립을 간청하였으며, 학생들을 위험에 빠뜨릴 프랑스 수도의 '유혹'에 대한 걱정을 피력하였다. 가톨릭교회의 강력한 지지와 독립적인 가톨릭 의학교를 세우겠다는 위협 덕분에 이 도시는 1875년에 세 번째 새로운 의학교 설립에 대한 의회 승

인을 얻어냈다.[21]

교육문화부는 교육 실험실 개발의 더딘 속도만큼이나 임상의학에서 프랑스 우위의 상실에 대해서도 신경을 썼다. 감찰관 쇼파[E. Chauffard]가 이끄는 위원회는 1875년에 독일과 영국에서는 이미 흔했던 전문분과의 임상 과정을 강제로 개설하기 위해서 파리 의학교 클리닉의 즉각적인 재조정을 촉구하였다. 만약에 교수진이 협조하지 않는다면 병원들이 자신의 과정을 더 개설하려고 할 것이고, 이는 '현재의 개탄스러운 상황'을 더 악화시킬 것이라고 경고하였다.

소아과, 피부과, 매독 질환, 안과, 신경질환 등의 전문 과목에 대한 과정은—교수진이 내과, 외과 클리닉을 세분화하는 것에 저항하였기 때문에—공식적인 교육 과정 바깥에서 '무료' 강좌를 제공함으로써 병원에서 독립적으로 성장하였다. 위원회는 이러한 과정을 가르치는 병원 의사들이 통상적으로 학계의 자리를 얻기 위해 요구되는 엄격한 과정을 통과하지 않고도 교수[professeurs de clinique complémentaire, 임상 교수]가 될 수 있어야 한다고 주장하였다.[22] 해당 제안에 대하여 일부 제한적인 자리가 대학에 의해 만들어졌지만 두 교수 집단 간의 분리—각각 다른 종류의 규칙을 따르고, 별개의 과정을 가르치며, 매우 다른 보상과 인식을 가진 대학 임명을 받은 교수와 병원에서 임용한 교수의 분리—는 20세기까지 지속되었다.

1878년이 되어서야 모든 의학도에게 실험실 실무 활동이 의무가 되었다. 여전히 4년 과정의 새로운 교육 과정은 인가를 받은 고등교육기관의 과학 및 문학 바칼로레아를 요구하였고, 생리학, 화학, 자연사를 의학교 초기에 배우고 생리학, 병리학, 해부학, 조직학의 실험실 활동과 내과, 외과, 산과의 통상적인 클리닉으로 구성되었다. 강의실과 실험실 수업에 대한 시험은 이제 전체 학기 중 다섯 번 간격으로 치러졌다.

1870년 말까지 프랑스 의학교육의 축적된 변화는 상당했다. 3개의 의학교 신설, 의학교육을 위한 국가 예산의 상당한 증가, 교수진 수 증가, 교수 처우 개선, 시설 확장, 전문적 연구를 위한 지원 확대, 실험실 확대 등 조지 와이즈의 표현에 따르면, 이 모든 것들이 '엄청난 속도'로 진행되었다.[24] 쇼파는 1878년 공개 기사에서 "우리의 의학교육은 오랜 기간의 무기력과 관성에서 벗어났다"라고 선언하였다. 하지만 독일 교육과는 달리 "프랑스 의학은 비록 실험에 전념하고 있지만, 여전히 본질적으로는 임상적이며 …… 우리는 질병의 경과 및 치료와 떨어져 있는 괴리된 실험실에서의 연구를 덜 사랑하고, 대신 병변과 병적인 행동을 인식하는 데 집중한다"라고 했다.[25] 쇼파는 클리닉을 프랑스 의학교육의 핵심으로 규정하고 과학에 대한 독일의 강조와 구별함으로써 미래에 두고두고 울릴 공명을 만들어냈는데, 특히 1889년에 역사가 테오도르 푸쉬만, 1912년에 록펠러 재단 이사장 에이브러햄 플렉스너, 1930년에 학장 윌라드 래플리이[Wiliard Rappleye]가 프랑스 의학교육을 관찰한 내용에서도 나타났다.

많은 곳에서 여전히 불만족이 남아 있었지만 프랑스 의학교육은 분기점에 다다랐다. 새로운 실험 기자재의 부족, 낮은 급여, 교수진에게 '해부학적으로 자세히 암기하고 수사학적 능력'을 장려하는 교수 선발[concours] 시스템에 대한 불만은 1870년대와 그 이후에도 빈번하게 남아 있었다.[26] 게다가 병원에서 보충과정[cour complementaires]의 활용 확대는 비록 개선책이기는 했지만, 프랑스의 전문분과 임상교육의 문제를 해결하기에 부적절한 것으로 나타났다. 교육, 학문, 연구가 파리에 집중된 것에 대한 원망도 높은 수준으로 남아 있었다. 미국 안내 책자의 저자는 파리의 의학교육에 대한 방문자들의 일반적인 판단을 요약하면서 "학생들은 진료실에서 어떠한 활동에도 참여하지 않기 때문에" "독일에 비하여 너무나 만족스럽지 못하고" "꽤 일방적인 강의" 형식이며, 상당히 수동적이라고 묘사하였다. 그는 이렇게 덧붙였다. 의학교에서 제공하는 강의는 "사진이 아예 없거나 그림과 모델을 활용하였다."[27]

1870년대의 영국

영국과 미국에서 1870년대는 대륙 못지않게 세기 초반 이후 가장 중요한 변화의 시기였다. 프랑스와 독일과는 달리 행동의 지렛대는 국가의 권력이 아닌 독립적이고 자발적인 노력이었다. 미국인 존 쇼 빌링스*의 1878년 기록에 따르면, 영국에서는 "정부가 한 일이라고는 검증된 개업의의 신뢰할 만한 명단을 출간하고 그 목록에 기록되기 위해서 의사가 갖춰야 할 최소한의 요건을 정의하는 것이었다."[28] 비록 이는 변화를 가져오려는 GMC의 노력을 과소평가한 것이지만, 사실 GMC 자체는 많은 부분 개업의의 이해관계를 대표하였다. 1879년 23명의 구성원 가운데 오직 6명만이 왕실에서 임명하였고, 9명은 의료 기관을 대표하였으며, 8명은 영국과 아일랜드 대학에서 왔다.[29]

이때까지 GMC는—제임스 사임, 조지 패짓, 헨리 에이클랜드, 로버트 크리스티슨, 윌리엄 샤피와 같이 개혁적인 마인드를 가진 구성

---

* John Shaw Billings(1838~1913): 미국의 외과 의사이자 사서, 건축가. 미 육군 군의관 도서관을 근대화하였다.

원들의 주장에 따라—공동 시험의 형태로 규제 기관 사이의 협력을 이끌어내는 데 부분적으로 성공하였으며, 면허를 위한 자연과학의 최소 요건에 관한 가이드라인을 발표하였다. 영국의 개혁가들이 오랫동안 추구해왔던 면허 기관의 공동 시험 시행은 1880년대에 마침내 영국과 스코틀랜드에서 동의를 받았으며, 세기말까지 가장 일반적인 면허 발급 방법이 되었다. 공동 시험은 대학에서 배제되었던 여성이 종종 실무 의사로서 자격을 갖추기 위한 유일한 수단이었다.

이 위원회는 또한 기초 과학부터 임상교육에 걸친 의학 과정의 명확한 순서를 촉구하였다. 다수의 시험 기관은 미래 의학도에게 생리학 및 병리학과 마찬가지로 화학과 물리학에서 실험실 과목을 필수로 만들었다.[30]

예를 들어, 왕립외과의사회는 1870년 모든 후보자에게 '학습자들이 개인적으로 필요한 실험, 조작 등을 배울 수 있는 일반 해부학과 생리학의 실무 과정'에 참석할 것을 요구하였다. 런던 대학이 재빠르게 채택한 이 진보적인 요구 조건은 한 사려 깊은 학생의 말을 빌리자면, "후기 빅토리아 시대 생리학의 전환에 가장 중요한 요소였다."[31] 영국과 독일 모두에서 의학도는 생리학과 다른 분야의 새로운 실험실 과정을 위한 시장을 형성하려는 노력의 주요 대상이 되었다. 대다수의 미래 의사를 실험실에서 일하도록 강제한 이러한 조치가 외과의사회처럼 실무적이고 전문적인 기구에 의해 진행되었다는 사실은 1870년까지 과학적인 이상의 엄청난 힘에 대한 또 다른 증언이다.

압박을 받은 영국 지방의 의학교들은 실험실 과학의 활동을 촉진하기 위하여 중부와 북부 잉글랜드의 제조업과 상업 중심지에서 급성장하고 있는 지역 대학과 결합을 추구하였다. 런던 대학과 독일 대학을 주로 모델로 삼았던 이 공립 대학들^{civic colleges}은 처음부터 과학 및 기술 과목과 지역 산업과의 협력을 강조하였다. 리즈와 버밍엄의 경우처럼 일부 대학은 교육 과정에서 인문학을 다 함께 제거하려고 시도했다.[32] 1870년대 말까지 맨체스터, 뉴캐슬, 리즈, 브리스톨, 쉐필드, 버밍엄, 리버풀에서 과학과 기술 대학이 번성하였으며, 마이클 샌더슨^{Michael Sanderson}에 따르면 이 시기가 "세기를 통틀어 대학 발전이 가장 활발하였다."[33]

1870년에 맨체스터에서 왕립의학교가 이러한 학교 중의 하나인 오웬스 대학에 합류하였으며, 3년 후에 토머스 헉슬리의 주장에 따라 생리학에 전임 교수 자리를 마련하였다.[34] 그 자리에 임명된 아서 갠쥐^{Arthur Gangee}는 '유럽 대륙, 특히 라이프치히'와 영국의 런던 칼리지와 케임브리지 대학을 모방하려는 야심을 가지고 있었다. 하지만 갠쥐는 우수한 학생을 끌어모으고 교육 실험실의 재원을 마련하는 데 심각한 문제를 가지고 있었다.[35] 예를 들어, 1881년에 그는 맨체스터에서 '생리학의 실용적인 활동 수행의 어려움'과 재정적인 지원 부족에 대하여 불만을 이야기하였는데, 이에 대학위원회에서 현미경 사용을 위한 특별한 학생 수업료를 제안하였다.[36]

한편 리즈에서는 1875년에 요크셔 과학 대학에서 의학도에게 화학을 가르치기 시작했으며, 3년 뒤에 식물학과 비교해부학이 대학으로 이동하였다. 쉐필드에서도 비슷한 조정이 이루어졌는데, 왕립병원 의학교가 그 도시의 새로운 대학과 융합하였다.[37]

이 모든 대학에서 관리자들은 과학 교육을 강화하기 위하여 몸부림쳤다. 예를 들어 리즈에서는 운영위원회가 학생들에게 스스로 현미경을 갖추도록 요구한 수정안을 기각하고 현미경을 위해 60파운드,

각종 기자재에 20파운드를 배정하기로 결의하였다. 다음 해에 '현재 병리해부학의 일관성 없는 교육 방법'을 교체하기 위해 병리학의 전임 강사가 임명되었다. 1875년 학교의 생리학 교수는 그의 작업실이 '특정한 변화를 통해 실용적인 생리학을 가르칠 수 있는 편리한 방'으로 전환할 수 있다고 보고하였다.[38] 마찬가지로 리버풀의 의학교도 두 개의 새로운 화학 실험실과 '시급하게 필요한 생리학 실험실'을 짓기 위해 민간 모금을 통해 충분한 돈을 모았다.[39]

1870년 이후에 모든 곳에서 의학의 과학적인 지위에 핵심적인 생리학의 실험실 공부가 진전하기 시작했다. 새로운 지역 대학과 마찬가지로 케임브리지, 옥스퍼드, 에든버러, 런던에서 새로운 실험실을 짓고, 전임 교사를 임명했으며, 과학 공부의 핵심을 중심으로 의학교육을 재조정하는 단계를 시작했다. 심지어 병원에 붙어 있는 실무학교도 소량의 실험실 교육을 제공하였다. 많은 곳에서 생리학 교사가 의학교의 첫 번째 전임 교사가 되었다.[40]

런던 유니버시티 칼리지의 윌리엄 샤피의 학생들, 특히 마이클 포스터*, 존 버던 샌더슨, 에드워드 섀퍼Edward Shäfer는 그들이 추구하였던 기회를 찾을 수 있었다. 그들 모두는 의학도를 가르칠 수 있고 연구를 수행할 수 있는 생리학 실험실이나 기관을 세울 수 있는 기회를 찾았다. 독일에서처럼 새로운 실험실의 교육적인 목적은 "미래의 개업의를 과학적인 방법으로 훈련하는 것이었다."[41]

의학교육의 실험실 과학은 다른 나라에서와 거의 동시에 영국에

---

*   Michael Foster(1836~1907): 영국의 생리학자. 케임브리지에서 교수로 근무하면서 많은 제자를 양성하였다.

서도 발판을 마련하고 있었다. 유럽 대륙에 비해 영국과 미국에서 지배력이 훨씬 약하다 할지라도 장악력은 굳건하였고 세기말에 다다를수록 유럽만큼 강해졌다. 1878년 마이클 포스터는 '지적인 혁명'이 일어나고 있다고 말하였으며, 교육자들은 '진보하는 지식의 홍수'를 조절할 방법을 찾아야 했다.[42]

포스터가 1870년부터 가르치기 시작했던 케임브리지에서의 활동은 실험실 과학의 새로운 전망을 선호하고 동조하였던 동료들의 지지—'두목들의 혁명the revolution of the dons*'—로부터 혜택을 받았다. 케임브리지에 부임한 지 3년 후에 그는 학생들이 강의를 듣는 시간보다 실험실에서 3배 더 많은 시간을 보내게 될 해부학과 생리학의 '실무 과정'을 공지하였다. 한 권위자의 말에 따르면, 그 공지는 "영국 대학에서 생리학 교육의 신기원이 시작되었다는 표지다."[43] 포스터는 그의 여생 동안 그와 같은 기본적인 과정을 가르치는 데 대부분의 열정을 쏟았으며, 과거 수업을 들었던 학생들이 상급 강의의 책임을 맡았다. 그의 기본 생리학 과정에 대한 참여는 처음에 20명에서 지속적으로 증가하여 1882년에는 100명이 넘었다.[44]

1878년까지 포스터는 케임브리지에 런던처럼 '평범한 개업의'가 아닌 '가장 잘 훈련된 최고의 의사를 세상에 내보낼' 완전한 의학교를 세울 것을 요구하였다.[45] 그러한 '최고로 훈련된' 의사들은 존 쇼 빌링스가 같은 해에 미국 출판물에서 언급한 것처럼 "현재 볼티모어에서

---

* 옥스퍼드나 케임브리지의 교수를 일컫는 속칭이 '두목(don)'이다. 《The revolution of the dons: Cambridge and society in Victorian England》는 1968년에 Sheldon Rothblatt이 출간한 서적으로, 19세기 영국에서 케임브리지 대학으로 대변되는 고등교육과 사회 변화의 관계에 대해 다루고 있다.

만들어지고 있는 새로운 대학"의 졸업생들과 같이 과학과 실험실 사용에 익숙한 졸업생임이 분명하였다.[46]

포스터가 케임브리지로 가기 위해 런던 대학을 떠난 다음에 그 일은 이미 과학 연구로 명성을 얻은 존 버던 샌더슨이 이어받았다. 그는 임명받은 직후에 유니버시티 칼리지 관리자들에게 실용적인 생리학의 등록이 증가하여 실험실 공간을 확장해야 할 필요가 있다고 이야기하였다. "학생이 스스로 실험을 수행해야 하는 것이 기본 원칙인 교육 시스템은 각 학생이 활동을 할 수 있는 각자의 공간이 필요하다는 것이 분명해 보인다"라고 그는 적었다.[47] 50명을 수용할 수 있는 새로운 실험실이 즉각 지어졌다. 샌더슨이 교사이자 연구자로 명성을 쌓아감에 따라 유니버시티 칼리지는 1870년대와 1880년대에 일군의 실험실 연구자와 학생을 양성하였다. 1883년 샌더슨은 옥스퍼드로 옮겨서 생리학에서 교육과 연구 프로그램을 만들려고 시도하였는데, 런던이나 케임브리지만큼 성공하지는 못했다.

런던의 다른 곳에서는 윌리엄 러더포드가 1869년에 킹스 칼리지의 생리학 교수로 임명받았으며 실용 생리학 과정을 촉진하였다. 그는 1870년 여름에 유럽의 실험실을 돌아다니면서 "이 실험은 학생들 앞에서 해야겠다(파리의 폴 바트의 실험실에서)" "이것을 만들어야겠다. 꽤 단순하다(라이프치히의 루트비히의 혈압계에 대하여)" 등과 같은 메모를 공책에 남겼다.[48] 하지만 실제로 러더포드는 자신의 실험실 교육에서 시연에 많이 의존하였으며, 1871년에 "실험 활동에 학생들을 전적으로 참여시키는 것은 아직 실용적이거나 바람직하지 않다"라고 보고하였다.[49]

개업의 양성을 지향하는 교육을 지속하였던 런던 병원 학교에서는 (미국의 실무학교에서처럼) 변화가 덜 거셌지만, 그럼에도 불구하고 외과의사회의 새로운 요구 조건을 맞추기 위한 자리는 만들어졌다. 점점 더 병원들은 실험실과 다른 시설을 짓는 데 필요한 돈을 제공하기 위해 전통과 단절하기 시작했다.

오랫동안 이론 교육의 중요성을 인식해 온 스코틀랜드 대학들은 GMC에 의해 통과된 과학에 대한 변화하는 요건을 맞추고 영국의 경쟁자들과 대등해지기 위한 목표를 향해 움직였다. 이전에는 다양한 배경을 가진 학생들에게 열려 있었던 스코틀랜드 시스템은 이제 더 잘 준비되어서 대학에 입학하고 나서는 더 신중하게 학업 순서를 정하도록 학생들에게 더 엄격하게 요구하고 있었다. 1871년에 글래스고에서는 독립적인 과학 교수와 함께 새로운 과학 학위가 시작되었다. 모든 스코틀랜드 학교에서 실험실과 교수의 연구에 대한 재정적인 지원 또한 증가하였다. 에든버러에서는 1877년에 주요 새 의학 시설이 시작되었다.[50] 생리학을 모든 의학 훈련의 주춧돌로 봤던 윌리엄 러더포드가 연로한 존 휴 베넷을 대체하기 위해 3년 전에 에든버러에 왔다. 러더포드의 리더십 아래에서 1880년대 초기까지 생리학의 실험실 과정이 확대되었으며 해부학, 병리학, 약리학의 새로운 실험실이 열렸다. 이 모든 새로운 공부는 '진료의 새로운 근거 기반'을 약속한 '과학 개혁의 수사'로 정당화되었다.[51] 많은 이들에게 에든버러는 의학의 과학적인 교육을 위한 매력적인 장소로 남았다.

1870년대의 미국

대서양의 맞은편에서 영국과 독일의 변화가 모두 알려졌다. 점점 더 많은 해외로 나간 미국인들이 이제는 실험실 활동의 경험을 위해 빈이나 다른 진료 센터를 벗어나서 방문하기 시작하였다. 비록 그들은 해외에서 훈련을 추구하는 이들 중 낮은 비율에 불과했지만, 다수의 미국인이 독일 실험실에서 몇 개월 혹은 그 이상의 기간을 보냈다. 웰치, 존 아벨*, 프랭클린 몰**을 포함한 다수는 해외에 나갈 때는 여전히 임상의학에서 일하는 것을 고려하고 있었으나, 그곳에 있는 동안 흥미로운 실험실 세계와 과학적인 활동을 위한 기회를 발견하였다.

웰치가 몰의 전기 작가에게 보낸 편지에 따르면 "몰은 다른 많은 젊은 미국 의사들이 으레 그랬던 것처럼 임상을 공부하려고 독일에 갔으며" 과학에 대한 특별한 관심은 없었다. 빌헬름 히스Wilhelm His, 특별히 루트비히와의 만남이 해부학과 생리학의 과학에 대한 그의 눈을 뜨게 해주었다.[52] 헨리 보우디치, 웰치, 찰스 미노트Charles Minot, 러셀 치텐던Russell Chittenden 그리고 다른 이들처럼, 몰 역시 의학과 과학적 기반에 대한 열정적인 대변가이자 귀납적인 실험실 교육의 사도가 되었다. 독일 체류가 끝날 무렵, 몰은 여동생에게 "삶의 목적에 관하여 실질적으로 생각을 바꿨다. 쾌락만을 추구하는 것은 죄악이라고 생각하며 가장 높은 목표는 유용함이다. 내 목표는 과학적 의학을 평생의 업으로 하는 것이다"라고 거의 종교적인 언어로 털어놓았다.[53]

1870년대에 이들이 돌아왔던 나라는 남북전쟁 전의 분열된 농업국가와는 완전히 달랐다. 미국 고등교육 전반에 걸쳐 사회적, 제도적

---

*   John Jacob Abel(1857~1938): 미국의 생화학자이자 약리학자. 존스 홉킨스 의대에 약리학 교실을 설립하였으며, 미국 최초의 약리학 전임 교수가 되었다.

**   Franklin Mall(1862~1917): 미국의 해부학자이자 병리학자. 존스 홉킨스 의대의 첫 번째 해부학 교실 주임 교수로서 해부학 분야와 교육 과정을 개혁하였다.

변화가 일어났다. 남북전쟁 이후에 산업 재조정의 가속화가 기술, 과학 교육에 대한 요구를 강화하였다. 엄청난 부가 축적되고 있었고 그중 일부는 기존의 대학을 지원하고 새로운 대학을 짓기 위해 종종 활용되었다. 1862년 자영농지법이 통과된 이후 농업 분야에서 광범위한 기술적, 과학적 훈련과 교육을 제공하기 위하여 60개의 새로운 대학이 생겨났다. 새로운 학생들, 새로운 과목들, 전문적인 훈련을 위한 새로운 요구가 전통적인 미국 대학의 문을 세게 두드렸다. 한 세대 만에 오랫동안 억눌렸던 개혁의 열망이 저항의 벽을 뚫고 코넬, 하버드, 존스 홉킨스, 미시간, 예일, 위스콘신, 시카고에 새로운 종류의 미국 대학을 만들었다. 케네스 러드미러가 강조했듯이, 고등학교 교육과 의료 자선의 동반 성장과 함께 1870년 이후 이런 국가 고등교육 시스템의 변화가 오랫동안 추구해왔던 의학교육의 개혁을 가능하게 한 제도적인 뼈대를 만들었다.[54]

하지만 변화를 위한 긴 준비 기간의 중요성을 경시하는 것은 실수일 것이다. 반세기 동안 더 오랜 기간의 학습, 더 많은 준비, 더 많은 학술적 훈련, 과학의 새로운 과정, 더 높은 수준의 진료를 원하는 목소리가 이전 어느 때보다 더욱 높아졌다. 프랑스의 임상 훈련이나 독일의 실험실 운동의 출현만큼이나 미국 의학교육의 변화도 당시에는 새로워 보였다. 다른 국가와 다른 시대에도 그러했듯이, 이 시기의 발전은 의학교육의 흔들리는 기반에 발판을 마련하고 자신을 위한 경력의 기회를 만들기 위해 애썼던 뛰어난 사람들에 의해 주로 사후에 기록되었다. 당시의 맥락에서 비판적으로 읽어보면, 1870년 전의 미국 의사협회 보고서는 불리한 조건에도 불구하고 의사 전문직의 중요한 부분에서 변화를 위한 준비를 반영하는 드물게 진보적인 보고서다.

1870년대에 그랬던 것처럼 실제로 변화가 일어났을 때, 당시 만연해 있던 교육의 느슨하고 혼란스러운 상황으로부터 이득을 많이 보았다. 미국에는 영국처럼 변화를 가로막는 왕립의사회도 없었고 프랑스처럼 지역 의사들의 지위를 보호하려는 강력한 관료적인 이해가 없었으며, 독일에서처럼 더 이상의 교육 과정 실험을 막으려는 기존 교수들의 기득권도 없었다.

변화의 과정에 일단 들어서자 미국 의사직과 그 학술 지도자들은 미국 연방제도라는 복잡한 시스템을 통하여 이 프로그램을 추진하는 벅찬 일에 직면하였다. 여기에서도 1870년대에 켄터키, 미주리, 루이지애나, 캔자스, 일리노이 등의 여러 주에서 20년 전 영국의 입법과 유사하게 법을 통과하기 시작하면서, 한때 종파적인 의학의 경계를 넘어선 협력에 장애가 되었던 것들이 깨졌다. 예를 들어, 당시 가장 앞섰다고 평가받는 1877년 일리노이 주의 법은 최소한의 기준을 충족하지 못한 학위를 주 시험 기구가 거부할 수 있는 권한을 최초로 부여했는데, 이후 보고서에 따르면 일리노이 주 개업의의 40%가 이 주를 떠나야 했다.[55]

너무나 오랜 기간 공통의 의학 표준을 찾기 위해 헛되이 노력한 끝에 맞이한 1870년대는 미래의 변화에 대한 깊은 회의감과 새로운 발전에 기반한 신선한 희망이 공존하는 시대였다. 남부의 학교를 문 닫게 하고 북부의 교사와 학생 부족을 초래했던 남북전쟁이 끝나고 독자적인 의학교가 더 많이 설립되어 효과적인 규제가 실현되는 시기가 너 미뤄지노록 압박하였다. 1867년과 1877년 사이에 21개의 새로운 학교가 추가되어 총 44개가 되었으며, 1877년에 9개의 동종요법, 절충주의, 본초의학 학교가 개교하였다. 이 학교들 중 상당수는 규모가 작았고, 의학계 졸업생의 비율은 낮았다. 늦게는 1900년까지 여전히 500명의 학생이 매년 동종요법과 절충주의 학교를 졸업하였다. 그때쯤 매년 5,000명의 미국인이 모든 종류의 의학교를 졸업했는데, 이는 영국, 독일, 프랑스 학교의 졸업생을 모두 합친 것보다도 많았다.[56]

낙담한 개혁 지지자들은 새로운 수준의 좌절과 불만을 토로하였다. 한 캔자스 저널은 "의학 학위의 가치는 무엇인가?"라고 묻고, 다음과 같이 스스로 답하였다. "아무것도, 절대 아무것도 아니다!"[57] 뉴올리언스에서는 생리학 교수 스탠포드 차일레^{Chaillé}가 1874년에 이렇게 썼다. 비록 20년간의 전문적인 경험이 "개선의 중요성에 대한 확신을 키웠지만, 동시에 살아생전 그것을 볼 수 있을 것이라는 희망도 파괴하였다."[58] 펜실베이니아 대학의 개혁적인 행정가였던 윌리엄 페퍼^{William Pepper}는 의학교 간 경쟁의 증가를 "자살행위"라고 묘사하였으며, 규제에 실패한 정부를 비난하였다. 윌리엄 웰치는 1878년에 독일에서 돌아와 그녀의 여동생에게 편지를 보내, 외국에서 만난 친구가 "여기에서는 더 이상 무엇을 시도하는 것이 소용이 없어서" 유럽으로 돌아갈 생각을 하고 있다고 말하면서 "나도 여기 의학교육의 상황이 한마디로 끔찍하다고 생각한다"라고 하였다.[60]

비록 그러한 비평가들의 조바심은 이해할 만하지만 이미 진행 중인 변화를 심각하게 경시하는 것이었다. 웰치가 그 편지를 쓸 때쯤에는 의학교를 통합하려는 새로운 노력이 시행되었다. 도제식 교육은 모든 곳에서 급격히 감소하였다. 시카고에서는 전에 언급된 것처럼 3년제 교육 과정이 데이비스 학교에서 시작되었으며, 이어서 하버드와 펜실베이니아에서도 적용되었다. 이 시기에 일리노이 주는 의사 등록 프로그램을 시작하였다. 뉴욕, 필라델피아, 앤아버에서는 교육 병원이 새롭게 설립되었거나 더 확장되었다. 볼티모어의 존스 홉킨스 대학은 독일식 교육과 연구를 경험한 교수진을 갖추었다. 미시건 대학은 실험실 교육을 확대했고 이제는 화학 박사과정을 제공하였다. 그리고 찰스 엘리엇*은 하버드 의학교에 변화의 소용돌이를 가져왔다.

1870년에 엘리엇은 "이 나라 의학교육의 전체 시스템은 완전한 개혁이 필요하다"라고 선언하였다. "전문적인 교육 과정은 순차적인 3년 과정이어야 한다" "겨울과 여름 학기는 합쳐야 한다" "학생은 일 년 내내 병원과 실험실에서 강의와 암송에 출석해야 한다."[61] 이전의 비평가들과는 달리 엘리엇은 파괴적인 경쟁을 부추겼던 학생 등록금에 대한 의존을 극복하기 위해 행동했으며, 미시건의 이전 사례를 따라서 교수 급여를 대학의 책임으로 만들었다. 존 쇼 빌링스에 따르면, 볼티모어의 새로 기획된 의과대학(존스 홉킨스) 또한 "전적으로 학생들로부터 독립적이었으며, 그래서 그들의 희망이 아닌 복지를 논할 여력을 갖추었다."[62]

빌링스의 말을 빌리면, 하버드와 존스 홉킨스 모두 의학교육 과정의 중심에 과학 교육의 핵심을 놓기 위하여 '일류 생리학 실험실'을 계획하였다. 빌링스는 좋은 대학의 의학 학위는 잘 교육받은 의사만을 보장하는 것이 아니라 '스스로 생각하고 연구하는 것을 배워서 아직 해법을 기다리고 있는 많은 문제를 연구하기 위한 준비가 되어 있는' 사람을 보장하는 것이라고 주장했다.[63] 마찬가지로 화학자 엘리

---

*   Charles Eliot(1834~1926): 미국의 화학자이자 대학 행정가. 1869년부터 1909년까지 하버드 대학 역사상 가장 긴 기간 총장을 역임하면서 하버드 대학을 최고의 연구 중심 종합대학으로 발전시켰으며, 하버드 의대의 발전에도 지대한 영향을 미쳤다.

엇은 특히 생리학의 실험실 경험이 의학도의 과학적, 문제 해결형 사고를 위한 과목이라는 교육적인 주장을 하버드에서 표명하였다. 그는 이전 독일의 논쟁을 연상시키는 용어로 "관찰의 힘, 귀납적인 교수진, 냉정한 상상"은 실험실에서 가장 잘 키워진다고 하였다.[64] 생리학자 헨리 보우디치*를 위하여 새로운 실험실이 건설되었다. 하버드 학생을 위한 화학 실험실 자리가 100개로 늘었고, 학생들은 이 실험실과 다른 실험실에서 일정 시간을 보내야만 했다.[65] 독일에서와 마찬가지로 이러한 실험실의 연구 활용에 대해서는 거의 언급되지 않은 반면, 의학 공부를 위한 중요성에 대해서는 많이 언급되었다.

하버드와 볼티모어에서 계획 중인 학교 외에 생리학과 조직학의 교육 실험실이 1874년과 1877년에 각각 펜실베이니아와 미시건에 세워졌다.[66] 예일에서 이르게는 1870년 중반에 러셀 치텐던이 생리학적 화학 실험실 활동이 의학교육 과정에 포함되어야 한다고 주장하였다.[67] 캘리포니아 대학에서는 진보적인 교육자 다니엘 코이트 길먼 Daniel Coit Gilman이 많은 아이디어의 윤곽—의사에게 과학 학습의 중요성, 더 나은 의학 준비 과정의 필요성, 더 긴 기간의 학습, 대학과 연계된 의학교육—을 그리고 있었는데 이후에 존스 홉킨스 의과대학으로 가져갔다.[68]

의학의 실험실 교육이 영국에서처럼 아직 보편적이지는 않았고 다수의 미국 학교가 여전히 변화의 영향을 받지 않았지만, 의학 학습에서 더 많은 과학을 요구하기 위한 모색은 분기점을 지났다. 오랫동

---

*   Henry Pickering Bowditch(1840~1911): 미국의 의사이자 생리학자. 35년간 하버드 의대의 생리학 교수로 근무하였으며 1893년부터 1993년까지 학장을 역임하였다.

안 새로운 발전의 반대자로 알려졌던 연로한 올리버 웬델 홈즈[**]조차
도 1883년 하버드 100주년 모임에서 의학 학습이 "화학, 해부학, 생
리학으로 시작해 병상과 수술실에서의 학습을 준비시킨다"라고 말
했다.[69]

교육 과정을 위한 싸움

　실험실 교육의 출현에 이은, 특히 1870년 이후의 기간은 때로는
의학의 과학적 훈련이 무자비하게 전진하고 실험실 방법에 의해 클
리닉이 정복당하는 절정에 이르는 기간으로 묘사되었다. 하지만 어느
나라에서도 실제로 그런 것은 아니었다. 모든 곳에서 실험실에 요구
되는 엄청난 시간과 돈, 유용함의 요구에 대한 회의주의가 합쳐져 임
상가, 교육자, 학생들의 저항을 불러일으켰다. 이해할 수 있다시피, 실
험실의 성장으로부터 자신의 이익에 부정적인 영향을 받는 임상가들
은 교육 과정의 지배적인 위치에 대한 요구를 접는 것을 주저하였다.

　심지어 독일에서도 클리닉, 다음에는 실험실에서의 실용적인 활
동으로 세계적인 명성을 얻었던 자랑스러운 의학 수련 시스템도 1870
년대에는 심각한 갈등 상황에 있었다. 독일에서 교육 과정에 과학을
도입하는 데 성공한 실험실 의학은 전통적인 임상교육을 지속적으로
부식시켰다. 한 현대 비평가의 말에 따르면, "많은 독일 지도자들은
특정한 측정치를 가진 환자가 다 비슷하다는 가정하에 임상의학을 무
미건조한 과학, 물리, 화학, 수학의 원칙으로 환원시키려 시도하고 있

[**]　Oliver Wendell Holmes(1809~1894): 미국 보스턴의 의사이자 시인, 수필가. 하버드 의대에서 교
　　수로 근무하며 학장으로도 역임하였다.

었다."[70]

독일에서의 갈등

달라진 전망에 따라 이 의학교육의 새로운 관점은 1870년 이후에 독일에서 꾸준히 입지를 다졌다. 독일에서 실험실 교육은 병상 실무 훈련의 유용한 보조재를 넘어서서 의사 수련의 핵심적인 요소로 점점 더 받아들여졌다.[71] 독일에서 훈련받은 찰스 미노트는 "나는 의사가 아니며, 한 번도 의사가 되는 것에 관심을 가져본 적이 없었다"라고 인정했다. 그는 1881년에 의과학에 대한 독일의 새로운 이데올로기에 대해 표현하면서 전통적인 의학 수련은 학생의 "정신을 왜곡하고" 의학을 "단지 생물학 법칙의 실용적인 적용"으로 바라보는 것을 막았다고 했다. 그의 미국 동료이면서 신랄했던 프랭클린 몰은 더 나아가서 의학교육 과정에 과학이 도입되는 것을 "구둣방 의사 양성"의 종말이라고 묘사하였다.[73]

오랫동안 의학교육에 대한 국가의 높은 명성의 대들보였던 클리닉에서의 실무교육이 위험에 놓였다는 우려는 독일에서 빠르게 커졌다. 많은 임상가와 개업의들은 현재 기초 의과학이라고 불리는 것에 대한 과도한 관심에 대해 두려워하고 분노하였다. 베를린의 테오도르 폰 프레리히스*가 이끄는 과학적인 지향을 가진 새로운 임상 교사 그룹은 학생들을 대상으로 한 오래된 병상 교육을 전 과학적인 과거의 유물로 얕잡아보는 것 같았다. 1859년 250명의 학생을 위한 큰 강당

---

* Theodor von Frerichs(1819~1885): 독일의 의사이자 병리학자. 요하네스 쇤라인의 후계자로 신장과 간 질환 연구에 많은 업적을 남겼다.

을 지으면서 프레리히스는 "의학의 진정한 발전은 엄격한 과학적 연구의 길에서 절대 벗어나지 않았던 의사들의 손에 의해서만 오게 될 것이다"라고 선언하였다.[74] 베른하르트 나우닌Bernard Naunyn에 따르면, 뛰어난 연구자였던 프레리히스는 "자신의 수업에 앉아 있는 학생 개인에 대해서는 관심이 전혀 없었다."[75]

이제 학생들은 병동에서 더 적은 시간을 보냈으며 환자의 진단과 치료에 실습 시간은 줄어들었다. 1879년에 아돌프 구세로우Adolf Gusserow는 "우리의 임상교육이 과거의 시연 형태로 되돌아갈 위험에 있다"라고 경고하였다.[76] 역사가 요한나 블레커Johanna Blecker에 따르면, 베를린에서는 "매 학기 200명이 넘는 학생들이 소위 임상의학의 실무 파트 강의를 듣는다. 즉, 실무 기술에 관한 한 임상적인 교육은 전혀 없었다."[77]

1870년에서 1890년 사이에 독일의 의학 신입생은 세 배가 되어 임상 강의 규모가 엄청나게 증가하였는데, 학생들은 심지어 잘 진행된 시연을 가까이에서 보는 기회조차 잃었다. 1901년에 의사 면허에 응시한 후보자들은 시험 기간에 환자와 보내는 시간이 1869년에 비하여 52퍼센트나 줄어들었다.[78] 모든 학생을 위한 실무 병상 교육이 오랫동안 강한 매력이었던 괴팅겐에서는 진료 클리닉의 소장인 윌리엄 엡스타인이 1889년에 이제 더 이상 학생들을 병실에 부를 이유가 없다고 선언하였다. 그는 강당에서 이뤄지는 더 효율적인 강의-시연을 선호한다고 하였다.[79] 기초 과학 교실 옆에 붙은 임상 실험실의 늘어나는 사용 또한 '실험실 이상의 승리'를 대변하였다.[80]

어디에서도 비엔나 의학교보다 입학 정원의 증가와 실험실 교육 증가의 요구라는 이중의 압박을 더 절박하게 느낀 곳은 없었다. 이후 대서양 양편의 세계에서 울려 퍼질 실험실과 임상교육 사이의 떠오르는 갈등의 초기 경고 신호가 여기에 있었다. 이르면 1867년에 안과 의사 에드워드 예거Eduard Jaeger는 '병실에 있는 젊은 의사를 도움이나 조언도 없이 내버려둔 일방적인 이론 교육"의 위험성에 대하여 지적하였다. 그는 수백 명의 학생이 강의실 자리를 잡으려고 애쓰고 그중 일부는 앞줄에 앉기 위해 2시간을 기다리면서 학생들이 점점 임상 교사들로부터 괴리되는 암울한 모습을 그렸다.[81] 2년 후에 비엔나의 학생들은 스스로 "비엔나 대학의 범죄"라는 팸플릿을 출판하여 해부학 과정에 900명, 화학 과정에 600명의 학생을 등록시킨 이 대학을 비난하였다.[82]

비엔나 교수들의 전통적인 업적이었던 병상 교육은 이제 불가능해졌다. 1872년까지 임상가들은 모두 강의실 교육을 받고 "병상 교육의 친밀함과 가까움"을 폐기하라고 강요받았다.[83] 외과 의사 테오도르 빌로스는 비엔나의 "거대한" 학생 숫자를 개탄하면서 학생들에게 임상 학기 동안 도시를 떠나서 작은 대학으로 갈 것을 촉구하였다.[84] 1876년에 그는 이렇게 썼다. "다소 공개적으로 이야기하자면 (생리학을 포함한) 자연과학 공부가 지나치게 강조되고 있으며, 그 대가로 학생들의 실무적인 의학 훈련이 희생되고 있다"라고 하였다.[85] 그의 동료 둠라이허J. Dumreicher는 모든 학생이 "연구 정신과 방법" 과목을 듣도록 강요하는 것은 "방향이 잘못되었고 비논리적이다"라고 하였다. 어쨌든 150명의 학생이 있는 반에서 '현미경학자, 조직학자, 연구자를 만들려는 것'은 현실적이지 않다고 그는 덧붙였다. 그의 분석에 따르면, 비엔나에서 학생들에게 권장한 37개의 과목 중에서 33개 이상이 오직 강의나 시연, '흔적reminiscences 회고'로만 이루어졌다.[86]

독일 전역에 걸쳐 비슷한 불만이 1870년대까지 흔하게 나타났다. 1874년에 유명한 임상가 후고 폰 침센*은 학생들에게 개인적인 책임을 맡겼던 임상 수련의 '독일 방식'의 쇠퇴를 개탄하였다. 증가하는 수의 학생을 가르치고 자신의 연구를 위한 시간을 확보하기 위해서 이제는 중요한 모든 교사가 대형 강의Hauptvorlesung를 이용하였다. 교수와 학생의 접촉은 더 멀어졌고 비인격적이 되었다. 대규모 임상 수업에서는 소수의 프락티칸트Praktikant, 수업 전에 교수와 함께 환자를 보도록 배정된 학생에게 병상에서 관찰하고 배울 수 있는 찰나의 순간밖에 없었다. 침센은 "한마디로 임상 학생은 환자를 너무 적게 보고 환자에게 가까이 다가가지 않으며 진단이 어떻게 내려지는지, 환자가 어떻게 질병 경과를 겪는지, 최종적으로 치료가 어떻게 진행되는지 배우지 않는다."[87] 수년 후에 아돌프 폰 쉬트륌펠Adolf von Strümpell은 "학생들은 강의를 하루에 여덟 시간에서 열 시간 정도 듣는다"라고 불평하였다. 아침부터 밤까지 그들의 시간은 수업으로 가득 차 있다. 그들은 주어진 엄청난 양의 사실과 이론을 듣기 위해 이 강의실에서 다른 강의실로 서둘러 들어간다.[88] 그의 불만은 반세기 전에 프랑스와 영국-미국 학생들의 불만을 연상시킨다.

사실 독일의 임상교육은 오랜 기간 위기에 접어들고 있었다. 새로운 전문 과목과 입학생의 급격한 증가를 수용할 뿐만 아니라 약간의 임상 경험을 보존하려는 압력을 충족하기 위해 교육자들은 더 긴 시간의 수업을 제공하고 토요일에도 늦게는 저녁 6시까지 수업을 진

---

*   Hugo von Ziemssen(1829~1902): 독일의 의사이자 교수로서 임상교육에 힘썼다.

행하며 학습 기간을 연장하고 환자와의 직접적인 경험을 얻기 위해 (영미권에서처럼) 학생들에게 방학 기간과 졸업 후 1년을 활용하는 것을 권장하는 편법에 의존하고 있었다. 독일에서도 마찬가지로 이제는 학생들이 너무나 자주 거의 아무런 실무교육 없이 의학교를 졸업하기 때문에 병원 경험으로 구성된 다섯 번째 해를 추가하려는 압력이 커지고 있었다.

학생들은 큰 임상 강의로의 전환과 병상 교육의 점진적인 포기를 강하게 비판하였다. 오직 작은 독일 대학에서만 옛날 시스템이 살아남을 수 있었다. 페르디난드 휘페Ferdinand Hüppe와 이스마르 보아스Ismar Boas 같은 1870년대 베를린 학생들은 대형 강의의 유용성에 대하여 의문을 가졌으며 환자와 아무런 접촉이 없는 것을 아쉬워했다. 보아스는 이렇게 회상했다. "명백하게" 전임상 공부는 학생들의 흥미와 일반적으로 거리가 있었으며 그들이 받은 앙상한 임상 공부와 연결이 되지 않아서, 이제 대다수 학생은 자신의 교육에 관하여 단지 "온전히 수동적인 역할"만 하고 있었다.[89] 반면에 브레슬라우에서는 늦게까지는 1892년까지도 클리닉에서의 교육이 여전히 '개인적인 지도하에 작은 그룹으로' 제공되고 있었다.[90] 하이델베르크, 도파트, 취리히처럼 작은 학교의 학생들은 이와 유사하게 우호적인 환경을 보고하였다. 예를 들어, 하이델베르크와 튀빙겐의 차이점은 "하이델베르크 학생은 여전히 진료하는 의사처럼 자신의 책임하에 행동할 수 있는 반면, 튀빙겐 학생은 실제 실무자라기보다는 관찰자였다."[91]

라이프치히에 있는 카를 분데를리히의 클리닉은 프락티칸트와 고학년 학생들에게 제공한 중요한 역할로 인하여 학생들에게 종종 칭송을 받았다. 에를랑겐에서도 마찬가지로 학생이었던 구스타브 하우저 Gustav Hauser는 검사 중인 환자의 심음을 청진하기 위해 반 전체가 앞으로 나갔던 경우를 인용하며 나중에 뮌헨에서의 경험보다 자신의 임상적인 경험이 "더 깊고 개인적이었다"라고 생각하였다.[92] 프레리스 등 대형 수업을 한 일부 교수들은 커져가는 비판에 대하여 시연 강의의 우월함을 대범하게 주장하기도 했다. 그라이프스발트의 프리드리히 모슬러Friedrich Mosler는 "과거에 교사와 학생이 작은 병실에서 침대 주변에 북적대던 때에 비하면 오늘날 강의실에서의 교육은 얼마나 더 좋은가"라고 선언하였다.[93]

외국 방문자들도 독일에서 병상 교육의 중요성이 줄어드는 것에 대하여 인지하고 언급하였다. 예를 들어, 존 쇼 빌링스는 영국 의학교가 그 약점 때문에 독일 의학교보다 시작하는 학생들에게는 유리하다는 그의 확신을 피력하였다. 독일에서는 의학 공부를 시작하는 시기에 과학의 정신과 실험 활동의 중요성을 주입하는 것에 너무 강조점을 둔 나머지 학생들이 "지금까지 아무도 하지 못한 어떤 실험을 하는 것을 자신의 가장 높은 목표로 삼아야 한다고 생각하게 만들었다"라고 주장하였다.[94] 8년 후에 윌리엄 오슬러는 캐나다 저널에 보낸 편지에 라이프치히에 있는 루트비히의 유명한 기관을 언급하면서 "과학을 발전시키고 교수와 대학에 명성을 가져다준 활동은 기관장의 주요 시간을 점유하는 반면, '값싼 평판'에 대한 더 매혹적인 추구 때문에 교육 기능이 무시당하기 쉽다"라고 지적하였다.[95]

1893년까지 하버드 강사 찰스 위딩턴은 독일의 의학교육에 대하여 비록 "평균적인 학생은 스스로 몇 개의 모호한 증례를 해결하려고 노력하는 것에 비해서는 더 적은 것을 얻겠지만, 일반적으로 훌륭하다"라고 묘사하였다. 독일 학생들은 "병상보다는 강의실 의자에서 더 많은 시간을 보냈는데, 학생은 그곳에서 끊임없이 지식을 들이붓는 대상이 되어버렸고, 받아들이기만 한다면 음식물은 최고의 품질이겠지만 너무나 완전하게 소화가 되어 있어서 스스로 지적인 힘을 사용할 일은 거의 없었다."[96]

역할이 이상하게 역전되어, 이제는 독일 비평가들이 실무교육의 영국 시스템을 찬양하였으며 가끔 독일이 그 클럭과 외과 조수 시스템을 도입할 것을 촉구하였다. 병동 클럭이나 외과 조수로서 실무 경험을 받는 많은 수의 영국 학생들과 독일 병원에서 비슷한 훈련을 받는 '보조 의사'의 적은 수를 비교하는 논문이 1880년대에 의학저널에 나타나기 시작했다. 예를 들어, 한 리포트에서는 런던의 성 바르톨로뮤 병원의 임상교육이 베를린의 외과 클리닉에서의 교육에 비해 호의적으로 비교되었다. 이 비교에 따르면, 런던의 외과 조수는 스스로 환자를 진찰하고 반창고를 붙이고 작은 시술을 할 수 있는 기회가 주어졌다. 3개월의 실습 기간에 거의 100명의 성 바르톨로뮤 학생들이 이러한 경험을 매년 하는 반면, 베를린에서는 단지 일부의 학생들만 비슷한 경험을 하였으며 대부분은 증례 병력 청취도 하지 못한 채로 클리닉을 떠났다.[97]

의학 역사가 테오도르 푸쉬만은 1886년에 "학생들을 학기 중에 여러 번 병실로 부르는 것으로는 충분하지 않다. 그 대신 영국 병원의 클럭이나 외과 조수와 유사한 배치를 만들어야 한다"라고 주장하였다.[98] 같은 해에 빌로스는 독일 의학교육이 직면한 위기에 대하여 질문을 제기하였으며, 영국과 같은 실무학교를 세우는 것은 현명하지 않다고 하였다.[99] 1893년 베를린 저널에 의학교육에 관한 4부작 시리즈를 연재한 저자들은 "현재 의학교육은 당대의 요구를 더 이상 충족시키지 못하며 영국과 같은 실무교육을 만들 수 있도록 변화가 일어나야 한다"는 목소리가 높아지고 있음을 언급했다. "만약에 영국의 클럭 시스템과 독일의 임상 강의를 통합할 수 있다면 거의 이상적인 의학교육을 제공할 수 있을 것"이라고 제안하였다.[100] 많은 영국과 미국의 개혁가들은 비슷한 결론에 도달하였다.

독일 밖에서는 교육 과정을 지배하려는 투쟁이 심지어 더 격렬하게 벌어졌다. 사실 독일에서 임상가와 실험실 과학자 사이의 갈등은 과학적 이상에 대한 거의 보편적인 수용과 과학적인 학습과 실용적인 학습을 같은 지붕 아래 두는 교육적인 전통으로 인하여 결국 잠잠해졌다. 심지어 프레리히스와 침센과 같은 임상가들도 자신을 학술적인 연구에 참여하는 전일제 과학자라고 여긴 반면, 특히 영국과 미국에서 임상가는 거의 항상 과학이나 교육의 진로에 전혀 생각이 없는 전일제 개업의였다.

전일제 과학적 교육과 과학에 대한 교육 과정의 배정과 같은 전통이 없는 나라의 실험실 의학은 미국과 영국에서 그랬던 것처럼 개혁적인 생각을 가진 전문직이나 대학 지도자들의 도움을 받거나, 독일에 의한 국가적인 위협을 걱정한 정부의 조치에 도움을 받은 프랑스처럼 외부에서 교육 과정으로 들어가야 할 필요가 있었을 것이다. 다시 말하면 프랑스, 영국, 미국은 독일이 가능했던 것처럼 과학을 변화의 긍정적인 힘으로 보는 경향을 이미 지닌 의학 교수진에게 개혁을 요구할 수 없었다.

영국에서 클리닉과 실험실의 대립

대신, 라인강 서쪽의 프랑스와 영어권 나라 모두에서 실험실 비용의 증가와 강의실과 클리닉에서 학생들이 보내는 시간의 감소에 대한 저항은 종종 만만치 않았다. 게다가 독일 의학교에서는 매우 강하게 뿌리내렸던 교육과 연구의 융합이 교수 연구의 강한 전통이 없었던 나라에서는 느리게 자리 잡았다. 독일과는 매우 다르게, 초창기 실험실 교사들은 확고한 임상가들로부터 열등한 존재로 여겨졌다. 심지어 새로운 발견을 위한 실험실 의학의 중요한 역할에 대해 칭찬했던 이들도 일반적인 의학 수련에서의 활용성에 대해서는 자주 회의적이었다. 별난 임상가였던 사무엘 지Samuel Gee는 1888년에 성 바르톨로뮤에서 학생들에게 다음과 같이 이야기하였다.

"내 병동에 들어오면 너희의 첫 번째 의무는 생리학을 모두 잊는 것이다. 생리학은 실험과학이며 적절한 곳에서는 의심할 바 없이 좋은 것이다. 하지만 의학은 과학이 아니라 경험적인 기예다."[101]

실험실 교육의 유용성에 대한 회의주의는 대다수 의학도에게 뿌리 깊었으며 영국과 미국의 개업의-교사들 사이에 지속되었다. 한 학생이 이름 붙인 영국의 '고집스러운 임상 문화'는 교육 과정에서 실험실 과학을 위한 더 큰 공간을 만들려는 노력을 종종 좌절시켰다.[102] 케임브리지, 에든버러, 런던 대학의 교수들은 비슷한 생각을 가진 다른 분야 동료들의 지지를 누린 반면, 더 많은 병원 교수들은 학술적 과학과의 긴밀한 접촉에서 괴리되어 연구에 적대적인 환경에서 가르쳤다. 실험실 교육의 높은 비용, 학생 수업료와 개인 진료에 대한 교육 사업의 의존, 환자 진료를 향한 병원의 방향 모두가 가장 중요한 변화에 대한 저항에 기여하였다.

독립, 혹은 상업적인 학교에 항상 중요했던 학생들의 압력은 가끔 변화를 초래하는 데 결정적인 역할을 했다. 세인트 메리 병원 의학교에서는 2년간 학생들의 항의 끝에 1884년에 마침내 전일제 생리학 교수 자리가 마련되었다.[103] 같은 해에 런던 병원 이사회에 학생 대표가 '현미경 병리학에 대한 추가적인 교육'에 대하여 긴급히 호소하였으며 '하나 또는 그 이상의 시연'을 요구하였다.[104] 한편 가이 병원의 학생들은 런던의 독립적인 12개 의학교의 통합을 촉구하였다. 학생의 사설에 따르면, 어떤 학교도 이러한 환경에서는 온전한 과학 교육을 제공할 수 없어서 생리학처럼 중요한 과목이 '실험실 교육의 상당한 부족'으로 타격을 받고 있고, 학생들은 '자신들이 한 번도 보지 못한 실험'에 대하여 책을 읽으라고 강요당하고 있었다.[105]

심지어 영국의 대학에서 실험실 과학자들은 프랑스와 특히 독일 동료들보다 더 큰 장애물에 직면하였다. 예를 들어, 에든버러의 외과 교수 대부분은 종양 진단에 조직학의 활용을 교육하자는 존 휴 베넷의 탄원을 무시하였다. 글래스고 외과의들도 마찬가지로 "병리학적 진단을 임상 진료의 중요한 부분으로 만들기 위해 자신의 시술을 변경하는 것에 하나같이 주저하였다."[107] 옥스퍼드의 전통주의자들은 버던 샌더슨이 생리학 실험실의 활동을 보충하기 위하여 실험실 과학의 추가 과정을 만드는 것을 방해하는 데 상당 부분 성공하였다. 최근 한 학생의 기록에 따르면 "그는 생리학이 의학 진료를 바꿀 수 있는 잠재력이 있다고 믿는 소수에 속했다."[108] 영국에서 실험실 교육의 가장 성공적인 창조자였던 미쉘 포스터조차 케임브리지에서 조지 패짓과 같은 임상가의 반대에 종종 부딪혔는데, 조지 패짓은 충분한 기간의 과학적인 준비를 마칠 때까지 임상 공부를 연기하자는 포스터의

계획에 대하여 '열정적으로' 반대하였다.[109]

미국에서 실험실 과학에 대한 저항

미국 실무학교에서는 많은 비슷한 이유로 독일에서 실험실 훈련을 받았던 소수의 교사가 교육 과정의 주요한 방향 조정에 대해 상당한 저항에 직면하였다.[110] 비록 1870년대에 실험실 과학을 교육 과정에 도입하려는 중요한 단계가 진행되었지만, 교육 방법으로서 실험실의 추가적인 확장은 많은 임상가에게 '위험한 도깨비불'로 여겨졌다.[111] 동물의 몸이 기능을 수행하는 방법을 직접 관찰하여 배우는 것의 교육적인 가치는 인정하면서도, 그들은 학생들이 스스로 실험을 끝없이 반복할 필요가 있는지에 대하여 종종 심각하게 의문을 제기하였다.

이러한 훈련이 더 많은 시간을 클리닉이나 병원에서 보내는 것에 비해 의사에게 실제 진료에 어떠한 도움을 줄 것인가? 고령의 알프레드 스틸은 1883년에 펜실베이니아에서 주임 교수 자리를 떠나면서 실험실 과학이 점점 더 강조되는 것에 대해 매우 우려하였고, 이러한 강조가 병상 관찰과 '경험적인 사실'에 대한 학생들의 헌신을 감소시키는 것을 두려워했다.[112] 늦게는 1902년에 의사들을 위한 조언이 담긴 유명한 책의 저자는 학생과 개업의 모두에게 과학에 관한 주장을 조심하라면서 새로운 시술이나 이론을 받아들이기 전에 "나에게 이것의 유용성은 무엇인가?"라고 자문해보라고 조언하였다.[113]

비록 1880년까지 생리학과 실험실 학습을 포함한 다른 과학 과정이 다수의 학교에 개설되었지만, 일반적으로 세기말이 되어서야 학생들이 그 과정을 듣도록 요구되었다. 사실 인기 있는 임상 과정에 비해 등록한 학생 수는 그다지 많지 않았다. 비록 많은 이들은 질병이 건강한 조직과 세포에 어떤 영향을 미치는지 설명하는 데에는 이러한 과정이 중요하다는 것을 믿었지만, 의사가 될 이들이 병상에서 무엇을 해야 하는지 가르치는 데에는 거의 도움이 되지 않는다고 여겼다. 유럽 대륙에서보다 미국과 영국의 교사들은 각 환자의 질병의 독자성을 지속적으로 강조하였다. 치료는 특정 질병에 적용될 수도 있고 그렇지 않을 수도 있는 과학 법칙이 아니라 수 세기 동안 축적된 경험에 의존해야 한다고 믿었다. 1883년 존경받는 임상가 오스틴 플린트^{Austin} ^{Flint}가 말하기를, 개업의는 "물리학과 관련된 정확성을 가진 사실과 법칙을 다루지 않는다."[114]

특히 해외에서 실험실 훈련을 받은 이들에 의한 독일식 교육 방법에 대한 초기의 칭송은 이제 평균적인 개업의에 있어서 그 가치에 의문을 제기한 비평가들에 의해 반박되었다. 1872년에 미국의사협회 학회에서 한 연자는 다음과 같이 말했다. "독일은 의학교육 시스템의 완벽성이 갖추어진 의학 유토피아로 여겨지고 있는데, 그들은 가장 큰 규모의 병원을 가지고 있고 그들의 실험실은 가장 넓고 가장 잘 갖춰져 있다." 하지만 그는 '완벽히 솔직한 마음으로' 물었다. 그 모든 것이 도달한 것이 무엇인가? 이 시기 독일에서의 약 처방은 죽음을 받아들이는 것보다 조금 나을까? 그들의 병원에서 위약이 치료법을 대신하지는 않나? 질병이 경과를 빠르게 밟아가고 있는 동안 의사는 멍하니 서서 자연이 이기는지 지는지를 지켜보려고 기다리면서 단지 시신에서 그 파괴의 흔적을 추적하는 것만이 주된 의도인 것처럼 보인다. 미국 의학도 결국에는 이 무시무시한 모습에 도달할지 모르지만, 나는 어떠한 박애주의자도 그날을 볼 만큼 인내심은 없을 것이라

고 확신한다.[115]

프랑스 클리닉과 '보조' 과학

이 비슷한 시기의 프랑스에서 실험실 교육은 의학교육 과정에 대한 영향에 있어서 독일과 영어권 나라의 중간에 서 있었다. 프랑스의 실험실 과정들은 영국이나 미국에 비하여 더 널리 퍼져 있었고 더 많은 재정적인 지원을 받았지만, 여전히 독일보다는 뒤처져 있었다. 실험실 과정은 항상 프랑스 교육의 강력한 임상적 핵심의 '보조'로 기획되었다. 임상적인 판단이 점점 덜 중요해지는 독일에서보다 의학이 과학이 되는 문제를 훨씬 덜 논의하였다.

그럼에도 불구하고 교육 과정에서 실험실 과정이 차지하는 비중이 증가하자 임상가와 실험실 교사와의 긴장은 고조되었다. 한 관리자는 이렇게 썼다. "의학교는 개업의를 훈련하기로 되어 있었기 때문에 많은 의사에게 과학에 관한 새로운 강조는 이해하기 어려웠다." 독일에서처럼 학생들은 과학 공부로 강조점이 옮겨감에 따라 클리닉이 과밀해진 것을 걱정하였다. 1889년 릴의 새로운 학교의 학장은 "과학 학습의 과도한 확대로 인해 임상 학습이 감소하였다고 교수진이 만장일치로 선언했다"라고 불평하였다.

1890년 이후

1890년까지 미래에 과학과 실험실 과정이 교육 과정에서 얼마나 큰 자리를 차지할지 명확하지 않았다. 모든 나라에서 소란과 불확실성이 과학적 교육과 클리닉 사이의 경계를 표시하였다. 심지어 독일에서는 의사 수련에 있어 자연과학의 지배에 대한 격렬한 반대 공격이 시작되고 있었다. 일부 의견과는 달리, 실험실 과학의 추가적인 진전은 현재까지 피할 수 없거나 멈출 수 없는 것이 아니었다. 웰츠가 1892년 "흐름이 불가항력으로 바른 방향으로 시작되었다"라고 선언했을 때, 그는 역사적인 확실성을 이야기함으로써 동료 십자군을 격려하고자 했다.[117]

교수진 기록, 의학저널, 당대의 글에서 발견된 당시 유럽과 미국의 교육 과정을 둘러싼 갈등에 대한 검토는 다른 가능한 결과들을 제안한다. 1890년에는 과학이 의학교육에 미치는 영향에 대한 성난 의심과 심각한 보류가 줄어들지 않고 더욱 커졌다. 많은 교육자에게 임상교육의 쇠퇴는 의학에서 과학을 느리게 받아들이는 것보다 훨씬 더 큰 걱정이었다. 대학 바깥에서 의학에 대한 실무교육은 영국과 미국 모두에서 축소되지 않고 확대되었다. 독일의 교육학적 승리의 핵심인 대학의 의학교육은 다른 곳에서는 단지 서서히 기반을 마련하고 있었는데, 영미권에서는 의학교육의 아주 작은 부분만을 차지하고 있었고 프랑스에서는 아직 실현되지 않았다. 케네스 러드미러가 미국의 1870년대와 1880년대에 관해 적었던 내용—"근대 의학교육의 운명은 여전히 매우 불확실했다"—은 대서양 건너편의 다른 나라에서도 똑같이 사실이었다.[118]

20세기 실험실 혁명의 최종적인 성공과 의학에서 대학교육의 승리를 설명하는 것의 대부분은 1890년 이후의 발전이다. 미생물학이라는 새로운 실험실 과학이 질병을 진단하고 조절하는 데 이룩한 세기말의 대단한 성취가 중요하게 작용하였다. 이제는 인류 역사상 처음으로 의학이 수십 가지의 오래된 고통의 근원을 높은 수준의 정확도로 판별할 수 있었고, 그들 중 많은 것들을 궁극적으로 정복할 것이라는 약속을 할 수 있었다. 의사들은 질병 치료에 있어서 비정규 의료인과 동등한 조건으로 경쟁하지 않았으며, 무균 처치의 외과적인 성공은 모든 사람이 보기에도 명백하였다.

동시에 과학적 의학의 약속과 유용성에 대한 대중의 인식이 높아지면서 정부, 대학 지도자, 기부자들이 의학 공부를 지원하고 규제하는 데 더 적극적으로 개입하도록 촉진하였다. 생활수준의 향상, 새로운 사회복지 프로그램, 높은 수준의 교육 그리고 중요한 시점에서 개인의 우연한 역할이 의학교육의 이후 방향을 좌우하였다. 20세기 초반까지 주요 교육적 질문은 더 이상 의학 훈련에서 과학이나 실험실의 위상이 아니었으며, '어떻게 클리닉을 더 과학적으로 만들고 수련 중인 학생들에게 더 접근이 용이하도록 할 것인가'였다.

제10장 원주

1   Guy's Hospital Gazette, December 7, 1872, p. 41, and January 24, 1874, p. 129.

2   Transactions of the Fifth Annual Meeting of the Kansas Academy of Science 1 (1872): 3.

3   D. Basham, "Somc Observations on the Early Medical History of Wichita," Medical Bulletin (Wichita) 6 (1936): 8.

4   Theodore Zeldin, France, 1848-1945, 2 vols. (Oxford: Clarendon Press, 1977), 2:320.

5   Henry J. Bigclow, Medical Education in America (Cambridge, MA: Welch, Bigelow, 1871), 67-75. This paragraph is adapted from my American Doctors and German Universities: A Chapter in International Intellectual Relations, 1870-1914 (Lincoln: University of Nebraska Press, Landmark edition, 1987), 14-15.

6   Reglemente für die Prüfung der Arzte und Zahnärzte vom 25. September 1869 (Berlin: August Hirschwald, 1869).

7   "Gesetzblatt für Elsass-Lothringen, 28 April 1872," GSPK, Merseburg, 2.2.1., Nr. 21693.

8   John E. Craig, "A Mission for German Learning: The University of Strasbourg and Alsatian Society, 1870-1918" (Ph.D. diss., Stanford University, 1963), 4, 90-92.

9   Ibid., 250.

10   Verzeichnis der Vorlesungen welche an der Universitlt Strassburg im Sommersemcstcr 1872 von 1. Mai bis zum 15. Augustgehalten werden (Strasbourg: Hertz, 1872), 1-3. See also official correspondence in GSPK, Merseburg, 2.2.1, Nr. 21693 (1871-82).

11   William H. Welch to sister, May 15, 1876, Welch Papers, Alan M. Chesney Medical Archives, Johns Hopkins University.

12   Craig, "Mission for German Learning," 343, table 4.

13   Georg Weisz, "Reform and Conflict in French Medical Education, 1870-1914," in The Organization of Science and Technology in France, 1808-1914, ed. Robert Fox and Georg Weisz (Cambridge: Cambridge University Press, 1980), 69.

14   See, for example, the discussion of criticisms in the French press in Lyon medical 19 (1875): 573-76.

15   Léon Le Fort, Etude sur l'organisation de la medecine en France et à l'étranger (Paris: Germer Bailliere, 1874), 72.

16   Rapport sur la reforme des etudes médicales, February 10, 1871, 6, 11, Archives nationales, AJ16 6357.

17   Germaine Picard, "La regiementation des etudes médicales en France: Son evolution de la revolution a nos jours" (med. diss., University of Paris, 1967), 29.

18   Letter of December 14, 1872, Archives nationales, AJ16 6555.

19   Lyon médical 12 (1873): 73.

20   Paul Bert, Rapport sur la creation de nouvelles facultés de médecine presente a l'Assemblee nationale (Paris: Delagrave, 1874), 9, 106, 117-18, 121-29, Archives nationales, AJ16 6357.

21   letter and printed statement by M. Cazese, Archives nationales, AJ16 6685.

22   E. Chauflard, Rapport sur la réorganisation des cours complémentaire de la faculté de médecine de Paris, 1875, Archives nationales, AJ16 6356.

23 Decret portant réglement d'administration publique detérminant les con-
    ditions d'études exigées, des aspirans au grade de docteur en medecine,
    June 20, 1878, Archives nationales, AJ16 6356.

24 Weisz, "Reform and Conflict," 69-77.

25 E. Chauffard, "De la situation de l'enseignement médical en France," Re-
    vue des deux mondes, 1878, pp. 165-66.

26 Weisz, "Reform and Conflict," 77.

27 Henry Hun, A Guide to American Medical Students in Europe (New York:
    William Wood, 1883), 97,99.

28 J°in Shaw Billings, "Higher Medical Education," American Journal of
    the Medical Science 76 (1878): 184.

29 House of Commons, Select Committee on Medical Act, Special Report
    from the Select Committee, together with the Proceedings of the Com-
    mittee, Minutes of Evidence, Appendix, and Index (London: House of Com-
    mons, 1879), 1-2.

30 D. R. Haldane, General Medical Council, to Board of Medical Studies,
    Cambridge, November 11, 1880, University of Cambridge Archive; June
    Jones, "Science, Utility and the 'Second City of the Empire': The Sciences
    and Especially the Medical Sciences at Liverpool University, 1881-1925"
    (Ph.D. diss., University of Manchester, 1989), 149-50.

31 Gerald L. Geison, Michael Foster and the Cambridge School of Physi-
    ol0tgy: The Scientific Enterprise in Late Victorian Society (Princeton, NJ:
    Princeton University Press, 1978), 151.

32 Peter Alter, The Reluctant Patron: Science and the State in Britain, 1850-
    1920 (Oxford: Berg, 1987), 28-29.

33 Michael Sanderson, The Universities in the 'Nineteenth Century (London:

Routledge & Kegan Paul, 1975), 142M3.

34   Jones, "Science, Utility and the 'Second City'" 150; see also the references
      to T. H. Huxley in Reports to the Court of Governors and Minutes of
      the Court of the Owens College, manuscript, Manchester Collection,
      F41i, Rylands Library, University of Manchester.

35   Arthur Gangee, Studies from the Physiological Laboratory at Owens Col-
      lege (Cambridge: Cambridge University Press, 1877), 1. The references to Cam-
      bridge and University College London are discussed in the pages ahead.

36   Senate Minutes, Owens Extension College, February 14, 1874 and
      March 12, 1881, University Archive, Manchester.

37   Jones, "Science, Utility and the 'Second City'," 150-51.

38   Leeds School of Medicine, Minutes of Council, July 22, 1871, June 22,
      1872, July 29, 1875, University of Leeds Archive.

39   Henry A. Ormerod, The Early History of the Liverpool Medical School
      from 1834 to 1877(Liverpool: C. Tinling, 1954), 48-49.

40   Stella V. F. Butler, "Science and the Education of Doctors in the Nine-
      teenth Century: A Study of British Medical Schools with Particular Refer-
      ence to the Development and Uses of Physiology" (Ph.D. diss., University of
      Manchester, 1981), 67-68.

41   Ibid., 160.

42   Michael Foster, On Medical Education # Cambridge (London: Macmillan,
      1878), 4.

43   Geison, Michael Foster, 117. I am indebted to Geison's account for much
      of this paragraph.

44   Ibid., 173, table 1.

45   Foster, Medical Education, 20.

46   Billings, "Higher Medical Education," 189.

47   John Burdon Sanderson to Council, University College, April 1872, copy in William Sharpey Papers, Archive, University College of London. Emphasis in original.

48   Notebook, 1870, William Rutherford Papers, University of Edinburgh Archive.

49   Lancer, 1871, p. 707.

50   Butler, "Science and the Education of Doctors," 95-103.

51   Steven W. Sturdy, "A Co-ordinated Whole: The Life and Work of John Scott Haldane" (Ph.D. diss., University of Edinburgh, 1987), 83.

52   Florence R. Sabin, Franklin Paine Mall: The Story of a. Mind (Baltimore: Johns Hopkins University Press, 1934), 29.

53   Ibid., 64.

54   Kenneth M. Ludmerer, Learning to Heal: The Development of American Medical Education (New York: Basic Books, 1985), 3846, 191-206.

55   Thomas N. Bonner, Medicine in Chicago, 1850-1950: A Chapter in the Social and Scientific Development of a City, 2nd ed. (Urbana: University of Illinois Press, 1991), 234.

56   Medical News 16 (1895): 22; Irving S. Cutter, uThe School of Medicine," in Higher Education in America, ed. Raymond A. Kent (Boston: Ginn, 1930), 344, table VI.

57   Leavenworth Medical Herald, 1 (1868): 576. Emphasis in original.

58   Stanford E. Chailie, "The Medical Colleges, the Medical Profession, and

the Public," New Orleans Medical and Surgical Journal 11 (1874): 822.

59 William Pepper, Higher Medical Education, The True Interest of the Public and the Profession: Two Addresses delivered before the Medical Department of the University of Pennsylvania on October 7, 1877, and October 2, 1893 (Philadelphia: Lippincott, 1894), 24, 30. The remarks cited are from his 1877 address.

60 Quoted in Simon Flexner and James T. Flexner, William Henry Welch and the Heroic Age of American Medicine (New York: Dover, 1941), 113.

61 Charles W. Eliot, Annual Report of the President of Harvard College, 1869-70 (Boston, 1870), 26.

62 Johns Hopkins Hospital, Five Essays relating to the Construction, Organization & Management of Hospitals (New York: William Wood, 1875), 3.

63 Ibid., 3-4.

64 "Inaugural Address," Charles W. Eliot: The Man and His Beliefs, ed. William A. Neil-son, 2 vols. (New York: Harper, 1926), 1:6.

65 Kenneth M. Ludmerer, "Reform at Harvard Medical School, 1869-1909," Bulletin of the History of Medicine 55 (1981): 348.

66 John Harley Warner, "Physiology," in The Education of American Physicians: Historical Essays, ed. Ronald L. Numbers (Berkeley and Los Angeles: University of California Press, 1980), 63. For a full account of the development of physiology at Michigan, see Horace W. Davenport, "Physiology, 1850-1923: The View from Michigan," supplement to The Physiologist 25 (1982): v-63.

67 Russell H. Chittenden, The Development of Physiological Chemistry in the United States (New York: Chemical Catalog Company, 1930), 33-34.

68 Gert H. Brieger, "The California Origins of the Johns Hopkins Medical

School," Bulletin of the History of Medicine 51 (1977): 346-50.

69 Oliver W. Holmes, "Endowment of the Harvard Medical School," in
    The New Century and the New Building of the Harvard Medical School,
    1783-1883 (Cambridge, MA: Wilson, 1884), 52.

70 Stewart Wolf, foreword to Mark D. Altschule, Essays on the Rise and
    Decline of Bed-side Medicine (Bangor, PA: Totts Gap Medica! Research Labora-
    tories, 1989), vii.

71 Johanna Bieker, "Medical Students-To the Bed-side or to the Laboratory?
    The Emergence of Laboratory-training in German Medical Education,
    1870-1900," Clio Medica 21 (1987-88): 36.

72 Charles S. Minot, UA Grave Defect in Our Medical Education," Boston
    Medical and Surgical Journal 105 (1881): 565.

73 Franklin P Mall, "The Value of Research in the Medical School," Michi-
    gan Alum- nus, 1904, 395-96.

74 Quoted in Claudia Huerkamp, Der Aufstieg der Arzte im 19 Jahrhun-
    dert: Vom gelehrten Stand zum professionellen Experten: Das Beispiel
    Preussens (Gottingen: Vandenhoeck. & Ruprecht, 1985), 97.

75 Bernard Naunyn, Erinnerungen Gedanken und Meinungen (Munich:
    Bergmann, 1925), 128.

76 Adolf Gusserow, Zur Geschichte und Methode des klinischen Unterrichts
    (Berlin: Gustav Lange, 1879), 26.

77 Bieker, "Medical Students," 26.

78 Dieter Irrgang, "Aspekte der Ausbildung des Mediziners im
    deutschsprachigen Kul- turraum zwischcn 1872 und 1901 anhand von
    Selbstzeugnissen deutscher Arzte" (med. diss., University of Bonn, 1989), 24.

79   Wilhelm Ebstein, "Uber die Entwicklung des klinischen Unterrichts an der Gottinger Hochschule und uber die heutigen Aufgaben der medizinischen Klinik," Klinisches Jahrbuch 1 (1889): 97.

80   Paul K. Underhill, "Science, Professionalism and the Development of Medical Education in England: An Historical Sociology" (Ph.D. diss., University of Edinburgh, 1987), 531.

81   Eduard Jaeger, Ein freies Wort uber medicinische Unterrichts und Prüfungsnormen (Leipzig: Otto Wigand, 1867), 21, 80.

82   Der medicinische Unterricht an der Wiener Hochschule und seine Gebrechen, von einigen Studenten (Vienna: G. J. Manz, 1869), 6-8.

83   Helmut Wyklicky and Manfred Skopec, "The Development of Clinical Instruction in Vienna," in History of Medical Education, ed. Teizo Ogawa (Tokyo: Saikon, 1983), 143.

84   Theodor Billroth, 《Aphorismen zum Lehren und Lernen der medicinischen Wissenschaften》" 2nd ed. (Vienna: Carl Gerold's Sohn, 1886), 51.

85   Theodor Billroth, The Medical Sciences in the German Universities, trans. from German (New York: Macmillan, 1924), 44. The original German edition was published in 1876.

86   J. Dumreicher, Uber die Nothwendigkeit von Reformen des Unterrichtes an den Medi cinischen Facultäten Osterreichs (Vienna: Alfred Holder, 1878), 6-7, 15.

87   Hugo von Zicmssen, "Uber den klinischen Unterricht in Deutschland," Deutsches Archiv für klinische Medicin 13 (1874): 13.

88   Adolf von Strumpell, Uber den medizinisch-klinischen Unterricht: Erfährungen und Vorschläge (Leipzig and Erlangen: Deichert, 1901), 11.

89   Irrgang, "Aspekte der Ausbildung des Mediziners," 70-71.

90 Ibid., 71.

91 Ibid., 78.

92 Ibid., 79, 83.

93 Friedrich Mosier, "Uber den Unterricht in der medizinischen Klinik zu Greifswald," Klinisches Jahrbuch 1 (1889): 117.

94 Fielding H. Garrison, John Shaw Billings (New York: Putnam, 1915), 198.

95 Harvey Cushing, The Lift of Sir William Osler (New York: Oxford University Press, 1940),218.

96 Charles F. Withington, "Medical Teaching in Germany," Boston Medical and Surgical Journal 129 (1893): 586-87.

97 Undated reprint from Arztliches Vereinsblatt [1893], in GSPK, Merseburg, 76 Va, Sekt. l,Tit. VII, Nr. 67.

98 Theodor Puschmann, Betrachtungen über unser medicinisches Unterrichtswesen (Vienna: Georg Szelinski, 1886), 13.

99 Billroth, Aphorismen, 33.

100 W. Nagel, "Uber das medicinische Studium in England in Vergleich mit Deutschland," Berliner klinische Wochenschrift 30 (1893): 858, 932.

101 Cited by Kenneth D. Keele, The Evolution of Clinical Methods in Medicine (London: Pitman, 1963), 105.

102 Underhill, "Science, Professionalism and the Development of Medical Education," 494.

103 Zachary Cope, The History of St. Mary's Hospital Medical School (London: William Heinemann, 1954), 81.

104 London Hospital Medical College, Minutes of College Board, February 26, 1884, London Hospital Archive.

105 Guy's Hospital Gazette 7 (1875): 1.

106 Sturdy, "A Co-ordinated Whole," 83.

107 L. S. Jacyna, "The Laboratory and the Clinic: The Impact of Pathology on Surgical Diagnosis in the Glasgow Western Infirmary, 1875-1910," Bulletin of the History of Medicine 62 (1988): 396. Jacyna의 결론은 이러하다. "임상의학의 인테그리티와 자율성의 전통은 …… 새로운 실험 과학에 뚜렷하게 저항적이었다." (p. 405).

108 From a paper by Terrie M. Romano, "John Burdon Sanderson and the Oxford School of Physiology," presented at the annual meeting of the American Association for the History' of Medicine, May 2, 1992. 이 논문을 보내준 Dr. Romano에게 사의를 표한다.

109 Report of the Special Board for Medicine, Proposed for Confirmation by the Senate, November 12, 1883, University of Cambridge Archive, CUR 28.4.2.

110 미국 의학교에서 실험실의 발전에 관한 최고의 설명은 다음 책 참조. Ludmerer, Learning to Heal; William G. Rothstein, American Medical Schools and the Practice of Medicine: A History (New York: Oxford University Press, 1987); Gerald L. Geison, cd., Physiology in the American Context, 1850-1940 (Bethesda, MD: American Physiological Society, 1987); and W. Bruce Fye, The Development of American Physiology: Scientific Medicine in the 'Nineteenth Century (Baltimore: Johns Hopkins University Press, 1987).

111 Charles E. Rosenberg, "The Therapeutic Revolution," in The Therapeutic Revolution: Essays in the Social History of American Medicine, cd. Morris J. Vogel and Charles E. Rosenberg (Philadelphia: University of Pennsylvania

Press, 1979), 20.

112 Alfred Stille, "An Address delivered to the Medical Class of the University of Pennsylvania, on withdrawing from his Chair," Medical News44 (1884): 433.

113 D. W. Cathell and William T. Cathcll, Book on the Physician Himself, and Things that concern his Reputation and Success, 11th cd. (Philadelphia: Davis, 1902), 109.

114 다음 논문에서 인용. John Harley Warner, "Ideals of Science and Their Discontents in Late Nineteenth-Century American Medicine," Isis 82 (1991): 467.

115 Medical Record 7 (1872): 172.

116 Weisz, "Reform and Conflict in French Medical

117 William Henry Welch, "The Advancement of Medical Education," in William Henry Welch, Papers and Addresses, 3 vols. (Baltimore: Johns Hopkins University Press, 1920), 3:44. 이는 1892년 하버드 의대의 한 연설문에서 인용하였다.

118 Ludmerer, Learning to Heal, 62.

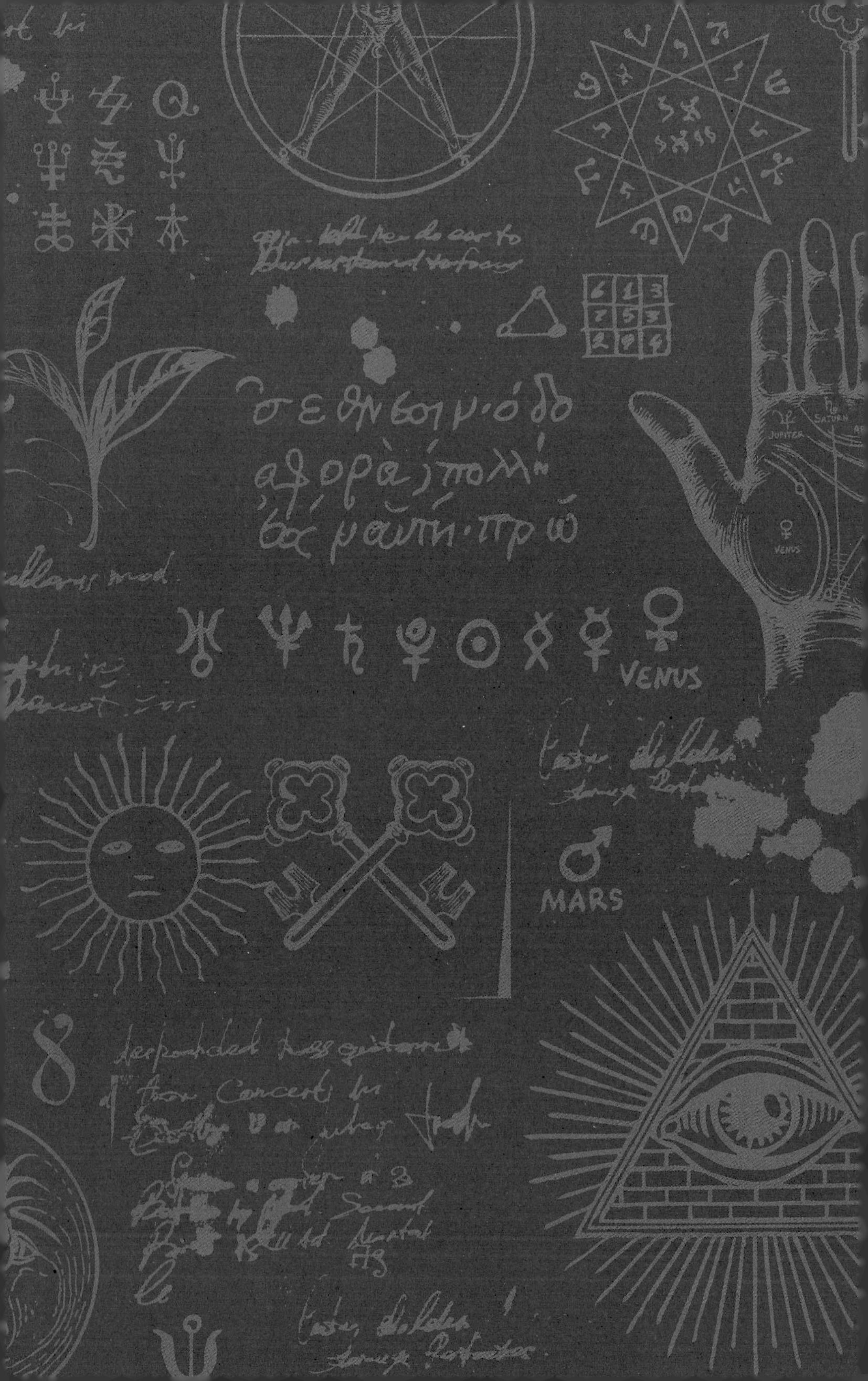
JUPITER
SATURN
VENUS
VENUS
MARS

의학교육의
대학 표준을 향하여,
1890~1920년

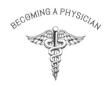

19세기가 저물어가는 즈음, 실험실 과학이 도입되었음에도 불구하고 (또는 어쩌면 그 때문에) 의학교육 과정의 미래 모습에 대한 불확실성은 여전히 상당 부분 남아 있었다. 의학교에서는 변화의 흐름이 이미 빠르게 이루어지고 있었고 모든 국가에서는 교육 환경도 변화하고 있었지만, 의학교육에서 과학과 실험실이 차지하는 위치, 임상의학을 가장 잘 가르치는 방법, 의학교육을 준비하는 가장 좋은 방법, 교육 순서, 실습을 위한 최소한의 요건, 졸업 후 의학교육postgraduate study의 중요성과 같은 기본적인 문제에 대해서는 여전히 의견이 분분했다. 1897년 미국의 한 교수는 청중에게 '동요와 격렬한 재조정'은 '의학 역사상 주목할 만한 시대'에 모든 의학교의 삶의 특징을 보여준다고 말했다.[1]

한 세기 전, 변화의 시대와 마찬가지로 학생들은 다시 난감한 선택에 직면했다. 오랫동안 고민한 질문들이 새로운 형태로 등장했다. 의학에서 실무 학습practical study은 대학에서 수행되었는가? 훈련을 받는 모든 학생에게 병상 교육이 여전히 필요한가, 아니면 탁월하게 수행되는 임상 시연이 더 나은 선택일까? 학생들은 과학의 진정한 의미와 의학 분야에서 과학의 가능성을 이해하기 위해 실험실에서 학생 스스로 실험을 수행해야 하는가, 아니면 이 과정이 대부분의 학생들에게는 시간 낭비인가?

대학은 이제 첨단 과학, 독창적인 연구, 과학 실험실의 본거지가 되었다. 그렇다면 대학은 미래 의학을 배울 수 있는 유일한 장소인가? 1890년대 영미권에서 의학교육의 주축이었던 수많은 병원과 독립적인 학교들은 어떻게 볼 것인가? 그들은 여전히 의학교육에서 자리를 차지하고 있는가?

지속되는 국가 간의 차이

이러한 질문과 다른 질문에 대해 떠들썩한 논쟁이 종종 벌어지는 와중에도 교육 사업teaching enterprise은 국가의 강력한 문화적 차이에 의해 형성되었다. 19세기 말, 서구 세계는 정치뿐만 아니라 과학과 의학의 발전을 통해 새로운 국가적 정체성과 자부심을 경험하고 있었다. 통일 독일의 거센 민족주의와 산업과학의 힘은 그곳에서 공부하는 의사들에게 명확하게 드러나, 유럽의 많은 사람들을 두렵게 만들었다. 특히 프랑스 지도자들은 자국의 과학과 산업의 토대를 모색하면서 오랜 숙적이었던 영국과의 과학 및 외교 관계를 점점 더 가깝게 유지하기 시작하였다.

영국의 정치가들은 그들의 경제력과 군사력, 교육체계가 독일에 비해 쇠퇴하고 있다는 것을 인식하자, 영국의 교육 및 과학 분야의 성과에 새로운 관심을 보이며 미국과 새로운 화해를 모색했다. 그리고 미국에서는 수십 년 동안 내부 성장과 국가적 문제에 몰두해 온 지도자들이 국가의 산업력과 과학적 잠재력에 대한 새로운 시각으로 국경 밖을 바라보기 시작했다. 이러한 세계적인 사건들이 변화하는 가운데 고등교육과 의학 분야에서는 많은 일들이 일어났다.

실험실과 과학의 역할에 대한 인식이 널리 퍼져 있던 독일 제국에서만 대학이 의학교육의 지배적인 장소로 확고하게 자리를 잡았다. 오스트리아와 스위스의 학교를 제외한 신제국[new Reich]의 21개 대학에서 의학을 전공하는 학생 수는 1890년까지 거의 9,000명으로 증가하였는데, 이는 프랑스에 있는 16개 중등학교와 7개 대학교에 7,000명, 영국에 있는 모든 종류의 의학교 35개에 다소 적은 수가 퍼져 있었던 것과 비교되었다.[2] 1898년에 영국 리버풀의 한 편집자는 "의학교육의 10분의 9"는 여전히 "어떤 대학교와도 연계되지 않은 학교에서 수행되었다"라고 과장하여 표현하였다.[3]

이와 동시에, 미국과 캐나다에서는 대학이 아닌 의학교[nonuniversity schools]의 수가 급증하면서 의학교 등록이 유럽보다 더 빠르게 증가하고 있었다. 일리노이 주 보건국이 수집한 통계에 따르면, 1890년 미국 내 13개 학교를 제외한 총 148개의 다양한 특성의 의학교에서 16,000명의 학생이 의학 공부를 하고 있었다. 이 중 2,000명은 미국에 있는 동종요법, 절충의학, 정골요법을 배우는 24개 학교에 등록했으며 대학교에 있는 의과대학에서 공부한 사람은 소수에 불과했다.[4]

의학교육의 형태를 결정하는 국가의 권한은 영국이나 미국에 비해 유럽이 여전히 비교할 수 없을 정도로 컸다. 1883년 베를린에서 제국의 권력이 최종적으로 통합된 후, 신독일 제국은 의학교육을 받는 구성원의 과밀화에 대한 각료 및 전문가들의 우려와 교육 과정에 대한 압박의 증가로 인하여 모든 학생의 의학교육 기간을 9학기로 연장했다. 교육 과정에서 병상 경험에 할애되는 시간이 줄어드는 것을 대체하기 위해 '실습 학년'을 추가해야 한다는 압력도 커지고 있었다. 1890년과 1891년에 해마다 열리는 '의사의 날' 대회에 모인 전국의 의사 대표들은 베를린에서 의사가 진료할 수 있도록 허용하기 전에 '병원 어시스턴트'로서 5년의 경력을 요구할 것을 촉구했다.[5] 1893년 무렵 정부는 대학 교수진에게 기밀 제안서를 보냈는데, 이 제안서에는 이러한 추가 기간 1년을 제안하는 내용이 포함되어 있었다.[6] 더 이상 학습 기간을 연장하면 의학이 '부유층의 독점물'이 될 것이라는 주장이 제기되면서 8년간의 집중적인 논의와 논쟁 끝에, 정부는 1901년에 병원 실습 기간을 추가할 것을 결정하였다.[7]

프랑스에서는 의사 단체와 지방 의과대학이 중앙 집중식 통제에 대해 새로운 이의를 제기했음에도 불구하고, 의학교육에 대한 의사결정이 오랫동안 파리에 집중되어 있는 상황은 변함이 없었다. 예를 들어 몽펠리에 의대 교수진은 1881년 지방으로 교수와 학생을 유치하기 위해 제안한 교육부의 요청에 대해, 교육부 장관의 연설을 인용하여 "프랑스가 파리에 흡수되어 프랑스도 고통받고 파리도 고통받는 끔찍한 상황"이라고 개탄했다. 몽펠리에 의사들은 정부가 "자유 토론과 자유 과학이 진보의 절대 조건이라고 모두가 선언하는 이 시기에 관제 과학을 만들고 있다"라고 비난하였다.[8] 파리에서 병원의 교수 및 연구 임용을 관리하는 '콩쿠르'라는 독특한 국가 시스템은 파리 의사들을 최상위 계급으로 하는 의료 카스트 제도를 만든다는 비평가들의 비난을 받기도 했다. 1892년 의사조합과 같은 단체[syndicats]의 압력이 거세지자, 정부는 마침내 오피시에 드 상테를 폐지하고 고등학교 및 대학 예비학교에서 의학의 더 나은 준비 과정을 가르치기로 결정하였다.

이로써 프랑스는 약 40년 전에 독일이 개척했던 의학의 '단일 포털'을 구축했다. 이듬해, 수십 년의 고민 끝에 정부는 의학생을 위한 과학 예비 과정인 P.C.N[Certificat d'etudes physiques, chemiques, et naturelles]을 개설하였고, 이는 의학교가 아닌 전국의 과학 학교[schools of science]에 맡겨졌다. 고등교육 책임자인 루이 리아르[Louis Liard]가 선언한 이 변화는 의학이 이제 공부를 시작하기 전에 그 방법을 이해해야 하는 '실험과학'이라는 사실을 인식하게 했을 뿐이었다.[9] 그러나 파리의 이러한 조치는 대중적이지 못했고, 학생들에게 학습 시간과 비용을 더 부과함으로써 '똑똑하지만 가난한 사람들'을 의학에서 배제하는 이러한 조치를 '비민주적'이라고 했던 이급 의학 교수진으로부터 강력한 저항을 받았다.[10]

유럽 대륙을 넘어 영국과 미국의 의학교육에 대한 자유로운 사업 구조는 전문가와 대중의 압력에 무너지기 시작했지만, 세기가 끝날 무렵에도 여전히 큰 변화가 없었다. 1879년 의회위원회는 런던에 있는 병원 의학교의 거버넌스에 대하여 질문하였고, 이에 대해 오랫동안 정부에서 일했던 존 사이먼[John Simon]은 미국 학교에도 동일하게 적용 가능한 단어로 "완전히 모험적인 사설 학교"라고 대답했다.[11] 수상 경력이 있는 글을 쓴 한 저자에 따르면, 영국 의학교육의 주요 특징은 "독립적이고 서로 경쟁하는 여러 의학교가 존재하며, 이들은 국가에 의해 완전히 통제되지는 않지만 19개의 면허 기구에 충실하다"는 것이다.[12]

점점 영향력이 커지고 있는 GMC가 제시하는 '권장사항'은 여전히 분열된 기관을 설득하고 본보기를 보여줌으로써만 그 효과를 볼 수 있었다. 예를 들어 1879년 GMC는 지원자들이 의학교에 입학하기 전에 물리학, 화학, 생물학 과정을 이수하도록 강력하게 추진하기 시작했지만 케임브리지와 다른 면허 기구가 그 변경에 동의하기 전까지는 성과를 거두지 못했다.[13] 1903년까지만 해도 의회의 한 의사는 GMC가 5년제 의학교육을 강력하게 지지하고 모든 의과대학에 세균학과 생리학 실험실의 설립을 촉구한다는 이유로 GMC의 폐지를 요구하였다.[14]

미국에서는 다른 국가에 비해 의학교육 분야에서 정부의 역할이 가장 적었지만, 세기 말에 이르러 많은 주에서 적당한 권한을 가진 면허위원회를 설립하기 시작했다. 1890년까지 32개 주에서는 기본적인 법률을 제정하여 대부분의 경우 의사들이 자신의 졸업장을 카운티 또는 주 당국에 등록하도록 제한하였다. 일부 주, 특히 앨라배마, 미네소타, 뉴저지, 캐롤라이나, 버지니아는 모든 면허 후보자를 심사하여 그 중 일부를 거부하였다.[15]

의사 교육에 대한 통제를 강화하려는 미국의 노력은 규모가 작고 부유하지 않은 학교의 격렬한 저항을 받았다. 예를 들어, 미주리에서 1891년 '우수한' 의과대학을 3년의 교육을 제공하는 대학으로 정의하려는 움직임은 "계급 입법class legislation으로 인해 민주적이지 못하여 '가난한 젊은 사람들'에게 어려움을 주는 것"이라고 주장하는 반대의 목소리로 실패했다.[16] 가장 열렬한 개혁가 외에는 유럽에서와 같이 연방 정부가 개입할 수 있다고 희망하는 사람은 아무도 없었다. 개혁이 일어나려면 영국에서와 같이 의학교육자 자신과 의료계 동료들의 자발적인 노력, 대학의 새로운 리더십이 있어야 가능하다.

미국 연방체제의 작용과 개혁 가능성에 대해 널리 퍼진 패배주의에 당황한 외국 비평가들은 중앙정부가 중요한 문제에 대해 왜 그렇게 무력해 보이는지 이해할 수 없었다. 1894년 의료를 할 수 있는 미국의 엄청난 자유에 관해 쓴 프랑스의 한 학자가 "만약 당신이 미국에서 병에 걸린다면"이라고 쓴 글에는 "만약 당신이 미국 의사에게 맡겨진다면 하나님께 맡기는 수밖에"라고 적혀 있다.[17] 몇 달 동안 미국 의학교를 방문한 후에 한 독일인 방문자는 그의 독자들에게 쉽게 얻을 수 있는 간판charter, 의학교 건물, 6명의 '자칭' 교수만을 요구하는 의학교 시스템을 상상해보라고 요청했다.[18] 심지어 윌리엄 오슬러는 1885년 캐나다 청중들에게 연설하는 도중에 "미국 사람들처럼 영리하고 실용적인 사람들이 어떻게 이렇게 느슨하고 엉성한 의학교 시스템에 빠져들 수 있었을까?"라고 질문하였다.[19]

세기말Fin de Siecle 시스템

여러 국가 간의 차이는 필요한 예비 교육의 양, 의학교육 기간, 교육 과정의 구성 및 교육 순서에 있어서도 계속해서 존재했다. 1890년 영국에서는 학생이 대학 졸업자가 아니라면 의학 공부를 하기 전에 그리스어, 라틴어, 영어, 수학 시험에 합격해야 했다. 그러나 미국의 대다수 의학교는 여전히 입학생들에게 이를 거의 요구하지 않았다.[20] 그해 미국의 한 조사에 따르면 23개 학교는 입학 필수 요건이 전혀 없었고, 13개 학교만이 라틴어 독해 능력을 요구했다.[21] 펜실베이니아, 코넬, 예일, 위스콘신을 포함한 8개 학교는 의학생을 위한 예비과정을 자체적으로 개설하였다.[22] 이와는 대조적으로 캐나다에 있는 학교는 대체로 동일한 입학 기준을 정하였고, 한 연구에 따르면 이로 인하여 미국인들이 '굴욕적인 열등감'을 느꼈다고 말했다.[23] 그러나 세기가 바뀌면서 상황은 급격히 변화했고, 1910년까지 미국에 있는 22개의 학교는 학생을 입학시키기 전에 2년 이상의 대학 예비과정을 요구하였다.[24]

이와는 대조적으로 유럽 대륙에서는 고전적인 고등학교의 졸업장이 오랫동안 의학교 입학의 필수 조건sine qua non이었다. 프랑스와 독일에서는 보다 과학적이고 현대적인 고등학교 졸업생을 포함하도록 입학 정책을 확대하려는 움직임이 있었는데, 이에 대해 의사 단체와 의학 교수진은 강력하게 반대했다. 프랑스의 의학 교수인 조지 와이즈는 의학교를 입학하기 위한 전통적인 요건이 약화되는 것에 반대하며 "엄청나게 방어적인 조치를 취했다"라고 썼다. '모든 교수진들, 특히 의학계'에서 '기준을 낮추는 것과 교육 수준이 낮은 사람들이 프랑스의 엘리트들을 압도하는 것'에 대한 저항이 강했다.[25]

독일에서는 실업계 학교Realschulen의 졸업생들이나 자연과학과 현대 언어를 강조하는 현대 학교의 졸업생들을 의학교에 입학시키는 것에 대한 논쟁이 길고 치열했다. 반세기 동안 이 문제로 의학교, 의료 단체, 정부 부처가 논쟁을 벌였다. 1853년 초, 의학교육에 대한 책을 쓴 한 저자는 이러한 학교가 확산되고 이러한 학교의 졸업생을 받아들일 경우, 프랑스와 같이 의과대학이 '기술 직업학교technical trade schools'로 변질될 수 있다고 경고하였다.[26] 1869년 프로이센의 9개 의과대학 중에서 5개 의과대학이 실업계 학교 졸업생을 입학시키자는 제안을 부결시켰다.[27] 10년 후 대다수의 독일 의사들은 고전 교육을 받은 졸업생만이 입학할 수 있는 다른 전문직에 비해 자신들의 입지를 우려하여, 의학에 대한 관문을 더 넓히는 아이디어를 거부하기로 투표했다.[28] 인문계 김나지움의 우월성을 주장하면서, 본 대학의 교수진은 실업계 학교 졸업생들이 "실용적인 삶과 물질적인 데에만 전념한다"라고 주장했다.[29]

이 문제로 인해 그 당시 가장 유명한 의학계 명사들이 서로 대립하였다. 예를 들어 외과 의사 빌로스는 라틴어와 그리스어를 포함한, 의학을 준비하기 위한 고전적인 예비 과정을 의료인의 문화에 '필수'로 유지해야 한다고 열렬히 촉구했으며, 피르호는 고전어의 시대가 끝났다고 주장하면서 이제 '실험을 통한 자연과학', 특히 물리학과 화학이 의학을 준비하는 데 있어서 '필수'라고 했다.[30] 이 문제는 1900년이 되어서야 해결되었는데, 불만이 많았던 인문학도 빌헬름 2세가 두 종류의 졸업생 모두에게 대학을 개방하기로 했다.

또 다른 차이점은 국가적으로 의사 수련의 체제를 계속해서 분리한 것이다. 영국과 유럽은 병원 경험을 포함하여 5년 이상의 교육을 요구하도록 하였고, 모든 주요 국가는 1909년까지 그 목표를 달성했지만 미국은 더 긴 의무 교육기간을 추진하고자 했다. 1895년에는 3년제 과정이 거의 보편화되었음에도 불구하고, 전체 학생의 3분의 1만이 4년제 교육이 필요한 학교에 등록하였다.[31] 그러나 20세기 초까지 사실상 미국의 모든 학교는 4년제 프로그램을 제공했고, 한 학년의 기간은 32주에 달했다.[32]

교육 순서도 국가마다 매우 다양하게 유지되었다. 프랑스는 첫해부터 임상에 계속 중점을 두었고, 독일은 교육 기간의 절반 이상을 기초 의과학에 집중하였으며, 영국은 느슨하게 구조화된 병원 프로그램을 가지고 있기 때문에 '학생의 충실한 의지와 재량'에 따라 학생이 스스로 학습을 설계하도록 하였다. 미국은 등급화되고 유연해진 교육 과정을 가지고 있어, 1903년 새로운 주면허위원회 전국회합National Conference of State Medical Boards 의장은 '체계화 및 통합'이 절실히 필요함을 언급하였다.[33]

의학 평론가들은 한 국가의 학생들과 다른 국가의 학생들이 상당히 다른 경험을 한다는 사실에 깊은 인상을 받았다. 필연적으로 그러한 평론가들은 자국에서의 경험을 토대로 다른 나라의 교육을 바라보았다. 예를 들어, 오슬러가 파리에서 가장 인상 깊었던 것은 프랑스 학생들이 다른 학생들보다 병원 중심으로 교육을 받는다는 '하나의 이점'이었다. 그는 1905년 "영국과 독일 의학생에게는 병원이 권리로 받아들여진다. 미국에서는 허용되지만 항상 병동에 있지는 않는다"라고 하면서 파리의 학생들은 "병원이 그들의 집이고 전부이며, 의학교는 부차적인 곳이다"라고 썼다.[34]

한편 비엔나 출신 의사학자인 테오도르 푸쉬만에 따르면, 프랑스의 의학교육은 일부 사람들에게 훌륭한 임상교육을 제공했음에도 불구하고 독일에 비해 여러 가지 '한탄할 만한 결함', 특히 의과학에 대한 심도 있는 연구를 2년 차로 연기하고 (프랑스인들이 스스로 불평했듯이) 교수를 선발하는 학문 분야를 제한하는 '파리의 세부 규정'으로 인해 어려움을 겪었다. 그는 영국의 학교들도 '습득한 지식의 실제 적용 가능성에 대한 예리한 감각'이 부족한 것을 발견했고, 미국 학교에서 수여되는 학위는 '무도회에서 춤을 추는 사람들에게 수여되는 …… 상냥하지만 무의미한 학위와 같은 범주'에 속한다고 했다.[35]

프랑스의 고등교육 비평가 르네 크루셰Rene Cruchet는 독일 과학과 대학의 자율성에 대해 많은 찬사를 보내면서도 학생들의 전반적인 경험과 '임상의학의 교육'은 프랑스가 훨씬 낮다고 주장했다.[36] 영국과 미국인들은 독일의 의학교육에 대한 평가에서 자국에 없는 실험실 과학의 과정에 대해서는 감탄을 하면서도 대규모 대학에서의 임상교육에 대해서는 폄하를 하였다. 미국의 유진 세인트 자크Eugene St. Jacques는 1909년 "영국과 미국에서 그토록 중요하게 여겨졌던 클리닉 출석과 병상 교육이 독일에서는 거의 무시되고 있다"라고 썼다.[37]

대학, 실험실 과학 및 의학

이러한 차이점들이 두드러짐과 동시에, 세기가 바뀌면서 더 중요한 것은 의과학을 가르치기 위해 병원보다 더 포괄적인 구조를 구축하려는 공통적인 충동이었다. 독일에서 매우 큰 성공을 거둔 종합대학에서는 실험실 교육과 클리닉 교육을 결합하는 최선의 방법을 찾았다. 프랑스와 영국에서 오랫동안 우위를 차지했던 병원 의학교는 점점 더 과학적인 의학을 준비하기 위한 최고의 장소로서 지켜지기가 어려워졌다.

한 세기 만에 처음으로 대학은 의학교육을 위해 선호하는 장소로 재등장했다. 1870년대부터 점점 더 많은 국가들이 독일의 성과에 발맞추기 위해 새로운 대학을 설립하거나 기존 대학을 개편했다. 1920년까지 의학을 가르치는 대학교육이 유럽의 많은 지역에서 표준이 되었고, 미국과 영국에서도 거의 그러했다. 대학에서 실험실 의학과 클리닉을 융합시키는 것은 20세기 의학교육을 형성하는 데 핵심적인 발전임이 입증되었다.

이러한 빠른 변화는 많은 사람들을 놀라게 했다. 채링 크로스 병원Charing Cross Hospital의 윌리엄 헌터William Hunter 학장은 1911년 왕립위원회에서 "지난 15년 동안 큰 변화가 일어났다. 영국 의학교육의 중요한 특징은 …… 비학위non-university 과정의 의학교육과 구별됨에 따라 대학에 대한 수요가 증가하고 있는 것이다"라고 말했다.[38] 북미에서는 그러한 변화가 훨씬 더 극적이었다. 캐나다의 경우 〈캐나다 의학협회 지Canadian Medical Association Journal〉 편집자는 헌터 학장이 증언한 해에 "의학교육은 이제 전적으로 대학의 손에 있다"라고 썼다.[39] 그리고 미국의 '카네기 고등교육 재단Carnegie Foundation for the Advancement of Teaching' 회장은 "미국 의학교의 역사적 본거지는 대학"이라고 명확하게 선언하였다. 그의 통계에 따르면, 1910년까지 150개의 미국 학교 중에서 82개가 이미 '현재 단과대학 또는 대학교와 연계'되어 있었다.[40]

1875년 대학 재건이 시작된 프랑스에서는 오피시에 드 상테 직급의 폐지 및 P.C.N의 등장과 함께 1896년에 별도의 교수진이 15개 대학으로 재편성되면서 의학교육이 대학교육의 궤도에 진입했다. 역사가 해리 폴Harry Paul에 따르면, 이 기간 동안 프랑스에서 대학 과학의 성장은 그야말로 '놀라움' 그 자체였다.[41]

대학 모델의 성공은 모든 의학교육의 초석으로서 실험실 과학이 최종적으로 수용되었다는 신호였다. 미국의 사설학교, 영국의 병원, 프랑스의 오피시에 드 상테 교육 프로그램과 같은 경쟁적인 교육 기관이 살아남은 것은 근본적으로 그들이 의료 행위에 필요한 모든 필수 요소를 제공한다는 믿음에 근거했다. 1890년까지만 해도 10년 전보다 덜했지만 학생이 의과학에 대한 강의를 듣고, 과학 및 임상 현상의 시연을 보고, 해부 실습을 하고, 클리닉이나 병원에서 환자를 치료하는 법을 배우는 것이 학생에게 충분하다는 주장이 여전히 제기될 수 있었다. 그러나 세기의 마지막 몇 년 동안, 의학에 대한 과학적 이

해의 근본적인 중요성이 전폭적으로 받아들여졌다.

1890년 이후 의학교육에서 실험실과 과학 공부를 전면에 내세우게 된 것은 지난 장의 마지막에 언급한 바와 같이 세균학의 혁명이었다. 이 분야의 성과는 모든 곳의 개혁가들에게 '의학교육 과정에서 과학을 더 강조해야 한다는 설득력 있는 논거'를 제공했다.[42] 이전의 어떤 과학적 발견보다 특정 질병에서 박테리아의 원인이 되는 역할은 여전히 전염병과의 무서운 투쟁으로 큰 부담을 안고 있던 개업가와 임상의에게 중요했다. 러셀 몰리츠는 "병원체 특이성을 통해 …… 리스터 소독법부터 1890년대와 1900년대의 새로운 혈청 및 화학 요법에 이르기까지 의사들이 세균학과 관련된 일련의 개념과 기술을 수용하게 되었다"라고 말했다.[43]

모든 국가에서 의과학에 대한 새로운 치료적 낙관주의는 의학교육에 더 많은 실험실 교육, 연구, 대학 환경을 도입하려는 사람들에게 영감을 주었다. 지금까지 '저온 살균법Pasteurism'을 수용하는 것을 주저했던 프랑스 의료 기관은 세균학의 새로운 실용적인 활용, 특히 1894년 디프테리아에 효과적인 항독소 도입에 직면하면서 입장을 바꿨다.[44] 영국에서도 마찬가지로 "세균학의 출현은 …… 일반 대중이 오랫동안 의료인의 전문적인 주장에 회의적이고, 의료 및 치료 관행을 평가하는 분위기를 크게 변화시켰다."[45] 캐나다의 의학교육에서도 실험실을 선호하는 '중요한 변화'는 '의학에서 일련의 혁신적인 전기적 효과'에 기인한다.[46] 그리고 미국의 프랭크 빌링스Frank Billings는 1903년 미국의사협회에서 연설하면서 세균 원인설, 예방접종, 리스터주의Listerism에 대한 지식은 이제 의료 행위에 있어 "필수"이기 때문에 "사설 영리 의학교는 …… 사라져야만 한다"라고 경고하였다.

빌링스는 다음과 같이 설명했다.

"비록 모든 학생이 …… 실험자가 되지 않더라도 모든 의사는 실험 의학이 제공한 지식을 치료가 가능한 질병에 현명하게 적용할 수 있도록 교육을 받아야 한다. 교육받은 의사는 도움이 되지 않는 약물 치료나 다른 치료를 시도함으로써 더 이상 환자의 생명을 앗아가지 않을 것이다."[47]

1901년 의학교육에 관한 AMA의 보고서에 따르면, 대학교육은 "학생이 얻는 지식이 단순히 정보에 그치지 않는 것이 아니라 과학을 지향하도록 보장한다"라고 선언했다.[48]

의학교육과 미국 대학

의학교육이 대학으로 이전되는 속도가 미국보다 더 빠르고 놀라운 곳은 없었다. 1880년 후반까지만 해도 미국 의학교 중 대학과 연계되어 있다고 주장할 수 있는 곳은 소수에 불과했으며, 유럽식 의미의 대학은 거의 존재하지도 않았다. 그러나 20년 후 빌링스는 AMA 연설에서 "미래에는 대학에서 의학을 가르칠 것이다"라고 단언했다.[49] 유럽의 평론가들은 놀라운 변화를 재빨리 알아차렸다. 예를 들어 뮌헨의 교수이자 내과 의사인 프리드리히 폰 뮐러Friedrich von Müller는 1907년 미국을 방문했을 때 수준 높은 대학교육과 실험실 교육의 실습 방식에 깊은 인상을 받았고, 일반 학생들이 실험실에서 직접 실험을 수행할 수 있는 기회가 주어진 것에 대해 칭찬하였다. 그는 그런 기회가 독일에서는 졸업 후 의학교육을 받기 전까지 오지 않았다고 말했다.

그는 "이렇게 스스로 관찰한 것들이 더 확실하게 기억에 남을 것"이라고 썼다.[50] 안과 의사 율리우스 허슈버그Julius Herschberg도 미국 대학에 있는 실험실 장비의 '양, 질, 새것'에 깊은 인상을 받았으며, 이 점에서 "바다를 사이에 두고 미국과 우리가 구분된다"라고 선언했다.[51] 제1차 세계대전 이전에 방문한 다른 방문객들도 비슷하게 느꼈다.[52]

케네스 러드미러의 연구에서 입증된 바와 같이 미국에서 대학이 의학교육의 본거지로서 발전할 수 있었던 것은 여러 가지 유리한 환경이 복합적으로 작용했기 때문이다.[53] 남북전쟁 이전에는 거의 알려지지 않았던 연구 중심 대학이라는 개념 자체가 1870년대와 1880년대에 전국적으로 확산되었다. 새로운 유형의 대학은 독일에서 오랜 유학을 마치고 돌아온 사람들에게 경력 쌓을 기회를 제공하였고, 이들은 대학의 주요 수혜자이자 지지자가 되었다. 새로 벌어들인 재산은 대학, 특히 과학과 의학 분야를 지원하는 데 사용되었다. 존스 홉킨스의 웰치와 오슬러 또는 AMA의 아서 딘 베번Arthur Dean Bevan의 경우 개인의 우연한 역할도 무시할 수 없었다. 미국에서 의사를 교육시키는 것은 오랫동안 개혁가들의 목표였지만, 미국의 혼란스러운 상태는 변화에 유리한 환경을 조성하는 데 예기치 못한 이점으로 작용했다. 벤 데이비드에 따르면 혁신은 "학문적 권력을 독점"한 유럽이 뒤를 봐주는 것 없이도 가능했다.[54]

대학에서 의학을 교육하는 미국식 방식의 창시자들은 어디에서 영감을 얻었을까?[55] 분명히 그들은 독일 사례와 독일 연구소에서 일한 사람들의 경험에 가장 큰 영향을 받았다. 그러나 독일 모델은 대서양을 건너면서 중요한 면에서 변형되었다는 것이 중요하다. 독일 대학 시스템의 여러 가지 특징, 특히 연구 중심 기관, 사강사, 교수들의 강력한 권한, 학생이 자신의 과정을 선택할 수 있는 자유는 미국 환경에서는 실현이 불가능하거나 바람직하지 않은 것으로 나타났다.

더 중요한 것은 미국 교육자들이 주요 임상 경험을 '졸업 후 인턴십postgraduate internship' 기간으로 미루는 독일 관행을 채택하지 않고, 대신 영국의 사례를 따랐다는 것이다. 이 사례는 오슬러가 존스 홉킨스 병원에서 인기를 끌었던 것으로 의학교 마지막 해에 학생을 임상 클럭이자 외과 조수로 임명하는 것이었다. 이를 통해 그들은 학부 수준에서 과학 교육과 임상교육을 융합하여 반세기 전 독일 대학과 유사한 교육체계를 만들었다. 1889년에서 1893년 사이에 설립된 존스 홉킨스 대학과 병원의 사례는 미국의 새로운 과학적 의학 모델로 정당하게 찬사를 받았다.

미국의 새롭게 부상하는 대학의 의학교육 모델을 더욱 두드러지게 한 것은 일반 의과대학생을 위한 실험실 교육과 이후 임상 경험을 강조하는 점이었다. 이는 독일이나 영국과는 상당히 다른 것이었다. 뮐러는 그가 미국에 있는 동안 학생들을 위해 개방되어 있는 수많은 실험실 과목, 그들이 사용하는 장비와 소모품의 양, 그러한 준비에 수반되는 막대한 비용에 충격을 받았다고 보고했다. 그는 부러워하며 독일 청중에게 미국의 한 대학에서만 교육을 위해 1년에 4천 마리의 개구리를 사용했다고 말했다.[56] 1916년까지 웰치는 "우리는 ······ 다른 곳보다 실험실에서 의과대학생들을 가르치는 데 중점을 두고 있다"라고 말했다.[57]

독일, 영국, 미국 관행의 교차점에서 만들어지고 있던 것은 유럽에서 지금까지 본 어떤 것보다 더 개별화되고, 더 평등하며, 훨씬 더 비싼 시스템이었다. 빌링스는 1903년 연설에서 새로운 교육의 비용은

"엄청나게" 많이 들지만, 성공한다면 미래 의사가 "실제로 교육받은 전문직의 일원이 될 것"을 보장한다고 말했다. 그리고 교육적인 관점에서 의사는 철학, 법학, 신학의 학자와 동등한 지위를 가지게 될 것이다.[58] 이러한 변화로 전체 직업이 혜택을 받을 수 있다. 이렇게 조직화된 의학은 학술 과학자 및 재단 지도자들과 함께 새로운 의학교육을 발전시키기 위해 공동의 대의를 만들었다.

홉킨스와 다른 곳에 있는 교육 선구자들이 독일 실험실에서 연구자로서 경험한 것과 같은 친밀한 개인 지도만이 미국의 신입생에게 적합하다는 교육 원칙을 끊임없이 전했다. 그들은 독일 의학교육의 핵심이 된 수백 명의 학생들 앞에서 인기 있는 교훈적인 강의를 완전히 무시했다. 웰치는 12번의 공식적인 연설에서 "개인적인 실험실 경험을 통해 학생들에게 제공되는 지식만이 실제이고 실용적이며, 단순히 외형을 관찰하거나 독서를 하거나 어떤 것에 대해서 들었거나 그 것들에 대해 적게 또는 단순히 생각하는 것은 지식이 아니다"라고 했다.[59] 찰스 미노트는 "지식은 실험실에 살아있고, 지식이 죽으면 우리는 그것을 책에 묻는다"라고 말했다.[60] 미네소타 대학에서 C. M. 잭슨 C.M. Jackson은 "학생이 스스로 관찰할 수 있는 것은 절대 말하지 말라. 스스로 추론할 수 있는 문제에 대해 결론을 내리거나 문제를 해결해주지 말라. 그가 스스로 할 수 있는 것을 그를 위해 결코 해주지 말라"라는 지침을 따랐다.[61]

1910년까지 주요 대학에서 평범한 의학생을 위한 독립적인 학습으로의 변화가 너무 크기 때문에 에이브러햄 플렉스너는 그의 유명한 보고서에서 "학생들은 더 이상 보고, 듣고, 기억하지 않는다. 그는 '행동한다.' 실험실과 클리닉에서 그의 활동은 그의 교육과 훈련의 주요

요소다"라고 선언하였다.[62]

그토록 급진적이고 비용이 많이 드는 교육학이 세기의 전환기에 미국에 뿌리를 내릴 수 있었던 것은 사건의 놀라운 전환이었다. 런던, 파리, 베를린의 과밀한 의학교에서 벌어지고 있는 일과는 완전히 별개였다. 그것은 독일 시스템을 단순히 베끼는 것이 아니라 거꾸로 뒤집었다. 그래서 신입생들은 독일의 심화 과정 학생과 졸업생에게만 주어지는 관심을 받을 수 있었다. 처음에는 그렇게 값비싼 시스템은 엄선된 학생 집단이 있는 돈 많은 소수의 대학에서만 수행될 수 있다고 믿었다. 존 쇼 빌링스는 존스 홉킨스 청중에게 "보스턴, 뉴욕, 필라델피아, 볼티모어, 서부 의학교는 개업의를 교육하고 있다. (……) 내가 제안하는 것은 실제 현장이 그들에게 완전히 개방되어 있고, 우리는 그들이 할 수 없는 일을 하겠다는 것이다"라고 했다.[63] 그러나 하버드, 예일, 펜실베이니아, 미시간 등의 대학에서 야심 있고 영향력 있는 지도자들은 소수의 학교가 미국 최고의 의학교육 센터가 되도록 허용하는 데 만족하지 않았다. 벤 데이비드는 "단일 기관이 연구 및 대학원 교육에 전념하면 엘리트 대학은 이를 따를 수밖에 없었습니다"라고 썼다.[64]

2급과 3급 학교들도 그들의 기준과 평판을 높이기 위해 모였다. 물론 모두가 독일-홉킨스 사례를 따를 수 있거나 따를 의향이 있는 것은 아니었다. 독일 모델은 홉킨스와 다른 엘리트 학교에서 급격하게 재구성되었고, 대부분의 학교에 적용되면서 더욱 변형되었다. 일부 학교는 국가 및 전문 면허 기구의 증가하는 요구에 직면하여 빠르게 사라졌다. 일부는 미국 의학교의 오래된 실습을 지향하는 것을 보존하기 위해 헛되이 싸웠다. 그리고 여전히 일부는 최소한의 직원과 시설만을 갖추고 있었지만 적시에 증원함으로써 생존할 수 있었다. 예를 들어, 시카고에서 가장 오래된 세 곳의 의학교는 모두 1890년대에 대학과 제휴했다. 세 학교는 전임 교수가 실험실 교육을 제공하도록 일부 조항을 만들었다. 그리고 세 학교는 1910년 플렉스너 보고서에서 플렉스너가 "국가의 역병 발생지"로 묘사한 시카고에서 살아남을 수 있었다.[65] 그 후 살아남은 학교는 대학과 더 가까워지고, 최소한의 교육 실험실을 구축하고, 일부는 정규직을 임명했지만 풍부한 지원을 받는 볼티모어의 기관(존스 홉킨스)과는 여전히 거리가 멀었다.

여성과 흑인을 위한 특수 목적 학교는 세기 초부터 번성했던 비정규 학교와 마찬가지로 이러한 사건들로 인해 모두 멸종 위기에 처했다. 그들 모두는 수업료에 의존했고, 보호해 줄 대학과 연계할 수 있는 학교는 거의 없었다. 공부하는 기간을 연장하고, 지원자를 더 신중하게 선별하고, 실험실을 갖추고, 과학 과목의 전임 교수를 임용하라는 압박이 강해졌다. 여성 차별에 대한 종식의 조짐을 보여준 남녀 공학의 발전은 기존의 여자 의학교$^{single-sex schools}$의 문제를 더했다. 비정규 학교의 경우 동종요법 및 절충의학에 대한 교육은 모든 학교에서 의학교육의 기초로서 과학을 점점 더 수용하는 것과 양립하기가 더욱 어려워졌다. 윌리엄 로드스타인은 "전통 의학은 의사들을 분열시키는 경향이 있었지만, 의과학은 의사들을 통합하는 경향이 있었다"라고 기록했다.[66] 특수학교와 비정규 학교가 하나둘 문을 닫기 시작했다. 1900년 당시 55개 학교 중에서 1920년까지 여학교 1개, 흑인학교 3개, 동종요법 학교 5개, 절충의학 학교 1개만이 살아남았다.[67]

영국 대학교육의 목표

영국은 대학에서 의학을 가르치는 목표가 널리 인정받았지만, 미국보다 달성하기가 훨씬 더 어려웠다. 왕립내과의사회, 혹은 외과의사회와 때로 오래된 대학(옥스퍼드, 케임브리지)의 세력은 종종 변화의세력에 대항했다. 1905년까지만 해도 영국은 주요 서구 국가보다 대학의 수가 적었다.[68] 영국은 미국과는 달리 대학에서만 의학 학위를수여할 수 있었기 때문에 영국 개업의 중 극히 일부만이 의학 학위를가지고 있었다. 저명한 영국 대학에서 수여하는 소수의 학위를 제외하고는 학위를 원하는 사람들은 여전히 스코틀랜드 대학에 의존했고, 그 정도는 덜했지만 런던 대학에도 의존했다. 당대의 기록에 따르면, 후자의 학교는 "명목상으로만 …… 대학으로 간주될 수 있다. 시험을실시하는 것은 사실이지만 대학의 다른 기능은 수행하지 않는다. 시험을 치르지만 가르치지는 않는다"라고 했다.[69] 미들랜드에서는 맨체스터를 중심으로, 하지만 리즈와 리버풀에 있는 학교까지 포괄하는학위 수여 대학인 자칭 '빅토리아 대학Victoria University'이 1881년에 대개 의학의 대변자들이 그 계급 출신인 '열심히 일하는 중산층'을 위해설립되었다.[70] 맨체스터의 추정에 따르면, 1896년까지 이 멀티캠퍼스대학교는 런던, 옥스퍼드, 케임브리지 대학을 합친 것보다 세 배 많은의학 학위를 수여했다.[71]

그러나 빅토리아 주 대학 내의 의과대학들은 서로 각기 다른 장점과 관심사를 가지고 계속해서 대체로 독립적인 노선을 따랐고, 서로의 부족함을 놓고 다투었다. 1901년 맨체스터 의학생의 간행물 편집자에 따르면 "리버풀 대학은 허약하고 영양이 부족한 아이 같아서…… 활기차고 강인한 맨체스터 대학의 지원을 받는다"라고 했다.[72]

이듬해 맨체스터의 당국은 '스코틀랜드, 독일, 프랑스, 미국의 대단한 대학을 모델로' 하는 별도의 대학이 필요하다고 강력하게 주장했다.[73] 논의를 거듭한 후에 의회는 마침내 1904년 각 도시에 학위를 수여하는 대학의 설립을 승인했다.

그 사이, 서로 5마일 이내에 위치한 런던의 12개 병원 의학교는 특히 기초 의과학 분야에서 자원을 결합하라는 압력을 점점 더 많이 받았다. 다른 곳과 마찬가지로 교육 비용은 빠르게 증가하는 반면 많은 학교의 등록률은 세기말까지 감소하였다. 학교 간 등록금 인상에 대한 합의를 이루려는 노력은 학교 간 첨예한 이견으로 인해 무산되었다. 1906년까지만 해도 대부분의 병원들은 의학교육 프로그램에 대한 명확한 책임이나 별도의 예산조차 가지고 있지 않았다.[74] 새로운 과정, 더 많은 교수진 및 장비, 실험실 확장에 대한 끊임없는 요구에 휩싸인 많은 관리자들은 증가하는 수요에 보조를 맞추느라 절망했다. 런던 병원에서 의학교가 살아남으려면 학생들을 위한 숙소가 '긴급하고 시급하게' 필요하였다.[75]

왜 12개 학교가 런던 대학교에 의학 입문을 위한 과학 교육을 통합하고 별도의 병원에서 임상교육을 수행하도록 남겨두어서는 안 되었는가? 비평가들이 주장하는 대학은 시험을 치르는 기관에서 교육 기관으로 전환되어야 했다. 수많은 계획이 고안되었지만, 상충되는 이해관계로 인해 진행 속도가 느려졌다. 1889년 왕립위원회는 유니버시티 칼리지와 킹스 칼리지의 교육 및 연구 프로그램을 개편된 런던 대학교로 통합하는 데 찬성한다고 보고하였다. 그러나 왕립의사회와 영향력 있는 임상의들로부터 강력한 반대를 받았다. 그들은 과학에 대한 강조가 증가하고 교육에 대한 자신들의 통제력을 상실하는 것을 우려하였다. 예를 들어, 1891년 가이 병원 교수진의 결의안은 '커리큘럼을 결정하는 데 있어 대학과 킹스 칼리지에 우세한 영향을 미칠 수 있는 어떠한 계획'에도 반대했다.[76] 왕립내과의사회는 그러한 변화가 시험에 미칠 수 있는 영향에 대해 우려하였다. 1892년 회의에서 한 회원은 "우리 의사회는 의학과 관련하여 그 영향력이 중요하지 않은 대학교에 참여해서는 안 된다"라고 말했다.[77] 1898년 의회가 마침내 런던 대학교에 다른 기관을 '부속 학교constituent schools'로 통합할 수 있는 권한을 부여했을 때, 오래된 질투 때문에 교육 프로그램의 통제권을 쉽게 양보하지 못했다.

1910년 미국 의학교육을 연구한 지 얼마 안 된 에이브러햄 플렉스너가 평론가로 런던에 도착했을 때, 의학교육은 심각한 혼란에 빠져 있었다. 의학에 대해 대학의 접근 방식을 채택하고 교육 실험실을 구축하는 데 있어서의 영국의 늑장은 영향력 있는 교육자들에게 혼란을 안겨주었다. 옥스퍼드 레기우스 의학 교수로 영국에 온 윌리엄 오슬러는 런던 병원에서의 한 연설에서 실험실 교육을 소홀히 하는 것을 날카롭게 비판했다.[78] 플렉스너와 오슬러는 뮌헨의 프리드리히 폰 뮐러와 함께 할데인 경Lord Haldane이 이끄는 런던의 대학교육에 관한 왕립위원회에서 증언하도록 초대받았다. 세 사람 모두 런던의 의학교육을 대학의 형태로 재구성할 것을 강력히 촉구했다.

존스 홉킨스 의과대학에 대한 찬사를 바탕으로 한 플렉스너의 강력한 발언은 청문회의 출발점이 되었다. 그는 "런던의 의학교육은 완전히 현대적이지 않다. (……) 근본적인 분야조차도 아직 완전히 자유롭거나 개발되지 않았다"라고 위원회에 말했다. 그는 특히 존스 홉킨스 및 기타 미국 대학, 독일에서 흔히 볼 수 있는 의과학 과정과 클리닉 과정 간에 긴밀한 상호작용이 부족하다고 비판하였다. 그는 런던과 영국에 필요한 것은 '기존의 평범함을 깨뜨릴' 대학 모델이라고 지적했다. 볼티모어에서 이상적인 모델을 찾을 수 있느냐는 할데인 경의 질문에 플렉스너는 간단히 "예"라고 대답했다.[79] 플렉스너는 대학 교수가 병원에서 임상교육을 담당하도록 하는 계획을 지지하였고, 이는 독일 및 볼티모어와 유사한 '병원 단위'의 설립을 촉구한 오슬러에 의해 강력하게 지지받았다. 오슬러는 "대학이 병원 안으로 들어갈 필요가 있다"라고 말했다.[80]

그러나 위원회 이전에 있었던 증언의 대부분은 독일-홉킨스 대학 모델을 강력하게 반대했다. 왕립외과의사회의 전 총장인 헨리 모리스Henry Morris는 영국에서 대학 교수는 "일반적으로 지적 야망이나 사회적 영광의 최고 정점으로 여겨지지 않는다. (……) 독일식 훈련은 매우 이론적이고 과학적이며 실무를 준비하는 데 적합하지 않다"라고 했다.[81] 위원회에 참석한 거의 모든 사람들은 '런던 여자 의학교London School of Medicine for Women'의 학장이 "의학생을 양성하는 영국 시스템의 영혼"이라고 칭한 영국식 시스템의 강점인 임상 클럭이자 외과 조수를 희생하지 말 것을 회원들에게 촉구했다.[82]

위원회의 후속 보고서는 플렉스너와 오슬러의 권고를 대체로 지지하는 동시에 교수의 지시에 따라 클럭십 시스템을 유지하는 것의 중요성을 강조하였다. 1913년 할데인은 "[보고서]의 주요 특징은 미국과 독일이 대학교육에서 이룩한 큰 발전을 인정한 것"이라고 설명했다.[83]

과학, 클리닉 그리고 플렉스너

대학이 의학교육의 주요 장소로서 빠르게 확산됨에 따라 의사 교육에 있어서 과학의 핵심 위치가 확보되었지만, 이를 통해 임상의와 과학자 사이에 새로운 긴장 관계가 생겨났다. 플렉스너의 계획을 둘러싼 런던에서의 다툼은 커리큘럼의 권한과 균형에 대한 대학 개혁가와 병원 임상의 간의 더 큰 갈등 속에서 일어난 작은 충돌에 불과했다. 볼티모어에서 영국식 클럭십과 독일식 실험실의 알맞은 결합은 새롭게 구축할 기회와 오슬러와 웰치의 온화한 특성 덕분에 영미 교육자들에게 새로운 목표를 설정해 주었지만 아직 해결되지 않은 여러 마찰을 숨기기도 했다. 과학자와 임상의 간의 갈등의 결과가 알려졌기 때문에 그것은 종종 예견된 것으로 묘사되고, 변화에 반대하는 사람들은 근시안적이며 이기적이라고 묘사되었다. 그러나 동시대 사람들이 잘 알고 있듯이 새로운 커리큘럼의 최종 형태는 1910년에 아직 정해지지 않았으며, 의사의 전문직 교육에서 과학의 정확한 위치는 여전히 해결되어야 할 것으로 남아 있었다.

1910년까지 의학교육 초기에 심도 있는 과학적 준비의 필요성에 대해 의문을 제기한 사람은 거의 없었다. 오히려 과학이 얼마나 필요한지, 어떻게 가르쳐야 하는지, 누가 가르쳐야 하는지가 문제였다. 독일에서와 같이 임상 업무를 시작하기 전에 의과학 교육을 완료해야 할까? 아니면 프랑스처럼 병원 교육과 동시에 도입해야 할까? 대부분의 생각처럼 의사가 되기 위해 실험실 교육이 필수적이라면, 학생들이 스스로 광범위한 실험을 직접 수행해야 할까?

보통의 개업의에게 실험실 경험의 진정한 목적은 무엇이었을까? 병상에서 사용하고 실험실 결과를 해석하는 데 있어 중요한 도구로서 과학적 방법을 배우는 것일까, 아니면 해부학자 프랭클린 몰이 요구한 '연구하는 태도^spirit of research'를 습득하는 것을 넘어서는 것일까?[84] 신중하게 준비된 시연과 학생들이 직접 볼 수 있는 약간의 기회로 보강된, 독일 교육학에서 매우 중요하게 여겨졌던 의과학의 강의실 강의의 미래는 어떻게 되었을까? 몰과 같은 개혁가들의 강의에 대한 급진적인 규제는 독일의 현대 교육 관행과 미국식 교육을 얼마나 분리시켰을까? 그리고 생리학 및 약리학과 같은 의과학의 개별 분야를 가르치는 것은 어떠한가? 이제 각 분야에 연구 및 조사 훈련을 받은 전임 대학 전문가가 필요할까?

본질적으로 대학은 실무적인 교육과는 달리 이론적인 학습에 편향되어 있었다. 독일에서는 10장에서 설명한 바와 같이 의과학의 지속적인 발전으로 인해 대학 밖 병원에서 임상 실습을 위해 1년을 더 보내야 했다. 그러나 최근 의학교육의 주요 장소가 된 프랑스, 영국, 북미의 새로 설립된 대학은 실무적인 교육이 의학교육의 최고선^summum bonum이었던 역사적 경험을 바탕으로 성장하였다. 더욱이 북미로 이어진 영국과 프랑스의 임상 전통은 의사들을 위한 고도의 학문적이고 이론적인 교육으로 갑작스럽게 전환하는 것을 거의 불가능하게 만들었다.

1911년 연설에서 존스 홉킨스 병원의 의료 책임자인 르웰리 바커^Lewellys Barker는 미국에서 개혁을 위한 접근 방식을 다음과 같이 언급했다. "유토피아적 시도를 피하면서 성취할 수 있는 이상을 향해 꾸준하지만 점진적으로 나아가는 것에 만족한다."[85] AMA 의학교육위원회의 오랜 의장인 아서 딘 베번의 관점으로 볼 때 미국에서 필요한 것은 '높지만 실무적인' 공통 표준이었다. 과학 교육과 임상교육 사이에서 새로운 균형을 형성하기 위해 다른 어떤 사람보다 더 많은 일을 한 베번에게 '미국 표준'은 고등학교 교육과 대학 수준의 물리학, 화학, 생물학에 대한 철저한 기초, 의과학 분야에서 주로 차지하는 실험실 작업 2년, 임상교육 2년, 병원에서의 인턴십 1년을 의미했다. 그러나 그의 견해에 따르면 의학에 입문하기 위해 학사 학위가 요구되는 것은 영국과 다를 바 없었다. 그는 의과대학에서 "실험실 부서와 임상 부서 간의 긴밀한 협력과 협조를 주장해야 한다"라고도 덧붙였다.[86] 의학교육에 대한 미국의 공식화된 목표는 조직된 의사와 대학 개혁가의 지원을 받아 독일 과학 및 영국 임상 실습을 모두 구현하였으며, 미국과 영국 모두에서 변화를 지지하는 사람들의 집결점이 되었다.

많은 임상의들은 커리큘럼에서 과학 교육의 분량이 많아지는 것에 계속해서 저항했다. 독일 이외 지역의 대학에서 여전히 비전임 외래 교수로 근무하고 있던 그들은 전임으로 근무하는 과학자 동료가 커리큘럼을 구성하고 임상교육에 들이는 시간을 줄이는 모습을 경계했다. 몰과 같은 기초 의과학 교수들은 그들이 독일에서 보았던 과학기반의 실험실을 지향하는 교수로 기존 스타일의 임상 교수를 대체할 기회를 찾았다. 몰은 1911년 미노트에게 "의과대학에서 전반 2년간 요구되었던 것*을 후반 2년에 요구하는 것은 우리에게 달렸다"라고 썼다.[87] 한 학생의 회상에 따르면, 하버드에서 과학자와 임상의 간의 긴장이 1910년경에 너무 심해져서 "그들 사이의 의사소통이 제한적이었다"라고 했다. 임상 교수들은 "전임상 과학을 의학에 대해 거의

---

* 기초 의과학 학습.

알지 못하는 사람들의 실험으로 치부했고, 과학자들은 의료 실무를 대체로 비과학적인 추측 작업으로 여겼다."[88]

영국에서도 마찬가지로 선도적인 임상가들은 '과학을 의학의 기초로서 관례상 언급'했지만 '임상 실무에서 과학은 역할이 제한적'이라고 규정했다. 그들은 '병상 실습이 과학, 즉 모든 과학으로 전환되는 것에 저항'했다.[89] 프랑스의 의사들도 세기의 첫 10년 동안 학생들과 함께 개편된 대학에서 과학에 대한 새로운 강조에 도전하고, 더 '실무적이고, 길고, 병원에 집중된' 교육을 요구했다.[90] 1907년 낭트의 한 임상의는 프랑스의 임상교육이 "절대적으로 결함이 있다"라고 비난했다. 그는 의학교육에 '필수적'인 것은 '호화로운 의학교 건물, 호화로운 실험실, 저명한 과학자'가 아니라 병원 병상에서 수련하는 것이라고 말했다.[91]

특히 논쟁이 된 것은 실험실에서 학생이 직접 실험을 하는 것이 학생에게 유용하다는 점이었다. 1910년 미국의 의학교에 관한 연구에서 플렉스너는 실험실 과학과 의료 행위가 양립할 수 없다고 보는 "보수적인 의학교육자들"을 비판했다. 그는 "그의 마음은 합리적인 가설과 관찰된 사실 사이를 왕복선처럼 돌아다닌다"라고 하면서 실험실에서 실험을 통해 학생이 배운 것은 이론과 사실 사이의 관계라고 주장했다. 임상가로서 의사는 실험을 수행할 때와 동일한 문제에 직면했다. 플렉스너는 '실제 실험에서 훈련된 관찰력만이' 작업가설working hypothesis에서 진단으로 이동하는 것을 가능하게 한다고 주장했다. "과학의 진보와 …… 시적인 의료 실무는 …… 같은 기술을 …… 활용한다. [그들은] 정신, 방법, 대상이 하나다."[92]

그러나 다른 사람들에게는 학부 의학 수업에서 실험실 교육에 대한 사례가 입증되지 않았다. 하버드의 리처드 캐벗Richard Cabot은 진단을 보다 과학적으로 만드는 데 심혈을 기울였음에도 불구하고, 의학교 초기에 배우는 기초 의과학 중에서 10% 이상이 진료 첫해에 활용된 적이 없다고 주장했다.[93] 영국의 제임스 메켄지James Mackenzie는 플렉스너의 의학교육에 대한 '교조적인' 접근 방식과 학생 및 개업의의 실질적인 이익을 무시한 것에 대해 날카롭게 비판했다. 그는 1917년 왕립의학회Royal Medical Society에서 "모든 생리학적 실험이 얼마나 조잡하고 제한적인지 깨닫지 못하고 있다"라고 말했고, 약물이 인체에 미치는 영향에 대해 과학적으로 알려진 바가 거의 없었다고 말했다. 플렉스너가 칭찬한 과학자 교수들은 '과학적 방법이라고 부르는 것에 사로잡혀 있지만' 그들은 진료하는 데 필요한 것을 거의 가르칠 수 없었던 편협한 전문가에 불과했다.[94]

대학 개혁가들은 임상의학 자체가 더 과학적이어야 한다고 주장했다. 대학의 과학적 분위기에서 임상교육에 그렇게 많은 시간을 소비하는 것이 어떻게 정당화될 수 있었을까? 일부 미국과 영국의 교사들은 실험실 경험을 임상교육에 직접 도입하는 데 있어서 침센, 프레리히스 및 베른하르트 나우닌과 같은 독일 임상의의 사례를 모방하려고 했다. 프레리히스는 1880년 에른스트 폰 라이든Ernst von Leyden과 함께 임상 과학에만 전념하는 저널을 창간했다. 독일의 클리닉에서는 위관 및 포켓 온도계와 같은 새로운 기술 혁신이 학생들에게 친숙했으며, 진료와 연구에서 정기적으로 사용되었다. 세균학의 발전도 질병을 이해하고 치료하는 의사의 능력만큼 중요하다고 클리닉에서 가르쳤다.[95]

침센은 뮌헨의 새로운 대학 병원에 생리학과, 병리학과, 화학과

가 있는 실험실을 짓기 위해 당국을 설득했다. 그는 학생들에게 임상의학은 질병의 진단과 치료에 초점을 맞춘 자연과학이라고 말했다. 1884년 오슬러가 관찰한 독일의 클리닉은 이제 '질병에 대한 과학적 연구 및 치료를 위해 활용되는 임상 실험실'이었다.[96] 1912년 플렉스너가 의학교육에 대해서 작성한 보고서에서 말하기를, 이 독일의 임상의는 영국이나 미국 임상의와는 달리 연구 과학자이자 전임 대학교수였으며 평생을 질병의 자연사에 바친 사람이었다. 또한 그는 "잘 조직된 대학에서는 기초 또는 이론 분야의 교수들과 임상 또는 실습 분야의 교수들 간에 차이가 없다"라고 말했다. 두 분야의 교수 모두 질병에 대한 기본적인 문제를 화학 및 생물학적 방법으로 조사할 수 있는 연구실이 있어야 한다.[97]

그러나 영어권 국가에서 임상교육은 여전히 현지 개업의의 영역이라고 플렉스너는 보고했다. 독일에서 임상교육자를 존경할 만한 직업으로 만드는 조건, 즉 전임 임명, 클리닉 부속 실험실, 병원에 대한 대학의 통제권이 1910년 영국이나 북미에서는 거의 존재하지 않았으며 그 결과 "임상의학은 시들해졌다."[98] 하버드와 다른 주요 기관에서조차 교수진은 그들의 소속 병원에 대한 효과적인 통제권이 없었다.[99] 유럽에서 한 세기 이상 동안 익숙해진 형태의 교육 병원은 여전히 멀게 느껴졌다. 영국과 미국에서는 임상 연구 및 조사가 임상 교수들 사이에서 아직 극히 드문 일이었다.

독일 이외의 지역에서 많은 임상의들은 연구 및 실험실 업무를 클리닉으로 들고 오넌 선통석인 임상 술기가 상실될 것이라고 주장했다. 다른 사람들은 과학적으로 훈련된 임상의가 의학 부서를 침범하기 시작하면, 경제적 및 전문적 독립성을 상실할 것을 우려했다. 미국에서 임상 과학의 개념 자체는 '세기 전환기의 급진적인 것'이었다.[100] 영국에서는 실험실 과학이 커리큘럼에 '특이하게 어려운 과정'으로 포함되어 있었고, 임상교육은 여전히 '상급 학년, 고전 교육, 신사다운 태도로부터 오는 형언할 수 없는 지혜와 경험'을 요구하는 것으로 여겨졌다.[101]

임상교육을 과학으로 재해석하는 데 눈에 띄는 역할을 한 사람들 중에는 클리포드 올버트Clifford Allbutt와 어니스트 스탈링Ernest Starling이 있었고, 미국에서는 그레이엄 러스크Graham Lusk, 사무엘 멜처Samuel Meltzer, 르웰리 바커가 비슷한 역할을 했다. 스탈링은 플렉스너와 오슬러가 지원하는 '임상 단위'를 통해 기본 의과학과 런던 클리닉의 업무를 통합하는 것에 찬성했다. 올버트는 '순수 과학의 저수지로부터 의사직에게 물을 대기' 위해 전임 교수의 임명과 병원에 과학 실험실 설치를 촉구했다.[102]

미국에서는 독일에서 훈련받은 러스크가 1909년에 미국 의학의 발전은 "의화학, 생리학, 약리학, 병리학에 대한 지식을 가진 사람들을 통해서만 가능하다"라고 썼다.[103] 그는 미국의 어떤 임상 교수도 프리드리히 폰 뮐러나 다른 독일 임상의들과 비교될 수 없다고 말했다.[104] 존스 홉킨스 병원의 바커는 뮌헨에 있는 뮐러의 클리닉에서 장기 방문을 마치고 돌아와 오슬러가 시작한 임상 실험실의 업무를 확장했다. 1908년에 그는 "아닐린 염료 제조업체가 공장 부설 화학 실험실을 갖는 것처럼 내과의와 외과의가 자체 연구실을 갖는 것이 필요하다"라고 선언했다.[105]

그러나 클리닉에 실험실 교육을 수용하는 것은 전임상 시기가 도입되는 것만큼이나 더디게 진행되었다. 의학교육에 관한 연구에서 플렉스너는 독일 의학교육의 지속적인 우월성은 독일의 모든 대학에 있는 클리닉과 과학 부서의 역사적인 접근성에 기인한다고 했다. 이와 대조적으로 영국, 프랑스, 미국에서는 존스 홉킨스를 제외하고 "일관되게 조직되고 동기부여가 된 종합대학 산하 의과대학은 존재하지 않는다"라고 했다.[106] 그는 프랑스와 영국에서의 임상교육에 대한 인기는 "과학적 의학이 인정하기를 거부하는" 강점이라고 썼다.[107] 이 두 국가는 미국과 함께 실험실을 조직하고 장비를 갖추는 데 큰 진전을 이루었지만, 이는 여전히 물리적으로 멀리 떨어져 있고 의학교육에 통합되지는 않았다. 프랑스나 영국, 미국에서는 의학 교수진이 병원에서 가르치지 않았다. 그는 '대학의 정신이 의학교 교육의 절반을 차지하는 임상 부분에는 빠져 있음'을 관찰했다.[108]

독일에서도 의학교육의 모든 성과에도 불구하고 플렉스너는 커리큘럼이 과밀하다는 것과 대규모 수업에서 구술 강의 및 임상 시연을 지나치게 강조한다는 약점을 발견했다. 그는 1912년 "교육학적으로 고려해 볼 때, 독일의 실습은 분명히 잘못되었다. (……) 매우 뛰어난 시연보다는 …… 학생이 직접 수행하는 다소 서투른 실험이 더 교육적이다"라고 말했다.[109] 그가 베번 및 다른 사람들과 함께 믿었던 미국의 신흥 의학교육 시스템의 큰 강점은 영국으로부터 빌려온 임상교육과 독일에서 가져온 실험실 교육 모두 개별 학생에게 관심을 주었다는 것이다.

플렉스너의 주장은 미국 의학에서 이미 진행 중인 혁명적인 변화와 록펠러 재난이 제공한 수백만 달러에 힘입어 대서양 양쪽의 수많은 의학교육자들에게 영향을 미쳤다. 유럽과 북미의 의학교육에 대한 그의 보고서 4만 부 이상이 미국, 영국, 유럽 대륙에 배포되었다.[110] 플렉스너의 의학교육에 대한 신념의 핵심은 실험과학이 과학과 의학 사이의 결합을 불가피하고 비가역적으로 만들었다는 믿음이었다. 의학과 과학에서의 귀납적 교수법, 즉 '행동을 통한 학습'은 의학교를 휩쓸고 있던 교육 혁명의 열쇠였다.[111] 신입 의사는 실험실, 클리닉, 침상 옆에서 직접 보고 느끼고 듣고 테스트해야 한다. 존스 홉킨스와 같이 탐구 과학을 실습교육에 통합한 대학에서만 현대 의사를 교육할 수 있었다. 의학교육의 목표가 '경각심이 있고 체계적이며 철저하고 비판적으로 열린 마음을 가진' 의사를 배출하는 것이라면, 더 이상 두 가지 유형의 의학교가 있을 수 없다고 그는 주장했다.[112] 과학으로서의 의료는 유용한 인간 서비스로서의 의료와 분리될 수 없다.[113]

플렉스너는 미국에서 독일과 견줄 만한 교육 클리닉을 만드는 유일한 방법은 전임 교수의 임명이라고 보았다. 비록 미국 교육자들이 의과대학에서 전임으로 가르치는 "실험실 사람들의 경쟁"에서 "이길 이유는 조금도 없었지만" 1910년 그는 "임상적인 측면에 있어 그 전망은 훨씬 더 어둡다"라고 말했다."[114] 그는 웰치와 몰과 긴밀히 협력하면서 1911년에 존스 홉킨스 대학에 임상의학 분야의 전임 교수 임용 기회를 제안하였다. 그 계획에 따르면 임상 교수는 대학 병원에서 환자를 진료하지만, 그 진료비는 교수가 아니라 소속 임상과에 돌아갈 것이다. 그렇지 않았다면 이러한 임용은 멜처의 말에 따라 개업이라는 '매혹적인 무덤'으로 들어가야 하는 과학적인 사고를 가진 임상의들에게 자리를 만들어 줄 것이다.[115]

독일에서는 임상 교수의 사설 진료가 흔했지만, 플렉스너는 미국에서 사설 진료의 욕심과 타협한다면 교육 및 병원 정책을 담당하는 바쁜 개업의를 떠나게 할 것이라고 주장했다. 그는 미시간 대학교와 관련하여 아내에게 이렇게 썼다. "임상의들이 문제야. 그들은 용병이야. (……) 실험실 사람들은 과학에 대한 순수한 사랑을 위해 자신의 직업에 맞섰던 이상을 가진 영웅이지!"[116] 플렉스너가 록펠러 재단을 대신하여 존스 홉킨스 그리고 나중에는 워싱턴 대학, 예일, 밴더빌트, 로체스터, 아이오와 및 다른 대학들과의 길고 긴 협상에서 추구한 것은 독일의 임상교육과 비슷한 수준을 달성하기 위하여 민간 자선활동을 통해 보조금을 받는 비공식적인 국가 표준을 만드는 것이었다. 그의 끈기와 추진력은 '제도적으로 취약한 의학교, 대학교, 병원의 분리된 집합체를 근본적으로 연결시킨 국가 시스템'으로 옮기는 데 도움이 되었다.[117] 그가 일했던 자선 재단을 통해 유럽의 정부가 담당하는 역할을 어떤 방식으로든 수행하였다.

많은 임상의에게 전임 교수직을 제공하는 것은 전통적인 임상의학이 사라지는 데 최후의 결정타였다. 오슬러는 몰과 웰치를 칭하는 '순수한 실험실 사람들'이 존스 홉킨스 직원들을 잘못 이끌고 있다고 옥스퍼드에서 경고했다. 그는 '독일에서 가장 진보된 의학 사상을 대표하는' 프리드리히 폰 뮐러의 런던 증언을 인용했는데, 이 증언에서 뮐러는 전일제 근무 시스템이 "교수와 학교에 직접적으로 해롭다"라고 공격했다.[118] 다른 비평가들은 미국의 상황으로 인해 임상의학 분야에서 전임 교수와 과학자를 독일만큼 충분히 모집하는 것이 불가능해졌다고 주장했다. 여전히 다른 사람들은 임상교육이 전문직의 뿌리와 거리를 두면 이익이 아니라 고통을 겪을 것이라고 확신했다. 또한 많은 사람들은 소득을 제한하는 것이 자신의 미래에 미치는 영향을 두려워했다. 그러나 플렉스너는 그의 계획을 위해 끈질기게 밀어붙였다. 독일 임상 진료가 미국보다 덜 위험한 이유를 설명하면서 그는

"그들의 과학적 이상들ideals은 효험이 있으며, [그리고] 사람들을 과학에서 돈으로 끌고 오기는 쉽지 않다"라고 주장했다.[119] 1912년까지 그는 심지어 독일에서도 "대학에서 임상 교수 자리를 악용하려는 경향은 …… 다시 한번 검토해 볼 필요가 있다"라고 제안했다.[120]

플렉스너가 전쟁 후 몇 년에 걸쳐 미국과 영국에서 전임 임상 교수 직책을 위한 캠페인을 계속하면서 반대는 심해졌다. '지리적으로 전임직'에 대한 개념은 전임으로서 교육과 연구에 전념하는 동안 사설 진료의 제한을 요구하는 독일과 유사한 것으로서, 이는 플렉스너의 엄격한 제안에 대한 대안으로 점점 더 대중화되었다. 1920년대 중반 그의 영향력이 약해지기 시작할 때 미국과 영국에 있는 대부분의 대학들은 교육과 연구에 주된 관심을 둔 직업의식을 가진 임상 의사의 임명을 선호하게 되었으며, 이들을 사설 진료로부터의 소득에서 완전히 배제하는 것에 대해서는 거의 언급하지 않았다.

전쟁과 의학교육(1914~1920)

1914년 총성이 울렸을 때 세계에서 대서양 연안 국가들의 의학교육은 25년 전과 분명히 달라졌다. 이제 대서양 양쪽의 광범위한 많은 유사점은 의학교육의 대학 표준을 위한 노력, 학업을 시작하기 전에 교양 및 과학을 철저하게 준비하는 거의 보편적인 요건, 의사를 길러내는 데 실험과학이 중요한 역할을 하는 것이라는 점에서 분명해졌다. 이제 거의 모든 기관에서 진료를 시작하기 전에 최소 1년 이상의 임상 경험을 요구했고, 임상 실습이나 인턴십의 활용이 증가하는 것은 의학교육의 최종 관문으로 널리 여겨졌다.

국가가 취하는 역할, 공식적인 학업 기간, 과학 과정과 임상 과정

간의 균형, 학교에게 제공되는 실습교육의 양과 같은 문제에서 국가별로 중요한 차이점이 남아 있었다. 특히 두드러진 차이점은 영국에서는 대학과의 긴밀한 연결이 없는 병원 의학교가 지속되는 것, 독일에서는 일반 의학생의 교육에 대한 문제가 커지는 것, 프랑스에서는 병원과 의학교 간에 차이가 여전히 좁혀지지 않는다는 것, 미국에서는 평등주의적이지만 고도로 선별적인 새로운 시스템이 등장한다는 것이다. 유럽의 학교들이 규모가 커지고 학생들의 비인격성에 대한 불만이 더 빈번해지는 시기에 미국 의학교는 점점 더 작아지고 학생 중심적이 되어가고 있었다.

전쟁 자체가 의학 졸업생들의 진료 준비 상태에 대한 우려에 새로운 관심을 불러일으켰다. 전쟁터와 고국에서 숙련된 임상의들의 수요는 전쟁 중인 모든 국가에서 임상 준비의 허점을 드러냈다. 전쟁 중 긴급한 필요로 인해 학업 과정은 단축되었고, 실무 내과와 외과는 당연히 더 중요해졌으며, 자격을 갖춘 지원자를 찾는 기준도 낮아졌다. 1915년 독일의 교육부장관은 졸업생들이 전투에서 내과 및 외과 증례를 처리할 능력이 없고, 지나치게 전문화되어 있으며, 진료 경험이 부족하다고 불평했다. 전쟁이 끝날 무렵, 독일의 최고 의학저널의 편집자는 "의학교육은 실무적인 측면을 소홀히 해서는 안 되며, 의학은 과학적 결과를 실제로 적용하는 데 있어 진정한 성취가 있는 직업이다"라고 경고했다. 의학 분야에서 모든 과학적 방법이 발전했음에도 불구하고, 그는 독자들에게 "환자에 대한 관찰이 실험실에 예속되어 있다는 사실을 부인할 수 없다"라고 말했다.[121]

전쟁은 다른 국가에도 의료행위의 임상 및 참관에 대한 근간을 극적으로 일깨워주었다. 영국에서 제임스 메켄지는 1917년 에든버러 병리학 모임에서 "임상의학이 실제로 무엇인지에 대한 심각한 오해"가 뿌리를 내린 의료계에 "불편함"이 만연해 있다고 말했다. 전쟁 후 세계 의학은 "다른 과학에 맞추어 추구될 수는 없다"라고 그는 말했다. 학생들은 항상 실험실 결과뿐만 아니라 증상을 공부하고, 환자의 질병 경과를 면밀히 관찰할 수 있는 기회를 가져야 한다.[122]

1920년까지 의료 훈련, 특히 실험실 실습의 형태로 더 많은 과학에 대한 열의가 분명히 그 과정을 진행했다. 〈뉴욕의학저널New York Medical Journal〉의 런던 특파원은 "요즘은 임상의학을 소홀히 하고 세균학에 너무 많은 관심이 집중되고 있다"는 세간에서 커지는 믿음을 설명했다.[123] 영국 보건부의 수석 고문인 조지 뉴먼George Newman은 전쟁이 끝나자 교육 과정을 단축하고 '임상 교수가 직접 병동과 외래 환자 부서를 관리하는' 병원의 임상 부서를 신설하기 위해 노력했다.[124] 1915년에서 1922년까지 졸업한 미국 의사들 사이에서 '불필요한 실험실 작업'을 하는 것과 '과학 자체에 대한 이해를 제공하는' 기본 과학 개념을 교수들이 집중적으로 다루지 않은 것에 대한 불만이 만연해 있었다. 광범위한 실험실 실험을 통해 학생들에게 문제 해결과 과학적 정신을 불어넣었다는 주장은 그러한 실험을 '임상 문제에 포함된 개념과 종종 관련도 없고 적절하지 못한 일련의 지루하고 상세하기만 한 기술'이라고 보는 사람들에 의해 점점 더 도전을 받았다.[125]

전쟁은 유럽인들 삶의 많은 부분을 황폐화시켰기 때문에 유럽 의학의 많은 부분 또한 황폐화되었다. 특히 독일은 심각하고 쓰라린 사기 저하를 겪었다. 그들의 경제는 파탄이 났고, 대학은 파산 직전에 이르렀으며, 그 학문은 의심을 받았고, 그 평판은 전쟁에 대한 증오로 인해 더럽혀졌다. 플렉스너는 전쟁이 끝나고 방문한 후에 "과학의 곤

경은 통탄스러울 정도"라고 하면서 "대학의 건물 전체가 빈곤으로 파괴되고 있다. 만약 파괴되고 있는 이 작업이 중단되지 않으면 문명은 가장 훌륭한 지식 기관을 잃어버리게 될 것"이라고 했다.[126] 프랑스와 영국도 마찬가지로 1918년 이후 재건과 개편이라는 압도적인 문제에 직면했다. 비록 전쟁 후에 잠시 부활했지만 미국과 유럽, 특히 독일 간에 졸업 후 의학교육의 전쟁 전 교류는 다시 예전 같지 않았다. 시카고의 외과 의사인 맥스 토렉Max Thorek은 "우리는 실망스러운 향수와 자부심이 뒤섞인 채 전쟁이 의학사의 한 챕터에 종지부를 찍었음을 깨닫기 시작했다. (……) 내과 및 외과계의 대세는 대서양 서쪽으로 이동하고 있었다"라고 기록했다.[127]

제11장 원주

1   J. C. Wilson, "Modern Medical Education: Address of the President," Bulletin of the American Academy of Medicine 3 (1897): 4, 6.

2   W. Lexis, Die deutschen Universitäten, 2 vols. (Berlin: A. Asher, 1893), 1:120-21; Georg Heinemann, "Die Studierenden der Medizin in Deutschland am An fang des 20. Jahrhunderts," Klinisches Jabrbuch 10 (1903): 223-24; Rapport sur le programme sommaire de réforme des études médicales, manuscript, 1893, Léon Le Fort, rapporteur, Archives nationales, AJ16 6357, 35, 42-43; George Weisz, The Emergence of Modern Universities in France, 1863-1914 (Princeton, NJ: Princeton University Press, 1983), 49, table 1.6; Walter Rivington, The Medical Profession (Dublin: Fannin, 1879), 256-59.

3   Cited in June Jones, "Science, Utility and the 'Second City of the Empire': The Sciences and Especially the Medical Sciences at Liverpool University, 1881-1925" (Ph.D. diss., University of Manchester, 1989), 185.

4   Illinois State Board of Health, Medical Education, Medical Colleges and the Regulation of the Practice of Medicine in the United States and Canada, 1765-1891 (Springfield: H. W. Rokker, 1891), xxiv-xxv.

5   Die Organization des medicinischen Unterrichts: Sonderdruck aus den Verhandlungen der XIX. deutschen Arztetage zu Weimar am 22. und 23. Juni 1891 (Leipzig: Ackermann & Glaser, 1892), 4.

6   Grundzüge für die Neugestaltung der medizinischen Prüfungen: Vertrauliche Mitteilung, August 21, 1893, manuscript, GSPK, Merseburg, 76 Va, Sekt 1, Tit. VII, Nr. 67.

7   Die gesetzlichen Bestimmungen über die ärztlichen Prüfungen für das Deutsche Reich vom 28 Mai 1901 (Berlin: August Hirschwald, 1918), 24.

8   Faculté de médicine de Montpellier, rapport redigé en réponse à la circu-

laire ministerielle du 23 décembre 1881 relative aux concours d'aggrega-
tion, Archives nationales, AJ16 6685.

9 Louis Liard, "La nouvelle régiementation des études médicales," Revue des
   deux mondes, October 15, 1894, pp. 810, 813.

10 1893년 6월과 7월에 루앙, 앙제, 렌, 낭트, 몽펠리에, 아미앵, 디종, 클레
    르몽페랑의 의과대학 학장들이 정부 부처에 보낸 서한은 Archives natio-
    nales, AJ16 6357에서 보라.

11 House of Commons, Select Committee on Medical Act, Special Report …
    together with the Proceedings of the Committee, Minutes of Evidence,
    Appendix, and Index (London: House of Commons, 1879), 67.

12 Rivington, Medical Profession, 271.

13 D. R. Haldane, General Medical Council, to Board of Medical Studies,
    Cambridge, November 11, 1880, 그리고 케임브리지 대학교의 위원회
    아카이브에 있는 논고를 보라.

14 Robert Farquharson, "Suggestions on Medical Education and Reform,"
    British Medical Journal 2 (1903): 595.

15 Illinois State Board of Health, Medical Education, v-vii, xx-xxi.

16 "Defeat of the Obligatory Three Years' Course Bill in Missouri," Medical
    News 58 (1891): 505-6.

17 Octave Laurent, Les universités des Etats-Unis et du Canada (Brussels: H.
    Lamertin, 1894), 138.

18 Johannes Odontius, Student, "College" und Arzt in den Vereinigten Staat-
    en von Nord-Amerika (Stuttgart: Union Deutsche Verlagsgesellschaft, 1890), 10.

19 Harvey Cushing, The Life of Sir William Osler (New York: Oxford University
    Press, 1940), 261.

20   "Medical Education in the United Kingdom," Edinburgh Medical Journal
      2 (1897): iii-vi. 또 다음을 보라. Charles B. Keetley, The Student's and
      Junior Practitioner's Guide to the Medical Profession, 2nd ed. (London:
      Ballière, Tindall, and Cox, 1885).

21   J. E. Emerson, "The Requirements for Preliminary Education in the
      Medical Schools of the United States and Canada," Journal of the Ameri-
      can Medical Association 14 (1890): 272.

22   Illinois State Board of Health, Medical Education, xi.

23   Emerson, "Requirements for Preliminary Education," 272.

24   Abraham Flexner, Medical Education in the United States and Canada: A
      Report to the Carnegie Foundation for the Advancement of Teaching (New
      York: Carnegie Foundation for the Advancement of Teaching, Bulletin no. 4, 1910),
      28.

25   Weisz, Emergence of Modern Universities, 232, 234.

26   J. M. Leupoldt, Uber ärztliche Bildung und Bildungsanstalten (Frankfurt
      am Main: Heyder and Zimmer, 1853), 24-26.

27   Theodor Puschmann, Geschichte des medicinischen Unterrichtes von den
      ältesten Zeiten bis zur Gegenwart (Leipzig, 1889), 497.

28   Deutsche medizinische Wochenschrift 5 (1879): 115.

29   Draft of letter by dean to Ministry of Education, January 4, 1879, Uni-
      versity of Bonn Archive, MF 4003.

30   Theodor Billroth, Aphorismen zum "Lehren und Lernen der medi-
      cinischen Wissenschaften," 2nd ed. (Vienna: Carl Gerold's Sohn, 1886), 3;
      Rudolf Virchow, Lernen und Forschen (Berlin: August Hirschwald, 1892),
      14-24.

31   "Medical Education in America," Medical and Surgical Reporter 73 (1895): 495. 이 글은 1895년 10월 〈New Science Review〉에서 발췌한 것이다.

32   "Professor" Tilmann, "Uber amerikanische Aerzte und ihre Ausbildung," Deutsche Arzte-Zeitung, July 1, 1901, 9.

33   Rivington, Medical Profession, 263; Medical Education in London: Being a Guide to the Schools of the University of London in the Faculty of Medicine, with Notes on the General Facilities for Clinical Study and Research in the Metropolis (London: Ash, 1908), 18-19; N. R. Coleman, "Remarks upon Medical Instruction—A Plea for Greater Uniformity," New York Medical Journal and Philadelphia Medical Journal 78 (1903): 205-6.

34   William Osler, "Impressions of Paris," Journal of the American Medical Association 52 (1905): 771.

35   Theodor Puschmann, A History of Medical Education (New York: Hafner, 1966), 513, 534-52.

36   René Cruchet, La médecine dans les universités allemandes (Bordeaux: G. Guinovilhou, 1902), 34-35.

37   Eugene St. Jacques, "Medical Education in France and Germany," Medical Record 15 (1909): 265.

38   Royal Commission on University Education in London, Reports, 5 vols. (London: His Majesty's Stationery Office, 1910-12), 5:114, appendix.

39   Canadian Medical Association Journal 1 (1911): 1091.

40   Henry S. Pritchett, "The Obligations of the University to Medical Education," Journal of the American Medical Association 4 (1910): 1109-10. 이 발언은 에이브러햄 플렉스너의 유명한 보고서가 발표되기 몇 달 전에 나온 것이다.

41 Harry W. Paul, From Knowledge to Power: The Rise of the Science Empire in France, 1860-1939 (Cambridge: Cambridge University Press, 1985), 3.

42 W. Bruce Fye, "Growth of American Physiology, 1850-1900," in Physiology in the American Context, 1850-1940, ed. Gerald L. Geison (Bethesda, MD: American Physiological Society, 1987), 57.

43 Russell C. Maulitz, "'Physician versus Bacteriologist': The Ideology of Science in Clinical Medicine," in The Therapeutic Revolution: Essays in the Social History of American Medicine, ed. Morris J. Vogel and Charles E. Rosenberg (Philadelphia: University of Pennsylvania Press, 1979), 92. 이 기간 동안 과학이 의학에 미치는 영향을 측정한 최근 해석에 대해서는 W. F. Bynum, Science and the Practice of Medicine in the Nineteenth Century (Cambridge: Cambridge University Press, 1994)를 보라.

44 Bruno Latour, Les microbes: Guerre et paix, suivi de irréductions (Paris: Métailié, 1984), 142-50. 또 다음을 보라. Evelyn B. Ackerman, Health Care in the Parisian Countryside, 1800-1914 (New Brunswick, NJ: Rutgers University Press, 1990), 94-107.

45 Paul K. Underhill, "Science, Professionalism and the Development of Medical Education in England: An Historical Sociology" (Ph.D. diss., University of Edinburgh, 1987), 600.

46 R. D. Gidney and W. P. J. Millar, "The Reorientation of Medical Education in Late Nineteenth-Century Ontario: The Proprietary Medical Schools and the Founding of the Faculty of Medicine at the University of Toronto," Journal of the History of Medicine and Allied Sciences 49 (1994): 62.

47 Frank Billings, "Medical Education in the United States," Journal of the American Medical Association 40 (1903): 1273, 1275.

48 "Medical Education," Journal of the American Medical Association 37

(1901): 766.

49   Billings, "Medical Education," 1276.

50   Friedrich von Müller, "Amerikanische Reiseeindrücke," Münchner mediz-inische Wochenschrift 54 (1907): 2390.

51   Julius Hirschberg, "Meine dritte Amerika-Fahrt," Medizinische Klinik 1 (1905): 1195.

52   다음을 보라. Thomas N. Bonner, "The Tide Begins to Turn: German Doctors in America Before 1914," in Thomas N. Bonner, American Doctors and German Universities: A Chapter in International Intellectual Relations, 1870-1914 (Lincoln: University of Nebraska Press, Landmark edition, 1987), 139-56.

53   Kenneth M. Ludmerer, Learning to Heal: The Development of American Medical Education (New York: Basic Books, 1985), esp. 29-46, 102-22, 191-206.

54   Joseph Ben-David, "The Universities and the Growth of Science in Germany and the United States," Minerva 7 (1968): 19.

55   이 단락과 다음 단락의 논의는 내가 쓴 다음의 문헌을 따르고 있다. "The German Model of Training Physicians in the United States, 1870-1914: How Closely Was It Followed?" Bulletin of the History of Medicine 64 (1990): 18-34.

56   Müller, "Reiseeindrücke," 2389-90.

57   William Henry Welch, "Medical Education," in William Henry Welch, Papers and Addresses, 3 vols. (Baltimore: Johns Hopkins University Press, 1920), 3:126-27.

58   Billings, "Medical Education," 1273-75.

59   Welch, "The Evolution of Modern Scientific Laboratories," in Papers and Addresses, 3:208.

60   Cited by Richard M. Pearce, "The Experimental Method: Its Influence on the Teaching of Medicine," in Medical Research and Education, ed. J. McKeen Cattell (New York: Science Press, 1913), 92.

61   C. M. Jackson, "On the Improvement of Medical Teaching, in Medical Education and Research, ed. J. McKeen Cattell (New York: Science Press, 1913), 371.

62   Flexner, Medical Education, 53. Emphasis in original.

63   John Shaw Billings, "Two Papers by John Shaw Billings on Medical Education," Bulletin of the Institute of the History of Medicine 6 (1938): 321.

64   Joseph Ben-David, Centers of Learning: Britain, France, Germany, United States: An Essay (New York: McGraw-Hill, 1977), 61.

65   Thomas N. Bonner, Medicine in Chicago, 1850-1950: A Chapter in the Social and Scientific Development of a City, 2nd ed. (Urbana: University of Illinois Press, 1991), 108-17.

66   William G. Rothstein, American Physicians in the Nineteenth Century: From Sects to Science (Baltimore: Johns Hopkins University Press, 1972), 323.

67   Thomas N. Bonner, To the Ends of the Earth: Women's Search for Education in Medicine (Cambridge, MA: Harvard University Press, 1992), 149-55; Todd L. Savitt, "Abraham Flexner and the Black Medical Schools," in Beyond Flexner: Medical Education in the Twentieth Century, ed. Barbara Barzansky and Norman Gevitz (New York: Greenwood Press, 1991), 67, table 5.1; Rothstein, American Physicians in the Nineteenth Century, 287, table XV.1.

68   Peter Alter, The Reluctant Patron: Science and the State in Britain, 1850-

1920 (Oxford: Berg, 1987), 26.

69   John E. Morgan, The Victoria University: Why Are There No Medical Degrees? (Manchester: J. E. Cornish, 1881), 9, 13.

70   Ibid., 19.

71   Minute book, Medical Section of Senate, Owens College, November 1896, University Archive, University of Manchester.

72   Manchester Medical Students' Gazette 1 (1901): 126.

73   The Case for the Establishment of independent Universities of Manchester, Liverpool, and Yorkshire (Manchester: Sherratt & Hughes, 1902), 21.

74   Report of King Edward's Hospital Fund, 1905, in "Financial Relations Between the Hospital and Medical School, Guy's Hospital," December 18, 1906, Greater London Record Office, H9/QY/A87/1.

75   Minutes, London Hospital Medical College, January 15, 1880, London Hospital Archive.

76   Minutes of School Meetings, Guy's Hospital, June 12, 1891, Wills Library, Guy's Hospital.

77   Suggestions Towards the Formation of the Medical Faculty in a New University of London, June 1892, Royal College of Physicians of London.

78   Cushing, Life of Sir William Osler, 876.

79   Royal Commission, Reports, 3:2-6.

80   Reported in Journal of the American Medical Association 58 (1912): 582.

81   Royal Commission, Reports, 5:21-24.

82   Ibid., 5:124, appendix.

83 Royal Commission on University Education in London, Final Report (London: His Majesty's Stationery Office, 1913), 121.

84 Franklin P. Mall, "The Value of Research in the Medical School," Michigan Alumnus 8 (1904): 396.

85 Lewellys F. Barker, "Some Tendencies in Medical Education in the United States," Medical Review of Reviews 57 (1911): 614.

86 Arthur D. Bevan, "Medical Education in the United States: The Need for a Uniform Standard," Journal of the American Medical Association 51 (1908): 568-70.

87 Cited in Florence R. Sabin, Franklin Paine Mall: The Story of a Mind (Baltimore: Johns Hopkins University Press, 1934), 261.

88 James H. Means, "Experiences and Opinions of a Full-Time Medical Teacher," Perspectives in Biology and Medicine 2 (1959): 132-33.

89 Christopher Lawrence, "Incommunicable Knowledge: Science, Technology and the Clinical Art in Britain, 1850-1914," Journal of Contemporary History 20 (1985): 504-5.

90 George Weisz, "Reform and Conflict in French Medical Education, 1870-1914," in The Organization of Science and Technology in France, 1808-1914, ed. Robert Fox and George Weisz (Cambridge: Cambridge University Press, 1980), 90.

91 E. Bureau, "Modifications à apporter à l'enseignement clinique dans les facultés et écoles de médecine," Gazette médicale de Nantes 25 (1907): 821, 824.

92 Flexner, Medical Education in the United States, 54-56.

93 R. C. Cabot to Henry Christian, March 1, 1914, Harvard Medical School Archives, Countway Library, cited in T. Andrews Dodds, "Richard

Cabot: Medical Reformer During the Progressive Era (1890-1920)," Annals of Internal Medicine 119 (1993): 419.

94 James Mackenzie, "The Aim of Medical Education," Edinburgh Medical Journal 20 (1918): 32-33, 42-43, 46.

95 Russell C. Maulitz, "'Physician Versus Bacteriologist': The Ideology of Science in Clinical Medicine," in The Therapeutic Revolution: Essays in the Social History of American Medicine, ed. Morris J. Vogel and Charles E. Rosenberg (Philadelphia: University of Pennsylvania Press, 1979), 94-95.

96 Cushing, Life of Osler, 225.

97 Abraham Flexner, Medical Education in Europe (New York: Carnegie Foundation for the Advancement of Teaching, Bulletin no. 6, 1912), 145, 161.

98 Flexner, Medical Education in the United States, 101.

99 Kenneth M. Ludmerer, "Reform at Harvard Medical School, 1869-1909," Bulletin of the History of Medicine 55 (1981): 356-57.

100 A. McGehee Harvey, Science at the Bedside: Clinical Research in American Medicine, 1905-1945 (Baltimore: Johns Hopkins University Press, 1981), 19-30, 115.

101 Lawrence, "Incommunicable Knowledge," 510.

102 Clifford Allbutt, "BMA Address," British Medical Journal 2 (1920): 8.

103 Eugene F. DuBois, "Graham Lusk, 1866-1932," Ergebnisse der Physiologie und experimentellen Pharmakologie 25 (1933): 10.

104 Graham Lusk, "Medical Education: A Plea for the Development of Leaders," Journal of the American Medical Association 52 (1909): 1229. 뮐러가 미국 임상의학에 미친 영향에 대해서는 다음을 보라. Thomas N. Bonner, "Friedrich von Müller of Munich and the Growth of Clinical Sci-

ence in America, 1902-14," Journal of the History of Medicine and Allied Sciences 45 (1990): 556-69.

105 Lewellys F. Barker, "Medical Laboratories: Their Relations to Medical Practise and to Medical Discovery," Science 27 (1908): 607.

106 Flexner, Medical Education in Europe, 15.

107 Ibid., 230-31.

108 Abraham Flexner, "The German Side of Medical Education," Atlantic Monthly 112 (1913): 660-61.

109 Flexner, Medical Education in Europe, 84.

110 Howard J. Savage to Abraham Flexner, July 18, 1924, Flexner Papers, Library of Congress.

111 Ludmerer, Learning to Heal, 64-65.

112 Flexner, Medical Education in the United States, 56.

113 이 단락은 다음 문헌에서 내가 주장한 내용을 따른다. "Abraham Flexner as Critic of British and Continental Medical Education," Medical History 33 (1989): 476-77.

114 Flexner, Medical Education in the United States, 105.

115 S. J. Meltzer, "The Science of Clinical Medicine: What It Ought to Be and the Men to Uphold It, Journal of the American Medical Association, 53 (1909): 512.

116 Abraham Flexner to his wife, December 6, 1920, Flexner Papers, Library of Congress.

117 Steven C. Wheatley, The Politics of Philanthropy: Abraham Flexner and Medical Education (Madison: University of Wisconsin Press, 1988), ix. 또한

플렉스너의 역할에 대한 재평가에 대해서는 다음을 보라. Thomas N. Bonner, "Abraham Flexner and the Historians," Journal of the History of Medicine and Allied Sciences 45 (1990): 3-10.

118 Cited in Alan M. Chesney, The Johns Hopkins Hospital and the Johns Hopkins University School of Medicine, 3 vols. (Baltimore: Johns Hopkins University Press, 1943-63), 3:181.

119 Ibid., 3:301.

120 Flexner, Medical Education in Europe, 148.

121 J. Schwalbe, Zur Neuordnung des medizinischen Studiums (Berlin: Georg Thieme, 1918), 10-11.

122 James Mackenzie, "The Aim of Medical Education," Edinburgh Medical Journal 20 (1918): 32-33, 38.

123 "London Letter," New York Medical Journal 112 (1920): 460.

124 George Newman, Some Notes on Medical Education in England (London: His Majesty's Stationery Office, 1918), 26.

125 William G. Rothstein, American Medical Schools and the Practice of Medicine: A History (New York: Oxford University Press, 1987), 155-56.

126 Abraham Flexner to his wife, March 28, 1922, Flexner Papers, Library of Congress.

127 Max Thorek, A Surgeon's World (Philadelphia: Lippincott, 1943), 215-16.

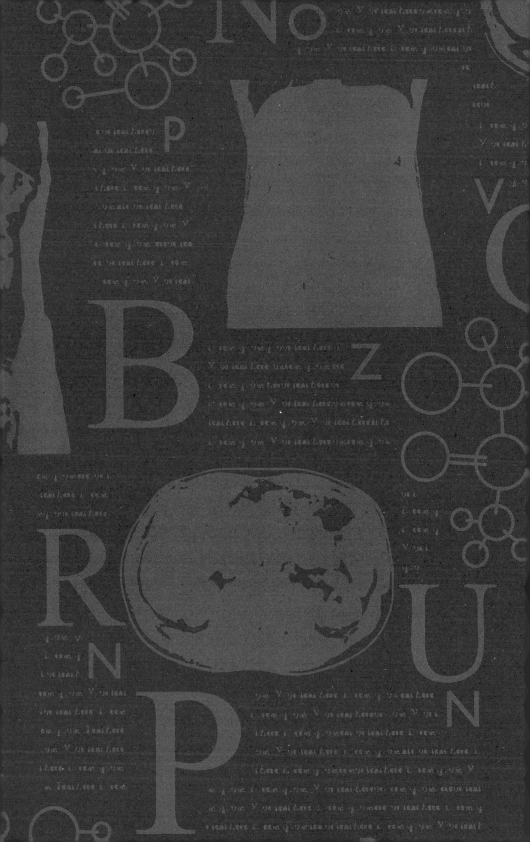

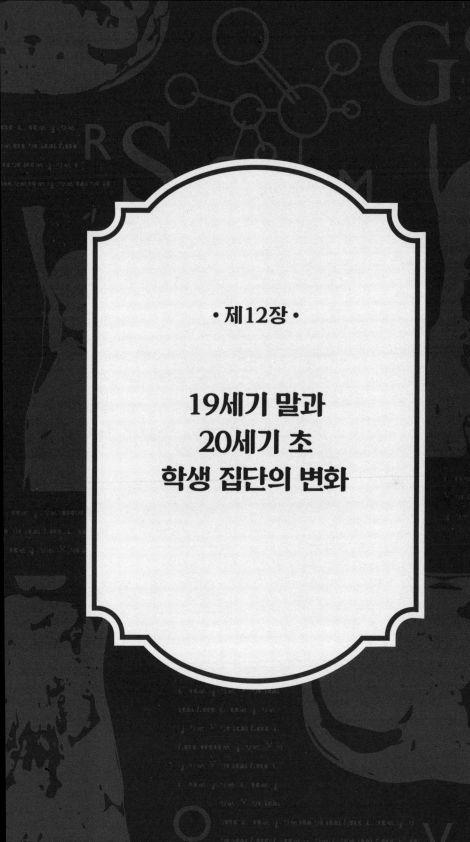

· 제12장 ·

19세기 말과 20세기 초 학생 집단의 변화

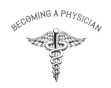

20세기에 접어들면서 의학을 보다 과학적이고 포괄적으로 만들고, 그 범위를 잘 준비된 구성원들로만 제한하려는 노력은 학생 집단에 큰 영향을 미쳤다. 거의 보편적으로 학생들은 이제 1850년의 학생들보다 더 나이가 많았고, 교육 수준도 더 높았으며, 과학 교육을 더 많이 받았고, 덜 소란스러웠으며, 더 많은 시간과 돈을 공부에 할애할 수 있었다. 특히 영국과 미국에서 그들의 대열에 점점 더 많은 여성이 포함되었고, 반세기 전보다 노동 계층과 중하위 계층의 가구가 포함되는 수가 더 적을 것으로 예상되었다.

변화하는 기대치와 증가하는 비용

각 국가는 여전히 사회 계층에 따라 학생들에 대한 개방성에 있어서 차이를 보였으며, 때로는 크게 차이가 나기도 했다. 1885년 브라이스 경$^{Sir. Bryce}$은 독일 대학이 광범위한 중산층에 대해 상대적으로 개방적이고, 소수의 "소작농과 기능인"을 포함한다는 점은 "모든 계층에게 교육을 제공하는 데 실패했던 영국"과 극명한 대조를 이루었다고 썼다. 그는 독일인의 급증하는 대학 등록에 대해서 "상인과 하층 계급 사람들이 자녀들에게 대학교육을 받게 해주려는 경향이 늘었기 때문"이라고 언급했다. 또한 그는 독일의 농민과 노동자 출신의 학생은 의학교에 등록한 학생 중에서 거의 14%를 차지하였고, 영국의 그러한 학생들보다 심화된 교육을 받을 수 있었다고 했다.[1]

역사가 콘라트 야라우쉬에 따르면, 대학의 사회적 구성원에 있어서 역사적인 변혁—'전통적인 엘리트'에서 '현대 중산층 시스템'으로의 변화—은 19세기 후반에 일어나고 있었다.[2] 프랑스에서는 교육 수준이 높아지면서 한 세기 동안 저소득층에게 의학교육을 제공했던 오피시에 드 상태를 폐지하고, 중산층 중심의 의학교육에 집중했다. 미국에서는 학비가 가장 저렴한 학교들의 폐교에 이어 의과대학의 입학 요건이 급격히 강화되면서 의대생들 간의 사회적 격차가 줄어드는 한편, 소외 계층의 날 선 불만이 제기되었다.[3]

일부 국가의 의학교육 비용은 가장 부유한 중산층을 제외한 이들이 의학을 배울 기회를 위협했다. 1896년 독일의 한 교수는 "의학교육은 부유층의 전유물이 되고 있다"라고 썼다.[4] 같은 해 보고서에 따르면 독일 의학교육의 총 비용은 현재 약 12,000마르크(약 2,700달러)로, 이 시기에는 매우 큰 금액이었다. 아마도 학생의 5분의 1은 일부 장학금과 무상 급식^{Freitisch}의 형태로 약간의 지원을 받았을 것이다. 프랑스 파리의 비용은 비슷한 것으로 추정되지만 프랑스 지방에서는 약간 더 낮았다.[6] 두 국가 모두 소수의 가계만이 늘어나는 비용을 감당할 수 있었다.

　이러한 높은 비용과는 달리, 1908년에 미국 대륙을 방문한 런던의 한 학생은 영국 수도의 비용과 비교할 때 비용이 '터무니없이 낮다'는 것을 알게 되었다.[7] 이 시기에 영국 의학교육의 총 비용은 런던에서는 3,700달러에서 4,600달러까지 다양했고, 지방 학교에서는 그보다 약간 더 적었다.[8] 미국은 비용이 증가하고 학습 기간이 연장되었음에도 불구하고, 평균 지출은 여전히 서구권에서 가장 낮았다. 1891년 일리노이 주 고위 공무원인 존 라우쉬John Rauch는 "진지하게 공부하는 사람 중에서 미국 학위의 저렴한 비용에 놀라지 않을 사람은 없다"라고 언급했다.[9] 1896년 자신의 지출에 대한 '정확한 기록'을 보관했던 미시간 앤아버의 한 학생은 3년간의 학업 기간 중에서 1년 동안 자신의 지출을 584달러로 기록했다.[10] 특히 더 저렴한 학교에서는 더 적은 비용으로 의학을 배우는 것이 가능했다. 시카고의 야간 의학교에 등록한 조지 도르만George Dohrmann은 독일 이민자였는데, 1897년 부모에게 자신의 모든 학비로 연간 145달러만 지불하고 있으며 식비와 숙박비로는 그보다 약간 더 많은 돈을 지불하고 있다고 보고했다.[11]

　미국과 영국에서 도르만과 같은 근로 학생들을 대상으로 하는 소수의 야간 의학교는 거의 약화되고 사라지기 시작했다. 프랭크 빌링스는 1903년 "이러한 '야간 학교'가 점원, 전차 차장, 경비원, 기타 주간 근로자들이 의학 학위를 취득할 수 있게 해주었다"라고 언급했다.[12] 1880년대 후반부터 영국에서는 이러한 학교에 대한 인정recognition을 거부하는 면허 기구들의 조치가 강력한 비난을 받았다. 더블린에 있는 대형 야간 의학교의 대변인은 시험보다는 공부하는 시간대를 기준으로 구별함으로써 '지칠 줄 모르는 에너지로 의료 전문직에 진입하기 위해 노력하였음에도 불구하고 가상 큰 어려움에 직면한 사람들'에게 기회를 주지 않는 것은 부당하다고 말했다.[13]

1900년 이후에도 미국 도시에서는 야간에 의학 공부를 할 수 있는 기회가 극소수였지만 여전히 존재했다. 1907년에는 시카고에서만 그러한 학교가 세 군데 있었다. 하비 의학교에서 도르만은 일요일을 제외한 매일 밤 7시부터 10시까지 수업에 참석했다고 기록했고, 낮에 힘든 노동을 마친 후에는 "공부할 시간이 거의 없었다"라고 했다.

100명의 학생이 등록한 학교의 상황은 "독일과는 다소 달랐다. 그곳의 의학생들은 근사한 신사들이지만, 우리는 여기서 막노동자에 불과하다"라고 했다.[14] 20세기 초까지 그러한 학교들은 면허 기구와 AMA 의학교육위원회Council on Medical Education of the American Medical Association로부터 폐쇄하라는 압력을 점점 더 받았고, 1910년 플렉스너 보고서가 그들의 부조리함에 대해 거칠게 묘사한 학교 중에 살아남은 학교는 없었다.[15]

미국 남북전쟁 이후 해방된 흑인들을 위한 인종 분리 의학교도 비용이 치솟고 인증 기준이 높아지는 시대에 살아남기 어려웠다. 전체적으로 그러한 학교 중에서 14개 학교는 1900년 이전에 설립되었고, 그중 압박을 심하게 받은 하워드 의학교와 메하리 의학교만이 개혁 시대의 막바지에 남아 있었다.[16] 그중 일부, 특히 일하는 흑인을 위한 야간 프로그램을 제공했던 하워드 의학교는 그 프로그램을 중단해야 했다. 하나의 대안으로서, 학생들은 '다음 해의 교육을 마칠 충분한 돈을 벌기 위해서 풀만Pullman 자동차에서 인부로 여름에 일자리를 얻을 수 있도록' 봄 학기를 일찍 마치는 것이 때때로 허용되었다.[17] 이러한 흑인 학교에 대한 플렉스너의 평가는 '가혹한' '솔직한' '꾸짖는'

'비꼬는' '신랄한' 것이었고, 다른 학교들에 대한 묘사는 그보다 더욱 가혹했다.[18]

　　주요 의학교에서는 1920년 이전에 소수의 아프리카계 미국인만 입학 허가를 받았다. 펜실베이니아 대학 최초의 흑인 의학생은 스크린 뒤에 앉으라는 지시를 받았고, 그렇게 하기를 거부한 후에는 강의 중에 혼자 벤치에 앉도록 강요받았다고 전해진다.[19] 차별은 졸업 후에도 의료계와 병원에 만연해 있었다. 1870년 AMA 총회에서 N. S. 데이비스N. S. Davis는 컬럼비아 주에서 흑인 의사를 받아들인 한 의사회의 회원 자격을 정지시키려 하였다. "이것은 그러한 차별이 행해지는 유일한 나라이자 유일한 직업이라는 것에 주목해야 한다"라고 흑인 의사들은 의회에 항의 서한을 보냈다.[20] 1901년에 방문한 독일 의사는 "흑인Negro 문제는 미국의 의사 생활에 대한 의문을 제기한다"라고 의견을 밝히고, 교육을 분리하려는 시도는 "매우 심각하게 나쁘다"라고 설명했다.[21]

여성의 의학교 입학 제한

　　하워드 의학교는 교육에 있어서 평등을 얻기 위한 여성의 투쟁과 흑인의 투쟁 사이의 연관성을 일찍부터 인식했다. 1873년 이 학교의 졸업생들은 여성에 대한 차별을 "비인간적이고, 의료직에 적합하지 않다"라고 비판했다.[22] 당시 유럽과 미국에서는 소수의 대학만이 여성에게 입학 기회를 제공했다. 취리히 대학교에서는 1864년부터, 파리에서는 1867년부터 처음으로 여성이 의과대학에 입학하기 시작했다. 이후 반세기 동안 이러한 도시의 의과대학은 다른 스위스 대학과 함께 유럽 전역, 특히 러시아와 영어권 국가에서 온 여성들을 입학시

컸다. 이러한 유학은 의학교육에서 여성에게 동등한 대우를 제공하는 데 가장 느렸던 국가인 러시아, 독일, 오스트리아, 영국 그리고 멀리 떨어진 미국에서 가장 많이 이루어졌다. 미국의 사례를 따라 러시아 (1872)와 영국(1874)에서는 별도의 여성 학교를 설립하였지만, 이들 국가에서는 여성들이 외국 학교로 빠져 나가는 것을 막지 못했다. 유럽에서는 여성을 위한 이러한 학교들이 미국 학교와 마찬가지로 여성이 여의사를 필요로 한다는 것에 의해 주로 정당화되었다.

남녀가 같은 학교에서 의학교육을 받도록 하는 방식은 스위스와 프랑스 이외의 모든 곳에서 지속적으로 저항을 받았다. 예를 들어 독일은 여성들에게 1900년까지(프로이센에서는 1908년까지) 의학교를 개방하지 않았으며, 영국과 미국의 주요 대학들은 거의 예외 없이 제1차 세계대전까지 여성을 허용하지 않았다. 필자의 추정에 따르면, 이 시기까지 적어도 10,000명 이상의 여성들이 해외 유학을 위해 고국을 떠났다.[23]

그러나 유럽에서 일단 여성이 공립의학교government schools of medicine 에 입학하게 되자 20세기 초 여성 등록 학생 수가 꾸준히 증가하는 반면, 영국과 북미는 그 변화가 더디고 중단된 채로 남아 있었다. 영어권 국가만큼 '분리되었지만 평등한' 의학교육의 원칙이 여성들에 의해서조차 그토록 강력하게 옹호된 곳은 어디에도 없었다. 미국과 영국은 유럽 대륙에 비해서 사립학교를 비교적 쉽게 설립할 수 있었기 때문에 별도의 교육이 가능해졌다. 따라서 정치적 이데올로기에 대한 국가 간의 차이가 의학교육의 다른 측면을 수행한 것처럼 여성의 의학교육 과정을 형성하는 데에도 중요한 역할을 했다. 1870년 미시간 대학교에서 남녀가 같은 학교에서 의학교육을 받도록 하는 방식이 마침내 시도되었을 때, 이는 수년 동안 '실험'으로 묘사되었고 소수의 학교만이 그 사례를 따랐다. 유럽과 달리 이곳에서의 남녀공학을 위한 투쟁은 어느 정도 성공을 거두기 전에 수십 개의 주와 수십 개의 의학교에서 벌어졌다.

여성의 특징과 여성이 의료에 적합한지에 대한 뿌리 깊은 모순적인 태도는 변화를 위한 움직임을 지연시켰다. 한편, 영국과 미국에서 여성 의학운동women's medical movement은 의학교육에 대하여 여성들에게 폭넓고 평등한 기회를 주도록 주창했지만, 다른 한편으로는 여성은 남성과 다르며 그들의 교육을 위해 특별한 조치가 필요할 수 있다는 점을 인정했다. 1881년까지만 해도 미국의 여성 의사들을 대상으로 한 설문조사에서 대다수가 '혼성 수업이 우수한 교육을 위해 필요하다는 것이 증명될지라도' 혼성 수업에서 모든 교육을 받는 것을 선호하지 않는다는 결론을 내렸다.[24] 여성을 위한 의학에서의 특별한 위상을 주장하는 것은 여자 의학교의 존재와 다른 학교로부터의 배제를 정당화하는 것으로 쉽게 해석되었다. 이렇게 분리된 학교들은 차례로 주류 의학으로부터 고립되어 어려움을 겪었다. 그 결과로 생긴 열등감이라는 낙인은 "지속되지는 않았다고 하더라도 여성 의사들 스스로 이를 내면화했다"라고 한 권위자는 썼다.[25]

영국과 미국에서 남녀가 같은 학교에서 의학교육을 받도록 하는 방식에 대한 논쟁은 특히 치열했다. 1894년이 되어서야 마침내 미국 의학교에서 분리주의separatism를 능가하여 남녀공학이 우세해졌으나, 1910년까지 여성 의사의 5분의 1이 여전히 여자 의학교에서 공부하고 있었다. 점차적으로 미국과 캐나다에서는 여자 의학교가 문을 닫았지만, 영국에서는 옛 영국 대학교와 런던 의과대학이 여전히 남녀

공학을 금지하고 있어서 여자 의학교는 1920년대까지 여성을 위한 의학교육의 주요 수단으로 남아 있었다.

제1차 세계대전은 의외로 여성의 의학교육에 활력을 불어넣었다. 의학교에 다니는 남성의 수가 감소함에 따라 의사에 대한 보편적인 필요성은 여성이 의학교에 진학하도록 장려하는 것을 자극했다. 영국, 독일, 러시아에서는 전쟁의 끔찍한 참화 속에서도 여성들이 의학 분야에서 새로운 지평을 열었다. 마르부르크 대학교에서 독일 여성의 비율은 1917년까지 모든 의학생의 30%를 차지했다. 영국 맨체스터에 있는 의학교는 1914년에서 1918년 사이에 여학생 수가 400%나 급증했다. 그리고 혁명기 러시아에서는 이전에 엄격하게 통제되었던 상트페테르부르크St. Petersburg 의학 과정이 1918년에 대부분이 여성인 1,426명의 신입생에게 홍수처럼 개방되었다.

전쟁이 끝날 무렵에는 이 세 국가에서만 10,000명이 넘는 여성들이 의학을 공부하고 있었다. 반면, 영국과 북미의 남녀공학인 의학교는 큰 성과를 거두지 못했다. 런던의 3개 병원 학교는 일시적으로 여성에게 개방되었고 맥길, 예일, 펜실베이니아를 비롯한 캐나다와 미국의 12개 학교에서는 처음으로 여성이 의학 수업에 들어갔다. 〈여성 의학저널Medical Woman's Journal〉 편집장은 "'전쟁의 역경'이 여학생들에게 많은 학교를, 여성 인턴들에게 많은 병원을 개방했다는 점에서 의학 분야에 있는 여성들에게 많은 이점을 주었다"라고 썼다.[26]

반유대주의와 의학교육

전쟁 전 몇 년 동안 상상할 수 없는 역경 속에서도 의학교육을 받기 위해 가장 힘들게 버텼던 여성 중에는 러시아계 유대인들이 있었다. 이 여성들은 러시아에서 여성 평등이라는 자유주의 사상에 원동력을 얻고, 동료 지식인들의 격려를 받고, 학업에 대한 장벽과 거의 봉건적이라고 할 수 있는 사회관계 구조에 직면하면서 어떻게든 "내면의 자유정신을 길렀고, 이는 남성과 동등하고 의사, 변호사, 수학자, 화학자가 될 수 있는 그들의 능력을 확신"하게 만들었다고 한 학자는 썼다.[27] 1914년 이전에 외국의 남녀공학 학교에서 의학을 공부하고도 국내에서 그들에게 열려 있는 몇 안 되는 자리를 위해 열심히 싸웠던 모든 여성의 70~80%를 러시아 여성들이 차지했다.

서유럽에서 그들의 존재는 남성 유대인 동료의 존재와 현지 유대인 학생 인구의 증가와 함께 프랑스, 스위스, 독일에서 반유대주의 Anti-Semitism 파동을 일으켰다. 예를 들어 리옹에서 학생들은 1896년 외국인, 특히 여성의 유입에 반대하며 시위를 벌였는데, 그들이 프랑스 학생들을 클리닉과 수업에서 몰아내고 선호하는 자리를 미리 선점하며 병원의 소수 직위를 놓고 콩쿠르에서 달갑지 않은 경쟁을 제안하고 있다고 비난했다.[28] 많은 사람들에게 훨씬 더 위협적이었던 것은 파리에 있는 수많은 외국인이었다. 그곳에는 약 5천여 명의 학생과 의사가 있었는데 그들 중 다수는 유대인이었고, 그들은 제한된 교육 시설에 입학하기 위해 경쟁했다.[29] 스위스 학생들도 유리한 연구실과 강의실 장소를 선점하기 위한 러시아 여성들의 거센 경쟁에 화가 났다. 그들은 러시아 여성들의 배타성, 복장과 매너, 급진 정치에 대한 관심을 비난했다. 베른 언론은 그들을 "혁명의 하이에나"와 "청년을 유혹하는 여자들"이라고 부르며, 그 학생 공동체를 "병약하고, 교육을 제대로 받지 못하고, 통제되지 않는 괴물들creatures의 지하 세계"로 묘사했다.[30]

외국인 학생에 대한 가장 야만적인 반응은 1880년대부터 반유대주의가 급증한 독일 대학에서 나왔다. 새로운 세기에 접어들면서 학생 시위, 거친 표현의 탄원서, 이따금 추악한 사건에 대한 보고가 대학교마다 전해졌다.[31] 예를 들어, 예나 학생들은 1905년 대학 당국에 '공격적인 태도'와 '불쾌한 행동'을 일삼으며 강의실의 과밀을 악화시키는 러시아 유대인의 추가 등록을 제한하고, 독일 학생에게 우선권을 줄 것을 청원했다. 하이델베르크에서 러시아 학생들은 전체 학생에게 그들의 어려움을 이해해 주고, 공격을 중단해달라고 간청했다.[32]

더 심각한 것은 1912년 할레에서 임상 학생들이 소집한 휴업으로 인해 학생의 3분의 1이 외국인이었다는 점이다. 이후 기센 및 다른 대학으로 휴업은 확산되었다. 의대 교수진의 반대에도 불구하고, 정부 당국은 학생들의 요구에 따라 외국인 학생들에 대한 새로운 가혹한 제한을 부과했다.[33] 할레 파업에 대해 논평한 신문인 〈나치오날자이퉁Nationalzeitung〉은 "학생들의 '맹목적 애국주의chauvinism'에 대해 경고하였다.[34]

유대인 단체들은 대학에서의 반유대주의 물결에 대해 격렬하게 항의했다. 독일 유대인협회Verband der deutschen Juden는 1875년보다 1910년에 더 적은 수의 유대인이 전임 교수직에 올랐고, 그들이 전체 교수직의 2.5%만을 차지했다고 비난했다. 의학 분야의 경우, 1884년 이후 전임 교수로 임명된 유대인은 단 한 명뿐이었다.[35]

학생의 경험

세기가 바뀌면서 학생들의 생활은 분명히 훨씬 더 진지해졌다. 영국과 미국의 의학도들은 여전히 때때로 "거칠고 난폭하고 소란스럽다"라고 묘사되었지만, 1896년에 미국의 한 저널리스트는 "오늘날의 의학생들은 그러한 특성이 전혀 없으며, 아마도 다른 어떤 평균적인 남성이나 소년들보다 더 바르게 행동한다"라고 썼다.[36] 옥스퍼드의 한 교수는 몇 년 후 "런던에서 평소보다 더욱 난폭했던 시기는 …… 의학생들 때문이었다"라고 회상했지만, 이것은 이제 '과거의 문제'였다. 그 변화는 나이가 더 많고 더 안정된 대학을 졸업한 학생들이 학생 단체에 유입되었기 때문이라고 그와 다른 사람들은 믿었다.[37] 현재 의학을 공부하는 다수의 학생들은 연령대가 높아졌을 뿐만 아니라 부모의 감독에서 벗어나 젊은 시절의 거칠고 소란스러움을 뒤로한 채 대학에 다녔다는 사실이 널리 알려졌다. 1905년 오슬러가 언급한 새로운 유형의 의학생은 더 이상 '술집taverns, 술 부대sack, 와인wine'을 찾지 않았다.[38]

학생들은 나이가 많을 뿐만 아니라 공부도 더 오래했다. 20세기 말에 허드슨이 연구한 미국 의사의 평균 졸업 연령은 거의 26세로 높아졌다.[39] 앞서 언급한 저널리스트는 "의학생의 거의 절반이 30세를 넘었고, 50세 남성이 있다는 사실은 전혀 놀랍지 않다"라고 말했다.[40] 물론 이들 중 다수는 시간제 학생이거나 제2의 경력을 시작하는 사람들이었다. 어쨌든 〈의학 신문Medical News〉에 따르면, 미국인들은 "다른 국가의 학생들보다 1년에서 3년 정도 더 일찍" 진료에 참여하였다.[41]

유럽과 영국의 학생들은 때때로 더 어린 나이에 졸업할 수도 있지만 그들은 종종 면허 시험을 준비하는 데 오랜 세월을 보냈다. 예를 들어 1906년에는 면허를 취득할 수 있는 글래스고 학생들의 경우, 5명 중 한 명은 의학교에 처음 등록한 이후 6년 이상을 보냈다.[42] 같은 해에 GMC의 통계에 따르면, 영국과 아일랜드 전체에서 면허 취득을

위한 평균 학업 기간은 6년 11개월이었다.[43]

1893년의 프랑스 보고서에 따르면, 파리에 있는 학생의 4분의 3이 학업을 마치는 데 6년 이상이 걸리는 반면(프랑스에서 진료할 자격이 주어짐), 38%는 8년 이상 공부했고, 놀랍게도 15%는 최종 시험을 치르기까지 11년 이상을 보냈다.[44] 한 학생이 콩쿠르를 혼자 준비하는 데 5~6년이 걸리는 것은 드문 일이 아니었고, 그로 인해 독립 진료practice를 시작하기 전에 그는(아주 가끔 그녀는) 병원에서 인턴으로서 4년 동안 귀중한 경험을 할 수 있었다.[45] 독일의 국가시험에 대한 비교 가능한 데이터는 쉽게 사용할 수 없지만 빌헬름 렉시스Wilhelm Lexis의 연구에 따르면 1890년 의학생의 평균 연령은 24세였으며, 이는 졸업생은 26세 이상이 되어야 의사 면허시험에 합격할 수 있음을 의미했다.[46]

이처럼 변화하는 상황 속에서 학생들의 일상은 어땠을까? 앞서 언급한 미국의 저널리스트에 따르면, 19세기 말 학생들의 전형적인 모습은 토요일과 일부 일요일을 포함해 하루 8시간 수업을 듣거나 클리닉에서 보낸 다음, 매일 밤 2시간씩 해부하는 것이었다. 대부분은 매일 오후에 2~3시간씩 실험실에서 작업을 했고 "하루는 현미경을 들고, 또 하루는 시험관과 증류기와 비커를 들고 다시 제약 기술을 배우거나 하등 동물을 연구하며 시간을 보냈다." 일주일에 세 번 가는 클리닉에 출석하는 것은 "첫해에는 허용되고, 다음 해에는 권고"되었지만, 세 번째와 마지막 해에는 "가장 중요한 것"이 되었다. 4학년들은 매주 몇 시간 동안 "병원 병동으로 보내져서 그곳에서 환자를 진찰하고 치료 내용을 기록하는 것을 허락받았으며 때로는 목욕, 부항, 전기 치료를 보조할 수 있었다."[47]

환자 및 클리닉에 대한 접근성

하지만 모든 학생들이 병원 병동에 쉽게 접근할 수 있었던 것은 아니었다. 세기가 바뀔 무렵 미국 학생들은 여전히 환자 경험에 대한 병원의 호의에 크게 의존하였다. 1896년 존스 홉킨스 병원에 도입된 임상 실습 제도는 반세기 전 독일 학교와 같이 교수진의 감독하에 학생들이 직접 환자를 돌볼 책임을 갖도록 했고, 이는 볼티모어(존스 홉킨스) 너머로 느리게 발전해 나갔다. 1910년까지 미국에서 임상 실습 제도를 도입한 대학은 12개를 넘지 않았다.

이 시기에 다른 학교 교수진은 개별 학생에게 환자에 대한 책임을 부여하기 위해 병상을 사용하는 것을 거의 통제하지 않았다. 러드미러는 세기의 첫 10년 동안 "환자를 적극적으로 돌보는 의학생이 거의 없었다"라고 썼다. 불만은 많았다.[48] 디트로이트 의학교 교지의 학생 편집장은 디트로이트에는 "무한하게 이용할 수 있는 병원과 시약소dispensary 시설"이 있음에도 불구하고 "우리는 기간 중 절반은 병상 근처에 절대 가지 않는다"라고 썼다.[49] 하버드 대학의 제임스 민스James Means는 1909년의 임상의학교육은 '무섭고dreadful' 처음 2년 동안 실험실 실습교육 후에 환자를 대면하기에는 '취약하다tenuous'는 것을 발견했다.[50] 뉴욕의 한 학생은 왜 학생들이 "체온 측정, 맥박 확인, 장티푸스 환자의 튜브 연결 등과 같이 전적으로 간호사에게 맡겨진 최소한의 업무도 할 수 없는지"를 질문하였다.[51]

학생들은 임상교육이 여전히 주로 강의와 암기를 통해 이루어진다는 사실을 발견했다. 민스는 환자가 거의 오지 않는 매일 오후에 세 번, 때로는 네 번의 강의가 진행되었다고 회상했다. 아침에 학생들은 구역을 나누어 병동과 외래 클리닉을 방문했다. "우리는 마치 쿡의 여행^{Cook's tour}*에 온 것처럼 흥미로운 환자를 보여주고 약간의 질문을 던지는 교수의 안내를 받았지만, 우리는 실제로 참여자가 아니라 관찰자였다."⁵² 그러나 20세기 초 병상에서는 작은 구역을 나누어 가르치는 것이 규칙이 되었지만, 일부 학생들은 더 작은 구역의 유일한 이점은 "강의가 강의실에 모인 200명 대신에 20~30명의 학생들에게 전달된다는 점"뿐이라고 보고했다.⁵³

그러나 미시간의 조지 도크^{George Dock}와 같이 숙련되고 헌신적인 교수가 소규모 그룹으로 가르치는 것은 매우 효과적일 수 있었다. 도크는 그의 수업을 5~6명의 학생으로 나누었고, 환자들이 모두 퇴원할 때까지 환자에 대한 일부 책임을 부여했으며, 때로는 팔로우업을 위한 가정 방문을 하도록 했다. 학생들은 환자의 병력을 기록하고, 환자를 진찰하고, 매일 방문하고, 진단 및 치료 계획을 제안하였다. 도크가 한 학생에게 질문한 내용을 기록한 문서에는 "자네가 이전에 환자를 본 이후로 환자에게 무슨 일이 일어나고 있다고 생각하는가?"라고 적혀 있었고, 학생은 "기록을 검토해 보았지만 별다른 진전은 없었습니다"라고 대답하였으며, 이에 도크는 "자네는 병동에서 그를 진찰하였는가?"라고 하면서 부드럽게 학생을 이끌었다.

그곳이 더 나은 장소였을 것 같지 않는가? 실험실에서 당신은 간접 정보만 얻을 수 있으며, 그래서 다른 이에게 학습을 의존하게 되는데 그는 한계가 있을 수 있다. 당신은 기록지를 넘기는 것보다 2분 동

---

*   1841년 세계 최초의 상업 여행사를 차린 영국인 토마스 쿡(Thomas Cook)의 관광 상품을 빗댄 표현.

안 환자를 직접 보면 더 많은 것을 배울 수 있다.[54]

1907년 미국에 방문했을 때 프리드리히 폰 뮐러가 이러한 교육이 독일의 대규모 임상 강의에 비해 크게 발전된 점이라고 묘사한 것은 크게 놀라운 일은 아니었다.[55]

미국 학생들의 교육 여건은 1910년 이후 전반적으로 개선되었다. 의학교와 조직화된 의료organized medicine**의 커져가는 영향력, 늘어나는 면허 자격 요건, 새로운 자선사업과 국가 지원, 존스 홉킨스의 사례 등은 의대 교수의 수를 늘리고 수업 규모를 줄이는 데 일조했다. 점점 더 많은 학교들은 임상 경험을 전달하는 가장 좋은 방법으로 학생들에게 환자에 대한 책임을 부여하는 클럭십 제도로 전환하였다. 일부는 교육 병원을 짓거나 기존 병원과 더 끈끈한 관계를 형성했다. 컬럼비아, 하버드, 워싱턴 대학교는 모두 몇 년 동안 주요 병원과 새로운 교육 관계를 맺었다. 이는 의료진을 임명하고, 그들로 하여금 학생들을 가르치도록 하는 권한을 부여하였다. 병원은 의학교와의 연계affiliation를 대중에게 의료서비스를 제공하는 책무가 아닌 자산으로 여기게 되었다. 결과적으로 1921년까지 모든 의학교는 교수진과 학생들을 위한 교육 병원을 어느 정도 사용하게 되었다.[56]

이 무렵, '졸업 후 인턴십'은 많은 의과대학에서 정착되었다. 1890년 이후 의학교에서 부족했던 병상 교육을 받기 위해 졸업 후에 '하우스 오피서' 또는 '인턴'으로서 1년 이상 병원에서 경험을 쌓는 것은 보

** 면허, 보수교육 등에서 각종 의료전문직 단체가 전문직의 역할을 하는 의료를 의미한다.

편화되었다. 대부분의 의과대학에서 요구하지는 않지만, 1914년에 졸업생 4명 중 3명은 진료를 시작하기 전에 일종의 인턴십을 하고 있었다.[57] 비록 미국의 이러한 관행은 어떤 면에서 그 이름을 프랑스의 앵테르나에서 가져왔지만, 실제로는 의학 공부를 완료한 후에 이어지는 독일의 '실습 학년practical year'에 훨씬 가까웠다.

제1차 세계대전 이전에 몇 년 동안 영국에서는 임상교육에 대한 이러한 대대적인 변화가 일어나지 않았다. 오랫동안 클럭십에 익숙했고 병원에 비교적 자유롭게 접근할 수 있었던 학생들은 대규모 임상 강의와 교수진과의 비인격적인 관계에 대해 훨씬 더 우려했다. 해외를 다니는 영국 학생들과 졸업생들은 예외 없이, 교수들과 학생들 사이의 격식에 얽매이지 않고 긴밀한 유대 관계에 대해 언급했다. 미국에서는 기준이 높아지고 지원이 증가함에 따라 의학 클래스의 규모가 줄어들고 있는 반면, 영국에서는 대형 강당 강의가 임상 과목을 가르치는 주요한 방법으로 남아 있었다. 1899년에 런던의 한 학생의 간행물은 다음과 같이 비꼬는 질문을 던졌다. "왜 오페라 하우스처럼 동전을 넣고 보는 쌍안경을 쓰지 않는가?"[58] 맨체스터 학생들은 2년 후에 "체계적인 강의는 폐지되어야 한다"라는 결의안을 놓고 토론회를 벌였고, 이러한 논쟁은 "오랫동안 환호를 받았다." 한 연사는 "강의는 정말로 학생도 적고 책은 더욱 적었던 과거 시대의 유물"이라고 주장했다. 그는 "이러한 모든 증상을 보이는 환자를 마주할 때 질병의 증상에 대한 긴 목록"을 제공하는 것이 무슨 소용이 있느냐고 강력하게 반박하였다.[59]

유럽 대륙에서는 제1차 세계대전 이전 15년 동안 학생들의 일상은 거의 변하지 않았다. 유럽에서 여전히 가장 큰 의학교인 파리에서는 5,000명이 넘는 학생들이 도시 전역에 퍼져 있는 병원, 클리닉, 대강당으로 몰려들었다. 병원에서의 경험은 의사가 되기 위해 필수적이었지만, 대부분은 교육 기간 동안 환자에 대한 직접적인 책임이 거의 없었다. 학생들은 병원에 조기 노출되어 환자가 진찰을 받고 시술을 받는 것을 보았지만, 교수와 그룹의 규모에 따라 환자를 진찰하거나 증례 관리에 참여할 기회는 가끔씩만 주어졌다.

그럼에도 불구하고 프랑스 학생이 신체 진찰과 환자 치료의 기본적인 절차를 배워야 하는 곳은 병원이었다. 때때로 심각한 질병에 대한 조기 노출은 충격을 가져왔다. 한 학생은 의학교에 입학한 지 3일 차 되는 날에 골반에서 다리를 제거하는 대수술을 '보조^{assist}'하라는 요청을 받았을 때 그가 받은 인상을 회상했다. 수술 시간은 3분에 불과했지만 테이블에서 "그 다리가 나무처럼 꺾어지는 광경이 부검보다 훨씬 더 인상적이었다"라고 그는 적었다.[60]

1900년경 프랑스 신입생의 전형적인 하루는 병원에서 5시간을 시작으로, 그 후 3시간의 강의와 도서관 공부, 몇 시간의 해부, 대강당에서 2시간 강의(때로는 2,000명의 학생이 참석하는 경우가 있음), 저녁 식사, 집에서의 공부로 이루어졌다. 학생들은 독일에서 그랬던 것처럼 미리 정해진 교육 과정을 보충하거나 더 많은 개인적인 교육을 받기 위해 여전히 사설 강좌를 자주 수강했다. 때로는 이러한 사설 강좌들이 매우 큰 규모가 되기도 했다. 예를 들어, 인기 있는 임상의 레옹 르포르는 자신의 사설 강좌에 종종 300명의 학생을 모았다.

프랑스 병원의 교육 시스템에 대한 학생들의 가장 일반적인 비판은 교육이 고르지 못하고, 다수의 학생을 위한 충분한 교육이 이루어지지 못하고 있다는 점이었다. 병원에서 보내는 아침 시간은 5년의 학업 기간 중 적어도 4년 이상이었고 학생들은 총 500번 이상 그러한 방문을 할 수도 있었지만, 그들이 투자한 그 시간이 의학을 배우는 데 거의 가치가 없었다고 불평했다. 한 설명에 따르면, "학생은 매일 병원에 출석할 수 있고 등록부에 서명할 수 있지만 환자를 한 명도 진찰하지 않는다. 종종 그는 자신의 이름도 모르고 질문도 하지 않는 담당의사가 집도하는 진료에 참여한다. 그는 결코 환자를 만져본 적도, 청진한 적도, 진단한 적도, 농양을 절개해 본 적도 없다"라고 했다.[61]

1908년 런던 가이 병원에서 온 한 방문 펠로우traveling fellow는 프랑스 학생의 삶이 "런던 의학생의 삶만큼 쾌적하지 않다. 입학할 때부터 자격을 갖추기 전까지 그는 병원에 소속될 수 없고 …… 스스로 어떤 수업을 들어야 하는지, 어떤 일을 해야 하는지를 찾아야 한다"라고 썼다.[62] 소수의 엘리트만이 병원에서 '인턴'이라는, 탐내던 자리를 얻을 수 있었다. 19세기 말 한 가이드북의 저자에 따르면, 학생 3명 중 2명은 익스턴이나 인턴을 하지 않고 프랑스 학교를 떠났기 때문에 첫 환자를 만났을 때 "실제로 아픈 사람을 처음 보았다."[63]

학생들은 여전히 시위와 정치적 행동을 위한 시간을 찾았다. 그들은 전쟁 이전에 몇 년 동안 프랑스 의학교육을 둘러싼 위기감의 원인이 되었다. 이제 강력한 전문가 집단으로 조직된 의사들과 함께 그들은 현재 상황, 특히 임상교육의 약점, 병원의 과밀, 콩쿠르, 학계 엘리트의 특권 위치를 공격했다. 한 비평가는 이렇게 썼다. "돈과 인맥이 없는 학생은 어쩌란 말이냐? 그는 무엇을 바랄 수 있을까? 우리의 유사 민주주의와 평등주의 미래? 병원과 의과대학이 무자비하게 영원히 그들의 문을 닫는 …… 적당한 개업의가 되는 길밖에는 없다. 그는 인턴을 하지 않았기 때문이다."[64]

또한 프랑스에서 학생이 가지는 적대감의 공통 원인은 복잡하고 엄격한 시험 시스템이었다. 개별 교수들은 문제의 난이도와 길이로 인해 비난의 대상이 되었고, 그들의 집과 사무실은 때때로 시위의 장소가 되었다. 1905년에는 경찰서장이 한 교수의 집에서 항의하는 학생을 때렸을 때 라탱 지구 전체가 폭동으로 폭발했다. 1,500명의 학생들이 의과대학 주변의 거리로 쏟아져 나와 바리케이드를 세우고 학교를 폐쇄하는 데 성공했다.[65] 항의와 시위는 전쟁 이전에 10년 동안 계속해서 학교를 뒤흔들었다. 파리 학교는 1905년부터 1913년 사이에 거의 매년 문을 닫았다. 이 기간 동안 의료 전문직 자체가 더욱 군사적이 되어가면서 '실무적이고 장기간 병원에 집중된' 교육을 요구하였고, 특히 파리 의과대학 교수들은 자신들이 포위되었다고 느꼈다. 미국에서 아카데믹한 의학 교수직이 자리를 잡던 시기에 프랑스의 아카데믹한 의학 교수직은 학생들의 적대감과 개업의들의 노골적인 반대에 타격을 받고 있었다.[66]

가이 병원에서 온 그 펠로우에 따르면, 독일 학생들은 프랑스 학생들보다 병상 경험의 기회를 얻는 데 있어서 더 많은 어려움을 겪었다. 그는 1906년까지 200명이나 되는 많은 학생이 일반 클리닉에 다니는 것을 볼 수 있었고, "병상 옆에서 가르치는 것은 …… 명백하게 불가능하다"라고 보고했다. 그 결과, 그는 "학생들의 이론적 지식이 실무적 지식보다 더 발달되어 있다"라는 사실을 발견했다.[67] 특히 규모가 큰 대학에서는 이제 대부분의 실습교육이 병원에서 보내는 마지막 연도로 연기되었다.

이때 플렉스너는 독일 임상교육에 대한 혹평에서 "소 잃고 외양간 고치는 꼴이다. 1년 동안 병원을 무상으로 운영하는 것은 수련이 아닌 경험을 제공한다"라고 말했다. 또한 그는 실무 경험을 얻기 전에 모든 이론 공부만을 끝내는 시스템은 "견실한 교육학적 질서를 뒤집는다"라고 주장했다. 대부분의 학생들이 학부 과정에서 환자를 접할 수 있는 유일한 기회는 방학 동안에 병원에서 일하거나 임상 수업에서 프락티칸트로 봉사하는 것이 전부였다. 특정 수업에서 교수를 '보조'하여 학점을 받도록 지정된 프락티칸트 중 한두 명은 수업 중에 불려가서 논의 중인 환자를 진찰하고 질문을 받기도 했지만, 대부분의 학생들이 보기에 이러한 경험은 교육학적 가치가 거의 없었다. 플렉스너는 교수가 '특이 케이스'를 조사하기 위해 부른 한 학생의 전형적인 경험을 설명했다. 첫째, 그는 그 학생이 '갑자기 다루어야 하는 부분'에 대한 사전 준비가 없었다고 말했다. 그런 다음 동급생들과 방문객들이 모인 대강당 앞에 서서 그는 단서가 주어질 때까지 당황하고 압도된 채 잠시 멈칫했다. 교수는 "학생이 더듬거리는 모습을 지켜보다가 거의 눈치채지 못하게 주도권을 가져가는데, 반드시 그래야만 했다." 몇 분 후 "프락티칸트는 사라졌고" 실습은 끝이 났다. 플렉스너는 "이를 쓸모없는 장치"라고 결론지었다.[68]

앞서 언급한 바와 같이 1910년까지 많은 독일 교수들은 그들의 임상교육이 이제 영국과 프랑스에 비해 열등하다는 사실을 인정했다. 프리드리히 폰 뮐러는 프랑스 학생과 마찬가지로 "영국 학생은 병원에서 성장하지만, 독일 학생은 이제 둘 중 어느 쪽보다도 실습 경험이 적다"라고 썼다.[69] 1912년 그는 학생들에게 "40, 50년 전에 [독일에서의] 임상교육은 …… 오늘날과는 매우 달랐다. 당시 의사들은 소수였던 학생들과 함께 병동을 돌아다니며, 함께 환자를 진찰하고 매일 환자의 변화를 관찰했다"라고 말했다. 이제 대규모 대학에서는 학생 수가 많으나, 이에 상응하는 교수의 수가 늘지 않아서 이것이 불가능해졌기 때문에 "우리는 강당에서의 임상교육을 필수로 여겨야 했다." 그러나 소규모 대학에서는 여전히 오래된 교육 방식이 지속되었고, 뮐러는 학생들에게 임상 실습을 하는 학기 중에는 반드시 소규모 대학 중 한 곳으로 가도록 강력하게 권고했다.[70]

따라서 지난 세기 중반 이후 국가의 임상교육 시스템은 거의 완전한 궤도에 올랐다. 한때 동시대의 어떤 학생들보다 환자에 대해 더 많은 개별적인 관심과 책임을 누렸던 독일 의대생은 이제 정규 학업을 마친 후에야 전적으로 병상 교육을 받게 되었다. 반면에 오랫동안 병원에 쉽게 접근할 수 있었지만 병상에서 책임을 거의 맡지 않았던 프랑스나 영국의 일반적인 학생은 여전히 실무교육을 받을 수 있는 기회를 찾았다. 그리고 1850년에 도제식으로 병상 교육을 주로 받았던 미국 학생은 의학교육 초기 단계에서 환자 책임이라는 가치를 강조하는 새로운 교육학의 혜택을 받기 시작했다.

제12장 원주

1   James Bryce, Introduction to Johannes Conrad, The German Universities for the Last Fifty Years, trans. from German (Glasgow: David Bryce, 1885), xvii-xviii, 69.

2   Konrad Jarausch, "The Social Transformation of the University: The Case of Prussia 1865-1914," Journal of Social History 12 (1979): 628.

3   Robert P. Hudson, "Patterns of Medical Education in Nineteenth Century America" (master's thesis, Johns Hopkins University, 1966), 194.

4   O. Mankiewicz, "Zum Entwurf einer neuen Prüfungsordnung," Deutsche medizinische Wochenschrift 22 (1896): 553.

5   "Cost of Medical Education in Germany," British Medical Journal 2 (1896): 675. See also W. Lexis, Die deutschen Universitäten, 2 vols. (Berlin: A. Asher, 1893), 1:187.

6   Pierre Darmon, La vie quotidienne du médecin parisien en 1900 (Paris: Hachette, 1988), 31-34.

7   "Notes of a roving Guy's Man," Guy's Hospital Gazette 22 (1908): 131.

8   Stella V. F. Butler, "Science and the Education of Doctors in the Nineteenth Century: A Study of British Medical Schools with Particular Reference to the Development and Uses of Physiology" (Ph.D. diss., University of Manchester, 1981), 300, appendix II.

9   Illinois State Board of Health, Medical Education, Medical Colleges and the Regulation of the Practice of Medicine in the United States and Canada, 1765-1891 (Springfield: H. W. Rokker, 1891), xxii.

10 H. Winnett Orr, "A Medical Student of the 1890s and of the University of Michigan Class of 1899," manuscript, Bentley Historical Library, University of Michigan.

11   George Dohrmann Ⅲ, "Medical Education in the United States as Seen by a German Immigrant: The Letters of George Dohrmann, 1897 to 1901," Journal of the History of Medicine and Allied Sciences 33 (1978): 480.

12   Frank Billings, "Medical Education in the United States," Journal of the American Medical Association 40 (1903): 1272.

13   John W. Moore, "Medical Education and Examinations in 1887," Dublin Journal of the Medical Sciences 85 (1888): 45.

14   Dohrmann, "Medical Education in the United States," 479-81.

15   Abraham Flexner, Medical Education in the United States and Canada: A Report to the Carnegie Foundation for the Advancement of Teaching (New York: Carnegie Foundation for the Advancement of Teaching, Bulletin no. 4, 1910), 211-17.

16   Todd L. Savitt, "Abraham Flexner and the Black Medical Schools," in Beyond Flexner: Medical Education in the Twentieth Century, ed. Barbara Barzansky and Norman Gevitz (Westport, CT: Greenwood Press, 1992), 67, table 5.1.

17   M. O. Bousfield, "An Account of Physicians of Color in the United States," Bulletin of the History of Medicine 17 (1945): 71.

18   Savitt, "Abraham Flexner and the Black Medical Schools," 71-72.

19   Herbert M. Morais, The History of the Negro in Medicine (New York: Publishers Co., 1967), 80.

20   Ibid., 39.

21   "Professor" Tillman, "Uber amerikanische Arzte und ihre Ausbildung," Deutsche Arzte-Zeitung, July 1, 1901, p. 9.

22   Morais, History, 43.

23 다음 몇 단락을 포함한 이 설명은 내가 쓴 다음의 문헌을 참고한 것이
    다. To the Ends of the Earth: Women's Search for Education in Medicine
    (Cambridge, MA: Harvard University Press, 1992).

24 Emily F. Pope, Emma L. Call, and Augusta Pope, The Practice of Medi-
    cine by Women in the United States (Boston: Wright & Potter, 1881), 1, 10.

25 Regina M. Morantz-Sanchez, "Women Physicians, Coeducation, and the
    Struggle for Professional Standards in Nineteenth-Century Medical Edu-
    cation,"은 1978년 8월, 버크셔Berkshire 여성사 콘퍼런스에서 발표된 논문
    이다(pp. 3-7).

26 Medical Woman's Journal 35 (1928): 291.

27 Ruth A. Dudgeon, "Women and Higher Education in Russia, 1855-
    1905" (Ph.D. diss., George Washington University, 1975), 388-90. 러시아 여
    성들이 의학교육에 더 열심이었던 이유에 대한 논의는 다음을 보라. To
    the Ends of the Earth, 81-100.

28 L. Bard, "De l'admission en France des étudiants et des médecins
    étrangers," Lyon médical 82 (1896): 371-78, 406-14.

29 See, for example, Rapport de la commission chargée d'examiner la propo-
    sition de M. le Professeur Debove relative à l'admission des étrangers à la
    faculté de médecine de Paris, Archives nationales, AJ16 6496.

30 Marianna Progin and Werner Seitz, "Das Frauenstudium an der Univer-
    sität Bern," 47, manuscript, 1980, Historical Seminar, University of Bern.

31 Clipping in "Studentenschaft und soziale Bewegungen, 1895-1915,"
    GSPK, Merseburg, 77, CB, S, Nr. 10.

32 "An die Heidelberger Studentschaft," Akten der medizinischen Facultät,
    III, 4a, 168, p. 59, University of Heidelberg Archive.

33 Clippings, especially from Tägliche Rundschau (Berlin), in GSPK, Merse-

burg, 76 Va, Sekt 1, Tit VII, Nr. 67, Ad hib D.

34   Nationalzeitung, December 19, 1912.

35   Bernhard Breslauer, Die Zurücksetzung der Juden an den Universitäten
      Deutschlands (Berlin: Verband der deutschen Juden, 1911), 532-33.

36   A. L. Benedict, "The Life of a Medical Student," Lippincott's Monthly
      Magazine 58 (1896): 394.

37   Reported in "The Behavior of Medical Students," New York Medical Jour-
      nal 80 (1904): 265.

38   William Osler, "The Student Life," Aequanimatas with other Addresses to
      Medical Students, Nurses and Practitioners of Medicine, 3rd ed. (Philadel-
      phia: Blakiston, 1932), 403.

39   Hudson, "Patterns of Medical Education," 50.

40   Benedict, "Life of a Medical Student," 395.

41   "Higher Medical Education," Medical News 66 (1895): 23.

42   Minutes, Medical Faculty, October 4, 1908, University of Glasgow Ar-
      chive.

43   Felix Semon, "English and German Education: A Parallel," Medical Re-
      view of Reviews 13 (1907): 1204.

44   Rapport sur le programme sommaire de réforme des études médicales,
      manuscript, 1893, Léon Le Fort, rapporteur, Archives nationales, AJ16
      6357.

45   Henri Huchard, La réforme de l'enseignement médical et des concours de
      médecine (Paris: O. Berthier, 1890), 16.

46   W. Lexis, Die deutschen Universitäten, 2 vols. (Berlin: A. Asher, 1893),

1:138, table V.

47 Benedict, "Life of a Medical Student," 391-92.

48 Kenneth M. Ludmerer, "The Plight of Clinical Teaching in America," Bulletin of the History of Medicine 57 (1983): 218.

49 The Leucocyte 6 (1899): 17. 이 출판물은 디트로이트 웨인 주립대학교 Wayne State University, Detroit의 노동 및 도시 역사를 위한 월터 P. 로이터Walter P. Reuther 아카이브에 소장되어 있다.

50 James H. Means, "Experiences and Opinions of a Full-Time Medical Teacher," Perspectives in Biology and Medicine 2 (1959): 133.

51 Benjamin Michailovsky, "Some Points in Medical Education Considered from the Standpoint of the Student," Medical Record 73 (1908): 18.

52 Means, "Experiences and Opinions," 134.

53 Michailovsky, "Some Points in Medical Education," 17.

54 Horace W. Davenport, Doctor Dock: Teaching and Learning Medicine at the Turn of the Century (New Brunswick, NJ: Rutgers University Press, 1987), 18.

55 Friedrich von Müller, "Amerikanische Reiseeindrücke," Münchener medizinische Wochenschrift 54 (1907): 2391.

56 Kenneth M. Ludmerer, "Washington University and the Creation of the Teaching Hospital," Journal of the American Medical Association 266 (1991): 1983.

57 Rosemary Stevens, "Graduate Medical Education: A Continuing History," Journal of Medical Education 53 (1983): 6-7.

58 The Gyroscope, June 9, 1897, p. 70. 이 책은 가이 병원의 윌스 의학 도서관Wills Medical Library에서 찾을 수 있는 가이 학생들의 출판물이다.

59   Manchester Medical Students Gazette 1 (1901): 13-14. 이 출판물은 맨체
스터 대학교University of Manchester 라이랜즈 도서관Rylands Library의 맨체스터
컬렉션에 있다.

60   Charles Achard, Confession d'un vieil homme du siècle (Paris: Mercure,
1943), 42.

61   Darmon, Vie quotienne, 42-43, 69-70.

62   Arthur F. Hertz, "Aspects of French Medicine," Guy's Hospital Gazette
22 (1908): 155.

63   Darmon, Vie quotidienne, 61.

64   Lucien Grellety, Encombrement et dépreciation de la profession médicale
(Macon: Protat, 1893), 22-23.

65   Julien Noir, "Les manifestations des étudiants en médecine," Progrés
médical 21 (1905): 188.

66   George Weisz, "Reform and Conflict in French Medical Education, 1870-
1914," in The Organization of Science and Technology in France, 1808-
1914, ed. Robert Fox and George Weisz (Cambridge: Cambridge University
Press, 1980), 89-94.

67   Arthur F. Hertz, "Aspects of German Medicine," Guy's Hospital Gazette
20 (1906): 408-9.

68   Abraham Flexner, Medical Education in Europe (New York: Carnegie Foun-
dation for the Advancement of Teaching, Bulletin no. 6, 1912), 172-76.

69   Friedrich von Müller, "Studium der inneren Medizin," Münchener mediz-
inische Wochenschrift, 1900, 585.

70   Friedrich von Müller, Wie studiert man Medizin? (Munich: Ernst Reinhardt,
1912), 22-23.

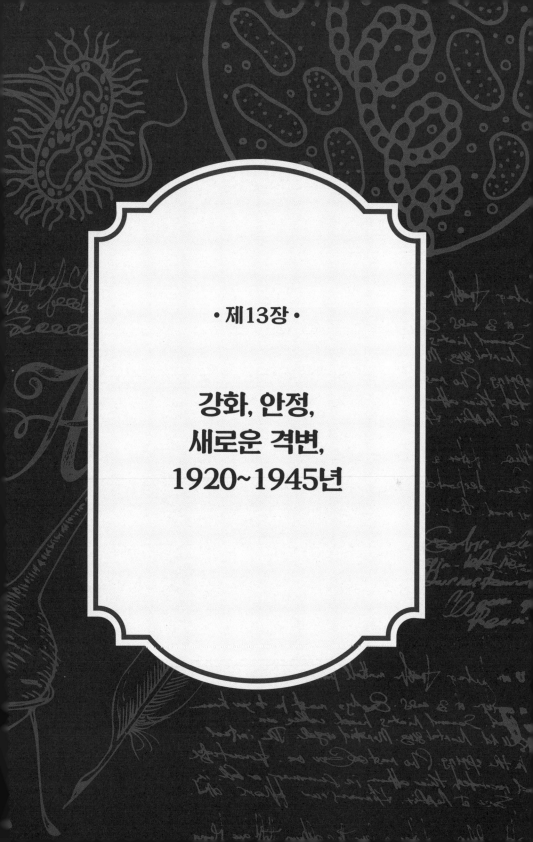

·제13장·

강화, 안정,
새로운 격변,
1920~1945년

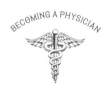

제1차 세계대전이 끝날 무렵, 유럽과 미국 모두에서 학부 의학교육의 기본 구조가 거의 마련되었다. 대서양 양쪽에서 미래 의사들은 물리학, 화학, 생물학에 특별한 관심을 가지며 오랜 기간 교양 과목을 이수하는 것을 시작으로 전임상 의과학 분야의 실험실 기반 과정에서 2년 이상 공부한 후 비슷한 기간의 임상교육을 거쳐, 마지막으로 병원에서 실무 및 실습교육을 습득하는 데 최소 1년 이상을 보냈다. 졸업 후 교육의 성장을 제외하고는 거의 변화가 없었던 이 기본 패턴은 1945년 이전 전쟁 시기 동안 모든 곳에서 널리 산재해 있었다. 즉, 대서양 양안의 국가들은 1914년 이전에 형성된 패턴을 강화하는 기간이었다.

의학 공부는 학교를 졸업하거나 대학에 진학한 후 최소 5년이 걸렸고, 공부를 마치는 데까지 종종 6~10년이 걸렸다. 런던의 병원 학교를 제외하고 서구권에 있는 거의 모든 의학교는 대학교에 연계되었다. 거의 모든 의과대학은 학생 교육이 주요 관심사였던 자체 교육병원을 갖추고 있었다. 각국 정부는 의학교육에 대한 기본 요건을 정하고 재정적인 지원을 제공하는 데 점점 더 큰 역할을 했다. 의사협회 physicians' associations는 교육과 면허의 기준을 정하는 데 점점 더 강력해지고 때로는 지배적이었다. 그리고 전쟁 후 몇 년 동안 의사는 거의 완전히 중산층 직업이 되었고, 높은 수준의 준비와 사회적 기대가 요구되었으며, 부유하지 않은 사람들 중에는 이례적일 정도로 우수한 사람들에게만 개방되었다. 학비가 너무 가파르게 상승하여 미국 내에서도 가난한 사람들은 거의 들어갈 수 없었다.[1]

전쟁의 여파

25년 전의 국가별 차이는 많은 부분에서 평준화되었지만 1920년에도 여전히 뚜렷하게 드러났다. 결국 전쟁은 유럽의 교육instruction, 장비, 교육 과정에 큰 변화를 허용하지 않았고, 전쟁 이후의 개혁 노력은 복구 및 재건의 필요성으로 인해 방해를 받았다. 1920년대 초 권력과 영향력이 절정에 달했던 플렉스너는 독일 시스템에서 '의학교육에 보다 실무적인 성격'을 부여할 만한 변화를 발견하지 못했고, 프랑스 의학교육은 '상당히 고정적'이라고 설명했다. 그는 프랑스 교육자들이 전쟁 전과 마찬가지로 임상 경험을 영국처럼 '너무 이르고 지나치게 강조'하고 있었지만 후자의 경우 정부가 마침내 유니버시티 칼리지 부속 병원, 성 바르톨로뮤 병원, 성 토머스 병원의 아카데믹한 리더십 아래 '임상교육 단위'를 설치하기 위한 조치를 취하고 있었다고 말했다.

존스 홉킨스 프로그램과 같은 방향으로 바꾸려는 영국의 이러한 노력은 유럽과 미국의 다른 프로그램과 마찬가지로 록펠러 재단의 결정적인 지원을 받았다. 재단의 지도자들은 대학 및 학술 의사들의 개혁 안건이 질병을 극복하거나 통제하고, 대중의 건강을 향상시킬 수 있는 최고의 기회를 제공한다는 점에서 적극 지지하였다. 록펠러 재단의 지원을 받는 런던의 새로운 교육 단위에 근무하는 스태프들은 각 학교에서 내과학 및 외과학을 가르치는 최초의 전임 교수였다. 영국 정부도 1913년 의학연구위원회^{Medical Research Council, MRC}를 설립하여 의과대학에서 교수가 될 것으로 기대되는 유망한 과학 연구자에게 펠로우십을 수여할 권한을 부여하였다. 그러나 1924년 영국과 유럽 전역의 학교를 조사한 플렉스너는 "전쟁으로 인한 피해를 제외하면, 서유럽은 전쟁 이전에 존재했던 것과 동일한 노선을 유지했다"라고 결론지었다.[2]

반면, 전쟁으로 인한 혼란은 훨씬 적었지만 대신 국가적 에너지가 폭발적으로 분출된 미국에서 '다른 어느 곳보다 엄청나게 큰' 변화가 일어나고 있음을 그는 발견했다. 의학교 수는 거의 절반으로 줄었고, 장비와 시설은 대폭 확충되었으며, 실험실 과정은 일반적으로 전임 교수가 가르쳤고, 임상교육은 여전히 바쁜 개업의에게 종종 맡겨졌지만 그럼에도 불구하고 '진정으로 수준 높은 전문 임상 교수진'을 향해 나아가고 있었다. 이러한 변화의 설명으로 플렉스너는 미국의 의학교육이 유럽 기준에 도달하기 위해 이동해야 했던 엄청난 거리와 '10년 전에는 꿈도 꿀 수 없었던' 지원 수준의 급속한 상승에 있었다고 주장했다.[3]

플렉스너로 대변되는 록펠러 재단은 이러한 변화를 주도하기 위한 국제적인 노력을 이끌었다. 예를 들어 1920년에는 미국과 유럽 학교에 제공되는 지원과는 별도로 캐나다, 특히 맥길과 토론토 대학의 의학교육을 개선하기 위해 5백만 달러를 수여했다. 1910년 플렉스너의 보고서 이후 폐쇄되지 않았던 캐나다의 8개 학교는 모두 1928년까지 미국의학협회 의학교육위원회에서 A등급으로 평가받았다.[4]

플렉스너의 관점으로 볼 때 미국 쪽에서 여전히 극복해야 할 과제는 최고 학교와 최하위 학교를 구분하는 계속되는 차별과 의학교육위원회에서 요구하는 교육 과정 요건의 새로운 통일성이었다. 1924년 플렉스너는 의학교육위원회에 "유능한 사람과 무능한 사람, 부지런한 사람과 게으른 사람이 같은 기간에 거의 같은 교육 과정을 이수하도록 요구하는 것에 대해 어떤 타당한 이유를 제시할 수 있겠는가?"라고 물었다. 그는 유럽 당국에 비해 미국 의과대학 지도자들이 개별 학생을 통제하는 데에 지나친 관심을 보인다고 비난했다. 이로 인해 학교는 합당한 이유 없이 학생 등록을 제한해야 했다. 그는 "의사를 양성하는 유일한 방법은 오직 한 가지뿐이라는 개념"을 버리는 것이 필요하다고 주장했다.

플렉스너는 실무교육이 '거의 불가능'했던 비엔나, 베를린, 파리의 의학교와 같은 '거대 공룡^monstrosities'을 피하면서 미국에서 흔히 볼 수 있는 25명의 소규모 학급과 수백 명의 학생이 있는 유럽 강의실 사이의 중간 지점을 찾아야 한다고 조언했다. 플렉스너는 미국에서 성취된 모든 일에 대해 1924년 의학교육위원회에서 "우리는 아직 시작 단계에 있다. (……) 우리가 스스로 완성하려면 20년, 30년, 40년이 걸릴 것이다"라고 말했다.[5]

전쟁 사이

플렉스너의 조언은 받아들여지지 않았다. 미국 의학교는 학생의 자유를 보장하는 독일식 표준으로 나아가기보다는 전쟁 동안 점차 획일화되고, 융통성이 없어졌다. 모든 개업의에게 필요하다고 여겨지는 전문 지식의 양이 증가함에 따라 미국 학생들이 필수 과목에 투자하는 시간도 꾸준히 증가했다. 교육 과정은 정해진 과정에서 벗어나는 경우를 거의 허용하지 않았다.

결국, 이 교육 프로그램은 여전히 병원에서 1년 정도 경험을 쌓은 후 내과 및 외과 분야의 일반진료에 종사하는 대다수의 학생들을 위한 것이었다. 과정이 점점 더 많아지고 전문화가 됨에 따라 교육 내용은 더욱 좁아지고 보다 강단식 교육이 되었다. 1926년 예일과 존스 홉킨스와 같은 일부 학교는 학생들에게 선택 과목을 제공하기도 했지만, 소수의 경쟁 학교만이 이 학교들의 사례를 따랐다. 결국 표준화된 국가시험에 대비해야 한다는 압박에 시달리던 이러한 학교들은 학생들의 선택권을 줄이기 시작했고, 1945년에는 몇 시간 이상의 선택과목을 제공하는 의과대학이 거의 없었다.[6]

1920년대와 1930년대 북미의 의사 수련 시스템의 주요 특징은 통제된 규모, 균일하게 높은 기준, 막대한 지출, 전임상 과학 교육과 임상교육 간의 균형, 연구에 대한 강조, 병원에서 교수와 전문의를 양성하는 레지던트 시스템의 등장이었다. 전쟁 전에 몇몇 병원에서 제공되었던 졸업 후 인턴십 경험은 이제 전국적으로 보편화되었다. 1923년까지 많은 병원들은 모든 졸업생이 1년 동안 병원 수련을 받을 수 있을 만큼 인턴에게 충분히 자리를 제공하였다.[7]

1906년 162개교로 정점에 달했던 미국의 의학교육 기업 규모는

1930년 76개교로 급감했고, 인구가 크게 증가했음에도 불구하고 같은 기간 등록한 학생 수는 25,000명에서 21,000명으로 감소하였다. 존스 홉킨스를 시작으로 일부 학교는 전쟁 전부터 등록을 제한하기 시작했고, 1924년까지 그들 중 4분의 3이 매년 입학 인원을 제한했다. 의학 교육위원회 서기인 N.P. 콜웰N. P. Colwell은 전쟁 후에 우수한 자격을 갖춘 학생들이 의과대학에 입학하지 못할 것을 우려하여, 각 학교에 입학 정원을 완화하고 '합리적으로 큰 규모의 수업을 위한 공간을 제공'할 것을 촉구하였다.[8] 미국과 캐나다의 학생들은 이제 그 어느 때보다 많은 수가 학사 학위를 가지고 입학을 신청하고 있었다. 예를 들어, 1921년에 7개 학교를 제외한 모든 학교가 최소 2년의 대학 과정을 이수할 것을 요구했을 때 졸업하는 의대생의 거의 45%가 이미 문학사 및 이학사 학위를 소지하고 있었다. 영국 GMC의 한 관계자는 그 비율이 "놀랍다"라고 말했다.[9]

1920년대 초 미국 학교에서 시행된 교육 과정은 이후 30년 동안 크게 변하지 않았다. 첫해에는 해부학, 생화학, 생리학 수업을 들었는데, 학생들은 해부를 하는 데 시간의 절반을 보냈고 단계별로 안내해 주는 실험실 매뉴얼에 따라 화학과 생리학 실험을 했다. 2년 차에 전임상 과학 심화 학습에는 일반적으로 병리학, 세균학, 약리학, 임상의학 입문이 포함되었다. 진단 기술, 병력 청취, 청진기 사용을 강조한 후자의 과정은 1923년 〈JAMA〉의 한 기고자가 "의학의 기초 분야와 임상 분야의 틈새"라고 묘사한 것을 메우기 위한 것이었다.[10] 병리학을 공부하면서 학생들은 병든 장기와 조직을 현미경으로 관찰하고 병원에서 부검을 참관하는 데 오랜 시간을 보냈다.

일부 학교는 소변 검사, 대변 검사, 혈구 수 검사와 같은 여러 절차를 수행하는 실무적인 실험실 기법에 대한 2년 과정을 제공하기도 했다. 1920년대의 약리학은 여전히 '처방전 작성과 실험실 동물에 대한 약물의 효과를 관찰하는 시연 또는 실험실 실습이 혼합된 이상한 수업'이었다. 모든 학생들을 대상으로 한 임상교육의 마지막 2년은 '그들의 인생에서 가장 오랜 시간 일하고, 가장 열심히 공부하고, 가장 많이 배우고, 가장 활기차게 보낸 기간'이었다. 이 기간 동안 학생들은 임상 로테이션 근무를 하고, 정상 분만을 조력하는 방법을 배우고, 면허 시험을 준비하기 시작했다.[11]

1920년대 북미 의학교육의 가장 중요한 새로운 방향은 전문의 자격을 취득하고자 하는 사람들을 위한 기준을 설정하는 것이었다. 졸업 후 프로그램은 존스 홉킨스 병원의 외과 의사 윌리엄 홀스테드 William Halsted와 같은 주요 인물을 중심으로 전쟁 전후에 성장했다. 그러나 상황은 혼란스러워졌고 일반 의료행위에 대한 요구사항에서 이전 문제가 재발할 위험도 있었다. 병원과 의과대학 모두 여러 전문 분야에서 다양한 기간과 내용의 프로그램을 제공하고 있었다.

1916년 초 의학교육위원회는 졸업 후 교육 현장을 방문하기 시작했고, 1921년까지 프로그램의 최소 기간 및 과목 내용에 대한 예비 표준을 설정하였다. 2년 후 AMA는 졸업 후 프로그램의 입학 및 교육 과정, 교수진, 감독, 시설에 대한 일련의 원칙과 승인된 장소의 목록을 승인했다. 이 시대의 중반까지 그 위원회는 그러한 22개의 프로그램과 레지던트 또는 고급 인턴십을 제공하는 263개의 병원 현장을 승인했다.[12] 따라서 병원은 졸업 후 의학교육을 위한 주요 교육 장소가 되었으며, 이후로도 그러했다. 그러나 지금까지 이러한 프로그램이 전체 교육 사업에서 차지하는 중요성은 교수 교육training of teachers을 제외하고는 미미했지만, 제2차 세계대전 이후 전문의 수련이 크게 확대될 수 있는 토대가 마련되고 있었다.

전쟁에 지친 유럽에서는 그러한 큰 변화가 없었다. 전쟁 후 정부는 1914~1918년 동안 인명 및 재산의 파괴라는 엄청난 혼란과 문제에 직면하여, 새로운 이니셔티브를 수행하거나 추가적인 지원을 제공하는 것이 거의 불가능하다는 것을 알게 되었다. 의과대학 입학을 연기한 수많은 참전 용사들이 귀환하면서 상황은 더욱 악화되었다. 전쟁 중에 여성들을 모집했던 학교에서 여성들이 자주 쫓겨났다. 모든 국가에서 변화에 헌신한 의료 지도자들은 전쟁 전의 개혁 의제, 특히 거대한 규모의 수업을 줄이고 의학에서 과학 교육과 임상교육 사이의 격차를 좁히려는 노력을 되살리려고 노력했지만 거의 성공하지 못했다. 실험실과 병동에서 미국의 소그룹 교육을 지지하는 사람들은 등록 증가, 불충분한 자금, 고착화된 보수적 이해관계에 부딪혔다.

1920년대 변화를 위한 영국의 노력

1908년부터 소액의 정부 지원이 대학에 제공되었던 영국에서는 전쟁이 끝난 후 홀데인위원회Haldane Commission의 초기 권고사항을 이행하고, 특히 의과대학의 임상 분야에 전임 교원을 배치하기 위한 캠페인이 시작되었다. 그러나 저항은 거셌고, 병원에 최초의 임상과가 설립된 런던에서도 마찬가지였다. 전문의들consulting specialists이 깊숙이 자리 잡은 병원 의학교에서는 전임 대학 교수로서 교육과 연구를 수행하기 위해 진료를 통해 벌 수 있는 많은 소득을 기꺼이 포기한, 과학적으로 잘 훈련된 임상의를 찾기가 어려웠다.

이 기간 동안 영국 병원은 역사학자 존 픽스톤John Pickstone과 그의 동료들에 따르면 "적어도 임상을 침범할 때는 일반적으로 실험적이고 학문적인 의학에 호의적이지 않았다"라고 했다. 또한 지방에서는 "전문의consultants와 …… 의과학 사이를 영국식으로 구분해서 경계를 넘는 것이 훨씬 더 어렵다"라고 했다.[13] 예를 들어, 런던의 계획을 따르고자 했던 맨체스터의 일부 교수진은 이 아이디어에 대해 '큰 열의를 보이지 않았고 대체로 실험적인 것으로 간주'했다.[14] 제2차 세계대전 이전 전체 기간에 영국 의과대학의 전임 임상 교수직 자리는 단 13개에 불과했다.[15]

전쟁 후 영국 교육부와 보건부의 최고 의료 책임자였던 조지 뉴먼만큼이나 의학교육의 대학 표준과 미국의 최근 변화를 모방할 필요성을 열렬히 지지한 사람은 없었다. 플렉스너가 이용할 수 있는 막대한 자원이 없고 전통에 얽매인 의료 기관의 방해를 받았음에도 불구하고, 뉴먼은 영국을 위해 동일한 목표를 여러 차례 선포했다. 전쟁이 끝날 때 그는 "학부 의학교육은 실험실 과학 교육과 임상 실습 간의 효과적인 상호 관계를 요구한다. 두 가지 모두 같은 지붕 아래에서 이루어져야 하며, 대학 교수들에 의해 수행되어야 한다"라고 선언했다.

플렉스너를 연상시키는 표현으로 뉴먼은 "의학지식은 화학적, 병리학적, 임상적 사실을 모두 포괄할 때 비로소 완성되기 때문에 영국 의학에 즉시 필요한 것은 실험실에서 발견한 연구 결과를 적용하는 데 있다"라고 주장했다. 그는 영국의 어느 훌륭한 병원에서도 이런 일이 일어나고 있지 않다고 지적했다. 플렉스너와 마찬가지로 그는 화학, 물리학, 생물학의 기초과학은 의예과 시기premedical years에 습득하는 것이 가장 좋으며, 전임상 과학은 (의학 학위 소지 여부에 관계없이) 훈련된 과학자의 지도하에 있어야 하고, 임상교육은 '대부분의 시간을 교

육과 연구에 전념할' 전임 교육자full-time instructors가 맡아야 한다고 믿었다.[16]

1923년까지 뉴먼은 처음 두 가지 목표를 향한 진전을 보고할 수 있었지만, 마지막 목표에 대한 저항은 계속되고 있었다. 그는 영국은 미국과 같지 않다고 선언하며 이렇게 말했다.

영국은 완벽한 모델을 확립하고 …… 완전하고 완벽한 새로운 조직을 시작할 수 없다. 우리는 새로운 도시, 새로운 대학, 새로운 이상을 가진 과거가 없는 새로운 세계가 아니다. 우리는 1,000년이 넘는 병원의 전통을 가지고 있으며, 최초의 영국 의과대학은 400년이 되었다.[17]

그럼에도 불구하고 뉴먼은 다양한 방편을 통해 과학적 맥락에서 임상 의학교육이 점진적으로 개선되고 있다고 주장했다. 훗날 역사학자 F. N. L. 포인터F. N. L. Poynter는 "영국에서 '점진적으로'라는 용어가 어떻게 이해되는지는 이 역사적 과정의 실질적인 속도를 높이기 위해 또 다른 세계대전과 국가 의료서비스Nationalized Health Service가 필요했다는 사실에서 짐작할 수 있다"라고 썼다.[18]

대륙: 오래된 전투의 메아리

유럽 대륙에서 의학교육의 변화는 영국에서만큼이나 어려움을 겪었다. 프로그램과 명성을 회복하고 재건하기 위해 많은 노력을 기울였던 전후 시기는 새로운 방향이 거의 불가능해 보였던 1930년대의 불황과 혼란의 시기로 이어졌다. 독일과 마찬가지로 프랑스에서도 양차 세계대전 사이의 의학교육 요건은 고전적인 중등교육을 이수하는 것을 시작으로 물리학, 화학, 생물학[P.C.N. 예비 자격]에 대한 대학교육을 집중적으로 1년 동안 이수하는 것으로 이어졌다. 그 후 5년 동안 7번의 까다로운 시험을 정기적으로 치르는 의학교육이 시작되었다.

학생들은 전쟁 전과 마찬가지로, 특히 클리닉에서 교수와의 개인적인 교류가 부족하고 시험을 준비하고 치르는 데 지나치게 많은 시간이 소요되는 것에 대해 계속 항의했다. 예를 들어, 1920년에 제출된 한 청원서는 시험을 완료하는 데 총 24일이 소요되었으며 최소 2개월의 준비 기간이 필요하다고 주장하였다.[19] 1934년에 마침내 모든 학생들을 위한 6년 차 병원 실습이 요건에 추가되었지만, 많은 학생들이 학위를 취득하는 데 7년, 8년, 심지어 9년이 걸리는 경우도 있었다.

프랑스 학생들은 한 세기가 넘는 기간 동안 그랬던 것처럼 병원에서 오전 클리닉으로 의학교육을 시작했고, 이는 전체 교육기간에 걸쳐 이어졌다. 오후에는 주로 실험실과 의과학 강의로 시간을 보냈다. 일반적으로 유럽에서와 마찬가지로 의학 학위를 받기 위해서는 여전히 논문이 필요했다. 1920년대 후반 윌라드 C. 래플리이가 이끄는 미국 위원회는 프랑스 의학교육의 "뛰어난 특징"에 대해서 "주로 임상 위주이고, 의과대학 교수진이 아닌 병원 스태프에 의해 운영되며, 본질적으로 실무적인 방법으로 의사를 배출한다는 단일 목표를 가진 교육이다"라고 결론을 내렸다.

예상한 대로, 래플리이는 "의과학 분야에서 교육은 경시될 수밖에 없다. 학생들은 아무런 준비가 되지 않은 임상 문제를 이해하기 위해 몰두하고 있고, 상당히 압도되어 있다"라고 썼다. 이러한 판단은 20년 전 플렉스너의 평가나 세기 전환기 프랑스 비평가들의 평가와 다르지 않았다. 1928년까지 프랑스 알제에 있는 학교를 포함하여 9개의 의과대학과 15개의 예비학교$^{Ecoles\ preparntoires}$가 존재했으며, 프랑스보다 약간 더 큰 국가인 영국의 의과대학보다 3분의 1에 해당하는, 거의 12,000명의 학생이 등록했다.[20]

1918년에 다시 프랑스 대학이 된 스트라스부르에서만 의학교육이 독일이나 미국의 교육과 비슷했다. 여기에는 독일 헤게모니 시대의 많은 특징이 전쟁 후에도 남아 있었다. 스트라스부르의 교육은 주로 병원 스태프 의사가 아닌 대학에서 수행되었으며, 학생들은 프랑스의 다른 지역과는 달리 2년간의 전임상교육을 마칠 때까지 진료소에 출입할 수 없었다. 병원은 파리와 프랑스의 다른 학교와는 달리 교수진이 직접 통제하였다.[21] 플렉스너에 따르면, 독일이 포기한 실험실 및 연구 시설은 프랑스에 처음으로 '현대식 의과대학 플랜트'를 제공했다. 그는 새로운 프랑스 대학이 '프랑스 임상교육의 실무적인 특징과 독일 대학 조직의 특징인 실험실 특성 및 조사 활동을 [결합한] 국가 실험 스테이션'이 되기를 바랐다.[22]

래플리위원회의 경우처럼 프랑스 의학교육에 대하여 비평가들이 전임상 과학의 '경시'와 임상 경험에 대한 '완전히 보조적인' 관계에 초점을 맞추었다면, 독일에 대한 비평가들의 인상은 그 반대였다. 1927년 독일의 의학교육 기간은 '실습 학년'을 제외하고 11학기로 연장되었지만, 실무 술기의 습득은 졸업 후 과정으로 더욱 밀려났다. 플렉스너, 뉴먼, 그 이전의 다른 사람들과 마찬가지로 래플리와 동료들에게 독일에서의 교육은 "매우 이론적이고 …… 실무 경험이 거의 규정되어 있지 않았으며 …… 감각은 시연하는 방법으로는 훈련될 수 없다. (……) 독일의 필수 교육은 명백히 수동적인 과정이다."

이 위원회의 견해에 따르면, 대부분의 독일 학생은 '적절한 실험실 경험을 한 번도 해보지 못했고' '불연속적이고 단편적인' 임상교육만 받았으며 '강의에 지나치게 치중'한 교육을 받았다. 교수들이 '개별학생을 지도하는 데 양심이나 시간을 할애하지 않는다'는 것은 학생들이 전적으로 '자신의 책임'에 의존하고 있다는 것을 의미한다.[23]

독일 비평가들은 스스로 의학교육의 위기를 선언했다. 〈독일 의학회지Deutsche medizinische Wocbenschrift〉의 오랜 편집자인 율리우스 슈발베Julius Schwalbe는 1918년 일반개업의가 필요로 하는 진단 및 치료 기술에 더 많은 관심을 기울이기 위해 의학교육의 개혁을 주장하는 캠페인을 시작했다. 슈발베는 병상 술기의 쇠퇴에 대한 이전의 경고를 인용하면서 전쟁을 통해 그 경고가 옳았다는 것이 증명되었고, 의학의 과학적 내용을 단축하고 단순화할 때가 왔으며, 보다 실무적인 교육이 시급히 필요하다고 주장했다.[24]

그의 주장은 1920년대 의학 및 대중 저널에서 광범위한 논란을 불러일으켰다. 많은 이들이 근본적인 변화를 위한 그의 캠페인을 지지했지만, 다른 사람들은 자연과학 교육에 소요되는 시간이 줄어든다고 비판했다. 또 다른 사람들은 슈발베가 촉구한 전면적인 변화를 만들기 위해 막대한 비용이 소요된다는 점과 전쟁 후 상황에서는 어떤 경우에도 개혁이 불가능하다는 점에 대해 걱정했다. 많은 교수들은 독일 과학의 성공과 명성을 깎아내리려는 노력이라고 비난하였다.

1919년 사회 비평가 카를 카우츠키Karl Kautsky는 모든 대학교육과 마찬가지로 의학교육도 이제 "대중산업mass industry"이 되었으며, 대학은 "교육 공장educational factories"에 지나지 않는다고 주장했다. 그는 의학이 "정확한 과학은 아니지만, 무엇보다도 실무적인 기예"이며 "나이가 많고 경험이 많은 의사"의 업무를 면밀히 관찰함으로써 가장 잘 배울 수 있다고 선언했다. 실무에서의 성공은 인간관계에 대한 지식과 "개별적인 사람들을 호모 사피엔스종의 동일하게 구성되고 반응하는 대표자가 아닌 고유한 존재"로 이해하는 것에 달려 있으며, 대규모 의학교육의 가장 큰 실수는 "교수와 학생 간에 매우 필요한 긴밀한 교류가 점점 더 사라지고 있다는 점"이라고 설명했다. 또한 이 위기를 극복하기 위해서는 전임 교수의 막강한 권력을 깨뜨리고 모든 교수에게 교육을 재분배하여 "병상과 실험실에서 소그룹으로 가르칠 수 있도록 해야 한다"라고 주장했다.[25]

전쟁 후 독일 의학교육에 대한 가장 야만적인 공격은 카를스루에 심리학자인 빌리 헬파흐Willy Hellpach의 펜에서 나왔다. 헬파흐는 긴 논쟁을 통해 의사들을 수련의 첫 3분의 2동안 환자와 떨어져 지내도록 하면서, 아픈 사람들을 치료하도록 교육하는 시스템은 모순적이라고 비난했다. 전쟁 초기 몇 달 동안은 간호사, 위생원, 적십자 요원들이 병자와 부상자를 치료하는 동안 신규 졸업생들이 '말없이 무기력하게 방관하며 곁을 지키는 것'을 통해 현재의 교육 방식이 얼마나 어리석은지를 보여주었다. 그는 현대 의과대학 졸업생은 "많은 지식을 가지고 있지만, 실무적인 기술은 무서울 정도로 부족하다"라고 비판했다. 전형적인 독일 의과대학의 거대한 강당에서 진행되는 임상 강의는 쓸모없기보다는 형편없었다. 즉, 임상 강의는 '너무 많은 연극'에 지나지 않았고 교육은 너무 부족했다.

그 대신 그는 임상교육 초기부터 독일이 개척했던, 병상에서 학생들을 지속적으로 교육하는 방식으로 돌아가야 한다고 주장했다. 그는 "임상 학생은 임상교육 첫날부터 아픈 사람들을 책임져야 한다"라고 했다. 단순히 '케이스'를 살펴보기 위해 수업 전에 불려가는 것이 아니라, 실제 환자를 돌보게 해야 한다는 것이다. 전임상 과정과 '살아있는 사람'에 대한 적극적인 관찰 및 경험을 통합한 교육 과정의 근본적인 재구성만이 독일 의학교육의 실패를 되돌릴 수 있었다.

헬파흐는 의학이 응용과학이라는 것은 '괴상한 허구monstrous fiction'이며, 대부분의 과학 과목이 일상적인 진료에서 직접적으로 유용하다는 것은 '터무니없이' 과대평가되었다고 주장했다. "의대생에게 물리적, 화학적 용어로만 생각하도록 교육하는 사람은 [인간] 유기체를 레토르트나 증기 압력계 또는 전기 배터리로 취급하는 의사를 길러낼 위험이 있다."[26] 헬파흐는 카우츠키와 다른 개혁가들처럼 의식적이든 아니든 영미식 클럭십에 따라 의학교육을 재구성할 것을 촉구했다.

그러나 이러한 개혁가들의 열정에도 불구하고, 독일 의대생들이 실무 경험을 습득하는 데 보낸 시간은 1920년대에 들어 실제로 감소했다. 1932년 국제 연맹에 제출된 독일 보고서는 의대생의 경험을 "질병, 강의실, 교수의 행진"으로 묘사했다.[27] 혼란스러운 재정 상황과 정치적 불안정, 교수진의 줄어들지 않는 권력은 개혁의 목소리를 억압하였다.

유럽에서 가장 크고 미국에 근접한 독일 의과대학의 학생 인구는 계속 증가했으며, 1931년에는 미국보다 훨씬 적은 인구에서 21,000명에 도달했다.[28] 고령의 프리드리히 폰 뮐러는 1934년에 저술한 글에서 독일 의학교육의 특징인 의학 수업의 만성적인 과밀화를 계속되는 문제의 원인이라고 비난했으며 미국과 영국에서처럼 등록 제한을 요구했다. 그러나 단순히 의학교육의 과학적 내용을 낮추는 것만으로 학문 및 실무 의학 사이의 격차를 좁혀서는 안 된다. 그는 "오늘날 독일의 젊은 의사들이 과학과 실무의 새로운 아이디어를 배우기 위해 미국으로 많이 가고 있다"라고 하면서 국내에서 영웅적인 노력만이 이러한 추세를 막을 수 있다고 경고하였다.[29]

국가 간 차이의 강화

밀러가 글을 쓸 무렵에는 교육 과정과 표면적인 외관의 유사성이 커지고 있음에도 불구하고, 국가 시스템의 오랜 차이가 전후 기간 실제로 굳어졌다는 것이 분명했다. 독일 대학의 학생들에 대한 전통적 개방성, 연구 분야에서의 높은 평판, 교육에서 자연과학이 차지하는 우세한 위치는 의사를 양성하는 독특한 방법을 만들어냈다. 이러한 방법은 다른 곳에서 높이 평가되는 병상 교육이 학부 과정에서는 그렇게 많은 공간을 차지하지 않았다는 것을 의미했다. 반면에 프랑스 혁명의 유산인 클리닉 중심을 고집하는 프랑스의 주장 및 병원과 이론 교육의 역사적 분리는 프랑스 밖에서 추구했던 아카데미와 병원 간의 긴밀한 연계를 어렵게 만들었다. 수세기 동안 이어져 온 영국의 기업적인 의학교육의 전통과 거대 병원 및 왕립의사회의 강력한 입지는 모든 의학교육에 대한 대학 표준을 설정하기 위한 영국 내 노력에 큰 제동을 걸었다. 그리고 미국의 19세기 의학은 매우 느슨하며 조직이 결여되어 있었고, 이후 대학이 설립되고 막대한 국부가 생겨나면서 개혁가들이 미국 대학의 실험실과 클리닉에서 개별화된 고비용의 교육 시스템을 구축할 수 있었다.

당대 관찰자들에게는 의사를 양성하는 미국, 캐나다, 영국의 시스템은 분명히 다르지만 유럽 대륙의 교육 시스템과 유사한 정도가 아니라 거의 동일하게 보였다. 세 국가 모두 기업적이고 자유방임적인 전통, 공통의 역사적 배경, 동일한 전문 용어, 교육의 실무적인 성과에 대한 지속적인 관심을 공유하고 있다는 점이 자주 언급되었다. 각기 다른 별도의 시스템을 필터링해 보면 대륙별 교육 방식, 특히 독일의 교육 방식의 영향으로 유사한 형태의 교육이 형성되었다.

1929년 영국 저널 〈란셋〉의 편집자인 스콰이어 스프리그$^{Squire\ Sprigg}$는 세 국가의 학교를 조사한 후 '영어권 국가의 의학'에서 '실무적인 상호 관계'를 발견했다고 보고했다. 그는 세 국가의 의학 과정은 내용이 비슷했고, 과학 교육과 임상교육 사이의 균형은 프랑스나 독일보다 더 가까웠으며, 클럭십은 세 국가 모두 공통적으로 있었고, 학업 기간은 대체로 비슷하다고 썼다. 그는 특히 의학교육에 대한 대학의 권한, 교육 병원에 대한 통제, 면허 및 시험 시스템의 차이점은 세 국가가 가지고 있는 공통적인 특징보다는 덜 두드러진다고 주장했다. 영국 편집자는 미국의 의학교육에 대해서는 '막대한 지출'이 가장 부러운 반면, 영국의 장점은 '더 많은 경험'에 있다고 말했다.[30]

학생, 대공황, 정치적 혼란

1929년 이후 몇 년 동안, 1920년대의 혼란보다 훨씬 더 심각한 경제공황과 오랫동안 지속되는 정치적 위기는 의사와 의료계에서 경력을 쌓으려는 사람들의 삶을 크게 뒤흔들었다. 프랑스 혁명 시대 이후로 이렇게 많은 직업이 국제 정치의 오랜 위기로 인해 깊은 영향을 받은 적은 없었다. 1933년 국제연맹의 의학교육에 대한 보고서는 "인간 활동의 모든 영역에 위기가 닥쳤을 때 의학적 위기를 발견하는 것은 놀라운 일이 아니다"라고 했다.[31] 1930년대에 의료서비스에 대한 수요가 감소하고 환자 수가 급격히 감소하면서 모든 국가의 의사들은 자신감을 잃었다. 미국 의사들 중 적지 않은 수가 공공 구호 대상자 명단에 이름을 올렸다. 일거리가 많지 않았던 의사들은 진료비$^{collect\ fees}$를 받지 못하는 경우가 종종 있었다. 몇몇 국가에서 사상 처음으로 빈 병상이 환자 수를 넘어섰다. 특히 미국처럼 포괄적인 질병보험 제도가 없는 국가들은 독일과 영국이 개척한 노선을 따라 보호 체계를 조직해야 한다는 새로운 압력을 받았다. 위기감은 거의 보편적이었다. 1933년 캔자스의 한 편집자는 동료들에게 "아무리 느리게 모이더라도, 아무리 돈이 부족하더라도, 양옆 및 앞뒤에 있는 여러분의 이웃들이 같은 배에 타고 있다"라고 말했다.[32]

프랑스와 독일의 전문가 그룹은 의과대학 입학 정원의 제한을 모색하기 시작했고, 영국과 미국의 전문가 그룹도 같은 목표를 위해 조용히 일했다. 매 분기마다 끔찍한 수요에 직면한 각국 정부는 의학교육에 대한 예산을 줄였고, 때로는 급격하게 삭감하기도 했다. 예를 들어, 캐나다 대학들은 캐나다의 8개 의과대학 중 두 곳, 즉 댈하우지^{Dalhousie} 의과대학과 웨스턴^{Western} 의과대학의 폐교를 저울질해야 했다. 이 두 학교는 플렉스너가 "이쪽의 어떤 학교보다 더 질이 나쁘다"라고 묘사했던 학교였지만, 캐나다인보다 훨씬 높은 학비를 지불하는 미국 학생들을 적극적으로 모집하면서 살아남았다.[33] 미국에서는 학교들이 교수진을 해고하고, 급여를 삭감하고, 학생 모집에 나서고, 교육 과정과 건물 변경을 미루면서 공황이 의학교육에 "심각한 피해를 끼쳤다"라고 말했다.[34] 많은 학생들이 가망 없는 직업에 뛰어드는 것을 망설였으나 그 차선책은 종종 더 형편없이 보였다. 사실 젊은 사람들이 의과대학에 들어가는 것이 줄어들 것이라는 일반적인 예상과는 달리, 국제연맹에 따르면 경제위기의 실제 영향은 "그 반대였다"라고 보고했다. 적어도 1930년대 초 몇몇 주요 국가의 의과대학 등록률은 소폭 증가한 것으로 나타났다.[35]

전쟁 사이의 여성 교육

그러나 제1차 세계대전 동안 낮아졌던 여성과 소수 민족의 학업 장벽은 전쟁 후에 다시 높아졌다.[36] 1918년 총성이 멈추자 반작용이 일어났다. 참전국의 남성들은 군 복무를 마치고 의과대학이나 수련 병원으로 돌아갈 때 호의적인 환대를 받았다. 경쟁하는 여성들은 1920년대 내내 귀환한 참전 용사들의 "자리를 차지한다"라는 비난을 받았다. 예를 들어, 1922년 런던 병원 이사회 의장인 너츠포드^{Knutsford} 경은 이제 위기가 지나갔으므로 그의 병원은 더 이상 여학생을 받지 않겠다고 발표했다.[37] 전쟁 중에 여학생을 수용했던 런던의 학교와 병원은 하나둘씩 문을 닫았다.

독일에서는 전쟁 중에 여성 의학교육이 크게 성장한 것에 대해 강한 반발이 일어났다. 한 기록에 따르면 "여성 의사들은 부족한 교육 장소의 분배에 대한 문제가 제기되자마자 2등급 의사가 되었다."[38] 독일 의과대학의 여성 비율은 1923년에서 1928년 사이에 17% 감소했다.[39] 미국에서도 비슷한 반응이 나타났다. 예를 들어, 최근에서야 여성을 입학시키기 시작한 펜실베이니아 대학에서는 1920년 의과대학 졸업반의 투표를 통해 "모든 학생에게 불이익을 준다"며 이 관행을 지속하는 것에 반대했다.[40]

그러나 1930년대 초에는 경제불황에도 불구하고 유럽 여성들이 공부에 참여하는 수준이 회복되기 시작했다. 독일에서는 1932~1933

년에 전체 의대 등록자 중 여성이 5분의 1을 차지하였다. 6,000명 이상의 여성이 의사가 되기 위해 준비하고 있었는데, 이는 미국의 6배가 넘는 숫자였다.[41] 여성의 의대 진학이 뒤처졌던 영국에서도 의대를 졸업하는 여성의 비율은 미국의 2배에 달했다. 미국에서는 전쟁 중에 얻은 이득에도 불구하고, 전쟁 후의 수치를 보면 의과대학을 원하고 입학하는 여성의 수가 현저하게 감소한 것으로 나타났다. 1930년대 내내 의과대학에 재학 중인 여성의 비율은 5%를 거의 넘지 못했다.

무슨 일이 있었던 것일까? 미국에서 여성의 의학교육이 뒤처진 가장 큰 이유는 정부의 역할이 약했기 때문일 가능성이 높다. 미국과 유럽은 의학에서 여성의 역할에 대해 동일한 젠더 관습을 공유했지만, 가장 중요한 것으로 입증된 것은 교육과 국가의 관계였다. 앞 장에서 설명한 대로 스위스와 프랑스 정부는 1860년대부터 여성에게 의학을 공부할 수 있는 법적 권리를 부여하였고, 1914년까지 유럽 대륙의 많은 국가가 이를 따랐다. 독일과 같이 여성 의사에 대한 적대감이 여전히 높았던 국가들도 의과대학에 입학하고 병원에서 일하는 여성의 수가 미국과 캐나다를 훨씬 능가하게 되었다.

미국, 캐나다, 영국에서는 법이나 정부 정책의 제한을 받지 않는 강력한 사립 기관의 역할이 남녀가 같은 학교에서 의학교육을 받도록 하는 방식의 발전을 가로막았다. 수백 개의 사립 이사회, 병원, 교육 기관은 여성을 거부하거나 제한하는 정책으로 여성 의사에 대한 지속적인 차별을 강요했다. 왜 의과대학에 입학하는 미국 여성의 수가 그렇게 적었을까? 1930년 외과 의사 베르타 반 후센Bertha Van Hoosen은 "그 이유는 우리의 선조들이 겪었듯이 의과대학과 병원이 단순히 그들을 원하지 않기 때문"이라고 설명했다.[42] 1930년대에 이르러서는 미국의

여성 교육 실패는 점점 더 분명해졌다.[43]

모든 사회 집단의 삶에 격변을 가져온 대공황과 제2차 세계대전은 여성들에게도 큰 영향을 미쳤다. 많은 국가에서 경제적 혼란의 시기에 남성과 일자리를 놓고 경쟁하는 여성에 대한 적대감이 두드러지게 나타났다. 독일에서는 나치 정권이 기존의 여성 조직을 빠르게 해체하고, 여성의 대학 및 전문직 진출을 제한하기 위해 움직였다. 독일 대학에서 여성의 비율은 1932년 16%에서 1938년 11%로 다시 한 번 감소했다. 나치당의 국가사회주의가 도입된 첫해만에 의대에 입학한 여성의 수는 1,118명에서 871명으로 감소했다.[44] 미국인 엘리스 해밀턴[Alice Hamilton]은 독일을 방문한 후, 1934년에 이렇게 썼다. "독일 여성들은 길고 힘겨운 싸움을 벌였지만 공정한 수준의 평등을 쟁취했다. (……) 이제 모든 것을 잃고 갑자기 100년이나 후퇴한 것처럼 보인다."[45]

그러나 히틀러의 전쟁은 25년 전의 전쟁과 마찬가지로 독일과 모든 교전국에서 의사에 대한 엄청난 새로운 수요를 일으켰다. 전례 없는 규모의 민간인 동원으로 수천 명의 여성이 처음으로 전문직과 기술직에 진출했다. 주요 국가에서 수십만 명의 사상자가 발생하면서 의사와 보건 인력에 대한 수요가 엄청나게 증가했다. 전쟁이 끝날 무렵 프랑스, 독일, 영국의 의대생 중 4분의 1 이상이 여성이었고, 소련에서는 여성의 비율이 80%에 달했다. 전쟁의 영향을 덜 받은 미국에서는 여성의 채용이 더 천천히 증가하여 1945년에는 8% 수준에 도달했다.[46] 병원에서도 인턴과 레지던트로 여성을 점점 더 많이 받아들이기 시작했다. 1942년 〈뉴욕 타임스〉는 "요즘 병원은 여성 의사들을 환영하는 간판을 내걸고 있다"면서 "한때 배제되었던 신진 여성 의사들이 …… 졸업장의 잉크가 마르는 속도만큼 빠르게 영입되고 있다"
라고 보도했다.[47]

독일 및 기타 지역의 반유대주의

히틀러 정권은 유대인 교수와 학생, 남성과 여성을 포함한 모두
의 삶에 파괴적인 변화를 가져왔다. 1920년대에 점점 더 노골적으로
드러난 독일 대학의 고질적인 반유대주의는 나치 시대의 야만적인 공
격을 준비하기 위한 발판이 되었다. 전쟁 후, 독일 의대생들은 다른
학부생보다도 더 독일인의 삶을 휩쓸고 있던 민족주의와 외국인 혐
오의 흐름에 편승하였다. 상당수의 의대생을 포함한 뮌헨의 학생들은
1923년 히틀러의 무산된 폭동에 가담하였고, 뮌헨에서 열린 공개 시
위에 참여한 학생들 중 대다수가 자신을 히틀러의 지지자로 밝혔다.
프로이센에서는 1927년에 학생 4명 중 3명이 인종에 따라 학생을 나
누는 것을 금지하는 학생 조례에 반대표를 던졌다.[48] 독일의 모든 학
생 단체 중에서 가장 크고 정치적으로 가장 강력한 의대생들은 히틀
러 이전 시대부터 유대인을 전국 조직에서 완전히 배제했다.[49] 예를
들어, 1932년 에를랑겐에서는 지역 의대생 조직이 도시에서 공부하는
'유대인, 유대인 혈통, 비독일인'과 싸우기로 결의하였다.[50]

1933년 이후, 정치적 분위기는 유대인에게 치명적이었고, 많은 유
대인이 대학을 중퇴하거나 국가를 떠났다. 의과대학의 유대인 교수들
은 조직적으로 교수직에서 쫓겨났고, 유대인 학생 단체는 강제로 해
산되었으며, 대학의 리더십은 나치당에서 활동 중인 구성원에게 넘어
갔다. 1933년부터 1945년 사이에 독일 대학의 총장으로 선출된 사람
들 중 59%가 의과대학 교수였다.[51] 이 시대의 중반까지 유대인 교수

나 의대생 중 공부하거나 가르치는 일을 하는 사람은 거의 없었고, 더 나쁜 일들이 계속되었다.

독일과 오스트리아 이외의 지역에서 유대인 의대생과 교수에 대한 차별은 여러 국가에 만연해 있었던 파괴적인 편견을 반영하는 것이기도 했다. 독일의 침략 기간에 나치 정권은 그들의 인종주의를 히틀러의 지배하에 있는 국가들로 확산하려고 시도하였으나 성공 여부는 다양했다. 독일의 영향력이 미치지 않는 다른 곳, 특히 미국에서는 의학 분야에서 유대인에 대한 제한이 주로 의과대학과 병원의 비밀스러운 정원 제한에 의해 이루어졌다. 미국 의과대학에 지원하는 유대인의 수는 '의학에 대한 신비주의적 숭배'라고 불리는 것에서 힘입어 제1차 세계대전 이후 비약적으로 증가했다.[52] 의대생의 대다수는 동유럽과 러시아에서 온 이민자의 아들과 딸이었고, 이들은 자신이 태어난 폐쇄적인 사회에서 벗어나고자 하는 유대인이었다. 유대인 지원자의 폭발적인 증가는 미국 의과대학의 입학 경쟁이 치열해지는 시기와 맞물려 있었다.

나머지 학교에서도 입학에 대한 제한은 거세졌다. 학교마다 사진이나 부모의 출생지에 대한 정보를 새롭게 요구하는 것과 같이 교묘하고 비공식적인 방법을 통해 보다 '전통적인' 선발 방식을 채택하고 유대인의 수를 제한하는 방법을 찾았다. 예를 들어, 컬럼비아 대학의 니콜라스 머레이 버틀러Nicholas Murray Butler 총장은 의대생 모집을 뉴욕시의 유대인 밀집 지역을 벗어난 다른 지역으로 유도하는 효과적인 방법을 찾았다. 뉴욕 코넬 의과대학 학장인 W.S. 래드W. S. Ladd는 1940년에 "우리는 각 학급에 입학할 수 있는 유대인의 수를 뉴욕 주 전체 인구 중 유대인의 비율로 제한한다"라고 사적으로 썼다.[53]

입학에 실패한 많은 이들이 유럽 학교, 특히 스코틀랜드와 스위스 학교로 몰려들었다. 1938년까지 글래스고와 에든버러에서만 거의 대부분이 유대인인 500명 이상의 미국인이 의학을 공부했다.[54] 흥미롭게도 이들은 반세기 전에 기회를 찾기 위해 동쪽이 아닌 서쪽으로 왔던 수천 명의 러시아 유대인의 여정을 그대로 답습했다.

아프리카계 미국인과 의학교육

그러한 제한에도 미국 의과대학의 유대인 학생 수는 비교적 높은 수준을 유지했지만, 아프리카계 미국인의 경우는 그 반대였다. 대부분의 흑인 학교가 일찍 문을 닫은 데다, 남부 학교에서는 흑인 학생들이 완전히 배제되고 일부 북부 학교에만 명목상으로 입학하게 되면서 전쟁 동안 흑인 학생 수는 매우 적었다. 혹독한 불황기에 의과대학에 입학하는 흑인의 수는 연간 70명을 거의 넘지 못했다. 1938년에는 전체 의대생의 1.6%만이 아프리카계 미국인이었고, 이들 중 10분의 9가 메하리와 하워드 흑인 의학교에 등록했다.[55] 3년 후, 1920년보다 의과대학에 등록한 흑인 학생 수가 더 적었다. 메하리와 하워드 자체도 인증을 유지하는 데 큰 어려움을 겪었고, 한동안 메하리는 의학교육위원회로부터 근신 처분을 받기도 했다.

게다가 인증된 병원 중에서도 아프리카계 미국인을 인턴으로 받아들이는 병원은 거의 없었다. 워싱턴의 프리드먼 병원Freedmen's Hospital과 다른 한두 곳만이 전쟁 기간에 가끔씩 흑인 인턴을 더 받았다. 한 병원의 원장은 필라델피아 여자 의학교를 졸업한 흑인 여성에게 "우리는 모두 당신의 좋은 친구입니다. 당신이 단지 유색인종이라는 이유로 당신이 병원에 편안하게 들어올 수 없다는 사실을 알려줘야 하는 것은 매우 불쾌한 일입니다"라고 썼다.[56] 흑인 의사들을 위한 전문 과목 레지던트 수련 과정을 찾는 것은 훨씬 더 어려웠다. 1920년대에는 미국의 AMA가 승인한 레지던트 프로그램 중 단 한 곳도 흑인을 수용하지 않았고, 이후 10년 동안 소수의 승인된 흑인 병원에서만 31개의 레지던트 과정이 제공되었다.[57] 전반적으로 이 전쟁 기간에 아프리카계 미국인 세대만큼 의료계에서 어려운 전망에 직면한 집단은 없었다.

전쟁과 의학교육, 1939~1945년

1939년 세계대전이 발발하면서, 모든 국가의 학생과 교수에게 영향을 미치고 그들의 모든 삶에 혼란을 가져온 일련의 압도적인 사건이 발생했다. 경제불황이 한창일 때 의과대학을 결정하고, 학업을 마치기 위해 절약하고 비용을 아끼던 젊은 의사들은 6~7년 동안 집과 멀리 떨어진 곳에서 제복을 입고 지내야 했다. 필자가 아는 한, 1939년 독일의 한 젊은 졸업생은 폴란드로 진군을 준비하던 히틀러의 군단에 입대하여 서부 전선과 이탈리아에서 군의관으로 복무한 후, 1944년 러시아로 파견되었다가 1946년 독일 북부에 있는 영국군 포로수용소에서 석방된 경력을 가지고 있었는데, 이러한 경력은 아마도 특이한 경우는 아니었다. 다른 나라의 젊은 졸업생들도 마찬가지로, 의사로서 가장 힘든 조건에서 전쟁의 희생자들을 치료하는 데에 전문가로서의 첫 경력을 오랜 시간 보냈다.

아직 의과대학에 재학 중인 학생들은 학업 기간이 단축되고, 방학이 없어지고, 인턴십 기간이 줄어들었으며, 내과 및 외과 외상에 대한 새로운 강조와 더불어 수많은 전염병과 열대성 질병이 발생한다는 사실을 발견했다. 오랜 기간의 의학 준비교육^{premedical education}을 요구했던 학장과 교수진은 이제 그보다 훨씬 짧은 기간으로 만족하는 경우가 많았다. 영국에서는 의학교육 기간이 6개월, 독일에서는 1년이 단축되었고, 미국에서는 9개월씩 4학기 연속으로 교육을 받았다.[58] 미국의 가속화된 프로그램의 효과로 1942년부터 1947년 사이에 7,000명 이상의 의사가 추가로 졸업했다. 전쟁이 끝날 무렵 "학생들은 지쳐 있었고 …… 교수자들은 계속해서 가르치는 일에 몰두했으며, 동료가 군대에 있었기 때문에 업무량이 과중했다."[59]

이 전쟁은 의과대학과 중앙정부 간의 관계에 지각변동을 일으켰다. 미국에서는 처음으로 과학과 의학이 대학의 연구 능력에 대한 정부의 새로운 관심의 중심에 서게 되었다. 의과대학의 실험실은 전쟁 중의 질병을 통제하고, 새로운 치료 방법을 고안하기 위한 공동 노력의 중요한 일부가 되었다. 특히 미국에서는 전쟁에 필요한 연구 자금이 전대미문의 규모로 제공되었다. 역사학자 헌터 듀프리^{Hunter Dupree}는 "전쟁 중에 연구 제국을 구성한 사람들은 자신들이 새롭고 거대한 방식으로 운영하고 있다는 것을 의식하고 있었다"라고 했다. 의대 교수와 때로는 학생들이 국가적으로 중요한 프로젝트에 참여하여 백신을 테스트하고, 신약을 합성하고, 전투 상처를 치료하기 위한 실험 절차를 시도했다.

의학의 임상 연구와 기초 연구가 전쟁 후 세계의 의과대학에서 각기 다른 역할을 할 것이라는 점은 이미 분명했다. 듀프리는 "히로시마와 나가사키에 원폭이 떨어진 시점에는 과학이 정치적, 경제적, 사회적으로 지극히 중요한 힘이라는 사실을 온 나라가 인식하고 있었다"라고 말했다.[60]

1945년 이후의 세상은 의대생과 교수들에게 이전과는 전혀 다른 곳이 되었다. 새로운 세력들과 사건이 의학교육의 역사적 틀을 압박했다. 이후 반세기 동안 연구 사업이 크게 성장하고, 전문 교육 및 졸업 후 교육이 폭발적으로 증가했으며, 임상 의학에서 전임 교육이라는 오랜 꿈이 마침내 실현되었다. 의과대학의 역사적 존재 이유^{raison} d'etre였던 학부생 교육은 기존 의과대학을 계승한 거대한 '아카데믹 헬스센터^{academic health centers}'의 연구, 전문 분야 교육, 환자 진료에 비해 그 중요성이 줄어들었다. 모든 국가의 의과대학 개혁가들이 오랫동안 목표로 삼았던 대학과의 긴밀한 학문적 유대는 아카데믹 헬스센터의 새로운 관계와 관심사 및 그들의 재정적 독립 증가로 인해 약화되었다. 1900년의 이상적 관점에서 의과대학의 부속 기관으로 여겨지던 교육 병원은 번성하는 졸업 후 교육의 산업 현장이자, 크게 확대된 환자 서비스를 위한 선택의 장소가 되었다.

후펠란트와 푸크르와 이후 교육자들의 변함없는 목표였던, 학부 교육과 클리닉이나 병원에서 환자 진료의 긴밀한 결합은 대학병원^{academic hospital}이 제공하는 환자 서비스의 급증으로 인해 점점 더 밀려나게 되었다. 가장 주목할 만한 것은 특히 영미권에서 의학교육의 목표와 지원 수준을 설정하는 데 있어서 정부의 권한이 꾸준히 발전했다는 점이다. 이제 모든 국가에서 의학교육은 정부 정책에 크게 의존하게 되었다. 그리고 세기 전반기에 좁아졌던 의학교육 자체의 문은 1950년 이후 모든 서구 국가, 특히 여성과 미국의 경우 아프리카계 미국인에게 어느 정도 넓어졌다. 그러나 이 모든 것은 이 글의 범위를 넘어서는 또 다른 복잡한 이야기다.

제13장 원주

1   Commission on Medical Education, Medical Education and Related Problems in Europe (New Haven, CT: Commission on Medical Education, 1930), 175, 191; William G. Rothstein, American Medical Schools and the Practice of Medicine: A History (New York: Oxford University Press, 1987), 153.

2   Abraham Flexner, "Medical Education, 1909-1924," Educational Record, April 1924, (reprint), 4-6.

3   Ibid., 7.

4   N. Tait McPhedran, "Canadian Medical Schools Before ACMC," Canadian Medical Association Journal 148 (1993): 1536. 또 다음을 보라. McPhedran's Canadian Medical Schools: Two Centuries of Medical History, 1822 to 1992 (Montreal: Harvest House, 1993), 12-17.

5   Flexner, "Medical Education," 6-18.

6   John K. Crellin, "American Medical Education: For Teachers or Students?" in History of Medical Educution, ed. Teizo Ogawa (Tokyo: Saikon, 1983), 14-15.

7   Edward C. Atwater, "Making Fewer Mistakes': A History of Students and Patients," Bulletin of the History of Medicine 57 (1983): 176.

8   N. P. Colwell, "Present Needs of Medical Education," Journal of the American Medical Association 82 (1924): 839.

9   Norman Walker, "Some Comments on Medical Education, Legislation, and Practice in the United States," Edinburgh Medical Journal 26 (1921): 24.

10 J. A. Myers, "Bridging the Chasm Between the Fundamental and Clinical Branches in Medical Schools," Journal of the American Medical Associa-

tion 81 (1923): 599-601.

11   Vernon W. Lippard, A Half-Century of American Medical Education:
      1920-1970 (New York: Josiah Macy, Jr. Foundation, 1974), 8-11. 1930년경
      의 교육 과정에 대한 현대적 분석은 다음을 보라. Irving S. Cutter, "The
      School of Medicine," in Higher Education in America, ed. Raymond A.
      Kent (Boston: Ginn, 1930), 284-347.

12   Colwell, "Present Needs," 839-40. 미국과 영국 의학의 전문 분야 발전에
      대한 최고의 연구는 Rosemary Stevens: American Medicine and the Pub-
      lic Interest (New Haven, CT: Yale University Press, 1971);과 Medical Practice
      in Modern England: The Impact of Specialization and State Medicine (New
      Haven, CT: Yale University Press, 1966)이다.

13   John V. Pickstone, Roger J. Cooter, and Caroline C. S. Murphy, "Ex-
      ploring 'Clinical Research'; Academic Medicine and the Clinicians in
      Early Twentieth Century Britain,"은 1985년 4월 맨체스터에서 열린 '현
      대 의학의 과학Science in Modern Medicine' 콘퍼런스를 위해 준비한 논문이다.
      이 논문의 사본을 보내주신 픽스톤Pickstone 교수의 친절에 깊이 감사드
      린다.

14   Board of the Faculty of Medicine, Victorian University of Manchester,
      "Report of the Reconstruction Committee of the Faculty of Medicine on
      the Advisability of Appointing 'Whole-Time' Professors of Medicine, Sur-
      gery, and Gynecology," 1920, Manchester Collection, F4L iv (d), Rylands
      Library, University of Manchester.

15   R. Milnes Walker, Medical Education in Britain (London: Nuffield Provincial
      Hospitals Trust, 1965), 25. 보건부와 교육위원회의 최고 의료 책임자인 조
      지 뉴먼에 따르면, 1932년 당시에는 8~12개의 '대학이 전임 스태프를
      임명하는 전문 부서'가 존재했다. 다음을 보라. "Medical Education in
      England," Quarterly Bulletin of the Health Organisation of the League of
      Nations 1 (1932): 30.

16 George Newman, Some Notes on Medical Education in England (London: His Majesty's Stationery Office, 1918), 26-77. 플렉스너가 뉴먼에게 미친 영향에 대해서는 W. F. 바이넘[W. F. Bynum]의 논문 "Sir George Newman and the American Way"가 출판되었다. 나와 공유해 주신 바이넘 교수께 감사드린다.

17 George Newman, Recent Advances in Medical Education in England (London: His Majesty's Stationery Office, 1923), 95.

18 F. N. L. Poynter, "Medical Education in England Since 1600," in The History of Medical Education, ed C. D. O'Malley (Berkeley and Los Angeles: University of California Press, 1970), 246.

19 File of student petitions. Archives nationales, AJ16 6358.

20 Commission on Medical Education, Medical Education, 78-82, 163, 188-90. 1930년 프랑스 의학교육에 대한 설명은 다음을 보라. G. Roussy, "Medical Education in France," Quarterly Bulletin of the Health Organisation of the League of Nations 1 (1932): 315-61.

21 Commission on Medical Education, Medical Education, 94-95.

22 Flexner, "Medical Education," 5.

23 Commission on Medical Education, Medical Education, 63-72.

24 Julius Schwalbe, Zur Neuordnung des medizinischen Studiums (Leipzig: Georg Thieme, 1918), 1-12.

25 Karl Kautsky, "Aerztliche Erziehungsfragen," Der Kampf 12 (1919): 421-22.

26 Willy Hellpach, Die Neugestaltung des medizinischen Unterrichts (Berlin: Urban & Schwarzenberg, 1919), 5-6, 26, 36, 53, 67. 나는 헬파흐의 연구에 관심을 가져주신 함부르크 대학교의 헨드릭 반 덴 부쉬[van den Bussche] 교수께 감사드린다. 다음을 보라. Hendrik van den Bussche, "Willy Hellpach

und die 'lebendige Unterrichtsmethode,'" in Medizinische Ausbildung: Festschrift zu Ehren von Dietrich Habeck und Hans E. Renschler, ed. Thomas Kleinheinrich and Reinhard Lohölter (Munster: Mitteilungsblatt der Gesellschaft für Medizinische Ausbildung, 1990), 4-13.

27   C. Hamel, J. Jadassohn, C. Prausnitz, and M. Taute, "Medical Education in the German Reich," Quarterly Bulletin of the Health Organisation of the League of Nations 1 (1932): 177.

28   Fritz K. Ringer, Education and Society in Modern Europe (Bloomington: Indiana University Press, 1979), 292, table V.

29   Friedrich von Müller, "Zur Reform des Medizinstudiums," Münchener medizinische Wochenschrift 23 (1934): 19-28.

30   Squire Sprigge, "Medical Education in the United States and Canada," special supplement to Lancet, January 5, 1929, pp. iii, xxxvi-xl.

31   Etienne Burnet, "Medical Education and the Reform of Medical Studies," Quarterly Bulletin, Health Organisation of the League of Nations 2 (1933): 621.

32   Medical Bulletin (Sedgwick County, Kansas) 3 (1933): 6-8.

33   McPhedran, "Canadian Medical Schools," 17.

34   Saul Jarcho, "Medical Education in the United States, 1910-1956," Journal of the Mount Sinai Hospital 26 (1959): 362.

35   Burnet, "Medical Education," 638.

36   전쟁 사이의 여성 의학교육에 대한 이 설명은 내가 쓴 다음의 문헌을 훨씬 축약한 버전이다. To the Ends of the Earth: Women's Search for Education in Medicine (Cambridge, MA: Harvard University Press, 1992), 161-67.

37   Untitled newspaper clipping, London, March 22, 1922, Archives and

Special Collections on Women in Medicine, Medical College of Pennsylvania, Philadelphia.

38   Christine Eckelmann and Kristin Hoesch, "Arztinnen-Emanzipation durch den Krieg," in Medizin und Krieg: vom Dilemma der Heilberufe, 1865 bis 1915, ed. Johanna Bleker and Heinz-Peter Schmiedebach (Berlin: Fischer, 1985), 167.

39   Antke Luhn, "Geschichte des Frauenstudiums an der medizinischen Fakultät der Universität Göttingen" (med. diss., University of Göttingen, 1971), 99.

40   The Pennsylvanian, February 14, 1920.

41   Luhn, "Geschichte des Frauenstudiums," 99; Elisabeth Burger, "Entwicklung des medizinischen Frauenstudiums" (med. diss., University of Marburg, 1947), 69.

42   Untitled newspaper clipping, 1930, Bertha Van Hoosen Papers, Bentley Library, University of Michigan.

43   여기에 제시된 주장에 대한 추가적인 논의는 다음을 참조하라. my To the Ends of the Earth, 163-66.

44   Ringer, Education and Society, 67; Burger, "Entwicklung des medizinischen Frauenstudiums," 68. 나치 치하의 여성 의료인에 대한 논의도 보라. Michael Kater, Doctors Under Hitler (Chapel Hill: University of North Carolina Press, 1989), 89-110.

45   Alice Hamilton, "Woman's Place in Germany," Survey Graphic, January 1934, p. 26.

46   Mary R. Walsh, "Doctors Wanted: No Women Need Apply": Sexual Barriers in the Medical Profession, 1835-1975 (New Haven, CT: Yale University Press, 1977), 244-49.

47   New York Times, June 21, 1942.

48   Anselm Faust, Der nationalsozialistische Studentenbund, 2 vols. (Düssel-dorf: Schwann, 1973), 1:25, 32.

49   Bernhard Vieten, Medizinstudenten in Münster: University Studenten-schaft und Medizin, 1905 bis 1945 (Cologne: Pahl-Rugenstein, 1982), 180. 나는 이 단락과 다음 단락에서 이 시기 독일 의대생에 대한 비텐Vieten의 선구적인 연구를 따랐다.

50   Ibid., 180.

51   Kater, Doctors Under Hitler, 111.

52   Leon Sokoloff, "The Rise and Decline of the Jewish Quota in Medical School Admissions," Bulletin of the New York Academy of Medicine 68 (1992): 498. This paragraph follows Sokoloff's fresh and comprehensive account.

53   Ibid., 502.

54   John Duffy, From Humors to Medical Science: A History of American Medicine, 2nd ed. (Urbana: University of Illinois Press, 1993), 311.

55   Lippard, Half-Century of American Medical Education. 또 다음을 보라. Ruth M. Raup and Elizabeth A. Williams, "Negro Students in Medical Schools in the United States," Journal of Medical Education 39 (1964), esp. 446-49.

56   Herbert M. Morais, The History of the Negro in Medicine (New York: Association for the Study of Negro Life and History, 1967), 94. Much of this account follows Morais, pp. 90-100.

57   Ibid., 95.

58   W. Tomaszewski, "Medical Education in Continental Europe and in

Great Britain: A Comparison," *University of Edinburgh Journal* 12 (1942-43): 25-26.

59   Jarcho, "Medical Education," 372.

60   A. Hunter Dupree, *Science in the Federal Government* (Cambridge, MA: Belknap Press, 1957), 369.

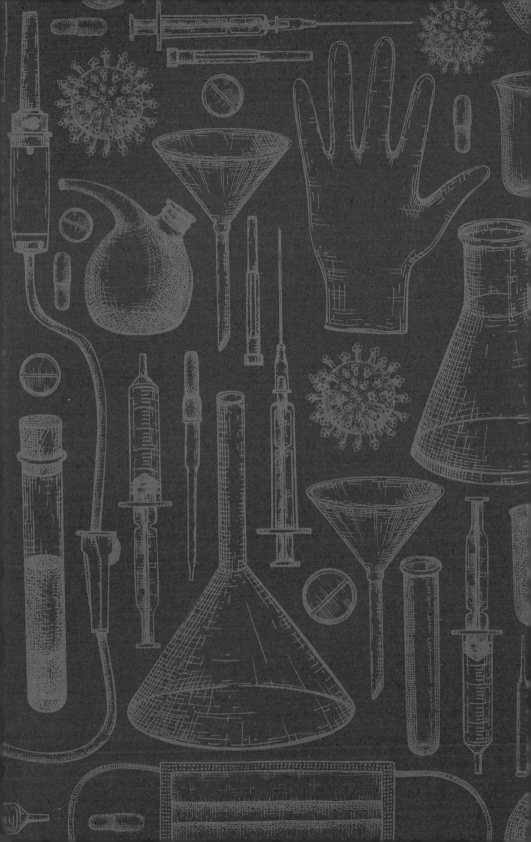

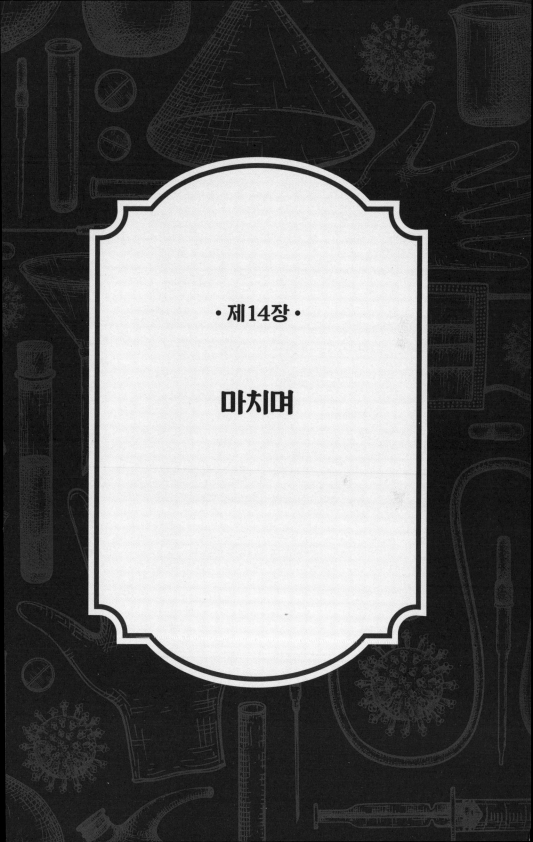

·제14장·

마치며

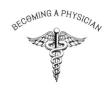

BECOMING A PHYSICIAN

제2차 세계대전 이후 학부 의학교육의 모든 변화, 특히 과학 교육의 핵심에 대한 변화에도 불구하고 실제로는 20세기 말까지만 해도 본질적인 면에서 약간의 변화만 있었을 뿐이었다. 이전 시대의 학생이 1990년대의 강의실과 클리닉에 앉았다면 새로운 지식과 기술에 압도당했을지라도 교수법, 교육 과정, 클리닉 운영, 병상 교육, 실험실 교육, 펠로우 학생들의 교육 준비에서 여전히 익숙한 것을 많이 발견할 수 있을 것이다. 윌리엄 바이넘$^{William\ Bynum}$은 "1900년의 의학은 1790년의 의학보다 거의 한 세기나 늦게 우리에게 다가왔다.[1] 교수법에 있어서 국가 간의 역사적 차이도 이전 시대보다는 덜 두드러지지만, 의학교육자들과 학생들이 사회 및 과학적 변화에 대해 보인 특징적인 반응에서 여전히 볼 수 있다"라고 썼다.

의학교육은 여러 전문직 중에서도 유독 장기간에 걸쳐 이론 교육과 환자를 관찰, 관리, 치료하는 고도의 실무 경험을 결합하게 되었다. 학문적 교육과 임상교육, 이론과 실제, 기예로서의 의학과 과학으로서의 의학 사이의 긴장과 변화하는 균형은 계몽주의 이후 의학교육의 변하지 않는 상태였다. 각기 다른 사회적, 정치적 환경으로 인해 국가마다 서로 다른 시기에 서로 다른 균형이 이루어졌다는 것이 이 책의 기본 주제다. 금세기 전반에는 과학에 대한 무한한 믿음과 의학의 궁극적인 합리성이 거의 모든 곳에서 지배적이었다면, 우리 시대에는 인류의 진보와 과학의 설명력에 대한 포스트 모던적 의심이 이러한 믿음을 압도하고 있다. 그러나 추는 의심할 여지없이 다시 흔들릴 것이다.

어쨌든 대부분의 교육자와 학생들에게 이 책에서 다루는 대부분의 기간 동안 비판적으로 사고하고, 문제를 해결할 수 있으며, 근본적인 질병 과정에 대한 폭넓은 지식을 보유하고, 배운 것을 실제 상황에 적용하는 데 능숙한 의사를 양성하기 위한 체계적인 학문적 교육과 특히 과학에서의 실습 경험을 통합하는 것이 이상으로 남아 있다.

계몽주의 시대부터 20세기 중반까지 의사의 기본적인 의학 준비는 서구 세계 특유의 문화적, 지적 환경에서 단계적으로 형성되었다. 현재 서구의 의학교육 형태는 18세기 후반에 풀어놓은 지적 및 기업적 에너지, 즉 유용성, 합리성, 인간 개선human betterment에 대한 생각, 즉 병원이나 진료소에서의 실무교육, 관찰 및 과학 지식의 가능성, 현대 국가의 인도주의적 의무에 대한 개념에서 직접적으로 비롯되었다. 의학에서 과학의 가능성에 대한 믿음은 다음 세기에 비약적으로 급증하여 제국주의 독일에서 정점에 달했다. 그 후 19세기 말, 미국의 변화된 사회 및 교육 환경에서 실무교육과 과학 교육의 새로운 조합이 고안되었다. 전반적으로 의학교육의 내용 변화는 의학이 주장하는 권위에 대해서 대중이 더 많이 수용하는 데 중요한 요인이었다.

이러한 주장이 받아들여지면서 대체 치료사alternative healers의 입지는 급격히 줄어들었다. 18세기와 19세기 대부분을 특징짓는 '학문적' 의사와 '실무적' 의사 사이의 구분은 1950년에 이르러 거의 사라졌다. 1750년에 의사 교육을 거의 무시했던 정부는 1850년에는 유럽 전역에서, 한 세기 후에는 영미권에서 의사 교육을 철저히 통제하고 있었다. 의학교육에서 의사협회의 역할은 19세기에 급속도로 성장하였고, 영어권 국가에서 매우 강력해졌다. 18세기에는 모든 국가에서 풍족한 계급에 국한되었던 학생의 범위는 19세기에 더 넓어졌다가 1920년까지 다시 좁혀졌고, 우리 시대에서 다시 한번 넓어졌다. 그러나 20세기에도 특정 프로그램에 대한 학생들의 선택이 계속 중요했음에도 불구하고, 학생들 스스로가 자신의 학습 과정을 계획하고 선택하는 역할은 점점 줄어들게 되었다.

1984년 미국 의과대학협회Association of American Medical Colleges, AAMC는 의학교육의 현황을 검토한 유명한 연구에서 오랫동안 요구되어 온 학부 교육에 대한 개혁을 제안했다. 이 개혁에는 강의 횟수 감소, 독립적인 학습 증대, 기본 의학교육에 대한 교수진 참여 증가, 의학이 적용되는 사회적 상황에 대한 인식 강화가 포함된다. 저자들은 "이 연구에서 나온 가장 중요한 개념은 의대생들이 평생 동안 학습할 준비가 되어 있어야 한다는 것"이라고 했다.[2] 최근 몇 년 동안 유럽의 연구 그룹에서도 비슷한 결론에 도달했다. 그러나 18세기의 티소나 프랑크, 19세기의 피넬이나 파젯, 20세기의 플렉스너나 헬파흐에게 요구되는 변화는 예외적인 것처럼 보이지 않을 것이다.

점점 더 기술화되는 시대에 의사들에게 '인간성'을 부여해야 할 필요성, 학생들이 외래 환경에서 일반 환자를 다루는 경험이 부족한 것, 병원과 의과대학의 괴리, 의학교육이 지나치게 전문화되었다는 우려, 학생들이 의과학보다 기술적인 측면을 너무 적게 배운다는 불만 등 의학교육의 방향에 대한 우리 시대의 고민은 이 책에서 다룬 역사적 긴장을 되풀이하는 것일 뿐이다.

서문에서 주장한 바와 같이 의학교육은 변화하는 사회환경에 불가피하게 내재되어 있기 때문에 이러한 고민에 대한 최종적인 해답은 존재하지 않았고, 앞으로도 없을 것이다. 과거에도 그랬듯이 앞으로 학생들이 무엇을 배우고 어떻게 배우는지는 국가마다, 시대마다 달라지는 특정한 역사적 및 문화적 환경에 뿌리를 두고 있을 것이다.

제14장 원주

1 W. F. Bynum, Science and the Practice of Medicine in the Nineteenth Century (Cambridge: Cambridge University Press, 1994), xi.

2 Associatio of American Medical Colleges, Physicians for the Twenty-First Century: The GPEP Report (Washington, DC: Association of American Medical Colleges, 1984), 34.

· 감사의 글 ·

이 책의 집필 과정에서 많은 빚을 졌다. 거의 10년 전 초기 연구를 시작할 때, 메릴랜드 베데스다의 국립의학도서관은 그 훌륭한 시설에서 방문학자로 연구를 할 수 있게 해주었다. 국립인문학재단National Endowment for the Humanities은 3년의 연구 기금을 제공하여 해외 아카이브와 도서관으로 네 차례의 오랜 여행을 할 수 있도록 해주었다. 1992년 이탈리아 벨라지오의 록펠러 국제 콘퍼런스 센터에서 보낸 기억에 남는 5주간은 이 프로젝트 전체의 개요를 생각할 수 있는 훌륭한 기회였다. 마지막으로 웨인 주립 대학교는 내게 찰스 거헨슨 우수 교수 펠로우십Charles Gershenson Distinguished Faculty Fellowship을 수여하여 이 책의 완성을 용이하게 해주었다.

이 과정에서 수많은 동료, 학자, 친구들로부터 귀중한 도움을 받았다. 처음에는 바이넘W. F. Bynum, 와이너Dora B. Weiner, 프랭크 2세Robert G. Frank Jr., 케이터Michael Kater, 와이즈George Weisz, 크레머Richard Kremer, 알비세티James Albisetti가 모두 자신들의 전문 분야인 국가의 자료에 관해 관대한 지침을 제공해 주었다. 해외 각국에서도 여러 동료들로부터 도움을 받았다. 특별히 런던의 바이넘, 맨체스터의 픽스턴John Pickstone,

케임브리지의 리댐-그린Elisabeth Leedham-Green, 에든버러의 배프봇Michael Barfbot, 글래스고의 모스Michael Moss, 더블린의 리옹Jack Lyons을 언급해야 만 한다. 프랑스에서는 파리의 코네Andre Cornet, 리셰Gabriel Richer, 앵베르Jean Imbert, 수르니아Jean-Charles Sournia, 물랭Anne Marie Moulin, 에비스Donna Evieth, 스트라스부르의 에랑Jacques Heran, 몽펠리에의 둘리외Louis Dulieu, 리 옹의 부셰Maurice Boucher로부터 많은 도움을 받았다.

현지 지원을 제공해 준 독일과 오스트리아의 학자로는 비엔나의 홀루바Karl Holubar, 괴팅겐의 트뢸러Ulrich Trohler, 튀빙겐의 피흐트너Gerhard Fichtner 및 비커Johanna Bieker와 베를린의 슈넥Peter Schneck, 쾰른의 예터Dieter Jetter와 카렌베르크Axel Karenberg, 뷔르츠부르크의 카일Gundolf Keil, 라이프 치히의 톰Achim Thom과 벡커Cornelia Becker, 뮌헨의 운슐트Paul Unschuld, 하이 델베르크의 오토Max Otto, 본의 렌슐러Hans Renschler, 함부르크의 반 덴 부 셰Hendrik van den Bussche, 프라이부르크의 자이들러Eduard Seidler가 있다. 또 한 논문을 찾아주고 참고 자료를 확인하거나 미발표 원고의 사본을 제공해 준 많은 다른 이들도 있었다.

100여 개 이상의 기관에서 관련 도서를 찾는 데 중요한 도움을 준 도서관 및 아카이브의 직원들도 언급해야 한다. 특히 웨인 주립 대 학교 상호대차 서비스 부서의 윌리암스Candice Williams와 그녀의 동료들 은 희귀본 책과 논문을 찾는 데 있어서 도움을 아끼지 않았다.

마지막 단계에서 여러 친구와 동료들이 원고의 일부 또는 전체 를 읽고 큰 도움을 주었다. 다른 이들도 중요하고 매우 도움이 되는 의견을 주었지만, 특히 중요한 단계에서 매우 도움이 되었던 버넘^{John Burnham}을 언급해야 한다. 다른 자세하고 유용한 조언을 준 이들로는 바이넘, 로드스타인, 브리거, 와이너, 그롭^{Gerald Grob}, 리셰, 러드미러, 와이즈 등이 있다. 또한 최종 형태의 원고를 구성하는 데 조언과 제안을 해준 비커^{Johanna Bieker}, 카렌버그, 루리^{Edward Lurie}, 폭스^{Daniel M. Fox}, 몰리츠, 워너 역시 빼놓을 수 없다. 물론 이 책에서 발견되는 사실이나 해석의 오류는 모두 나의 책임이다.

또한 내 최근의 저서 《To the Ends of the Earth: Women's Search far Education in Medicine(1992)》로부터 인용을 허락해 준 하버드 대학 출판부 그리고 몇몇 저널로부터 인용을 허락해 준 〈Bulletin of the History of Medicine and Medical History〉에도 감사를 빼놓을 수 없다.

마지막으로, 지난 4년간 연구를 지원해 준 스튜어트^{John Stewart}와 컴퓨터와 워드프로세싱의 새로운 시대를 헤쳐 나가는 데 도움을 준 동료, 고문이자 친구인 릴리^{Annette I. Riley}에게도 고마움을 전한다.

근대 의학교육의 탄생

의사 만들기

지은이 | 토마스 네빌 보너
옮긴이 | 권복규·최은경·윤현배·정한나

펴낸날 | 1판1쇄 2024년 2월 29일

대표이사 | 양경철
편집주간 | 박재영
편집 | 지은정
디자인 | 박찬희

발행처 | ㈜청년의사
발행인 | 양경철
출판신고 | 제313-2003-305(1999년 9월 13일)
주소 | (04074) 서울시 마포구 독막로 76-1(상수동, 한주빌딩 4층)
전화 | 02-3141-9326
팩스 | 02-703-3916
전자우편 | books@docdocdoc.co.kr
홈페이지 | www.docbooks.co.kr

ISBN 979-11-93135-17-4 (93510)

- 책값은 뒤표지에 있습니다.
- 잘못 만들어진 책은 서점에서 바꿔드립니다.